근육테스트 개정2판

THE MUSCLE TEST

FUNCTIONAL ASSESSMENT, MYOFASCIAL TRIGGER POINTS
AND MERIDIAN RELATIONSHIPS

Second Edition

근육테스트 개정2판

THE MUSCLE TEST

FUNCTIONAL ASSESSMENT, MYOFASCIAL TRIGGER POINTS AND MERIDIAN RELATIONSHIPS

Second Edition

Hans Garten

ELSEVIER
URBAN & FISCHER

URBAN & FISCHER

영 문 출 판 사

■ 감역자

이민규 현) 이천 현대치과원장
서울대학교 치과대학원 석사/박사

■ 번역위원 (가나다 순)

김 명 준 경동대학교 물리치료학과 교수
김 성 수 광주보건대학교 물리치료과 교수
김 항 진 모던필라테스 협회 회장
김 효 철 원광디지털대학교 한방미용예술학과 교수
문 상 은 마산대학교 물리치료과 교수
문 성 기 대전보건대학교 물리치료과 교수
성 기 석 경희대학교 체육대학원 겸임교수
송 명 수 원광보건대학교 물리치료과 교수
엄 기 매 여주대학교 물리치료과 교수
정 형 국 안산대학교 물리치료과 교수

Das Muskeltestbuch. Funktion - Triggerpunkte - Akupunktur
2. Auflage, ISBN 978-3-437-58341-4
by Hans Garten.

경고(Notice)
발행인 또는 저자는 아무도 이 책 안에 포함된 내용물에 대한 어떠한 사용과 관련되거나 그것에서 발생한 사람들 또는 속성에 대한 손상 및/또는 부상 또는 상해의 책임을 맡지 않는다. 환자를 위해서 적용 방법과 최선의 치료를 결정하는 것은, 독자적인 전문지식 및 환자에 대한 지식에 의거한, 치료 시술자의 책임이다.

근육테스트 개정2판

2015년 1월 12일 초판인쇄
2015년 1월 19일 초판발행

지은이 : Hans Garten
옮긴이 : 이 민 규 외
발행인 : 박 병 조
발행처 : 도서출판 영문출판사
등 록 : 1987년 12월 21일 제2-419호
주 소 : 서울시 강남구 삼성동 69-1
전 화 : (02) 514-5590, 776-5590
팩 스 : (02) 756-8943
홈페이지 : www.ymsbook.net
E-mail : yeongmunsa@empal.com
정 가 : 28,000원
ISBN 978-89-7224-358-8 93510

※ 파본은 교환해 드립니다.

차례

근육

역자 서문

수기 근육 테스트는 긴 역사를 갖고 있다. 여러 선학들의 연구가 있었으며 이것을 Goodheart가 하나의 정확한 진단 도구로 만들었다. 그가 발견한 것은 인체 내 어떤 장애는 정상적인 근육 수축 패턴 내의 변화를 초래 할 수 있고 그 역도 그러하다는 것이다. 응용신경근학(AK)은 이런 타입의 기능장애에 대한 임상 진단을 허용하게 해 준다. Hans Garten이 이 책을 쓴 초점은 AK가 태어난 기초로 돌아가서 특정하고 정확한 근육 테스트의 방법을 기술하는 것이다. Garten은 하나의 근육 테스트를 세분해서 진행한다: 기시/종지, 허약의 징후, 근력검사, 운동 신경 지배, 신경혈관반사, 신경림프반사, 영양, 침술 경락, 통증유발점들을 자세히 나타내주고 있다. 그래서 이 책이 정형외과, 신경과, 일반의학, 재활의학, 물리치료학, 카이로프락틱 및 접골요법을 위한 레퍼런스 매뉴얼이 되는 것에 초점을 둔다.

번역 작업에 참여해 주신 여러분들께 감사를 표하고, 이 책이 출간되기까지 수고를 아끼지 않으신 영문출판사 박병조 사장님 이하 임직원 여러분께 감사를 드립니다.

역자 이 민 규

저자 서문

도수 근육 테스트(Manual muscle testing)는 하나의 기능적인 신경근 평가 도구로서 오늘날의 임상 검사의 필수적인 부분으로 간주되어야만 한다. 비록 그것의 사용은 넓게 인정받기 위한 시작에 불구하지만, 도수 근육 테스트는 비교적 긴 역사를 갖고 있고 Lovett와 Martin(1916) 그리고 이어서 Kendall과 Kendall에 의해서 (1952) 미국의 물리요법학에 처음 소개되었다. Kendall들의 교과서는 지금까지 가장 널리 퍼져있고 George Good-heart가 도수 근육 테스트에 대한 임상적 장점을 연구하도록 영감을 준 것은 바로 이 책이다. 유럽에서 근육 테스트는 훨씬 더 짧은 역사를 갖고 있으며 Janda(1994)가 그것의 다양한 임상적 기법들을 처음으로 기술한 것처럼 보인다. 유럽에서 Janda가 그의 교과서를 발행했을 시기에 응용 근신경학(Applied kinesiology; AK) 근육 테스트는 이미 교육되고 사용되고 있었다.

Janda의 근육 테스트에 관한 기술은 이전에 나온 것들과는 약간 달랐지만, 그와 Kendall 둘 다 근육 '강도(strength)' 잠재력에 대한 평가를 위한 등급을 매긴 시스템을 사용한다. AK는 처음에 Good-heart에 (1964) 의해서 개발된 도수 근육 테스트 진단학을 기술하기 위해서 사용되는 하나의 용어다. Goodheart는 고전적인 도수 근육 테스트를 변형시켜서 그것을 하나의 정확한 진단 도구로 바꾸었다. 그 이전에, 근육 테스트는 주로 운동 신경 병리를 진단하고 치료 동안과 이후에 회복을 평가하기 위해서 사용되었다. 그는 운동 신경 병리가 없는 근육 저항 패턴들 내에서 변화들을 빈틈없이 관찰했다. 그가 발견했던 것은 인체 내 어떤 곳의 장애는 정상 근육 수축 패턴들 내의 변화를 초래할 수 있다는 것이다. 과거와 다른 주된 가장 주목할 만한 변화는 그 근육 테스트는 수축 강도의 평가를 줄이고, 고유수용, 척수 및 중추 신경계 조절 그리고 그것들이 신경근 기능에 대해서 갖고 있는 영향들에 대한 평가를 더하게 된 것이다.

운동에 의해서 약해진 근육을 강화시키는 것은 오직 그 근육에 대한 신경근육적, 고유수용 조절이 완전할 경우에만 합리적이고 효율적이다. 일반적으로, 가장 중요한 것은 한 근육 내의 강도의 상실이 아니라, 커다란 장애에 책임이 있는 것은 각기 근육들 사이와 안, 둘 다에 있어서 정상적 신경근 기능의 저하다. AK는 이런 타입의 기능장애에 대한 임상 진단을 허용하게 해 주는 유일하게 이용할 수 있는 방법이다. 정상반응성(강한) 근육이 테스트되고, 저반응성(기능적으로 약한) 근육이 뒤따라서 테스트될 때 간단히 그리고 설득력 있게 입증된다. 이런 이유로, AK 근육 테스트는 스포츠 의학에 있어서 빠르고 정확한 기능 평가 도구를 제공한다. 운동선수들에 있어서 미묘한 기능장애를 일으키는 작은 부상들 조차도 시합의 우승과 패배 사이의 차이를 뜻한다.

AK는 기능적으로 방해를 받거나(저반응성), 컨디션상으로 과도하게 촉진되었다고(과다반응성) 보이는 근육들을 정상화 시킬 수 있는 하나의 치료 무기이다. 기시와 종지의 병변, 반응근 패턴들, 근막의 짧아짐뿐만 아니라, 근육 구조 밖에서 기인한 다른 근육의 기능이상 (즉, 척수 레벨의 운동 공급 및 내장체성 시스템 요인들의 나머지) 모두가 AK 방법을 사용해서 평가되고 치료될 수 있다. AK라는 무기 안에서 이용 가능한 치료 옵션들의 주인이 있다. 이 치료법들의 자세한 설명 및 그것들 다음의 용법은 이 저자가 쓴 신경근 기능 평가(Neuromuscular Functional Assessment; NFA) 시리즈 그리고 Walther의 고전적인 응용 근신경학, 개요(Applied Kinesiology, Synopsis; Walther 2000) 또는 Leaf의 흐름 차트 매뉴얼에서 찾을 수도 있다.

이 책은 외관상으로 반대되는 두 부분들(parties)을 맺어주려는 의도에서 쓰여졌다. AK 전문가들은 근육 방해 일차 기능장애 및 일부 다른 근육 방해의 결과인 몇몇 과다긴장 짧아짐을 고려한다. 그 다른 그룹은 고전적으로 일차 기능장애로서 근육 과다긴장성에 초점을 맞춰서 그것들을 '이완(relax)' 시키는데 목적을 두고 있는 전문가들로 구성된다. 진실은 흔히 있듯이, 중간에 있듯이 보인다. 방해 받은 근육들의 기능을 정상화 시키는 것에 관한 치료 지식은 전문 응용 근신경학(professional applied kinesiology; PAK) 안에서 많이 찾을 수 있다. 과다긴장성 근육 위주의 정상화를 위한 근에너지기법들은 물리치료 및 정골요법 안의 업적에 뿌리를 두고 있다. 이 두 그룹은 보다 집약된 치료 접근법으로 합해져야만 한다. 보다 심오한 이해가 자리를 잡을 때까지, 근골격 문제들이 일차적 과다긴장에서 기인한지 아니면 기능적으로 방해 받은 길항근에서부터 기인한 지는 덜 중요하다.

독일에서 처음 발간된 이 책은 정형외과, 신경과, 일반 의학, 물리치료학, 카이로프랙틱 및 접골요법을 위해서 참고서가 되는 것에 초점을 두고 있다. 영문 판은 이 테마를 바꾸지 않는다. 그것을 영문으로 번역하기 위한 결정은 그 매뉴얼을 위에 있는 전문가들 모두에게 보다 폭 넓게 퍼트리기 위한 것이다. 독일어와 영어를 모두 이해하는 사람들은 그 텍스트가 원래 독일어를 약간 바꿨음을 주목할 수도 있다. 직역은 독일어 판 안에 있는 정확한 의도를 전달하기 위해서 매우 애를 썼다. 일부 장들에서 영어 해설은 독일어 판에 있는 것보다 약간 더 길다. Joseph는 동료이며 AK 자격 취득자이다. 수년의 경험으로, 그는 텍스트의 영문판에 대한 교정을 맞았다. 간단한 번역은 아니기 때문에 그는 아주 많은 시간을 영문 번역에 공을 들였다. 그는 이제 이 판에 대한 공저자로 간주된다.

우리의 영문판뿐만이 아니라 독일어 판의 질을 개선하기 위해서 많은 생산적인 논의를 거쳤다.

발행자의 대체 의학 부서에 진심 어린 감사를 드린다. 빠듯한 예산 및 전체 영문 자구들을 재디자인 하는 결정으로 인한 오랜 지연에도 불구하고, 질을 높이기 위한 그들의 인내와 기꺼운 마음이 하나의 커다란 회사를 매우 개인적인 독립체로 만들었다. 이들은 짧은 생을 가진 인류 존재 안에서 잊혀지기 쉬운 고귀함이다.

Hans Garten
2013

변변치 않은 근육 테스트에서부터, Goodheart는 지금 완전히 평가되기 시작인 완전히 새로운 임상 진단 시스템을 구상하고 개발했다. 근육 저항 변화들, 구조적 기능장애, 질병 상태, 영양 부족 및 전신적 외상에 대한 그의 빈틈없는 관찰이 현재 응용 근신경학 또는 AK라고 널리 알려진 것으로 이끌었다. Goodheart는 이 원칙들을 1964년에 가르치기 시작했다. 1970년에, Goodheart를 포함한 12명 의사들의 핵심 그룹은 AK를 더 발전시키고 기록화 하고 건강관리 전문가를 교육하려는 의도에서 국제응용근신경학협회(International College of Applied Kinesiology; ICAK)를 만들었다. 이 학과목은 평가 절차들 및 치료 테크닉들을 광대하게 망라하고 있다. 그 테크닉들의 많은 수는 AK 내에서 직접 개발되었고 반면에 다른 것들은 카이로프랙틱, 접골요법, 의학 및 최첨단 연구에서부터 AK 안으로 채택되었다.

거의 사진기 같은 기억력의 은총을 받아서, Goodheart는 2008년 서거할 때까지 AK의 일차적 개발자로 남아있다. Goodheart는 매우 훌륭한 의사일 뿐만 아니라 비행 및 드라이빙을 좋아했다. 그는 2차대전에서 전투기 조정사였는데도 카이로프랙틱 연구를 계속했으며, 비행에 대한 기쁨은 그의 생애 전체에 남아 있었다. 비행에 대한 열정은 AK에서 그가 개발한 고전적 테크닉의 일부에 반영되었다. 'pitch, roll, yaw & tilt; PRY-T' 테크닉 및 인체를 위한 자이로스코프 안내 장치로서 목뿔뼈(hyoid bone)의 언급 둘 다 비행에 대한 열정에 기인한다.

이런 사고 방식 안에서, 누군가는 말할 것이다, AK를 위해서, Goodheart는 지구에서 로켓을 발사하는 첫 단계와 같다. 그는 강력한 파워 원천이었는데, 그것이 없었다면 임상적 진단에 대한 전통적인 중력 본드들은 극복되지 못했을 것이다. 그의 죽음은 AK에게 이렇게 멋진 파노라마적인 광경을 남겨 주었는데 그러나 더 중요한 것은 인류에 대한 이해라고 불리는 아직도 발견되지 않은 우주라는 앞에 놓인 것에 대한 멋진 이미지를 남긴 것이다. Goodheart의 출발은 분리된 로켓의 첫 단계와 같으며 AK는 이제 그것의 궤도를 미세 조정하고, 새로운 평형을 찾고 더 이상의 발전의 추구에서 따라야 할 방향을 결정해야만 한다.

Goodheart의 시기는 폭발적인 AK 팽창을 보았는데, 한 결과가 연이어 발견되고 한 테크닉이 연이어 개발되었다. 몇몇 방식에서, 속담에 나오는 양면 검처럼, 새로운 것을 발견하고 다음 모퉁이 주위에서 하나를 기다린다는 들뜬 가능성을 위한 열정은 이전의 결과를 지나가는 로켓에서 나오는 소비된 가스로 질식하게 하기 쉬웠다. 이것이 미래를 위해 매우 중요한 책임을 함께한 전문적 AK 기구를 만들었다. 가장 중요한 과제는 도수 근육 테스트라는 예술을 입증하고, 재정립하고 가다듬는 것으로 그래서 그것은 하나의 표준적인 양식으로 배워지고 실습될 수 있게 하는 것이다. 두 번째 과제는 그 학과목 내에 이미 유용한 테크닉을 완전히 이해하고 분류하는 것이다. 세 번째는 AK 내에서 발견을 여전히 기다리고 있는 막대한 잠재력을 밝히고 탐구를 계속하는 것이다.

초기의 AK 발전은 카이로프랙틱 양식 내에서 우선적으로 만들어졌다. 카이로프랙틱 전문 바깥에서는 그것의 존재를 아는 사람은 거의 없었다. 정신과 의사인 John Diamond는 다행스럽게도 매우 일찍부터 Goodheart가 가리키고 있는 것을 충분히 이해했다. 그는 혼자만이, Goodheart가 개발한 방법들을 받아들인 카이로프랙틱 바깥의 첫 의료 전문가들 중의 하나였다. Harold Gelb같은 몇몇 치과의사들도 신체 진단에서 AK가 갖는 영향을 깨닫고서 그들 자신의 전문직업에 AK 적용을 시작했다. 그러나 AK가 유럽에서 관심을 얻기 시작할 때인 1980년대 중반이 돼서야, 다른 건강 전문가들이 보다 신중한 방식으로 관여하기 시작했다. Goodheart의 영향 외에, 유럽에서의 발전은 의심없이 AK 성장에 있어서 가장 우연하면서도 중요한 사건이었다. AK가 카이로프랙틱과 다를 것이 없다는 생각에서부터 AK의 추출은 AK를 진정으로 다원-전문 진단 시스템으로 확장하게 도움이 됐다.

근육 테스트의 정확성은 전문가의 마지막 진단적 성공에 아주 중요하며 이것은 사건의 분석적 체인에 있어서 그것을 주요 연관과 약한 연관 모두를 만든다. 체스 게임에서와 똑같이, 하찮은 졸처럼, 하찮은 근육 테스트는 아주 종종 막판에서 승리할 단정자다. 비록 근육 테스트에 대한 정확성이 이미 과거에서도 강조되었지만, 정확성은 종종 여전히 부족하다. 이것은 근육 테스트라는 예술이 간단해서 쉽게 실행할 수 있는 것처럼 보이기 때문이다. 풍부한 주제에 대한 다양한 책들 안에서 불일치와 오류들을 볼 수 있는데, 특히 '근신경학' 근육 테스트가 보다 대중적인 용어로서 기술된 책들 안에서 그렇다. AK 근육 테스트 안에 포함된 미묘한 차이에 대한 이해는 많은 경우에서, 원하는 것으로 남아 있는데 젊고, 발전하고 있는 종사자들의 자연적인 무지 때문이다. 알러지 및 정신적 상태에서부터 선(禪) 에너지 불균형까지 모든 것들을 진단할 수 있다고 여겨지는 AK를 싸고 있는 최우선시 되는 신비감은 사람들에게 모든 것들은 선천적으로 근육 테스트의 정확성에 의존한다는 사실에 대한 시각을 잃게 만든다.

비교적으로 쉬운 사용법은 장비에 대한 큰 투자를 할 필요가 없다는 사실과 더불어서 AK를 대체 치료사들에게 그들의 유용성과 효율성을 보여주기 위한 완벽한 진입로로 만든다. 뉴에이지 문화 안에서 이 '사이비-AK' 에 대한 아주 흔한 사용 및 그것의 성공은 그 전문적인 사용을 무섭게 고통받게 만든다. 이러한 뉴에이지 근육 테스트의 형태들은 오늘날까지 다양하면서 약간 미심쩍어하는 형태들로서 존재한다. 그러한 사이비 사용들 중의 하나는 슈퍼마켓에서 어떤 음식이 먹기가 좋은가를 정하는 것이다. 또 다른 보다 최근 현상은 모조 팔 밴드를 파는 것인데 그것이 밸런스, 조화 및 신체적 퍼포먼스를 개선한다고 선전한다; 모두가 전후 근육 테스트 결과에 기초를 둔 것들이다.

AK를 전문적으로 사용하는 의사 및 치료사들은 모든 형태의 근육 테스트를 '근신경학' 이라고 부르는 것을 보고서 전문 응용 근신경학(Professional Applied Kinesiology; PAK)이라는 상표로서 대응했는데, ICAK에 의해서 규정된 교육적 기준을 채우지 못한 아무에 의해서 사용될 수 없는 용어다. 기이한 사건들에서, 제일 처음으로 넓게 발간된 근육 테스트 매뉴얼은 John Thie의 〈Touch for Health〉이다. 그것은 재빨리 뉴에이지 운동 안에서 하나의 고전이 되었다. 비록 많은 오류투성이이지만, 그것은 AK 현상을 기술하기 위한 첫 시도였으며 오늘날까지 출발 교재로 남아있다. 첫 전문적인 교재인 Walther의 〈Applied Kinesiology〉에 이어서 여전히 그것의 유용한 계승자인 〈Applied Kinesiology, Synopsis〉 (Walther 2000)는 발행되고 있다. 그것들 또한 마찬가지로 약간의 오류들을 포함하고 있는데 그것은 그 당시의 AK 근육 테스트에 대한 해석과 일치한다. 이것에도 불구하고, Walther의 그 교재는 초기 AK 발달 및 방법론에 대한 사실에 기반을 둔 역사적인 기술이다.

유럽에서 AK에 관여한 첫 메디칼 의사들 중의 하나인 Wolfgang Gerz는 매우 혁신적인 포켓 근육 테스트 매뉴얼을 만들었다. 그는 Goodheart에게 근육 테스트가 수행되는 방법에 관한 첫 논리적 도표인 것에 대한 정의를 받아들이라고 강력히 권고 한 것으로 잘 알려져 있다. 오늘날까지 그것은 여전히 표준으로 사용되고 있다.

이 책은 George Goodheart에 의해서 남겨진 유산에 헌정하는 작은 근육 테스트이다. 근육 테스트는 장기의 졸이며 그것으로써 진단 게임의 성패가 달려 있다. 이 책에서, Hans Garten은 AK의 미래를 위한 가장 긴급한 책임들 중의 하나를 받아들인다는 방향에서 그 다음 논리적인 단계를 채택한다 – AK가 태어난 기본적인 기초로의 회귀, 특정하고 정확한 근육 테스트. 더 중요한 AK의 다른 성분들은 없다. 그 모든 것은 AK이며, 그것은 미래에 AK가 될 것이며, 이 테스트들에 형성된 주춧돌에 달려있다. 고전적인 근육 테스트에 기반을 두고서, 이 책은 근육 테스트에 대한 AK 해석에 있어서 다음 세대이다.

Hans Garten은 과거의 지식을 갖고서, 그것을 발전시켰고 각 근육 테스트 절차를 실행하기 위한 훨씬 더 엄격하고 극도로 세심한 해석을 전한다.

기능적 허약을 찾기 위한 고전적 AK 근육 테스트에 더해서, 스트레칭 테스트 및 과다긴장성, 단축된 근육을 위한 등척성 후 이완 절차들이 통합되었다. 후자는 AK 영역 밖에서 더 잘 알려져 있으며 그래서 이 책은 다양한 '근육 작업' 전문 직업들 사이의 간격을 연결하려는 하나의 노력이다.

경험을 배우는데 '손으로 직접 전수하는' 것을 대체할 것은 없으며, 이상적으로 이 매뉴얼은 실제로 도움이 되는 워크샵 세션들의 참석에 의해서 늘려져야만 한다. '시작이 반이다' 라는 말이 있다. 높은 수준의 근육 테스트를 위한 요구의 강화, 이 교재는 그러한 사고를 강조한다. 그것 안에 기술된 방법들을 배우는 학생들은 AK 진단과 치료 내의 완벽을 위한 견고한 기본을 명백히 가질 것이다.

Joe Shafer
2013

운동 기능 평가를 위한 도수 근육 테스트는 모든 타입의 장애에 필요한데, 이어지는 급성 부상 조차에도 마찬가지다. 모든 통증 상태뿐만 아니라 신경근육 시스템의 기능적 및 퇴행성 질환을 위해서도 유용하다. 척추의 '아탈구' 또는 '가동제한(fixation)' 그리고 류마토이드 관절염에서 발견되는 일차 염증성 기원 이외의 사지 관절 장애를 위한 하나의 도구로서, 근육 테스트는 매우 유용하다. 기능적, 신경학적 검사를 수행할 때 근육 테스트는 없어서는 안 된다. 도수 근육 테스트는 매우 전문화된 '차별 심부 건반사'라고 여겨질 수 있는데, 그들은 둘 다 동일한 신경학적 경로를 사용하기 때문이다. 그러나, 근육 테스트는 반사 자극(근육 신장 반사, 근긴장성 반사, Garten 2012 12장을 보라) 홀로보다 더 많은 임상 정보를 제공한다.

일차(primary) 및 이차(secondary) 근육 기능이상

한 근육에 대한 직접적인 부상 또는 국소적 퇴행성 병리는 그것의 내적 신경 회로를 손상시킬 것이다. 이것은 일차 근육 기능장애 또는 '근육내 장애' 라고 분류될 수도 있다. 다른 한편으로, 국소 신경근육 구조가 (고유수용체, 근방추 내외 섬유들) 온전하다면, 근육 기능장애는 중추적으로 조절된 신경근육반사 회로 내의 장애에 기인될 수도 있다. 이것들은 성질에 있어서 이차라고 불릴 수 있다 (운동 기능 조절은 Garten 2012 12장을 참고).

대부분의 이차 장애들은 척추간 통로에서의 포착장애 및 말초 포착장애 장소에서 또는 뇌에서부터 중추 조절 내의 장애의 결과에 원인을 두고 있다. 중추 조절의 혼란은 여러 것들, 심지어 CNS와 관계되지 않은 것처럼 보이는 것들로 기인할 수 있다. 예를 들어, 말초에서 도착하는 구심 감각 안의 몇몇 변화는 뇌의 중추 집약 상태 안에 넓게 퍼지는 결과를 가질 수 있다. 이 변화는 틀림없이 운동 기능을 바꿀 것이다.

내장체성 반사 현상은 잘 성립되어 있으며 과학적으로 인정된다. 한편으로, 근육-장기 연관은 접골요법 분야에서 기원을 갖는 실증적인 소견들이며 과학적으로 입증되었다. Chapman은 (Chapman 1936, Lines et al. 1990) 다뤄졌을 때 장기 기능을 상당히 증진할 수 있는 인체에 있는 피부 및 피하 부위들을 찾아서 기술했다. 후에, Goodheart는 이 반사들을 더 잘 이해하려는 시도에서 특정 근육 기능 역시 증진하는 것을 발견했다. 그가 찾아낸 것은 어떤 장기를 위한 Chapman 반사를 조작할 때, 그 장기와 관련이 있는 근육을 덮고 있는 피부의 표면 온도가 바뀌는 것이었다. 온도 변화가 생겼을 때, 밑에 있는 근육은 강화되었다(Goodheart 1965, 1970). 근육 장기의 직접적인 관계가 과학적으로 입증되지 않았기 때문에, 이 변화를 일으키는 반사 기전은 인체 내의 알 수 없는 인공두뇌 기전에 기인할 것이 틀림없다.

부분적으로, 근육-장기 관계를 밝히기 위해서 도움이 된 위의 연구는 이제 AK 안에서 일상적인 일이다. 일단 도수 근육 테스트가 어떤 비정상적인 근육 반응을 결정했다면, 그 문제의 기원은 상당히 전문화된 AK 신경학적 평가를 사용해서 찾아질 수 있다. 근육 기능 장애의 원인을 찾아서 해결하기 위한 진단 절차에 대한 보다 자세한 논의는 Walther (2000), Leaf (1996) 및 Garten (2012)에 의한 AK의 이전 교재에서 찾을 수 있다.

이 책 안에 해부, 동작 및 가장 중요한 관련사항들이 정확한 테스트 절차들의 설명과 함께 보여진다. 정독을 한 후 여기에 있는 기본 근육 테스트 절차들에 대한 기술을 습득한다면, 전문가는 많은 구조적 문제에 대한 원인을 보다 특별하게 평가할 수 있다. 비록 AK에 있는 많은 치료적 가능성이 이 책 안에 확실히 논의되지는 않았지만, 다음에 있는 것들을 서로 참조해서 기능장애 근육을 잠재적으로 교정할 수 있을 것이다:

- 운동 신경지배의 관련 수준
- 장기 연관 및 내장체성 반사
- 림프 배출을 증진시키기 위한 신경림프반사
- 혈관 관류를 위한 신경혈관반사 포인트들

도수 근육 테스트라는 예술

대체적으로, PAK에서 사용되는 테스트들은 Kendall의 원래 텍스트에 있는 것들과 비슷하다. 원래 테스트들에 대한 새로운 변형들이 그 특수성을 개발해왔고 AK 내에서 개발된 새로운 근육 테스트들 또한 포함되었다.

응용 근신경학은 우선적으로 환자가 착수하는 등척성 근육 테스트를 사용한다. 환자에게 저항을 늘리기 전에 최대 수축 파워에 도달하기 위한 충분한 시간을 주는 것이 극도로 중요하다. 초기 단계 동안, 검사자는 환자가 등척성 수축을 유지하는 것과 같은 저항을 가한다. 검사자 저항이 환자의 것을 넘는다면, 잘못된 근육 허약 소견이 만들어 질 것이다.

환자의 최대 등척성 파워는 일반적으로 테스트 시작 일 초 이내에 도달된다. 이 때, 검사자의 저항은 약간 증가되어 그 근육이 작용하고 있는 사지를 조금 움직이게 만든다 (편심성 수축).

최대 등척성 저항을 만드는 시점이 테스트 동안 가장 중요하다. 두가지 반응 중의 하나를 볼 수 있다. 테스트되고 있는 사지는 테스트 포지션에서 고정되거나 움직이기 시작해서 무너지기 시작하는 것이 감지된다. 테스트 기간은 보통 일 초를 넘어서는 안 된다. 환자가 그 사지를 제 자리에 고정할 수 있다면, 두 가지 가능한 근육 상태 중의 하나를 말 해 준다. 하나, 그 근육은 정상적 촉진(facilitation)을 하고 있다 (정상반응성; normoreaction); 아무 것도 잘못된 것이 없는 징후, 둘, 그 근육은 과다촉진(over-facilitated) 또는 과다반응성(hyperreactive) 상태에 있다. 다른 테스트 판단 기준이 더해질 때까지, 과다반응성 상태는 정상반응성과 구별될 수 없다 (아래를 보라).

사지가 시작 포지션에서 움직인다면, 그 근육은 무너져 버린다고 여겨져서 저반응성 (hyporeactive) 기능이상을 나타낸다.

테스트 내내 시작 포지션을 유지하는 환자의 능력은 중추 조절뿐만 아니라, 구심 감각 및 원심 운동 시스템에 둘 다에 달려 있다.

도수 근육 테스트 수행: 기본 원칙

근육 테스트의 주된 아이디어는 특정 근육의 동작을 분리하려고 시도하는 것으로 다른 근육에서의 협력작용을 제거시키거나 또는 적어도 최소로 줄이기 위함이다. 이것을 이루기 위해서, 그 근육에 의해서 동작되는 사지 또는 인체 부분은 정확한 시작 포지션으로 놓여진다. 일반적으로, 이것은 근육의 기시와 종지의 최대 효율성을 허락하기 위해서 그것을 대략 반으로 짧게 만드는 포지션에 있을 것이다.

일단 사지가 올바르게 포지션 되었다면, 검사자는 그 근육에 센 힘을 주지 않고 최적화된 저항을 얻기 위해서 그 사지 또는 인체 부분에 필요한 만큼 먼쪽으로 접촉을 한다. 거짓 허약 반응을 만들 수 있는 통증을 만드는 것을 막기 위해서 튀어나온 뼈 같은 민감한 부위들 위로의 접촉을 피하는 것이 중요하다.

명백하고 정확한 밀고 당기는 교습을 환자에게 해서 수축하고 있는 근육이 그 관절에 전해지도록 저항 방향이 운동 아크를 엄격히 따르게 해야만 한다. 이것은 한 근육이 기능적으로 약할 때 특히 중요한데, 많은 환자들이 지시된 방향으로 사지를 제대로 움직이지 못하기 때문이다. 이것은 '환자가 시작하는' 테스트를 하는 주된 이유 중 하나이다. 환자가 움직임을 시작하게 함으로써, 검사자는 어떤 맞서는 저항을 적용하기 전에 정확한 저항 방향에서 벗어난 것을 알아 차릴 수가 있다. 드문 경우로서, 그 근육이 진정으로 방해 받는 것 때문이 아니라 환자가 혼동해서 부정확한 움직임이 만들어 진다. 의심스러울 때, 성공을 보장하기 위해서 교습 및 테스트를 여러 번 반복하는 것이 최선이다.

저항 능력은 종종 드라마틱하게, 하나의 대상 마다 변한다. 테스트가 등척성으로 있는 지를 확실히 하는 것은 항상 쉽지 않다. 동일한 '등척성' 저항이 남아 있도록 검사자는 환자의 빠르게 늘어나는 저항에 재빨리 그리고 역동적으로 대처해야만 한다. 환자는 더 이상의 파워 증가가 느껴지지 않을 때 최대 등척성 수축에 도달한다. 이 시점에서, 그 전이 아니라, 검사자 저항은 약간 증가되어 (일반적으로 일 초를 넘지 않는다) 등척성 수축을 하나의 편심성 수축으로 변환시킨다. 이 변환 단계에서, 분리된 근육이 늘어남에 따라 관절의 미세한 움직임을 알게 될 것이다. 근육이 정상적으로 기능을 할 때, 관절은 움직이기 시작할 것이며, 그러나 테스트 포지션은 여전히 유지되고 있으며, 증가된 요구에 부응하기 위한 능력을 나타낸다. 근육 허약이 존재할 때, 사지는 시작 포지션에서 벗어나 움직일 것이다. 허약이 감지될 때 사지의 움직임 벡터는 테스트되고 있는 근육이 관절에 대해 갖고 있는 운동 아크를 최적으로 따라야만 한다. 이것은 검사자에 의한 하나의 올바른 방향성 저항의 표시다. 등척성에서 편심성 저항으로 가는 전환 단계 동안, 정상인 근육은 탄성과 단단함을 가진, '고정(locking)' 이라 불리는 개재 패턴을 가질 것이다.

오류의 원인과 예방책

테스트 벡터와 포지션 조절에 의한 근육의 '분리(Isolation)'

테스트 벡터에 대한 세심한 주의가 각 근육에 특정하게 기울여져야만 한다. 벡터는 테스트되고 있는 근육의 수축에 의해서만 움직이는 사지에 의해서 그려지는 아크라고 정의된다.

검사자에 의한 손 접촉은 사지 움직임의 방향이 접촉감으로 안내되도록 정확해야만 한다. 손 접촉은 가능한 넓은 부위로 가해지는 것이 제일 좋은데, 종종 손을 펴거나 손가락을 모아서 한다. 너무 세게 잡는 것은 종종 환자가 저항 방향을 혼동하게 만들고 그리고/또는 검사자가 너무 큰 압력을 사용하게 만든다.

근육들 사이의 복잡한 협력작용으로 인해서, 관절 각도 및 위치잡기는 정밀한 근육 테스트에 아주 중요하다. 시작 포지션의 미세 조정은 올바른 근육 길이를 최적화 하고 주된 주동근을 분리하는데 도움이 될 것이다. 예를 들어, 어깨세모근는 어깨를 90°로 벌리는 반면, 협력근(synergist)인 가시위근은 30° 미만으로 벌리게 해서 최선으로 테스트 된다.

환자나 검사자는 테스트하는 동안이나 같은 근육을 반복적으로 테스트 할 때, 접촉 또는 인체 포지션을 바꿔서는 안 된다. 근육 기능이상이 이미 명백할 때, 협력근들을 동원하기 위한 사지 시작 포지션의 무의식적인 변화가 종종 감지된다. 변화는 극도로 미묘해서, 때때로 거의 느낄 수 없는데, 그러나 저항 능력에 중요한 변화를 만들 수 있다. 검사자는 시각 및 촉진 신호로서 이 변화를 세심하게 감지해야만 한다. 그것이 나타나거나, 나타났다고 의심될 때, 테스트를 반복해야만 한다.

고정(stabilization)

환자의 몸은 항상 안정된 포지션으로 있고 그 관절은 제자리에 완강히 고정된 근육에 의해서 동작되어야만 한다. 치료대 또는 강한 등받이를 가진 단단한 의자 위의 환자의 체중과 중력은 좋은 고정을 만들어 준다. 그렇지 않으면, 검사자는 발바닥 지탱 또는 위의 것들과의 조합을 제공해라. 의자 팔걸이도 사용될 수 있는데, 환자가 가능한 많이 안전하게 이완되고 있다는 느낌을 줄 뿐만 아니라, 불필요한 동원을 피하기 위해서다.

타이밍(Timing)

혼자 서서 하는 코미디언에게 타이밍은 웃음을 만드는데 가장 중요한 요소이다. 유사하게, 근육 테스트의 올바른 타이밍이 없다면, 어떤 진단적 결론은 중요한 소견이라기보다 조크가 되기 쉽다. 타이밍은 습득하기가 가장 중요하고 까다로운 기술이다. 일부 학생들은 잘 발달된 타이밍 감각을 이미 개발했지만 대부분은 그렇지 못하다. 이 능력은 다르게 밝혀질 때까지 자신들이 갖고 있지 않다고 생각하는 것이 낫다.

또한 타이밍은 밀고 당기는 정확한 방향에 의존한다. 환자는 근육 수축 방향에 대해서 정확한 교습을 받아야만 한다. 비록 이 요점은 위에서 언급되었지만, 극도로 중요해서 그들의 중요성을 다시 새기기 위해서 다시 살펴 보자:

1. 수축의 처음 단계 동안, 검사자는 등척성 수축을 유지하기에 충분한 만큼의 맞서는 저항을 가해라.
2. 수축이 더 이상 증가되지 않다고 느껴질 때, 추가적인 압력이 가해진다.
3. 추가적 압력은 어떤 갑작스런 움직임 없이, 물이 흐르는 듯한 방식으로 재빨리 만들어 진다. 이 압력을 증가시킬 때에 대한 타이밍 또는 느낌은 매우 중요하다.
4. 검사자 저항은 근육의 '고정'을 느낄 때 거의 즉시 풀어진다.
5. 고정이 일어나지 않고 사지 움직임이 감지될 때, 근육 허약을 나타낸다.

근육 고정이 느껴질 때 사지를 풀지 못하는 것은 그 근육 늘림을 원하거나 필요한 것보다 더 큰 점까지 증가시키게 만든다. 과다한 신전은 근육들이 정상반응성에 있을 때 조차도, 편심적으로 수축하고 있는 근육에 지나친 힘을 줄 수 있다. 환자 저항의 시작부터 테스트 끝 (검사자가 압력을 풀 때)까지, 전체 절차는 대략 일 초가 걸리고 2초 이상은 안 된다. 시간 차이가 사소할 수도 있으나, 그것은 중요하며 전체 경과 시간은 검사되는 근육 및 각 환자의 내재적인 능력에 따라 의존한다.

접촉 손 포지션 잡기와 '레버 길이' (Contact hand positioning and 'lever length')

검사자의 지렛대 힘은 환자의 저항 능력에 맞춰져야만 한다. 이 힘은 여러 방식으로 조절된다. 근육을 테스트 할 때 긴 지렛대라면, 원하거나 필요한 만큼 지렛대 길이를 줄이거나 더할 수 있다. 이것은 환자가 과도한 힘을 쓰는 것을 막고, 보다 조절된 테스트를 하게 해 준다. 강한 근육에서 (발 주위에 있는 것들) 더 큰 지레를 얻기 위해서 가능한 먼쪽으로 접촉이 만들어 진다. 검사자가 작고 환자가 크고 강할 때, 인체 포지션과 지렛대는 최적으로 사용되어야만 한다. 검사자는 항상 인체를 인체역학적으로 사용해야만 한다. 검사자의 인체 포지션은 커다란 인체 움직임을 줄이기 위해서 그리고 검사하는 손 및 팔로부터 오는 감각 입력을 늘리기 위해서 매우 중요하다.

검사자의 앞팔을 저항 방향 벡터와 직선이 되게 놓은 것이 좋은 전략이다. 그 테스트는 검사자에게 인체공학적이 되게 하고 환자에게는 가장 정확한 방향 벡터를 이루게 돕는다.

정확한 교습 및 예견

환자 교습은 무엇이 일어날 것이다 또는 일어나야 한다는 암시가 없이 공정해야만 한다. 최선의 가능한 수축을 얻을 수 있도록 교습이 개재되어야만 한다. 모든 테스트들은 결과(정신적 예견)에 관해서 어떤 예상 없이 실행되어야만 한다. 다른 말로, 운영상의 편견은 최소로 유지되어야만 한다. 무의식적으로나 의식적으로 결과를 예측하는 것은 틀림없이 검사자에게 '조종사 에러' 를 만들며 그 테스트 결과를 조작한다. 미묘하고, 거의 감지할 수 없는 변형들은 자동적으로 유입되고 그 테스트는 그렇지 않는데도 '유효한' 것처럼 보일 것이다. 운용자는 자주 타이밍 및 저항력의 변화를 알지 못해서 그 테스트 결과는 부정적으로 영향을 받는다.

호흡 패턴

근육 저항은 호흡 패턴에 의해서 상당하게 바뀔 수 있다. 예를 들어, 중량물을 들어 올리는 동안 깊은 들숨은 더 큰 무게를 들어 올리게 해 준다는 것은 잘 알려져 있고 인정되고 있다. 근육 테스트 동안 호흡 패턴이 바뀌는 것은 머리엉치 호흡 기전 안에서 '들숨 보조 병소(inspiration assist lesion)' 따위의 제한성 오류를 갖고 있는 환자들에게서 일반적으로 볼 수 있다 (Garten 2012 10장, Leaf 1996, Walther 2000을 보라). 테스트 동안 갑작스러운 들숨 또는 호흡 멈춤은 환자에 의한 있을 수 있는 '호흡성 보조' 로 받아들여야만 한다.

측두하악관절과 저작근

부정교합은 비교적 흔하다. 치아를 꽉 무는 것은 특히 부정교합과 더불어서, 근육 테스트 반응을 바꾸고 어떤 소견을 왜곡시킬 수 있다. 교합에서의 사소한 불균형 조차 또는 측두하악관절(TMJ)의 혼란은 몸에 역학적 또는 신경학적 스트레스를 만들기에 충분해서 넓게 퍼져가는 부정적인 결과를 만들 것이다. 검사 동안 환자에게 꽉 물지 말라고 주지시켜야만 한다. 꽉 깨물기는 하나의 무의식적인 반응이며 환자가 그것을 하지 말라는 말을 들었을 지라도, 그것은 나타날 수 있다. 검사자는 이런 경향을 막으려는데 방심해서는 안 된다. 진단 그리고 교합 및 TMJ에 관한 정밀 검사는 매우 조절된 방식으로 실행되어야만 한다.

환자 손 위치

테스트 동안 손을 조절하지 않고 멋대로 몸을 만지는 것은 피해야만 하는데, 근육 테스트에 바라지 않게 잘못된 변화를 만들기 때문이다. 초기에, AK가 여전히 초창기에 있었을 때, 환자는 손을 가장 편안한 어느 곳에라도 놓으라고 시켰었다. Goodheart는 손 위치가 근육 테스트의 결과를 바꿀 수 있다는 것을 관찰했다. 이러한 초기 관찰에서부터 문제 부위를 '만지는(touching)' 동작은 이제 치료적 접촉검사(therapy localization; TL)라 불리는 하나의 진단적 유발(provocation)로 간주된다.

기능이상인 척추, 장기 반사, 및 어떤 활성 경혈, 신경림프성 또는 신경혈관성 점들 위를 덮고 있는 피부에 손을 위치 시키는 것은 강한 근육을 약하게 또는 기능적으로 약한 근육을 강하게 ('양성 치료적 접촉') 만들 수 있다.

TL은 AK 내에서 사용되는 '신성한 3개' 중의 하나이며 그것이 없다면 AK는 훨씬 약한 도구가 되었을 것이다. 세 개의 기본적인 진단 입력들은 다양한 조합으로 사용되며, 보다 다른 고전적인 진단 방법들을 확대시키도록 사용되며 이와 같이 전문가가 보다 정확한 결론 및 치료적 개재를 얻게 해 준다. 정확한 도수 근육 테스트는 세 개 중의 제일 높은 위를 차지하며 그것에서부터 다른 모든 것들이 파생되는 레퍼런스 포인트다. 다른 두 개의 주요 인자들은 '치료적 접촉검사(TL)' 와 '테스트(cha-llenge)' 이다. 이러한 현상들은 간단한 근육 테스트를 맞설 자가 없는 파워풀한 임상 도구로 바뀌게 만든다.

'테스트' 는 근육 테스트 반응에 영향을 줄 수 있는 어떤 감각 자극 또는 만들어진 유발(provocation made)의 적용을 기술하는데 사용되는 용어다. 테스트는 수가 많고 다양하다. 해부학적 부분으로 간단한 도수 방향 압력을 주는 형태이던가 또는 구강 또는 후각 감각에 화학적 자극을 주는 복잡한 것일 수 있다. 여러 가지 테스트는 어마어마하다. 일부는 TL을 테스트의 한 변형이라고 간주한다. 'TL' 은 몸 일부에 환자의 손을 놓는 것이 이전에 테스트된 강도 패턴을 바꿀 것이라는 상황을 기술한다. 이러한 특수화된 테크닉은 Garten 3장(2012), leaf (1996) 및 Walther (2000)에서 자세히 기술되어 있다.

근육 피로와 반복되는 테스트

수축성 강도 및 수축을 유지하는 능력은 개개인 사이의 차이가 상당히 크다. 이와 같이, 근육 테스트를 시도할 때마다 근육 피로가 항상 고려되어야만 한다. 종종 근육 피로는 검사자가 환자의 사지를 근육 검사를 위한 시작 포지션으로 너무 오랫동안 두게 할 때 생긴다. 이것은 엉덩허리근(장요근) 같은 길고 무거운 사지에 근육 작용을 테스트할 때 특별히 인지된다. 초보 검사자는 검사를 시작하기 전에 환자의 다리를 충분히 받히지 못할 수 있고 사지의 무게는 결과적으로 그 근육을 지치게 만들 것이다. 사지가 시작 포지션으로 쉽게 유지될 때 이것은 좀처럼 생기지 않지만, 그러나 환자의 나이에 대한 고려와 신체적 능력 또한 틀림없이 한 요인이 될 것이다.

정상적 상황 하에서, 한 근육은 약해짐이 없이 적어도 연속적인 15회 동안 대략 한 번에 일 초의 비율로 반복적으로 테스트 될 수 있다. 상부 사지 근육들은 하부 사지 근육들 보다 더 빠른 속도로 더 많은 반복으로 테스트 될 수도 있다. 일반적으로, 모든 근육은 15번의 적용이 최대로 제공된다. 만약 근육이 더 빨리 피로해 진다면, 유산소 또는 무산소 근육 대사 내의 장애로 인한 가능성이 크다 (Garten 2012의 10장, Leaf 1996 및 Walther 2000을 보라).

등척성 단계의 (시작 포지션에서 사지를 유지하는 것) 끝에 유도된 동적 압력의 증가를 견딜 수 있을 때 한 근육은 '강하다' 고 인지된다. 증가된 힘이 유도되는 포인트에서 시작 사지 포지션을 유지하거나 고정시킬 수 (lock into) 없을 때 '약한' 근육이라고 기술된다.

'강한' 근육 반응은 더 조사해보아야만 하는데 강하다는 것은 항상 정상이 아니기 때문이다. 테스트 포지션을 유지할 수 있는 어떤 근육은 '강하다' 고 여겨지지만, '정상반응성(normore-active)' 또는 비정상적으로 '과다반응성(hyperreactive)' 일 수가 있다. AK 용어에서, '정상반응성' 은 전체 신경근육적 회로가 정상적으로 기능하고 있는 것을 나타낸다. 반면에, 과다반응성은 비정상적인 근육 반응으로 화학적, 정서적 또는 전기자력 스트레스들의 조합으로 인한 약간의 기능이상이 있다는 것을 나타낸다.

과다반응적 근육과 '과다긴장성(hypertonic)' 근육 사이에 상당한 차이가 있다는 것을 아는 것 역시 중요하다. 그러므로, 그것들은 반드시 서로 서로를 명백하게 구분되어야만 한다. 과다긴장 근육은 기능적으로 그리고 진단학적으로 둘 다 분리된 독립체이며 '강한' 또는 '약한'의 둘 중의 하나로 테스트 될 수 있다.

테스트 포지션이 유지될 수 없을 때 한 근육은 약하다고 여겨 진다. 그 약함이 어떤 치료적 수단으로 나중에 바뀔 수 있다면, 그 근육은 기능적으로 약하다고 간주된다. 기능적으로 약한 근육은 '저반응성(hyporeactive)' 이라고 불린다. 몇몇 치료적 입력으로 개선되지 않는 몇몇 근육 약함은 병리학적 상태에 있을 가능성이 크며 허약하다라고 불린다.

다음 구절들은 이러한 분류를 위한 기준을 서술한다.

정상반응성(Normoreactive) 근육

강하다고 테스트된 한 근육은 실제로, 비정상적으로 강하다기 보다는 정상적으로 강하다는 것을 확실히 하기 위해서 진단 방법들이 개발되었다. 그러므로, 정상적 및 비정상적 강한 상태 사이를 구분하는 것이 중요하다. 하나의 근육 또는 근육 복합체는 그것이 아래에 기술된 방법들 중의 하나에 의해서 기능적으로 약해졌을(방해 받았을) 때 '정상반응성(Normoreactive)'이라고 기술된다. 많은 방해 방법들 모두는 그 근육이 정상이라는 것을 보장하기 위해서 사용될 수 있지만, 임상에 있어서 실용성 및 시간 제약으로 인해서 보통 하나 또는, 기껏해야 둘이 사용된다.

방추 세포의 도수 조작 (Manual manipulation of spindle cells)

한 근육의 수축을 조절하는 부위 내의 근방추 세포들은 도수로 조작될 수 있다. 가장 자주, 이것은 근육 복부 가까운 어느 곳에서 실행된다. 넙다리네갈래근 같은 크고 긴 근육에서 이 부위는 궁극적으로 환자에 따라, 약간 바뀔 수 있고 정확한 자극은 궁극적으로 정확도에 따라 결정된다. 근복부 중앙에서 가까운 어느 곳의 두 점들에서, 양 손의 손가락으로 깊은 접촉이 만들어 진다. 그 근육 축을 따라 양 점에서 복부를 향하여 근육 조직을 모으듯이 압력이 가해진다. 한 근육이 정상반응성일 때, 그것은 약해질 것이다. 그 도수 조작은 근육 근방추들을 짧아지게 해서, 잠정적으로 하향 조절 (down regulating) 시킨다고 가정된다. 정상 탄력을 유지시키는 회로는 잠시 압축되어서, 늘어나려

도수 근육 테스트를 위한 중요 기준 요약

테스트 포지션을 조절해서 주된 주동근의 분리
적절한 고정(stabilization)
동원(Recruitment)을 피함
환자 시작의 타이밍
명확하고 정확한 환자 교육
부정교합 및 TMJ에 대한 부작용의 조절
제멋대로 손을 위치시키지 않음
테스트 손 접촉의 조절
들숨 및 호흡 멈춤 패턴
바디 랭귀지를 통한 허약의 관찰
근육 테스트 결과의 해석: '강하다' 대 '약하다'

는 근육 수축 반응을 방해한다. 그 이후에 그 근육의 약화는 정상 근력으로 되돌아 오기 전에 오직 하나의 수축만 지속될 것이다. 이것은 Goodheart에 의해서 발견된 첫 절차들 중의 하나이며 이로부터 '정상반응성' 근육이라는 용어가 만들어 졌다.

진정혈위 자극 〈Drainage (sedation) point stimulation〉

대부분의 근육은 침술 경락들 중의 하나와 연관되어 있다. Goodheart는 한 경락의 에너지 패턴 내의 변화가 근육 기능에 영향을 줄 수 있다는 것을 발견했다. 디지털 또는 다른 형태의 자극이 한 경락의 "진정혈위"에 가해질 때, 연관된 근육은 부응하여 약해질 것이다. 이 허약은 근방추 자극처럼 잠정적이며, 정상 방해 반응으로 간주된다. 간단한 도수 두드림 또는 짧은 마사지가 근육 테스트 바로 전에 그 포인트에 가해진다. 정상적 상황에서, 진정 자극은 10초에서 대략 30초까지의 어디에서 지속될 수 있는 방해를 일으킬 것이다.

자기 효과(Magnet effect)

1980년대에, 정상반응성 근육은 3000 가우스 자력(=$3A^0 \sim 10^{-1}T$)이 근육의 복부에 가해질 때 약해진다는 것이 발견되었다. 초기 자석은 평탄했고, 비교적 커서 근육의 넓은 부위를 덮을 수 있었다. 모든 근방추들이 동시에 활성화되지는 않지만, 그러나 자석의 크기가 근육의 대부분을 덮음으로써 이것을 보상했다. 관절 각도 및 환자 외관에 따라, 활성 근방추 세포 부위는 바뀔 수 있다. 방해를 만들기 위해서 더 작은 자석들이 정확하게 위치되어야만 한다.

더 약한, 도우넛 모양의 페라이트 자석이 오늘날 더 일반적으로 사용되는데, 잘못 위치를 시키면, 그 테스트는 믿을 수가 없게 될 것이다.

자기 흐름으로 기인된 국소 근방추 세포 신호의 변형으로 인해서 방해가 생길 가능성이 더 높다.

AK에서의 극성에 관한 설명은 자기 과학에서 사용되는 '지리학적' 용어와는 대조적으로 '기술적' 또는 '의학적' 자력으로서 알려진 것에 대한 설명을 따른다.

한 작은 연구에서, Angermaier는 동일한 조건에서 동일한 환자에게 블라인드 테스트를 할 때 일관성 있는 방해 효과를 갖는 자석의 '의학적' 북극에 대해서 기술했다 (Angermaier 2006).

근육 방해(inhibition)를 위한 다른 방법들

한 근육의 정상반응을 테스트 하기 위한 다른 방법들이 AK 에서 기술되어 왔다. 처음으로 사용된 것들 중의 하나는 '경락의 역주행(backward running)' 이라는 것이다. Goodheart에 의해 처음으로 기술된, 그것과 근방추 테스트는 정상 근육 반응을 입증하기 위해서 발견된 첫 방법들이다. 검사자의 손은 경락의 제일 높은 혈위에서 시작해서 그것의 제일 낮은 혈위에서 끝나게 경락을 따라 쓸어 간다. 빠르게 연속해서 두세 번 실행되고, 이전의 강하게 연관된 근육은 강도가 다시 테스트 된다.

덜 알려진 다른 방법은 근육이 테스트 되고 있는 동안 인체의 같은 편에 있는 신경락 27점에 TL을 하는 것이다. 이것은 Shafer에 의해서 연구되고 제안되었다 (ICAK–USA Collected Papers 1982).

Shafer가 발견한 것은 위에서 표현된 방식과 아주 다르다. 환자에게 테스트되고 있는 같은 쪽의 신경락–27(유부; 俞府)에 TL하라고 시킨다. 그것이 약해지지 않는다면, 정상이라고 간주되는데, 위에서 말한 테스트와 반대가 진실이다. 약해지는 반응은 과다반응성 상태를 나타낸다. 신경락–27은 기능적 신경학적 붕괴 ('스위칭; switching')를 위한 진단점으로도 사용된다는 것을 알아야만 한다. 과다긴장성 근육은 일반적으로 대사성, 정서적, 전자기력 또는 해로운 스트레스에 의해서 기인된다. "스위칭" 은 이것을 반영하고 그리고 신경락–27은 과다반응성을 저반응성으로 바꾸는 '수퍼테스트(super challenge)' 의 한 형태일 수 있다.

과다반응성(Hyperreactive) 근육

과다반응성 근육은 정상반응성 근육을 위해서 위에서 언급된 방법들의 어떤 것으로 (Shafer가 기술한 것은 제외하고) 방해될 수 없는 어떤 근육 또는 근육 복합체라고 정의 된다.

처음에 Shafer는 달리 사용되는 용어인 '과다긴장성(hypertonic)' 에서 비정상적인 근육 반응을 구분하려는 의도에서 '과잉촉진상태(over–faci–litated)' 라는 말을 만들었다. 거의 같은 시기에, '과다반응성' 이라는 단어가 만들어졌다. '반응성(reactive)' 이라는 말은 '반응하다(to react)' 라는 동사에서 유래되며, 반사요법에서 사용되고 있으며 이 과다반응을 잘 기술하고 있다.

따라서, '과다긴장상태 (hypertonus)' (Gerz 2000), '과잉촉진상태(over–facilitated)' (Shafer 세미나 유인물) 및 '상태적으로 과다촉진상태(con–ditionally hyperfacilitated)' (Schmitt 및 Yanuck 1999)들 모두 동일한 맥락으로 사용된다. 과다긴장과 과다반응의 개념 사이의 차이는 Garten에 (2012, 2, 3장) 의해서 다뤄졌다. 이 책 안에 용어를 명백히 통일하기 위해서, 오로지 '과다반응성'이라는 용어가 책 전체에서 사용될 것이다.

마지막으로, '과다반응성' 은 '반응근(reactive mu–scle)'이라고 불리는 고전적인 근육 기능이상 패턴과 혼동돼서는 안 된다. Goodheart가 처음 기술한, 반응근은 하나의 근육 안에서 비정상적인 근방추 세포 반응으로 그것의 협력근 또는 길항근에 대해 확장된 방해를 만든다. 장기간의 방해를 나타내는 몇몇 근육은 '반응근' 으로 간주된다. 그러므로, 반응근은 과다반응성이 아니다.

저반응성 (Hyporeactive) 근육

저반응성 및 약한 근육 둘 다 검사자의 저항에 맞서서 시작 포지션에서의 인체 부분을 고정시킬 수 없는 어떤 근육 또는 근육 복합체라고 정의된다.

저반응성 근육은 최대 등척성 파워를 (Janda (1994)에 의한 강도 5에 도달하는, 아래를 보라) 만들 수 있다는 점에 있어서 다르다. 그러나, 그 저항이 등척성에서 편심성으로 바뀔 때, 그 근육은 파워를 만들 수 없다. 저반응성 근육은 강도 측정 장치로서 평가될 수 없는 반면, 약한 근육은 할 수 있다. 예를 들어, 한 운동선수가 신체적 힘 능력에 관하여 정상적으로 수행하는 것처럼 보일 수 있으나, 근육 저반응성이 있을 때 부상을 입기가 쉬운데 약한 고유수용체 능력 때문이다. 심한 경우에서, 저반응성 근육은 최대 등척성 파워에 반응할 수 없으며 (Janda에 따른 강도 2에서 4)
약한 근육과 비슷할 것이다.

대부분의 저반응성 근육 반응들은 적절한 처치 또는 적절한 진단적 테스트가 가해질 때 즉시 없어질 것이다. 적절한 자극 후에, 그 근육은 정상 강도로 되돌아 갈 것이다; 그렇지만 때때로 그 변화는 오로지 잠정적이다. 그 근육은 치료 자극 후에 정상으로 되돌아 가거나 심지어 과다반응성이 된다. Schmitt와 Yanuck (1999)에 따르면, 그 다음 그 근육은 오직 기능적으로 또는 '조건부로' 방해되어 있다고 간주된다. 이것이 그것을 병리학적으로 '약한' 근육과 구분 짓는데, 약한 근육의 방해는 즉각적으로 바뀔 수 없다.

이상반응성 (Dysreactive) 근육

비정상적으로 기능하고 있는 어떤 근육은 '이상반응성' 이라고 기술될 수 있다. 과다 및 저반응성 근육 상태들은 둘 다 비정상적이며 '이상반응적' 이라고 간주된다.

약한(Weak) 근육

어떠한 치료적 수단으로서도 개선될 수 없는 기능의 근육은 기능적으로가 아니라 병리학적으로 약하다.

등급에 따른 힘(Force) 해석

AK는 근육 강도가 아니라 근육 반응을 주로 해석한다. 이것은 근육 강도 등급 시스템을 사용하는 Janda와 Kendall과 상충되게 보인다. 등급 시스템은 신경학적 모니터링을 위해서 개발되었으며, 거기서 소아마비 및 외상성 신경 손상 같은 병리들은 근육 허약의 주 원인들이다.

Janda와 Kendall이 기술한 근육 테스트는 AK에서의 그것과 상당히 다르다. 환자 저항력의 평가는 매우 주관적일 수 있고 AK에서 발견되는 저반응성 근육에 대한 기능적 테스트와 상당히 대조된다. 이와 같이, 강도 측정기는 병리학적으로 약한 근육에서 사용될 수 있으나, 저반응성에서는 안된다.

다른 문제들도 생길 수 있다. Kendall은 강도 변수들을 평균 성인에 기반을 두었다. 어린아이와 유년기를 수용하기 위해서, 임의 값이 채용되었다. 이와 같이 3세 아이의 전방 목 근육들은 성인의 그것의 약 30%이며 5세 아이는 50%라는 가치를 가져야만 한다. 거기서부터 그것은 10-12세까지 점진적으로 올라가서 거기서 표준적 성인 값이 시행된다 (Kendall과 Kendall 1983).

AK 신경근 평가는 기능성 장애 및 병리적 상태 둘 다를 동시에 평가될 수 있게 해 준다. 매일 훈련하는 전문 운동 선수는 '정상적' 강도 값을 갖고 있다고 볼 수 있다. 그러나 훈련-후 강도의 증가가 원하던 것에서 못 미칠 때, 어떤 기능성 장애가 있을 수 있다. 그 운동선수가 반복적으로 부상을 입어 왔다면 이것은 특히 그럴 것이고 정상적 고유수용적 조절이 부족하다고 결론을 지을 수도 있다. AK 테스트 방법들의 사용으로서만 이런 타입의 근육 기능이상이 명백해 질 수 있다.

근육 강도 등급 매기기는 운동 기능 테스트라는 주제 하에서 1978년에 (아래 테이블을 보라) 영국 의학 연수회(British Medical Research Council; BMRC)에서 공식적으로 입안되고 받아들여 졌다. 이들은 Kendall 및 Kendall(1983) 그리고 Janda (1994)에서 보이는 등급과 매우 유사하다.

AK에 따른 저반응성 근육은 BMRC 등급의 레벨 4와 비슷한데, 그러나 종종 그것은 레벨 4+ 또는 심지어 5까지 매겨진다. 레벨 3과 4는 발가락 끝으로 서거나 뒤꿈치로 걷는데 힘든 것을 경험하는 사람들에게서 발견되는데, 즉, 주관적인 힘의 부족이다. (근육 강도를 위한) 등급 평가 방법(graduated scaling method)이 사용될 때 조차도 AK 근육 평가를 (기능적 '반응성' 이라는 의미에서) 하는 것이 추천된다. 신경학적 결함이 있을 때, 통증에 관계없이 (팔의 부전마비, 사지마비, 말총 증후군, 척추간 디스크 질환 및 척추 압박 같은) 외과적 개재가 적응되었으나 결정짓지 않았을 때, AK 근육 테스트가 보존적인 치료가 좋을 지에 관한 보다 정확한 결론을 내리는데 도움이 될 수 있다.

운동 기능 테스트*

등급	정의
0	근육 수축 증거 없음
1	아무 움직임 없이 근육 수축이 간신히 보임
2	중력이 배제된 상태에서, 사지 일부의 약한 움직임이 보임
3	중력에 대한 사지의 능동적 움직임
4-	중력에 대한 능동적 움직임 및 약한 검사자 저항
4	최대의 75%까지의 저항에 맞서는 능동적 움직임 가능
4+	강한 저항에 맞서는 능동적 움직임, 그러나 정상 쪽보다 약함
5	중력에 대한 정상 움직임 및 최대 저항

* BMRC (1978)에 따름 (Patten (1998)의 양해로 변형됨)

과다긴장성(Hypertonic) 근육

이 책 안에서, 과다긴장은 의학 문헌과 일치해서 사용되며 스트레칭에 대해서 비정상적으로 증가된 저항 그리고 촉진에 대해 증가된 점액탄성 탄력을 보이는 근육들만을 위해서 사용된다. 근육근막 문제들의 일련의 복잡함은 과다긴장 그리고 과다반응성 사이의 차이를 잘 보여 준다. 과다긴장은 현재 사용되는 도수 근육 테스트 방법들을 사용해서 구분될 수 없다.

근긴장을 일으키는 추체 시스템의 장애 및 경직을 일으키는 추체외 시스템은 과다긴장과 관련이 있다. 이러한 원인들은 중추 신경계에 있다. 반면에, 근육근막 장애들은 과다긴장성의 말초 원인들이다. 그것들의 기원들은 과다부하(overstrain) 및 보행 장치 내의 질병에서 나온 통각수용기 반응에 기인할 수 있다. 브라디키닌 같은 자연 발생 통증 매개체들은 대사성 스트레스인자들의 결과로 분비되며 역시 과다긴장을 일으킬 수 있다.

통각은 근육 방해를 일으킨다 (Mense 2003, Mense 2004). 통각으로 인한 촉진 가능한 과다긴장성 반응은 일반적으로 보호 '스프린팅(splinting)'에 기인한다. 이와 같이, 아프고, 촉진적으로 과다긴장성 근육은 자주 저반응성이라고 테스트 된다.

심부 건 반사작용(reflex) 대. 도수 근육 테스트

이론적으로, 심부 건 반사(Deep tendon reflex; DTR)와 근육 테스트 둘 다 동일한 신경근 회로를 평가한다 (Garten 2012의 12.2.3을 보라). 근육 테스트는 훨씬 더 미묘한 변화를 감지하기 때문에 DTR보다 훨씬 우수하다. 그럼에도 불구하고, 이것이 DTR의 가치를 배제시킬 수 없으며 몇몇 테스트의 필수적인 부분임에 틀림이 없다. DTR이 없는데도 근육 테스트가 정상인 경우가 흔하다. 역으로, 근육이 기능적으로 약하다고 테스트되는 경우에서 DTR은 손상되지 않은 경우가 있다. 이것은 우리가 항상 선형 사고에 맞지 않는 살아 있는 생물학적 시스템이라는 개념을 뒷받침한다.

이 책은 하나의 레퍼런스 매뉴얼로서 의도되며, 치료 옵션들 및 방법들에 초점을 둔 것이 아니다. 그러므로 오직 제한적 그리고 특수한 치료 접근법만이 각 근육을 위해서 기술된다. 이것은 저반응성 근육들의 정상화 또는 근육근막적으로 수축된 (과다긴장성) 근육들을 위해서 적절하다고 여겨진다. 경험으로 보아서, 대부분의 과다반응성 근육들은 해결을 위해서 대사성 치료 접근법을 요할 것이다. 이들 방식들에 대한 더 많은 세세함은 Garten (2012) 및 Garten과 Weiss (2007)에 기술되어 있다.

저반응성(hyporeactive) 근육의 정상화를 위한 절차

내장체성 시스템의 일곱 인자들

이것들은 대부분 근육들에 연관된 일곱 가지 일차 기능이상 반사 관계들로 구성된다. 그 관여된 일곱 요인들은 운동 기능 신경지배, 내장복벽측 반사 관계, 신경혈관 반사, 전후 신경림프 반사 부위들, 영양 성분, 침술 경락 및 연관 장기들을 포함한다.

1.척추 병변들

척추 기능이상은 외상지각 가능성을 만들어서 비정상적인 근육 반응으로 이끈다는 것이 잘 알려져 있다. 이것은 한 기능이상인 분절의 추간공 (intervertebral foramina; IVF)을 통해서 달리는 운동 신경들의 자극을 통해서 대부분 생긴다. 장기 내에서 발견되는 이상으로 인한 일탈적인 내장체성 반사들, 그것은 차례로 IVF 및 척추 기능이상을 만들며, 또한 근육 방해를 일으킬 수 있다. 내장 및 신경 시스템 사이의 복잡한 상호 관계는 방해 받고 있는 근육과 연관될 수 있는 보상적 관계들의 전체 나열을 만든다.

그러므로, 각각의 경우에서, 모든 레벨들은 테스트되고 치료된다. 치료는 종종 고속 충격 조작들 및 접골요법 테크닉들뿐만 아니라 응용 근신경학에서 사용되는 호흡-보조 가동술이라는 특수한 테크닉들로 이루어진다 (Garten 2012, Leaf 1996, Walther 2000).

2. 신경림프 반사점 (Neurolymphatic reflex points; NL)

신경림프 반사점들은 내장체성 반사 부위들이며 Chapman에 의해서 처음으로 기술되었다 (Chapman 1936 및 Chaitow 1988).

Chapman 반사들은 경화된 부위들로 한 장기와 연관된 내장체성 반사 부위들 안에서 발견된다. 그것들은 콩 만한 크기에서부터 수 평방 센티미터까지 다양할 수 있다. 더 만성적인 경우에서, 그것들은 종종 부어 오른 외관을 띤 부종 울혈을 가진다. 일반적으로, 장애가 더 오래될수록 촉진 통증은 더 커진다. 이 반사 부위들 또는 포인트들 거의 모두 상체, 앞팔 및 넙다리에서 발견된다. 몸통에서 그들은 우선적으로 앞쪽 갈비뼈사이 공간들 및 뒤쪽에서 척주를 따라 위치한다.

Chapman은 이 반사들을 장기들과 연관지었고 Goodheart는 처음으로 도수 근육 테스트의 맥락 안에서 Chapman 반사들의 치료적 효과를 기술했다 (Goodheart 1965). 그가 발견한 것은 Chapman이 기술한 대로 조작할 때, 근육 허약을 제거할 수 있었다. Goodheart는 근육-장기 상호 관계로 이미 실험을 해 왔기 때문에 Chapman 반사들이 이 가설을 뒷받침하고 확실히 해 주는 것처럼 보였다. Chapman은 반사에 대한 치료가 연관 장기 내외의 림프 배출을 증진시킨다고 말했다. 이것은 Goodheart에게 큰 영감을 주어서 그것들을 '신경림프 반사'라고 이름 짓게 만들었다. 이런 방식으로 Chapman에 의해 기술된 그 반사 부위들은 특정 근육 방해 패턴들과 연관 짓게 되었다.

Goodheart는 Chapman 반사를 이해하기 위해서 근육 테스트 하나에만 의존하지 않았다. 그는 반사 부위들의 하나에 연관된 근육 위의 피부 표면 온도를 측정했다. 반사 포인트에 대한 조작으로, 시간을 주목했고 다시 피부 온도가 내려간다는 것을 알았다. 그는 이것이 조작된 반사에 의한 림프 배출 효과에 기인한다고 상정했다.

한 포인트 또는 부위에 대한 치료는 비교적 센, 원형 동작 마사지로 구성되는데, 일반적으로 30초간 지속된다. 그 포인트의 통증은 치료 마사지 내내 점진적으로 줄어들어야만 한다. 수 분까지 올라가는 자극 시간이 필요할 수도 있으나, 과다자극은 피해야만 한다. 과다자극은 불쾌할 뿐만 아니라 림프 흐름에 해가 된다.

3. 신경혈관 반사점 (Neurovascular reflex points)

신경혈관 반사점은 1930년대 Torrence Bennett에 의해서 발견되었다. Chapman처럼, Bennett은 그 점들이 인체 및 장기의 특정 부위들에 혈액 순환에 영향을 준다는 것을 경험적으로 발견했다. 다시, Goodheart는 이 반사점들과 근육 기능에 대한 관계를 평가하기 위해 근육-장기 관계에 대한 그의 해석을 사용했다. Chapman 반사에서처럼, 그는 신경혈관 반사와 관련된 근육 위의 피부 온도를 측정했다. 그 점에 적절한 자극을 했더니, 신경림프 반사점 조작에서 발견된 감소와는 대조적으로 온도의 의미 있는 증가를 보았다. 그는 이것이 그 부위 안의 혈액 관류의 증가로 기인된 것이라고 확실히 결론 지었다. 이 방식으로 그는 대부분의 근육들을 위한 신경혈관 반사점들을 경험적으로 설립하고 밝혀내었다.

신경혈관 반사점들의 치료는 점을 덮고 있는 피부를 부드럽게 당기는 것이다. 약간의 박동이 느껴질 때까지 접촉이 유지되며, 일반적으로 20-30초 후에 알 수 있다. 반사점들이 양측성일 때, 동시에 발생하는 박동이 느껴져야만 한다. 자세한 것을 더 원한다면 Garten (2012), Leaf (1996) 및 Walther (2000)을 보라.

4. 경막 긴장(Dural tension)

접골 요법에서, 비정상적인 경막 긴장은 두개 및 엉덩-엉치-꼬리뼈 불균형뿐만 아니라, 증가된 척추 토크를 설명하기 위한 기본적인 원칙이다. 근육 방해 및 기능이상은 항상 비정상적인 경막 긴장과 관련이 있다; 그러나, 그 관계는 어떤 특정 패턴 안으로 들어 맞지 않는다. 이 때문에 그것은 특수하게 체계화 될 수 없고 이 책의 의미 있는 부분을 구성하지 못한다 (Garten 2012, Leaf 1996 및 Walther 2000을 보라).

5. 침술 경락 관계 (Acupuncture meridian relationships)

침술 시스템은 매우 일찍 Goodheart에 의해 AK 안으로 집약되었는데 서양에서 침술에 대해서 관심이 거의 없었을 때이다 (Goodheart 1966, Goodheart 1971). 경락-근육 연관은 근육들과 경락들 사이에 존재하는 해부학적으로 지형학적 관계들에 부합되게 간단히 만들어지지 않았다. Goodheart는 개개적으로 그리고 공들여 각각의 근육-경락 관계를 테스트했다. 예를 들어, 대장경락은 팔에 위치해 있으나 연관 근육들은 넙다리근막긴장근, 뒤넙다리근 및 허리네모근이다. 근육-경락 연관들은 근육-장기 연관들과 (위를 보라) 거의 동시에 설립되었다. 경락들은 몇몇 특정 장기들과 연계되지 않으며 장기 관계보다는 보다 시스템적인 것을 반영한다. 동양 의학에서, 삼초경은 (triple heater/warmer) 연관된 특정 장기를 갖지 않는다. 마찬가지로, 동양 의학에서 모든 장기들이 고려되지 않는데, 갑상선, 가슴선, 부신, 자궁, 생식선 및 부비강 들에서 볼 수 있다. 이러한 케이스들 안에서 분류는 세심하고, 체계적인 일련의 테스트들을 사용해서 행해졌다. Goodheart는 경험적으로 삼초경을 갑상선(작은원근) 및 가슴선(가시아래근)과 연관 지었는데, 반면에 부신, 자궁, 생식선들은 심포경(circulation -sex; peri-cardium) 그리고 부비강을 위경에 연관 지었다.

경락 관계들은 각 장 표제 아래에서 각 근육을 위해서 기술되는데, 그러나 이 에너지가 넘치는 관계에 대한 자세한 설명은 이 책에서 다루지 않았다. 이 주제에 대해서 자세히 보려면 Walther (2000) 및 Leaf (1996)을 보라.

강장혈위 (Fill point) (tonification point, T)
한 경락에서 강장혈위에 치료적 접촉검사(TL)가 만들어 진다. TL이 연관 근육의 기능적인 방해(허약)를 정상화 시킨다면, 그 경락은 에너지가 부족하다고 간주된다. 그 때 근육 방해는 종종 경락 에너지 내의 빈 공간(void)에 기인한다.

진정(鎭靜)혈위 (drainage point; sedation point; S)
진정혈위는 하나의 경락 연관을 갖는 그러한 근육들을 위해서 기술된다. 그 혈위의 자극은 위에서 기술한 것처럼, 한 근육의 '정상반응성'을 결정하는데 중요하다.

6. 근육-장기 관계 (Muscle-Organ relationships)

이것은 1965-1967년 사이의 기간 동안 주로 Goodheart에 의해서 만들어 졌다. 많은 자료들에서의 우연한 조합이 이 결론을 만들었다. Chapman과 Bennett 반사는 자신의 개인적인 관찰들과 함께 섞여서 이러한 매우 중요한 연관을 만들어 내게 도왔다. 경험적으로, 그는 장기 문제를 가진 환자들은 특정 근육 허약을 보인다는 것을 알았는데, 그것은 장기의 치료 또는 성공적이라고 밝혀진 자연적인 치유로 상당히 발전될 수 있었다. 예를 들어, 유독성 간은 복장 큰가슴근의 기능이상으로 이끌고 갑상선 기능장애는 작은원근 기능이상을 이끈다. 치료 프로토콜들은 우선적으로 정분자(orthomolecular), 동종 요법 및/또는 대증 산물들과 함께 장기의 대사 기능을 증진하는 것으로 구성된다. 접골 요법 타입의 장기 조작 또한 유용하며 필요할 수 있다.

7. 영양(nutrition)

Goodheart는 적절한 영양이 신경근 기능을 정상화 할 수 있다는 것을 발견했다. 이러한 원칙들을 수 년에 걸쳐 임상 적용한 결과가 이 소견들을 뒷받침해 왔다. 근육들과 환자의 최적 영양 상태 사이에서 발견되는 많은 경험적인 관찰들이 있어왔다. 이것이 AK에서 근육-영양 관계의 정의를 이끈다. 이 관계들의 일부는 연구들 안에서 증명되어왔다 (Carpenter 1977, Leaf 1979).

말초 포착장애 (Peripheral entrapments)

신경 포착장애는 근육 허약뿐만 아니라 외상지각으로 인한 과다긴장성 패턴들의 발달로 이끈다. 허약 반응은 근육 테스트를 쉽게 할 수 있으나, 과다긴장성은 근육의 촉진 또는 스트레칭에 의해서 일반적으로 결정된다. 근육에 영향을 주는 말초 압박 장소들은 포착장애 증후군이 중요하다고 여겨지는 각 장 안에서 언급된다. 압박을 경감시키기 위한 특정 치료들이 적절히 디자인되어야만 한다. 포착장애 상태에서 치료 프로토콜은 하나가 아니라 다원적 입력으로 구성된다. 종종, 과다긴장성 근육을 이완시키고 추간공(IVF)에서 자극을 줄이고 국소적 부종을 제거하는 것이 필요하다. 더 자세한 논의는 Garten(2013) 및 다른 특정한 문헌을 참조해라.

고유수용체 장애 및 이상수용기(nociceptor) 활성화

과다반응 방해 고유수용체들 및 이상수용기들은 직접적인 근육 방해 패턴들을 이끌 것이다. 이러한 고유수용체들은 다음을 포함한다:

- 골지건(Golgi tendon) 기관
- 기시 및 종지 건증(tendinosis)
- 말초 관절들의 관절 수용체들

심부 마찰 및 초음파 따위의 테크닉들은 근육-건 전환 부위들의 장애에 적합한 반면, 말초 관절들의 장애는 도수교정(manipulation), 가동술(mobilization) 및 근육 균형을 사용해서 최선으로 치료된다.
자세한 것은 Garten (2012)를 보아라.

과다긴장성 근육들 (Hypertonic muscles)

과다긴장의 정의는 앞에서 말했다. 다음 것들은 개개 근육에 관련 있는 특정한 신체적 양상들 그리고 이 책을 사용하는데 있어서 중요한 것을 약간 언급하고 있다.

근막통증후군

근막통증후군은 다음을 특징으로 갖는 국소적 근육 과다긴장 상태이다:

- 근육 섬유들의 팽팽한 다발들 또는 '팽팽한 밴드들' (Travell and Simons 1983)
- 한 근육 또는 그것의 근막 안에 상승된 자극성을 가진 작은 점을 특징으로 하는 통증유발점들
- 연관 통증 패턴 및 다른 자율신경 현상
- 통증유발점들의 병리형태는 액틴-미오신 한계에 의해서 특징 지어진다. 한계는 수축 이후 이완의 부족의 징후이며 장기적으로 그 근육 섬유들 자체 안에서 퇴행성 변화에 의한 이완 부족 징후이다 (Bergsmann and Bergsmann 1997).

잠재 근막 통증유발점

잠재 근막 통증유발점은 임상적으로 잠재적인데 그 이유는 거기에 연관된 자발적 통증이 없고 오직 촉진할 때만 통증이 있거나 스트레칭 및 근육 수축에 의해서 유발되기 때문이다. 그러므로 활동성 통증유발점에 관한 감별 진단 제한은 모호하다.

활동성 근막 통증유발점

활동성 통증유발점을 가진 근육은 종종 특수한 통증을 갖고 있거나, 쉴 때 조차도 '연관통' 패턴을 가진다.

활동성 통증유발점은 항상 몹시 민감하며 한 근육의 완전한 늘림을 막는다. 그것은 그 근육을 약화시키고 직접적인 압박은 보통 통증을 연관한다. 적절히 자극을 주었을 때 통증유발점은 근육 섬유들의 국소적 연축(twitching) 반응을 만들어서 그것은 종종 혈관운동 및 발한자극 시스템의 자율신경 현상 안에서 특정한 반응들을 이끈다.

기능이상의 체인

근육 체인들은 그것들의 감각 및 운동 신경지배를 갖고 있는데 신경지배는 같거나 인접 근원에서 우선적으로 발원한다. 인접 근육에서 발견되는 통증유발점들은 종종 같은 체인의 보다 먼쪽인 근육들 안에 위성 통증유발점들을 만든다. 그 동일한 뛰어넘기는 역으로 생길 수 있다. 종종, 통증유발점들은 침점과 일치해서 발견되며, 그래서 그 근육 체인을 침술 시스템의 경락처럼 분류되게 만든다. 근육 체인 상관관계는 '건성근육 경락(tendino-muscular meridian)' 이라고 불린다 (Garten 2013). 근육에서 발견되는 통증유발점 위치들은 그것의 경락 연관을 정하는데 도움이 된다. '원점(distal point)' 은 영향 받은 각 근육 경락 상에 있다. 원점의 비정상적 활동은 그 위의 전체 체인 진행에 영향을 줄 수 있다. 원점은 각 장 안에서 도해 안에 표시되어 있다.

연관통

연관통은 그 병소에서 사방으로 뻗어 나가거나 그것에서부터 멀리 떨어져 있다. 그것은 피부 감각 피부절(dermatome)을 따르며 어떤 경락의 결과일 수 있다.

진단과 치료

근막통증후군들은 초기 도수 근육 테스트 동안 종종 자신을 들어 낸다. 이 근육들은 종종 지나치게 방해 받고(저반응성; Hyporeactive) 있다고 발견된다. 거의 그것들은 '초기에 약하다(weak in the clear)' 라고 테스트 될 것이다. 초기에 약하다가 뜻하는 것은 그것들은 어떤 부가적인 유발 없이 약하다라고 테스트 된다는 것이다. 테스트 동안 그 근육 수축은 있을 수 있는 어떤 통증유발점들을 활성화 시킬 것으로 추측된다. 그 근육이 허약하지 않다면, 그럼에도 불구하고 과다긴장성이 존

재 할 수 있다. 이것은 이전에 만든 진단학적 유발 결과에 따라 오직 도수 테스트로서 진단된다. Goodheart가 발견한 것은 한 과다긴장성 근육을 스트레칭 시킨 이후 다시 테스트 할 때, 그것은 저반응성(hyporeactive)이 된다는 것이다 (Goodheart, 1979).

촉진뿐만 아니라, 근육의 스트레칭은 근육근막 장애를 위한 진단의 표준 양식이다. 이것과 더불어 한쪽과 다른 쪽 길이의 비교를 하고 동시에 그것을 실증적 정상과 따져보아야 한다. 각 근육에 대한 스트레칭 포지션은 관련 장들 안에서 기술되고 보여진다.

과다긴장을 위한 치료 옵션들은 다양하다. 드라이 니들링, 스프레이-스트레치 및 허혈 압박이 통증 유발점들을 위해서 사용될 수 있다. 근막이 문제가 있을 때, '근막 플러싱(flushing)' (Ida Rolf에 의한 근육 벗기기 마사지) 또는 접골요법 근막이완 방법 그리고 근육 에너지 테크닉이 적용될 수 있다 (Lewit 1992, Mitchell 1995-1999).

가장 일반적인 테크닉들 중의 하나는 등척성-후이완(post-isometric relaxation; PIR)이다. 근육은 그것의 최대 스트레칭 한계까지 보내지고 거기서 7-10초 동안 최소 수축 하에서 유지된다. 이 다음에 그것을 다시 10초 동안 새로운 길이 한계로 부드럽게 옮기는데, 그러나 능동적인 스트레칭은 하지 않는다. 호흡 패턴이 사용될 수 있으며 각 근육을 위한 특정 항목 안에 기술되어 있다. 자세한 것은 Lewit (1992), Mitchell 1995-1999 및 Garten (2012)를 보아라.

과긴장-역긴장 (Strain-counterstrain)

Jones (1981)에 의해서 기술된 것으로, 이 기능장애가 무엇인지는 완전히 명백하지 않다. 아마도 그것은 근육 과다긴장의 한 형태인 것 같다. 다른 면에서, 그것은 단지 하나의 특정한 치료 형태일 수 있다. 이 기능장애를 갖고 있는 근육들은 최소한 하나, 그러나 보통 하나 이상의 누르면 아픈 점을 보인다. 통증유발점과는 대조적으로, 그 압통점에 대한 도수 유발은 연관 통증을 일으키지 않는다. 관련된 근육은 90-120초 기간 동안 최대 단축 포지션으로 두어 진다. 단축된 포지션으로 유지될 때, 압통점 위의 촉진 통증은 적어도 70%까지 감소되어야만 한다. 부가적인 회전 성분들이 요구될 수도 있다. 단축된 포지션들은 이 책 안에서 특별히 나타내지 않았는데, 근육 테스트 포지션에서부터 그것들이 쉽게 얻어지기 때문이다. 근육 테스트는 평균 단축을 사용하는 반면, 과긴장-역긴장은 최대 단축에 가까운 것을 만드는 것이 둘 사이의 차이이다.

척추생성 반사 증후군 (Spondylogenic reflex syndrome)

척추생성 반사 증후군은 Sutter와 Dvorak에 의해서 처음으로 기술되었다 (Sutter 1975, Dvorak and Dvorak 1991).

분절성 척추 기능이상 또는 엉치엉덩 관절 기능장애가 있을 때, 근육들의 몇몇 특수한 그룹의 과다긴장성 반응들 또한 생길 것이다. 기이한 것은 일반적으로 그것들이 유래된 자극된 분절과 직접 관련되지 않다는 것이다. 예를 들어, 그것들은 한 근육 기시 또는 종지 또는 그것의 감각-운동 신경분포와 관련이 없다. 이러한 반사 아크들의 구심성 입력은 자극 받은 관절의 소관절면 안에 있는 발견되는 외상수용기들에서 유래한다. 근육 과다긴장 및 자극 받은 분절 사이의 관계는 척추사이 관절들의 특수한 외상수용체 유발로 만든 체계적인 조사로 발견되었다. 고장성 생리식염수 또는 증류수가 잠정적으로 그 부위를 자극하기 위해서 주입되었다.

촉진할 때 어떤 근육이 과다긴장이고 그것을 위한 국소적인 근육 치료 수단들이 효과가 없는 것을 알 때마다 척추생성 반사가 고려되어야만 한다. 각 장 안에서 해당되는 곳에, 척추생성 반사는 주어진 근육들에 연관된다.

요약

기본적으로 근육 체인들 안의 기능이상을 일으키는 논리적 절차들이 있다. AK는 근육 방해가 (저반응성 근육들) 이 체인들의 출발에 있다는 원리를 따른다. 이들을 찾아서 치료한다는 것은 다른 무엇보다도 중요하다. 그 다음 감별 테스트가 다음을 결정하기 위해서 행해진다:

1. 저반응성 근육들에 대한 길항근들은 근막통증후군을 갖는다. 이들은 기능적으로 저반응성 (약한) 근육에서 오는 방해 신호의 부족으로 인한 근육 내의 과다긴장성 단축을 특징으로 한다. 정상적 주동근-길항근 방해는 존재하지 않는다.
2. 저반응성 근육들의 협력근들은 몇몇 과긴장 반응 형태를 보일 수 있는데 그것은 위에서 말한 과긴장-역긴장 패턴을 닮아 있다. 이것은 부상을 치료했으나, 완전한 회복이 생기지 않은 운동선수들에게 특히 적용된다. 예를 들어, 한 운동선수가 부상당한 근육을 너무 빨리 단련하기 시작한다면, 보상성 움직임 정형화 및 과긴장이 생길 수 있다. 사건들의 체인은 다른 순서로 생길 수 있다. 근육 과다긴장성은 내장 자극 때문일 수 있으며 과도한 길항근 방해로 귀결될 수 있는데, 일반적으로 그 협력근들에 영향을 준다. 그러므로, 거기에는 오직 과긴장-역긴장으로 가는 확실한 안내 원칙들만 있을 뿐 아무런 고정 패턴들은 없다.

AK는 선천적으로 특정하고 정확한 도수 근육 테스트에 의존한다. 근육 테스트 능력은 진단에 있어서 궁극적인 성공 또는 실패에 비할 것 없이 중요하다. 하나의 막대한 양 안에서 이 방대한 주제를 치료하는 것이라기보다 여기에서 근육 테스트 기본원칙들로 테마를 한정 짓는다는 결정을 내렸다. 근육 테스트는 간단하게 보이며 이것은 그것을 뉴에이지 운동에 인기 있게 만든 바로 그것이다. 더 잘못되어 있는 것은 아무 것도 없다. 그것은 연약하고 미세하게 조정된 의학적, 진단적 테크닉이다. Goodheart는 '그것은 그냥 복잡하고, 복잡하게 간단하다' 라고 말하곤 했다. 근육 테스트의 복잡성을 간단하게 만들기 위해서, 이 교재는 그 근육 테스트의 뉘앙스를 배우는 것에 초점을 두게 해 준다. 경험으로 볼 때 초보자 학생은 한 조숙한 근육 테스트 능력이 충분하다고 산만이 생각할 수 있는데, 이 잘못된 허세감에 싸여서, 확고하게 진단하는 능력이 실제로 있기 전에 확고한 진단을 내리려고 한다. 이런 이유로 오직 몇몇의 부가적인 테크닉들이 근육에 대한 이해를 증진하기 위해서 디자인된, 이 페이지들 안에 논의된다. 보다 고급 테크닉들은 그 주제에 관한 다른 교재 및 발행물들 안에서 찾을 수 있으며 뒤에 나온 참고문헌 안에서 찾을 수 있다.

근육 테스트 페이지의 전반적인 배치

이 책 안의 근육 설명은 각 근육의 개개 양상을 검색하고 비교하기 쉬운 통일된 양식으로 배치되었다. 이해를 돕기 위해서 주된 도해들과 근육 테스트 설명은 가능한, 맞은 편 페이지에 배치했다. 각 근육 장은 아래에 있는 것처럼 동일한 부제들을 가진다. 이들 대부분은 설명을 요하지 않는다. 간혹, 어떤 부제는 없으며, 이것은 문제가 되는 근육에 적용할 수 없음을 나타낸다. 아래에 있는 부제의 순서는 각 장에서 동일하다.

기시, 종지 및 동작

이 항목이 중요하지 않다고 여겨져서 그것들을 빨리 지나치기가 쉬운데, 그러나 근육 해부와 기능에 대한 명확한 인식은 극도로 중요하다. 이 특수한 이해가 없다면 사지는 올바르게 포지션 되지 않을 것이고, 정확한 저항 벡터가 뒤따르지 않아서 오류 소견을 만들 것이다.

허약의 징후들

근육 기능이 평형에 있지 않을 때, 이것에 대한 '바디 랭귀지' 는 자세적 비정상을 보여 준다. 도수 테스트와 마찬가지로 자세 분석이 가장 특정한 근육 평가를 만드는 최선책이기 때문에 허약의 징후들이 더해졌다.

테스트

테스트는 환자에 의해서 시작되며 이 작은 표제(subheading)는 검사자에 의해서 만들어질 저항의 정확한 방향을 설명한다. 검사자는 적절한 저항 방향에 관한 정확한 이해를 하고 있어서 그것을 환자에게 명백하게 설명할 수 있고 적절한 움직임이 만들어 지는 것을 '느낄' 수 있어야만 한다. 도해 상의 화살표는 검사자의 저항 방향이 아니라, 환자가 만들어야만 할 동작 또는 움직임을 항상 표시한다는 것에 특별한 주의를 기울여라.

내장체성 시스템의 일곱 요인들

모든 장에서 이들 모두를 볼 수는 없다. 그것이 포함되었을 때 전에 말한 것처럼 일곱 가지 중요한 요인들을 검사함으로써 문제가 있는 근육의 기능 이상이 제일 잘 평가될 수 있음을 나타낸다.
반복해서, 이들은 다음과 같다: 운동 신경지배 및 내장복벽측 척추 레벨들, 신경혈관반사 및 전후 신경림프반사 부위들, 영양, 장기(기관) 그리고 침술 경락들이다.

진정혈위 (drainage point) (sedation point; S)

진정혈위는 AK에서 중요한데 한 근육의 과다긴장 상태(hyperreactivity; over-facilitated)에 대립하는 정상긴장 상태를 평가하기 때문이다. 확인된 진정혈위를 갖고 있는 각 근육들은 도해되고 설명되어 있다.

강장혈위 (Fill point; tonification point, T)

강장혈위에 치료적 접촉 검사(TL)를 해서 약한(저긴장) 근육과의 연관을 찾는다. TL이 근육 허약을 없앴을 때, 그 근육과 연관된 그 경혈이 에너지가 부족하다고 추정된다. 경혈의 균형을 맞춤으로써 그 문제를 수정할 수도 있다. 최종적으로 허약이 되돌아 온다면, 그것은 그 경락 시스템 안에 에너지의 불안정한 전기자극 양상이 있음을 나타낸다.

SR (척추생성 반사; spondylogenic reflexes)

통증유발점, 근막 경결괴, 근육들의 미세병소 및 다른 민감한 점들 모두 촉진할 때 아프다. 척추생성 반사점들 또는 부위들 역시 아프며 다른 것들과 구별되어야만 한다. 이 부위들은 대부분의 근육 장들에서 기술되어있다.

통증유발점 (Trigger points)

각각의 근육들 안에서 가장 흔하고 자주 발견되는 통증유발점들이 도해되었고 인접한 침점들과의 관계가 보여 진다.

연관있는 원점(distal point) 및 건근육성(tendinomuscular) 경락들(meridians)

이것들은 말초 침점들의 그룹으로서 특정 근육에 대해서 구획성 또는 일정 부위 관계를 갖고 있는 하나의 경락 상에 일반적으로 놓인다. 전체 근육 체인은 집합적으로 건성근육 경락이라고 알려지며, 원점에 의해서 영향을 받을 것이다. 자극이 되면, 이 점들은 근육들 또는 근육 체인에 이로운 재-평형 효과를 가질 수 있다. 건성근육 경락들과 상응하는 통증 연관 패턴 또한 포함되어 있다.

과긴장-역긴장(Strain-counterstrain)

위에서 기술한 것처럼, 이것은 하나의 진단 및 치료 테크닉으로 원래 접골요법에서 개발되었으며 Goodheart에 의해서 AK 안으로 채택되었다. 병소의 발달 뒤에 있는 신경학적 이론 및 자세한 평가 절차는 이 책에서 기술되어 있지 않다. 이것을 보려면 Garten(2012)과 Jones(1981)을 보아라.
그럼에도 불구하고, 이 중요한 근육 병소를 위한 평가에 관한 일반적인 아이디어와 테스트 포지션은, 부분적으로, 이 책 안에서 기술된 개개 근육 테스트들에서부터 나올 수도 있다. Goodheart는 그 병소가 특수하지만, 간단한 근육 테스트 절차를 사용해서 쉽게 찾아질 수 있는 것을 발견했다. 그 병소는 근육 테스트 자체를 위해서 기술된 것과 거의 동일한 방식으로 평가되는데, 그러나 하나의 중요한 차이가 있다. 이전에 정상이라고 테스트되었으나, 그 병소가 의심이 되는 한 근육은 환자가 그것을 몇 초 종안 강하게 수축을 만들어서 최대 단축으로 가게 한다. 짧은 이완을 뒤따르게 해서 그 근육을 이완시키게 하고 그 다음 사지는 곧바로 휴식 포지션으로 되돌아가서 정상 양상으로 쉬게 해라. 이제 그 근육이 약하다고 테스트될 때 과긴장-역긴장이 확정된다.

스트레칭 (stretch) 테스트

한편으로, 이 테스트는 근육 단축(shorting)과 긴장(tightening)에 관련이 있고 다른 한편으로, 그것은 통증유발점들에서 기인한 연관통을 유발시키는데 유용하며 이와 같이 근막 및 통증유발점과 연관된 문제들의 진단을 쉽게 만든다. 스트레칭 테스트를 위한 사지 포지션은 근막 장애 치료를 위한 포지션과 상응하며, 등척성 후 이완(PIR) 테크닉 또는 스프레이-스트레치 치료를 적용할 때와 같다.

등척성 후 이완 (Post isometric relaxation; PIR)

비록 PIR이 근육 테스트와 직접적으로 연관이 없지만, 텍스트 안에 이 치료 방식을 포함시키는 결정은 일반적이라고 밝혀졌다. 그 방법은 근막 플러시(fascial flush), 드라이 니들링 등의 방식과 함께 기능적으로 방해 받은 주동근으로 인한 과다긴장 되고, 단축된 길항근을 치료하는데 적절하다. 해당될 때, 각 근육에 대한 간단하면서도 효과적인 이완 절차가 기술 된다. 도해 안의 화살표는 항상 수축 방향을 보여 준다.

저작근: 관자근(측두근)(M. temporalis)

해부

기시: 관자와의 넓은 부위에 걸쳐있다.
종지: 하악골 갈고리 돌기의 끝, 간혹 일부 섬유는 디스크와 관절낭에 부착한다.

동작

모든 섬유는 하악골을 올리고 턱을 다물게 하기 위해서 함께 일을 한다. 약간의 턱 내밀기는 앞쪽 섬유에 의해서 만들어지고 뒤당기기는 뒤쪽 섬유에 의해 만들어진다.

테스트

테스트는 강한 (정상반응성; Normoreactive) 지표근육(NIM)으로 간접적으로 만들어진다. 깨물근 테스트에서와 같이, 날개근과는 다르게, 환자는 근육 위로 치료적 접촉테스트(therapy localize; TL)를 할 수 있다.

휴식 시 활성 기능장애가 있다면, 몇몇 근육 테스트를 적용하기 전에 TL로서 NIM 지표 약화가 보여질 것이다. 근육에 대한 평범한 TL은 일반적으로 NIM 약화로 이끌지 않을 것이다. 정상적으로, 근육은 능동적으로 테스트되어야 한다.

저작근에 대한 모든 테스트에서 그렇듯이, 테스트에 영향을 주는 어떤 조기 접촉은 몇 장의 종이를 치아 사이에 물게 해서 제한되어야 한다.

근육은 일반적으로 과다긴장성이라고 알려지며 수동적인 늘림(elongation)은 NIM 약화로 이끈다. 잊지 말아야 할 것은 근육은 스트레칭을 위해서 선택적으로 분리될 수 없다는 것이다.

근육통증후군

스트레칭 테스트(모든 하악 올림근을 위한): 환자는 입을 벌리고 전치 사이에 손가락 세 손가락 관절을 넣으려고 시도한다. 테스트자는 관절의 탄성 장벽을 평가하고 근육을 약간 더 가볍게 늘릴 수 있다.
PIR: 스트레칭 자세에서, 환자는 들숨(inspiration)을 한결 같이 유지하면서 10초 동안 근육을 천천히 수축시켜 턱을 다문다. 이완 단계(날숨) 동안 테스트자는 턱을 벌리면서 뒤로 보내서 스트레칭 위치를 넘어 가게 해서 근육을 부드럽게 늘린다.

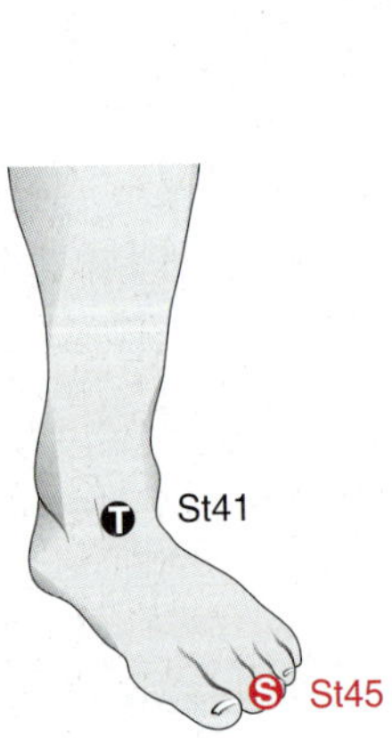

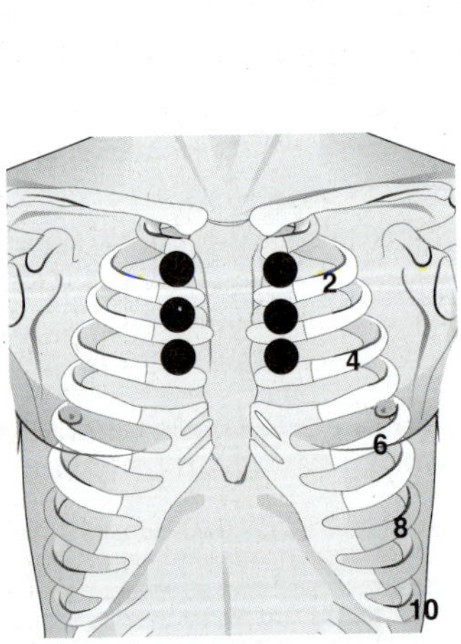

NL

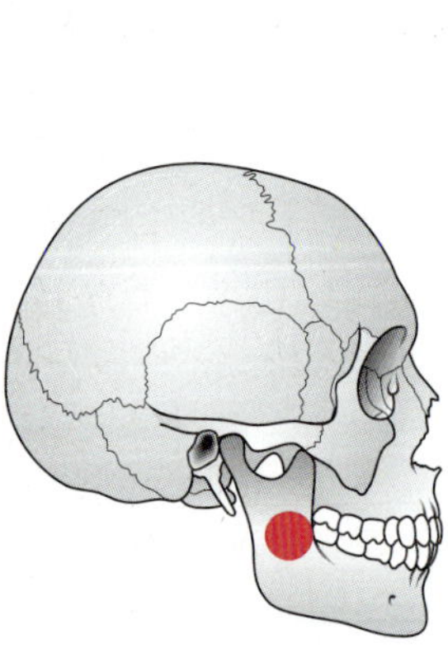

NV

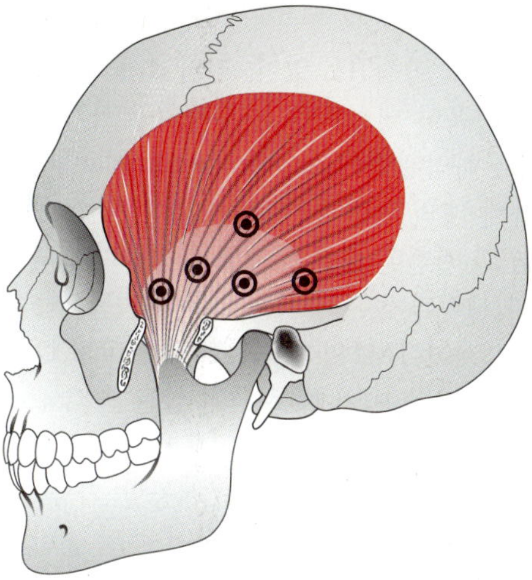

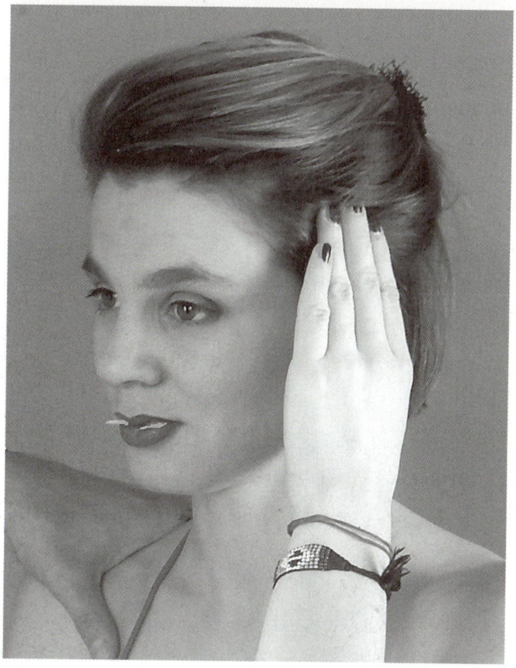

운동 기능 신경지배: 하악 신경(V)
경락: 위경
장기: 머리의 림프 시스템
영양: 비타민 C와 E, 베타 카로틴, 셀레늄, 요오드

치아 사이에 얇은 종이를 두고 정상 지표근육을 사용해서, 턱을 다무는 동안 관자근 위로 TL을 만든다.

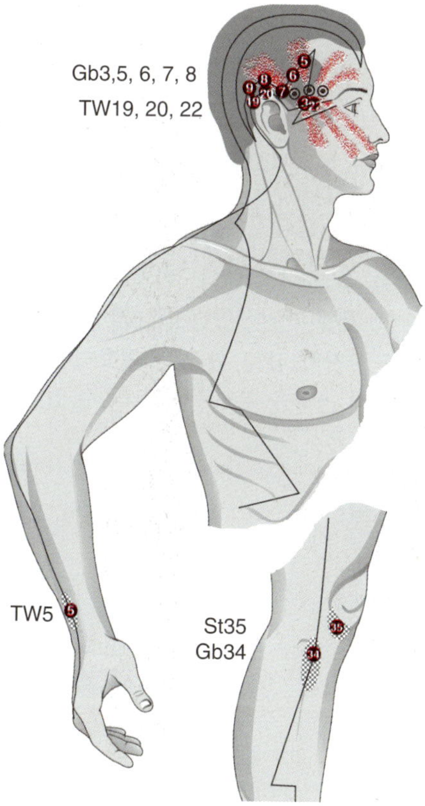

연관있는 원점(distal points)

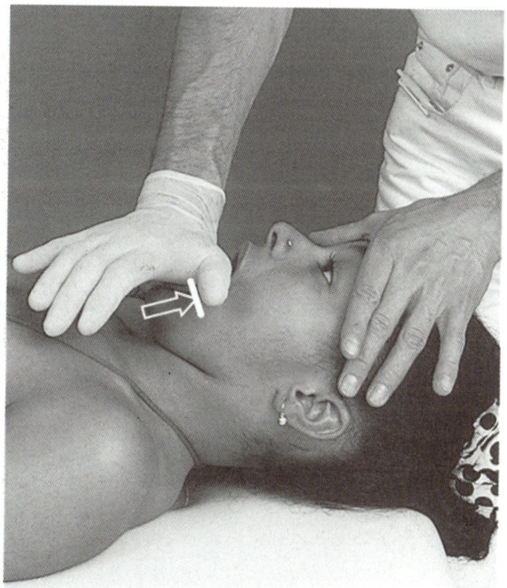

등척성 후 이완(Post isometric relaxation, PIR)

저작근: 깨물근(교근)(M. masseter)

해부

기시: 얕고 깊은 두 개 층으로 나뉜다: 얕은 층이 더 넓다. 그것들은 차례로 광대뼈 아치의 아래 가장자리 그리고 상악골의 광대뼈 돌기에 붙는다. 얕은 섬유는 광대뼈의 보다 앞쪽에 있고, 깊은 섬유는 보다 뒤쪽에 있다.

경유: 얕은 섬유는 위에서 아래로 약간 뒤쪽으로 주행한다; 깊은 섬유는 위에서 아래로 약간 앞쪽으로 달린다.

종지: 하악골의 각, 하악골 가지의 가쪽면 그리고 몇몇 깊은 섬유는 갈고리돌기에 붙는다.

동작

일차적으로 하악의 닫음 및 내밀기, 그러나 깊은 섬유는 하악골을 뒤로도 당긴다. 깨물근은 앞니와는 대조적으로 어금니에 무는 힘이 가해질 때 더 활성적이다.

테스트

근육에 대한 알려진 직접적인 테스트는 없다. 모든 테스트는 환자에 의해서 근육 위 TL로 간접적으로 행해진다. TL이 양성일 때, 테스트 동안 NIM은 약해진다.

절차의 정확도는 테스트를 시작하기 전에 혼동을 주는 변수를 없애는데 달려있다. 테스트 전에, 치아의 교합면 사이에 얇은 종이 몇 장을 놓는 것이 최선이다. 절차는 조기 접촉으로 인한 어떤 거짓 양성 테스트를 줄이는데 도움이 된다. 종이를 제자리에 두고 아직 TL 없이, 환자에게 깨물라고 하고 지표근육이 테스트된다. 후자의 약화가 감지되면, 측두하악관절(Temporomandibular joint; TMJ) 자체 내의 전반적인 기능이상이거나 관절 인접 부위과 관련된 다른 문제일 가능성이 크다.

어금니 사이에 놓은 종이는 너무 두꺼워서는 안되는데, 그것이 TMJ의 수직 고경(Vertical Dimension; VD)을 높이기 때문이다. 말은 솜(Cotton rolls)들로 VD를 높이는 것은 근육을 늘리고 단축(shortening)으로 인한 보상을 제공할 가능성이 있는데, 그것은 턱 올림근에 있어서 주된 흔한 문제다. 그러므로 종이 두께를 가능한 얇게 유지하는 것이 중요한데, 원치 않은 변수를 없애기 위한 방법이라기보다 진단적 테스트을 만들지 않기 위해서다.

수축 또는 수동적 스트레칭을 하는 동안 근육 위를 덮고 있는 피부에 TL로서 평가가 시행되는데, 깨물근이 잘못된 기능이 있을 경우에 NIM을 약화시킨다.

근막통증후군

스트레칭 테스트(모든 하악 올림근과 관련됨): 그 근육은 선택적으로 스트레칭 될 수 없는데, 이유는 관자근에서 분리될 수 없기 때문이다. 입을 가능한 크게 벌릴 때 앞니 사이에 손가락 세 관절을 넣을 수 있어야 한다. 이것이 불가능할 때, 약간의 턱 기능이상이 있다고 여겨진다. 테스트자는 손으로 환자가 참을 수 있는 것보다 조금 더 벌리려고 해서 근육을 부드럽게 늘릴 수 있다. 어느 정

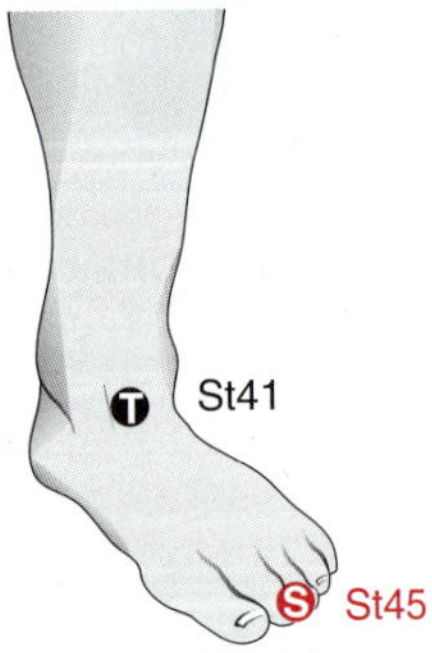

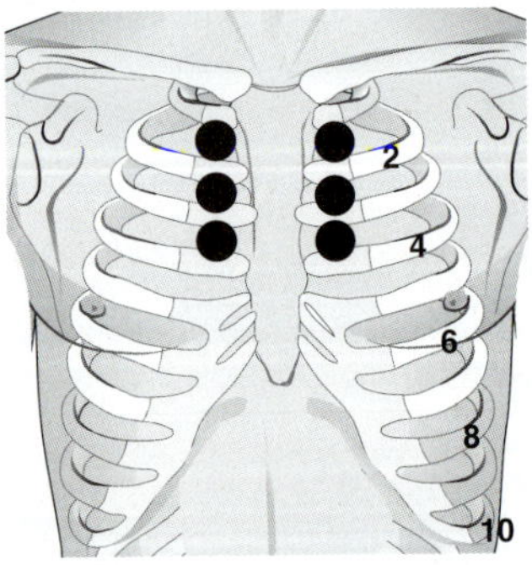

NL

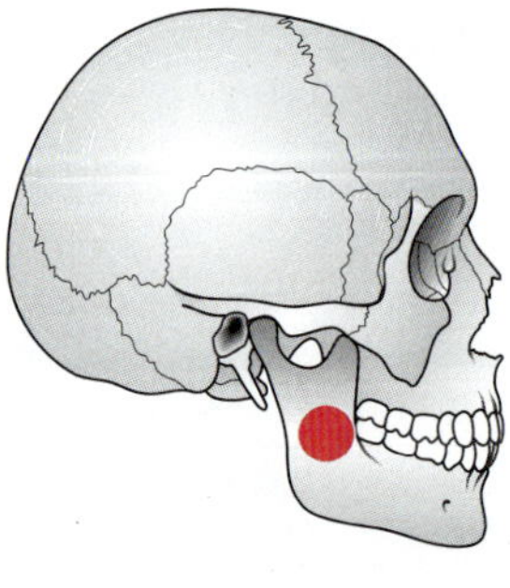

NV

도 탄성을 가진 끝점이 확인된다면, 제한은 연조직 문제인데, 대부분이 근육수축으로 인한 것이다. 더 단단한 끝점이 가리키는 것은 관절장애와 뼈 또는 디스크 저항으로 인한 가능성이 크다.

PIR: 스트레칭 위치에서, 환자는 근육을 천천히 수축시켜 10초 동안 지속된 들숨을 하면서 턱을 다문다. 그 다음, 테스트자는 날숨 동안 스트레칭 위치를 약간 넘어가게 되돌려서, 근육을 약간 더 늘린다.

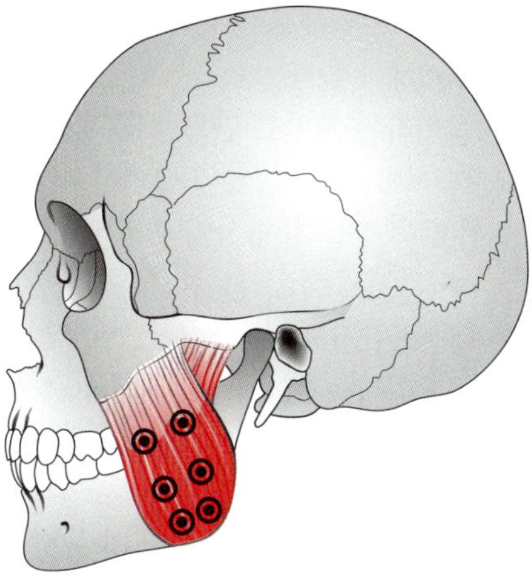

운동 기능 신경지배: 삼차신경의 하악분지
경락: 위경
장기: 머리의 림프 시스템
영양: 비타민C와 E, 베타 카로틴, 셀레늄, 요오드

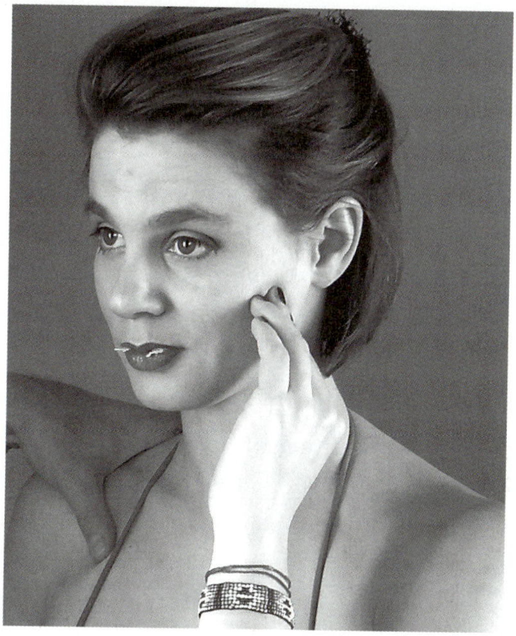

정상반응성 지표근육을 사용해서, 턱을 다무는 동안 깨물근의 TL과 테스트를 한다. 몇 장의 종이가 조기 접촉을 중화시킨다.

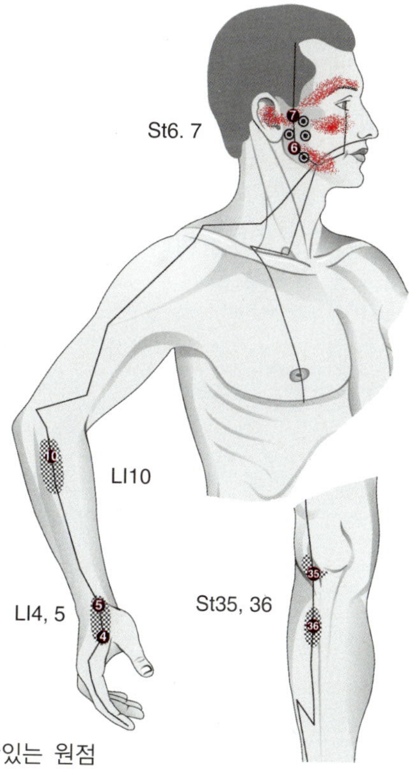

연관있는 원점

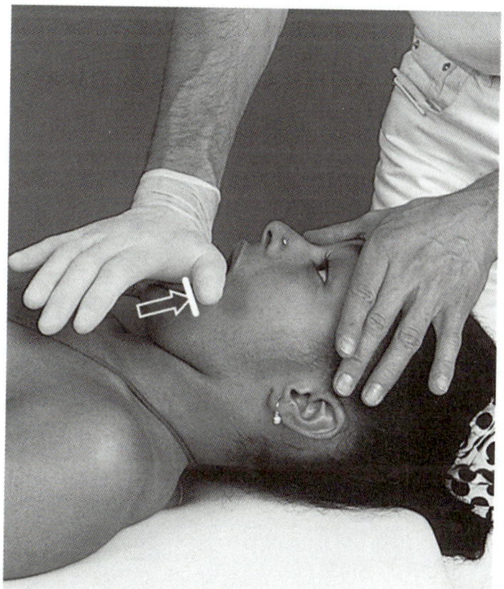

등척성 후 이완(Post isometric relaxation, PIR)

저작근: 안쪽날개근(내측익상근) (M. pterygoideus medialis)

해부

기시: 나비뼈와 및 상악 거친면.

경유: 거의 수직이며 아래로 내려가면서 약간 뒤쪽으로 간다.

종지: 하악골 각의 안쪽면

동작

턱을 닫고 내민다. 편측 수축에서, 턱을 반대쪽으로 움직인다.

하악골 가지 바깥쪽에서 달리는 깨물근의 섬유는 안쪽에서 달리는 안쪽날개근의 섬유와 팔걸이-붕대처럼 부착한다. 하나의 강한 건성 막은 하악골 가지의 아래 뒤쪽에서 근육을 연결하므로, 팔걸이-붕대 또는 '깨물근 고리'를 형성하여 턱을 매우 강하게 들어 올리는 근육이다. 쉬고 있는 동안에도 근육은 근긴장(tonus)이 활성적이다. TMJ는 선천적으로 불안정해서, 그것을 오목위팔(glenohumeral) 관절과 여러 면에서 비슷하게 만든다. 어깨에 대한 가시위근처럼 이 턱 근육의 끊임없는 낮은-정도의 근긴장이 측정되어 왔다. 과두, 디스크와 관자뼈의 교합면 사이에 굳건한 접촉을 유지하는 것이 필요하다고 여겨진다. 이것은 '느슨하게 쌓인 자세(loose packed position)' 라고 불린다 (Schupp 1993 내의 Farrar).

테스트

다른 모든 턱 근육처럼, 테스트는 TL과 한 NIM을 사용해서 간접적으로 만들어진다. 환자는 턱을 다물고(꽉 깨문다) 구강 바깥의 하악각 안쪽에 있는 근육의 종지에 손가락의 손바닥쪽으로 치료적 접촉테스트를 한다. 이로써 근육으로의 약간의 제한된 접근이 만들어지는데 대조적으로 가쪽날개근은 할 수가 없다. 그럼에도 불구하고, 진단학적 결론을 낼 때 주의해야 한다.

한 NIM 허약이라는 제한을 만드는 조기접촉의 가능성이 제거되어야 하는데, 앞의 장에서 기술한 대로 보통 종이 두세 장을 치아 사이에 끼워서 사용한다.

실제 근육 테스트하기 전에 종이층의 영향을 평가하는 것이 중요하다는 것을 다시 강조한다. 어떤 TL없이 종이를 물고, NIM이 약해지는가를 테스트 해라. 종이두께는 매우 중요하다. 종이가 너무 두꺼워서 관절의 수직 고경이 바뀌게 되면 진단학적 유발을 일으켜서 근육에 대한 거짓 양성 소견을 만들 수 있다.

더 두드러진 부정교합 또는 TMJ 압박 문제의 가능성이 있다면, TL없이 종이 몇 장을 무는 것으로 허약이 나타날 것이다. 이 경우에, 근육에 수동적인 스트레칭이 적용될 수 있다. TL없는 양성 반응은 일반적으로 과다긴장성 근육때문이며 스트레칭이 한 NIM을 허약 반응으로 이끌 것이다. 근육은 선택적으로 스트레칭 될 수 없다.

테스트 오류, 주의 사항: 객관적인 테스트는 한계가 있다. 근육에 관한 어떤 진단학적 결론에 도달하기 위해서 테스트자는 여러 다른 테스트 절차를 사용할 것을 권한다.

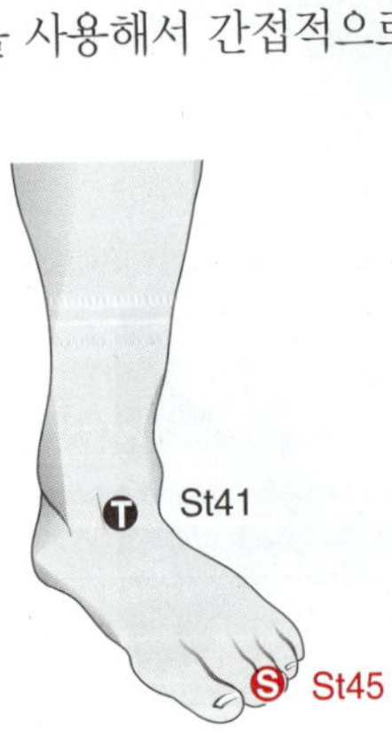

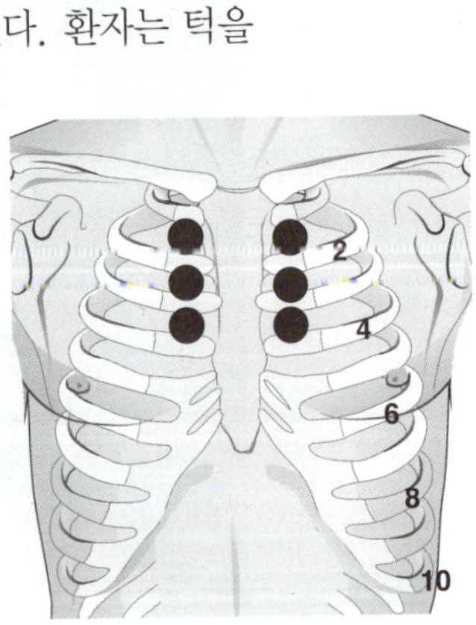

NL

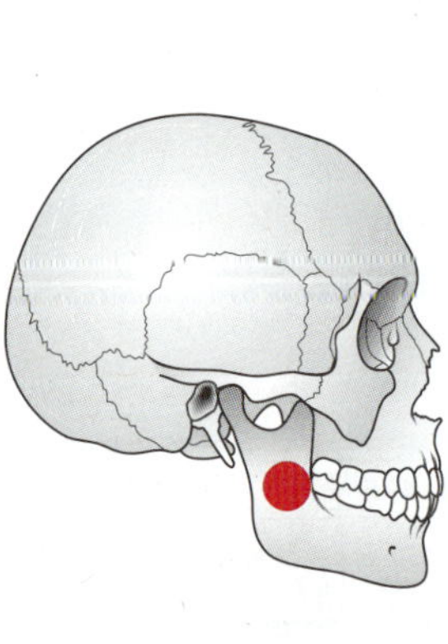

NV

근막통증후군

스트레칭 테스트 (모든 하악 올림근을 위한): 환자는 입을 크게 벌릴 때 전치 사이에 손가락 세 개 폭이 들어 가야 한다. 앞서 시술한 것처럼, 테스트자는 근육을 늘리기 위해서 턱을 부드럽게 더 벌릴 수 있다. 근육이 단축되어 있다면, 상대적으로 탄력 있는 끝점이 느껴지고 뼈성 또는 관절 장애가 있다면, 더 단단한 끝점이 감지된다.

PIR: 스트레칭 자세에서, 환자는 숨을 들이 마시고, 10초 동안 참고 있으면서, 턱을 천천히 다물어서 근육을 수축시킨다. 이완 단계에서, 환자가 점차적으로 숨을 내쉬는 동안 테스트자는 턱을 부드럽게 벌려서 근육을 늘린다.

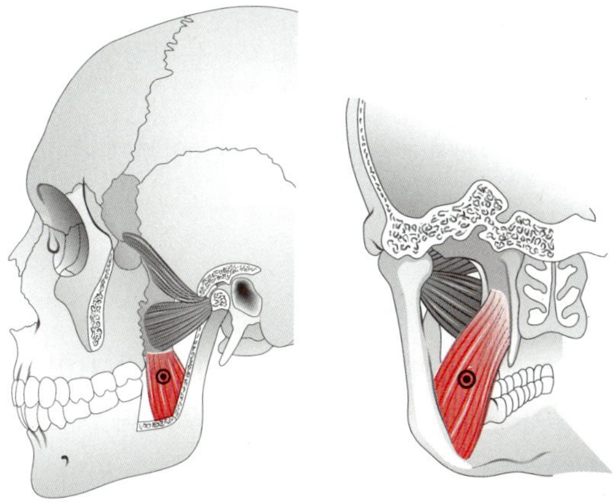

운동 기능 신경지배: 하악신경(V)
경락: 위경
장기: 머리의 림프 시스템
영양: 비타민 C와 E, 베타 카로틴, 셀레늄, 요오드

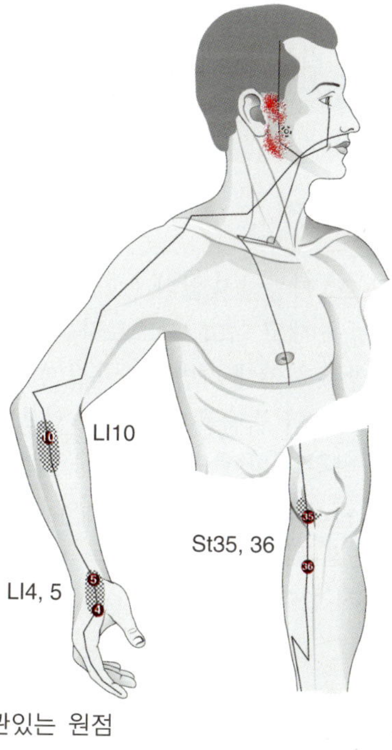

연관있는 원점

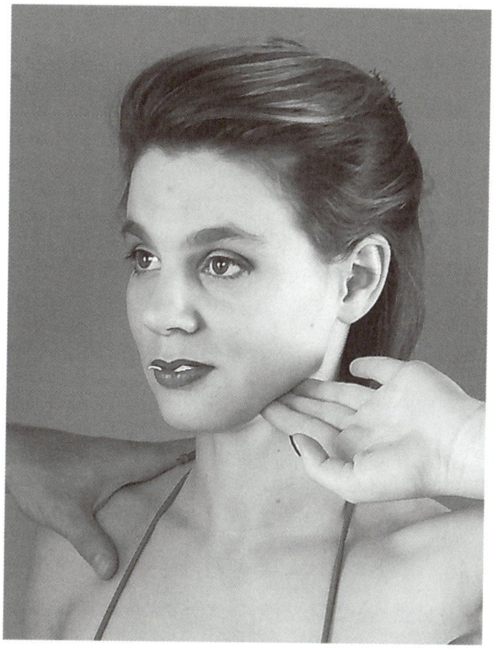

TL과 한 NIM을 사용한 턱을 다문 자세에서 안쪽날개근의 간접적 테스트. 치아 사이의 몇 장의 종이가 조기 접촉을 중화시킨다.

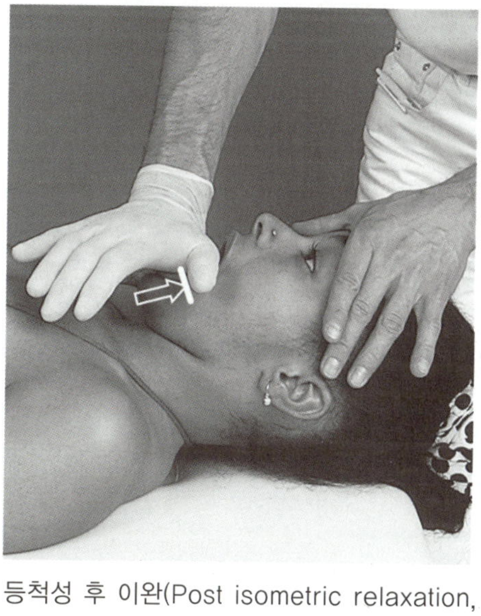

등척성 후 이완(Post isometric relaxation, PIR)

저작근: 가쪽날개근(외측 익상근) (M. pterygoideus lateralis)

해부

기시: 위쪽 머리: 나비뼈 큰날개의 관자아래면.

아래쪽 머리: 날개오목 및 가쪽 날개돌기의 가쪽면.

경유: 위쪽 머리: 관자아래 면에서 밑으로 뒤로 가서 디스크 및 TMJ의 낭으로 간다.

아래쪽 머리: 거의 수평으로 종지로 간다.

두 머리는 앞쪽 안쪽 기시부터 대략 45° 로 시작해서, 뒤쪽 그리고 가쪽으로 종지까지 가는 일반적인 경로를 따른다.

종지: 위쪽 머리: 관절 디스크 및 관절낭.

아래쪽 머리: 하악골 과두 바로 밑인 목에.

동작

위쪽 머리: 턱을 다물 때 더 활성적이며 하악골 과두에 종지가 될 때, 관절 디스크와 과두의 '되돌아가는 속도'를 조절한다(Schupp 1993, Siebert 1995). 턱을 다무는 동안, 근육의 수축성 근긴장이 상당히 증가한다.

아래쪽 머리: 편측 수축에서, 하악골은 반대쪽(쪽회전)으로 움직일 것이다. 양측성 수축 동안, 내밀기와 턱 열림이 생긴다. 근육은 턱이 닫혀져 있을 때, 어떤 잔여 활동은 없다.

테스트

테스트는 하나의 NIM 그리고 평가하려는 근육에 가능한 가깝게 TL을 만들어서 간접적인 테스트를 할 수 있다. 상악 결절과 갈고리돌기 사이에서 발견되는 막다른 골목으로 환자의 손을 입 안으로 넣어서 TL이 만들어진다.

변형: 턱을 내밀거나 쪽회전을 하는 동안 TMJ에 바깥에서 TL을 한다. 몇몇 자세에서 아무 쪽에서 양성 TL을 볼 수도 있는데, 관절이 함께 일을 한다는 사실 때문이다.

턱을 이완시키고 다문, 쉬는 자세에서 TMJ 위로의 TL은 양성이어서는 절대 안 된다. 턱을 다문, 쉬는 자세에서 TMJ에 대한 TL이 지표근육을 약하게 만들어서, 환자가 우측 가쪽으로 턱을 움직일 때 이 허약이 없어진다면, 그것은 아마도 우측 가쪽날개근의 과다긴장성 때문일 수도 있다. 과다긴장성 근육은 턱을 보다 좌측으로 잡고 있기가 쉬워서, 턱을 우측으로 움직이는 것에 의해서 양성 TL이 제거되는데 왜냐하면 비정상적 근육 활동이 약화되기 때문이다.

TL이 양성으로 남아 있을 때, 일부 다른 성분 또는 병리가 있을 수 있다.

기능성 평가

환자에게 양쪽 TMJ에 동시에 TL을 하고 있으면서 동시에 턱을 앞으로 내밀라고 시킨다. 한 NIM이 약해진다면, 관여된 쪽을 확인하기 위해서 턱의 쪽회전이 사용된다. 예를 들어, 우측 쪽회전이 한 NIM을 약화시킨다면, 그것은 좌측 가쪽날개근 과다긴장성을 나타낼 수 있다. 우측 쪽회전은 근육을 수축시키고, 어떤 근육근막 기능장애를 활성화시켜서, 한 NIM을 약하게 만든다. 마찬가지로, 우측 가쪽날개근을 동시에 신장시키는 것 또한 NIM을 약화시키게 만든다. 오직 한쪽 만이 테스트상 양성이라도 양쪽을 조심스럽게 테스트하고 치료해야 한다.

근막통증후군

스트레칭 테스트: 가능하지 않다.

PIR: 환자는 등을 대고 눕고, 테스트자는 아래 입술 밑에 있는 앞쪽 하악에 가볍게 접촉을 한다. 환자에게 약 10초 동안 들숨을 유지하고 있으면서, 테스트자의 가벼운 저항에 맞서서 턱을 앞쪽으로 부드럽게 내밀라고 시킨다. 이완 단계에서, 환자는 숨을 내쉬면서 턱을 이완된 자세로 다시 느슨하게 떨어뜨리게 한다.

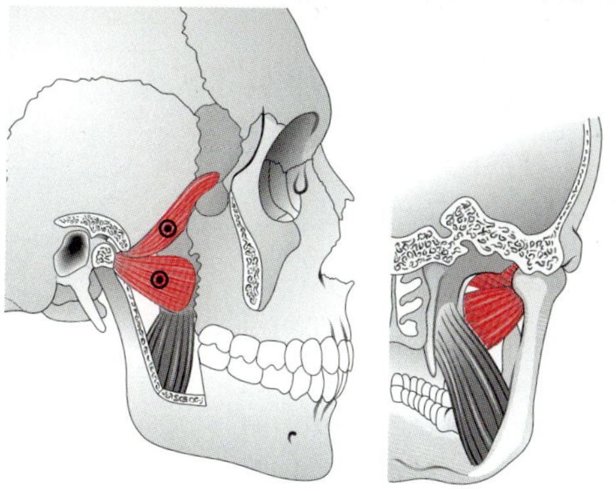

운동 기능 신경지배: 하악신경(V)
경락: 위경
장기: 머리의 림프 시스템
영양: 비타민 C와 E, 베타 카로틴, 셀레늄, 요오드

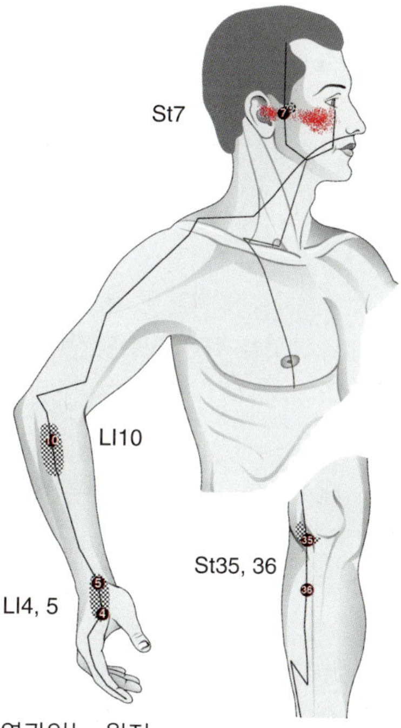

연관있는 원점

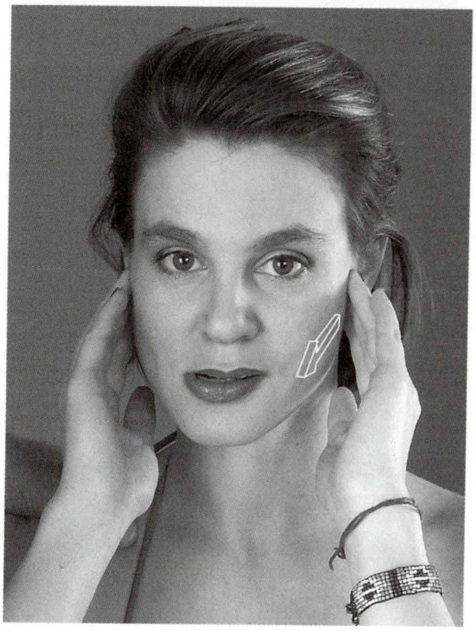

TMJ의 TL과 왼쪽 가쪽날개근을 활성화 시키기 위한 쪽회전(laterotrusion). 정상반응성 지표근육이 약화 여부를 위해 테스트된다.

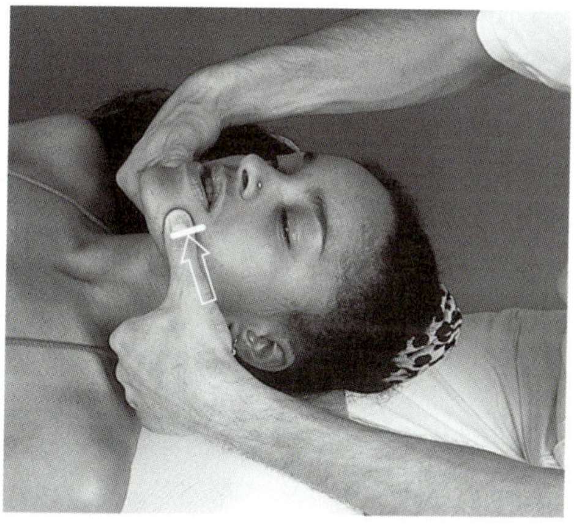

등척성 후 이완

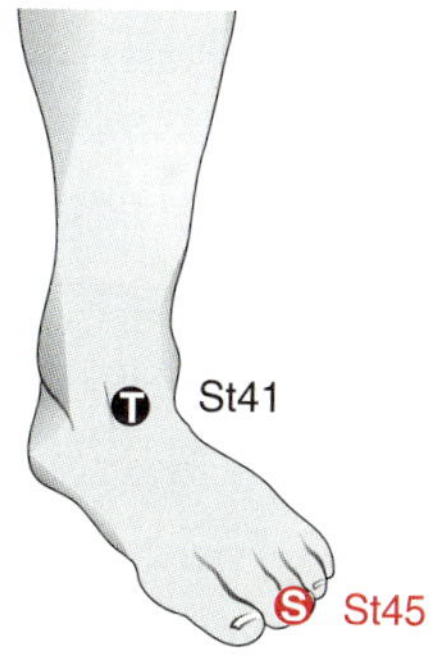

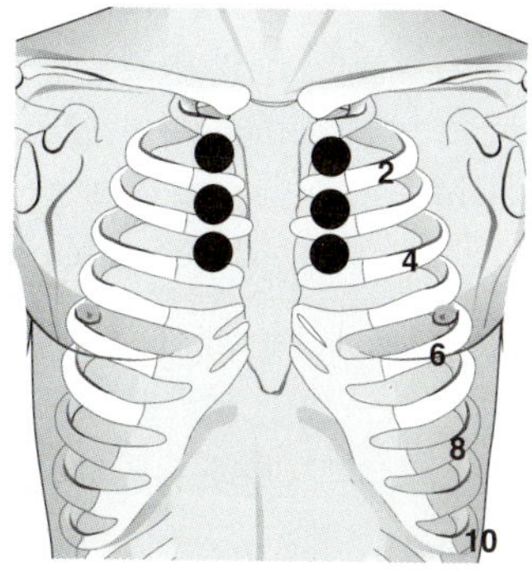

NL

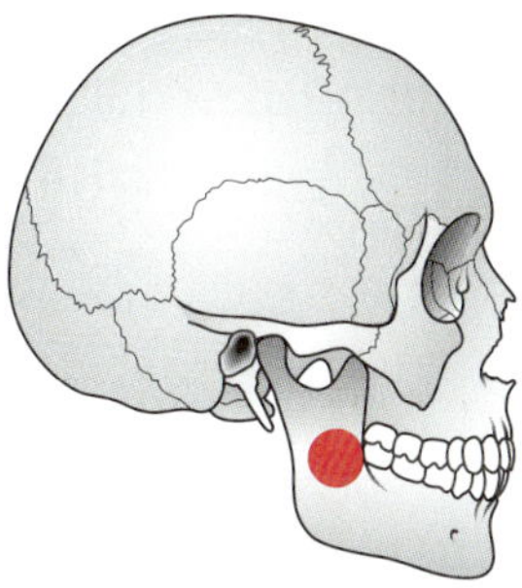

NV

목뿔위(설골상) 근육: 두힘살근(Digastric muscle)

해부

기시: 뒤쪽 복부: 목덜미선 상의 꼭지돌기의 안쪽 그리고 관자뼈 꼭지돌기와 붓돌기 사이에 있는 깊은 '두힘살' 고랑에서.

앞쪽 복부: 하악골의 안쪽, 낮은 경계에 있는 두힘살근 오목에서.

경유: 뒤쪽 복부: 뒤쪽에서 앞쪽, 아래쪽으로.
앞쪽 복부: 앞쪽에서 뒤쪽, 위쪽으로.

종지: 두 복부 모두 형성된 근막 고리에 의해서 공통인, 중앙건 안으로 종지하는데, 그것들은 붓목뿔근을 통해서 지나가서 목뿔뼈 몸체에 연결되기 때문이다.

동작

하악을 열고 목뿔뼈를 들어 올린다. 목뿔뼈가 고정되어 있을 때, 그것은 하악을 내리는 것을 돕는다. 두힘살근은 그것이 하나의 근육으로 간주되지만, 복부들는 분리된 발생학상의 기원을 갖는 면에서 흥미롭다. 앞쪽 복부는 삼차신경 3번째 분절에 의해서 신경지배를 받는 반면, 뒤쪽 복부는 얼굴신경 두힘살 분지의 신경지배를 받는다. 두 신경 중의 하나의 마비는 다른 것에 의해서 목뿔뼈를 약간 올라가게 만들 것이다.

테스트

다른 저작근에서처럼, 이 테스트는 TL과 하나의 NIM을 사용해서 간접적으로 시행돼야 한다. 턱을 벌려 유지하면서 환자는 근육에 TL을 한다. 근육 기능장애가 있을 때 한 NIM은 약해질 것이다.

여기서 근육에 대한 스트레칭 테스트은 종종 가장 실용적이다. 일관된 테스트을 사용해서, 목뿔뼈를 아래 가쪽으로 당기고 그 동안 환자는 근육에 TL을 한다. 근막 장애가 존재할 때 한 NIM은 약해질 것이다.

근막통증후군

스트레칭 테스트: 위에서 기술한 것과 같은 스트레칭 테스트을 사용해서 최선으로 만들어진다.

PIR: 한 손으로 환자의 턱을 밑으로 고정하고, 다른 손으로 양성 테스트이 보여지는 점까지 목뿔뼈를 밑으로 당긴다. 환자는 지속된 들숨을 약 10초간 유지하면서 부드럽고 천천히 입을 벌린다. 이완 단계 동안, 그리고 테스트자의 저항이 없이, 환자는 천천히 숨을 내쉬면서 턱을 다시 닫힌 자세로 되돌린다.

붓목뿔근(경돌설골근) (Stylohyoid muscle)

해부

기: 관자뼈의 붓돌기.

종지: 목뿔뼈 큰뿔 경계인 목뿔뼈의 몸체에.

동작

목뿔뼈를 들어 올리고 그것을 뒤쪽으로 당긴다.

테스트

일부는 TL없이 이 테스트를 시행하고 다른 사람은 TL이 필요하다고 믿고 있다. 여기서는 TL을 하지 않고 기술할 것이다. 목뿔뼈를 앞쪽 밑으로 당겼다가 푼다. 근육에 근육근막 문제가 있다면, 한 NIM은 약해질 것이다.

두힘살근의 뒤쪽 복부는 그것의 경로와 목뿔뼈에 대한 작용에 있어서 붓목뿔근과 매우 유사하다. 수축 동안 차이를 볼 수 있다. 두힘살근 두 복부의 연결된 동작은 목뿔뼈를 위쪽으로(그리고 아마도 약간 앞쪽으로) 당기는 경향이 있는 반면, 붓목뿔근은 목뿔뼈를 약간 더 뒤쪽 위쪽 방향으로 당긴다. 테스트자는 목뿔뼈를 똑바로 밑으로 당기는 대신 그것을 앞쪽 가쪽으로 당기려고 해야 한다.

붓목뿔근을 위한 모든 반사점은 두힘살근의 그것과 동일하다.

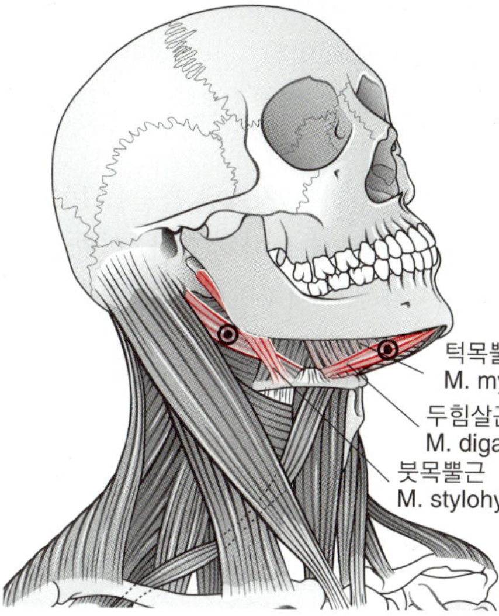

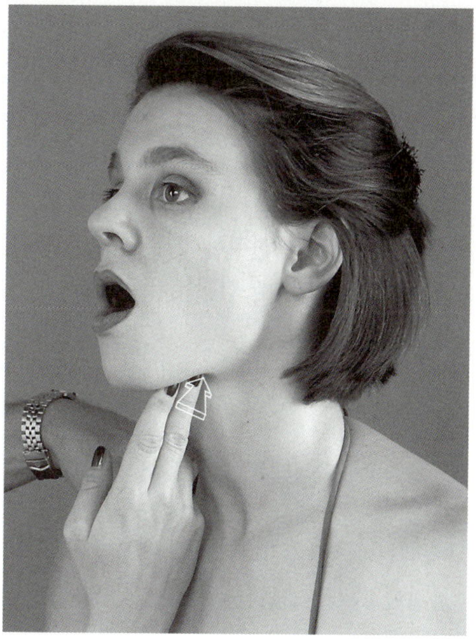

왼쪽 두힘살근 앞쪽 복부에 테스트. 강도를 위해 NIM이 테스트 된다.

운동 기능 신경지배:
두힘살근: 삼차신경의 아래턱 가지-앞쪽 복부
얼굴신경-뒤쪽 복부
붓목뿔근: 얼굴신경
턱목뿔근: 아래턱 가지(V)
턱끝목뿔근: C1, 혀밑신경 경유
장기: 머리의 림프 시스템
영양: 비타민C와 E, 베타 카로틴, 셀레늄, 요오드

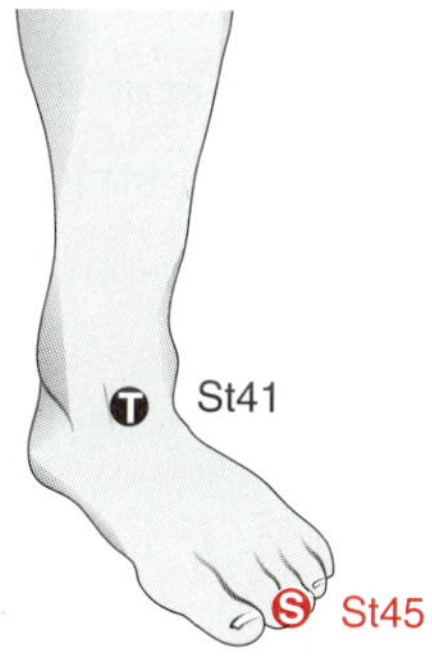

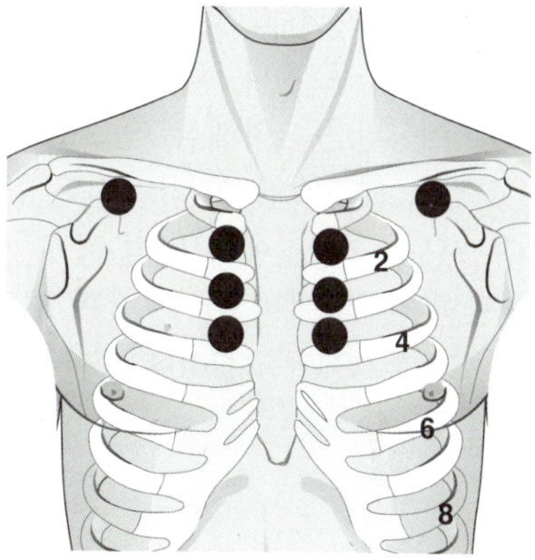

앞쪽 NL

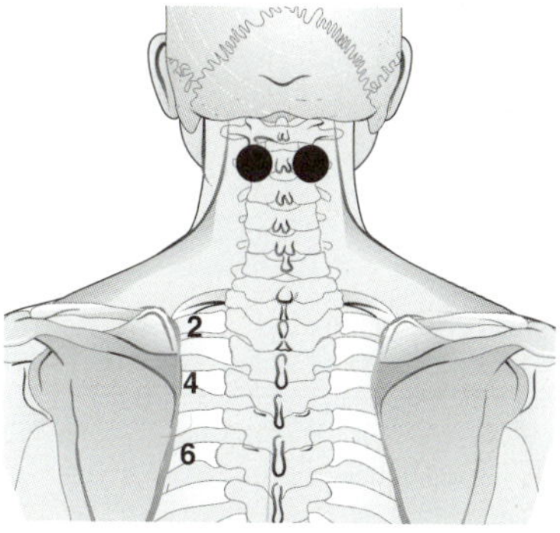

뒤쪽 NL

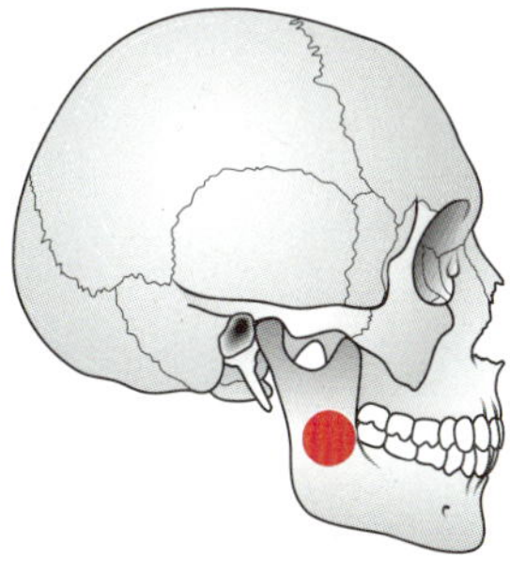

NV

턱목뿔근(악설골근) (Mylohyoid muscle)

해부

기시: 하악골의 턱목뿔근 선에서.

경유: 구강 바닥의 가장 편평한 근육으로, 두힘살근 바로 밑에 놓여 있으며, 안쪽 뒤쪽으로 모아진다.

종지: 목뿔뼈 몸체의 중앙에.

동작

가로막 모양의 구강 바닥을 들어 올리고, 턱을 벌리고, 목뿔뼈를 들어 올린다. 양측에서 수축할 때, 그것은 굳건한 플랫폼을 만들어서 그것 위에서 혀를 밀 수가 있다.

테스트

환자는 혀를 경구개에 대고 밀면서 구강 바닥에 TL을 하는데, 입 안에서나 입 밖에서 한다. 미리 NIM이 약한지가 테스트 된다. 턱목뿔근의 기능 이상은 NIM의 이상반응을(약해짐) 일으킬 것이다. 턱이 쉬고 있을 때, TL은 양성일 수도 있다. 만약 그렇다면, 근육 기능장애와 턱의 림프 배액장애 사이의 감별진단을 해야 한다. 림프 노소드(nosode) 테스트는(Garten 2004, Garten과 Weiss 2007) 두 개의 매우 다른 인과관계 사이를 구분하는데 도움이 될 것이다.

턱목뿔근을 위한 모든 반사점은 두힘살근의 그것과 동일하다.

PIR: 턱을 벌리고, 환자는 지속된 들숨을 10초간 유지하면서, 혀를 경구개에 대고 민다. 이완 단계 동안, 혀를 쉬는 자세로 내리면서 천천히 숨을 내쉰다.

턱끝목뿔근(이설골근) (Geniohyoid muscle)

해부

기시: 턱 끝의 뒤쪽 뒤.

경유: 턱목뿔근의 깊숙이 하나의 층으로.

종지: 목뿔뼈에.

동작

턱을 벌리고, 목뿔뼈를 들어 올린다.

테스트

근육은 두힘살근과 턱목뿔근의 직접적인 협력근이므로 특정 테스트는 불가능하다.

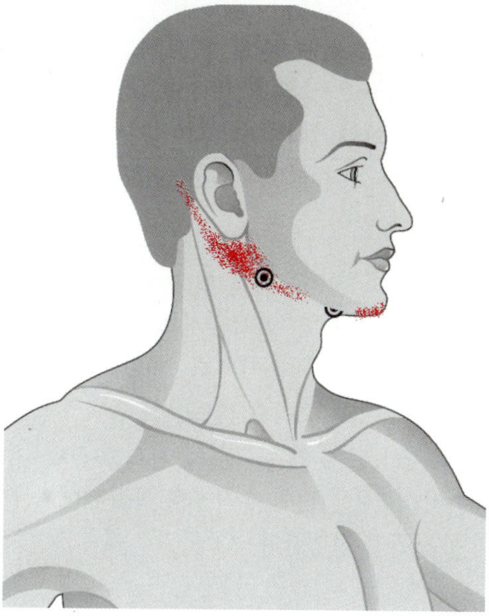

두힘살근의 통증유발점 및 연관통

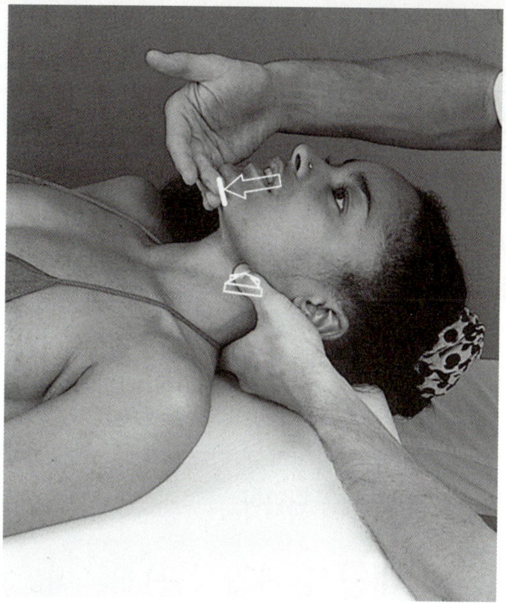

등척성 후 이완

목뿔밑(설골하) 근육(Infrahyoid muscles)

복장목뿔근(흉골설골근) (Sternohyoid muscle)

해부

기시: 복장뼈 자루의 뒷면 및 빗장뼈의 복장끝.

종지: 목뿔뼈 몸체의 아래쪽 가장자리.

동작

아래에 있는 세 근육과 연결된 동작으로, 그것은 목뿔뼈를 밑에서 고정하고 그것을 복장뼈와 가깝게 옮겨가서 그것을 내린다.

복장방패근(흉골갑상근) (Sternothyroid muscle)

해부

기시: 복장뼈 자루 및 1번째 갈비뼈의 연골.

종지: 갑상연골의 사선.

동작

갑상연골을 아래로 고정하고, 그것을 복장뼈와 가깝게 옮겨가서 그것을 내린다.

방패목뿔근(갑상설골근) (Thyrohyoid muscle)

해부

기시: 갑상연골의 사선.

종지: 목뿔뼈 큰뿔과 함께 가장자리에서 목뿔뼈에.

동작

목뿔뼈와 갑상연골을 가깝게 한다.

어깨목뿔근(견갑설골근) (Omohyoid muscle)

해부

기시: 어깨뼈의 위쪽 가장자리에서.

경유: 두 복부는 목빗근 바로 밑에서 발견되는 하나의 건으로 연결된다. 기시에서부터, 그것은 약간 앞쪽과 위쪽으로 기울어져서, 빗장뼈 밑으로, 목 전면을 사선으로 그리고 위팔얼기 위쪽으로 지나가서, 목빗근 밑에 있는 그것의 건으로 간다. 이 점에서부터, 그것은 거의 수직으로 목뿔뼈에 있는 그것의 종지까지 진행한다.

종지: 목뿔뼈 큰뿔의 가쪽 부분.

동작

목뿔뼈를 내리고 그것을 뒤쪽, 등쪽으로 당긴다.

근막통증후군

통증유발점과 연관된 과다긴장성 어깨목뿔근은 위팔통을 일으키는데 왜냐하면 그것의 경로가 위팔얼기와 가깝고 가슴 출구에서 압박 증후군처럼 보일 수 있기 때문이다(목갈비근을 보라).

목뿔밑 근육 테스트

AK 목뿔뼈 테스트는 아마도 사용할 수 있는 최고의 진단학적 옵션일 것이다. 목뿔뼈는 테스트자의 엄지와 검지 사이로 유지되며 가쪽 경계는 지속되거나 지속되지 않은 테스트을 사용해서 변위 된다. 다양한 테스트 방향이(위쪽, 가쪽 및 안쪽) 다른 섬유를 유발시킬 것이다. 한 NIM은 근육근막 장애가 존재할 때 약해질 것이다. 다른 근육 위로의 TL은 관련된 근육을 결정하는데 도움이 될 것이다.

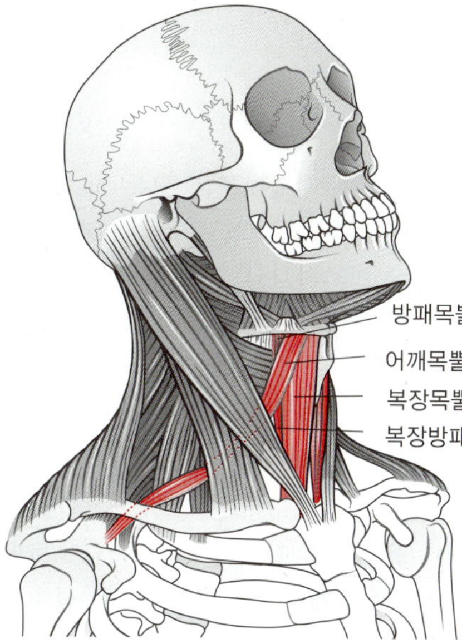

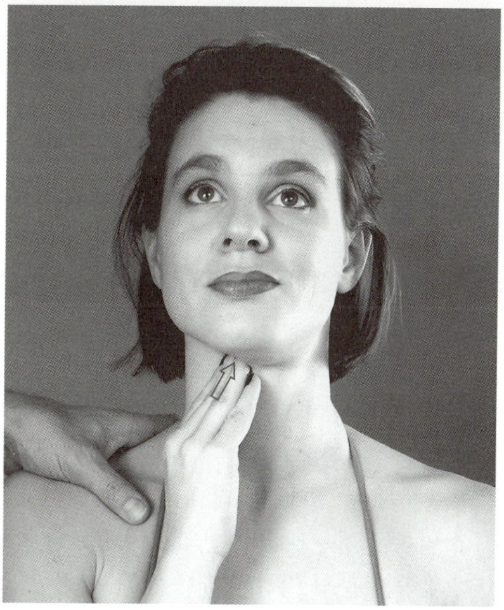

오른쪽 어깨목뿔근의 테스트. NIM이 테스트 된다.

운동 기능 신경지배:
방패목뿔근: C1, 2; 혀밑신경 경유
어깨목뿔근: C1, 2; 혀밑신경 경유
복장목뿔근: C1, 2; 혀밑신경 경유
복장방패근: C1, 2; 혀밑신경 경유
장기: 머리의 림프 시스템
영양: 비타민 C와 E, 베타 카로틴, 셀레늄, 요오드

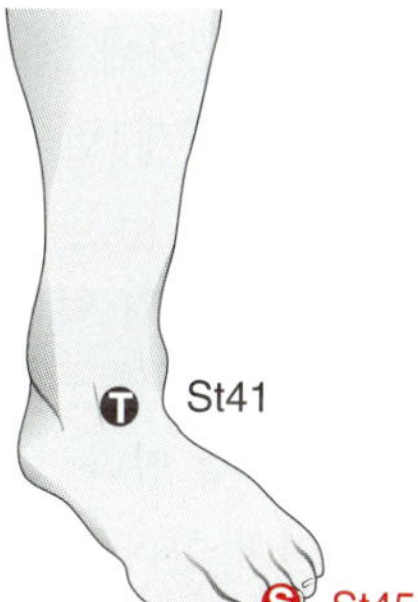

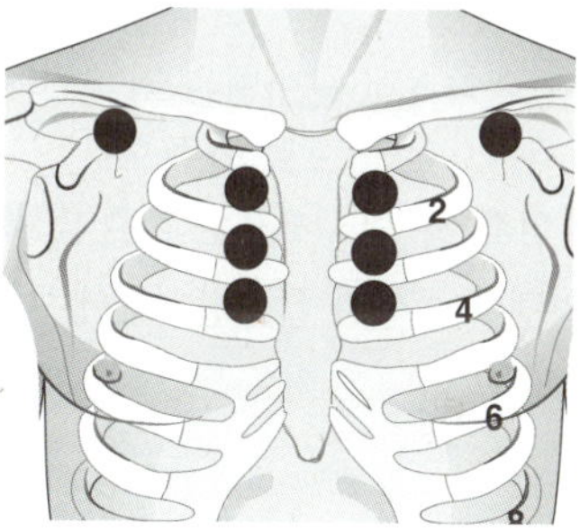

앞쪽 NL

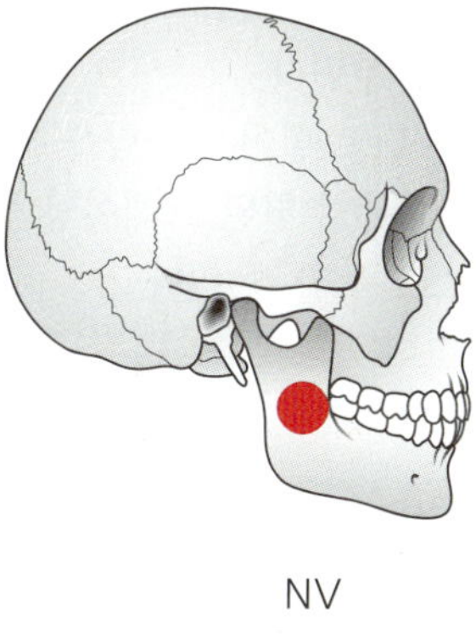

NV

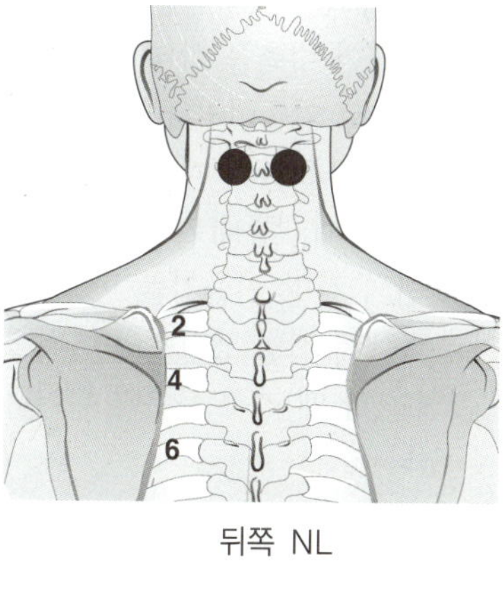

뒤쪽 NL

배 근육: 배빗근(복사근)(Mm. obliqui abdominis)

배속빗근(내복사근) (M. obliquus internus abdominis)

해부

기시: 허리건막, 엉덩뼈능선와 샅고랑인대 가쪽 반.

경유: 사선으로 위쪽, 앞쪽으로. 뒤쪽 섬유는 더 안쪽으로 아치 모양이 되며 앞쪽 섬유는 점점 수평이 되는 양상으로 진행한다.

종지: 뒤쪽 섬유는 밑에서부터 3~4개 갈비뼈에 그리고 더 앞쪽 섬유는 배곧은근의 직장 초 안으로 퍼진다. 앞쪽 부분의 가장 아래쪽 섬유는 정관 코드와 함께 샅고랑관을 통해서 지나가서 고환 근육이 된다.

배바깥빗근(외복사근) (M. obliquus externus abdominis)

해부

기시: 아래쪽 8개 갈비뼈의 가쪽면에서.

경유: 사선으로 밑으로 안쪽으로.

종지: 위쪽 섬유는 직장초 속으로 퍼지며 아래 섬유는 엉덩뼈 능선과 샅고랑인대에 종지한다.

동작

양측성 수축에서 두덩결합과 흉곽은 모아지고, 복벽은 더 단단해지고 내장은 제 위치에 유지된다.

한 쪽의 배속빗근과 다른 쪽의 배바깥빗근이 동시에 연결되어 수축을 할 때, 척주와 몸통은 돌아가서 가쪽으로 기울어진다.

허약의 징후: Mayr에 따르면(Rauch 1994), 아래 섬유가 약할 때, '똥배'가 생긴다. 양측성 허약은 전체 골반의 전방 기울기를 만들고 한 쪽 허약은 관여된 쪽에서 전방 엉덩뼈의 변위를 일으킬 것이다. 싯업을 할 때 가쪽 복부가 튀어나오는 것 역시 볼 수 있다.

테스트

앞쪽 섬유

배바깥빗근과 반대쪽 배속빗근은 모든 테스트에서 동시에 테스트된다. 각각의 근육은 그것의 동작에서 다른 것에 의존하므로 그들 서로를 분리하는 것은 불가능하다.

자세: 몸통을 약 75° 굽히고 어느 한쪽으로 대략 45° 돌린다. 몸통을 좌측으로 돌려서 오른 어깨가 앞쪽으로 돌아가게 해서, 오른쪽 바깥근과 왼쪽 속근이 테스트된다.

몸통을 90° 굽힐 때, 아래쪽 섬유가 테스트된다. 여기서 주목해야 할 것은, 15° 증가된 굽힘은 테스트자의 저항 방향을 상당히 바꿀 수 있다는 것이다. 테스트자가 시작하는 저항은 접촉 손으로 약간 머리쪽으로 미는데 몸통이 테이블을 향해서 내려감에 따라 그것의 아크를 항상 따라야 한다.

고정: 환자의 다리를 펴거나 아니면 약간 굽힌 자세로 해서 테이블에 굳건하게 고정해야 한다.

테스트 접촉: 환자는 팔은 교차시켜서 손이 맞은편 어깨에 대고 있게 한다. 테스트자는 가슴 중앙을 교차하고 있는 팔과 팔꿈치에 접촉을 넓게 만든다. 접촉은 가능한 편안하게 먼쪽에서 만들어진다.

접촉이 교차된 팔꿈치 중앙이 아니라 앞쪽으로 돌아간 어깨로 움직인다면, 바깥근이 속근보다 약간 더 잘 분리되고 구분될 수 있다. 골반과 다리는 테이블 면에 잘 고정되어야 한다.

저항 접촉을 뒤쪽으로 돌아간 어깨 옆에 한다면, 배속빗근이 더 강조된다.

환자: 날숨 동안, 몸통을 싯업의 피니시처럼 발을 향해서 앞쪽으로 구부린다.

테스트자: 몸통을 뒤로 밀어서 굽힘을 저항한다.

주목: 복근을 위해서 추천된 트레이닝 방법과 유사하게 변형 테스트를 할 수 있다.

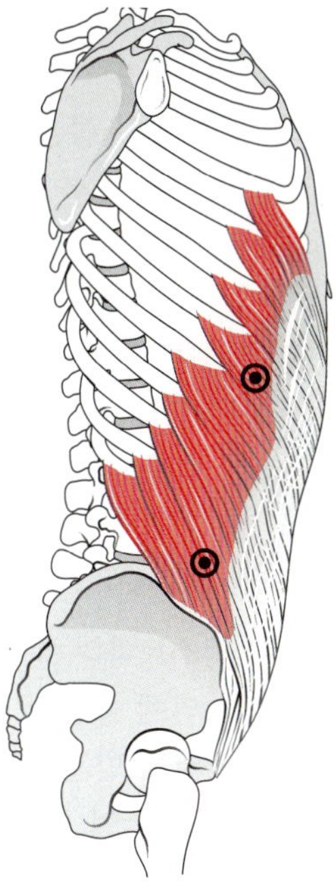

배바깥빗근

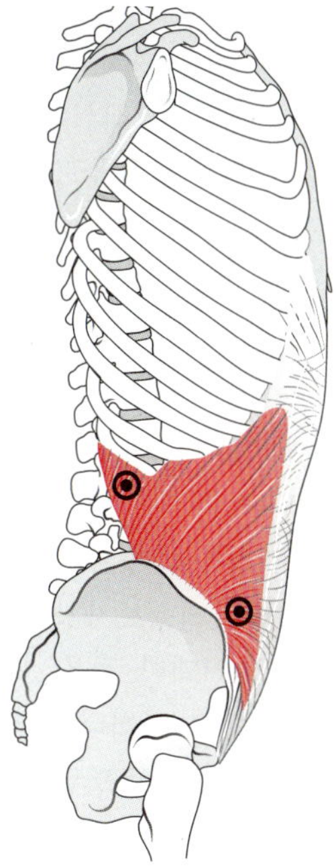

배속빗근

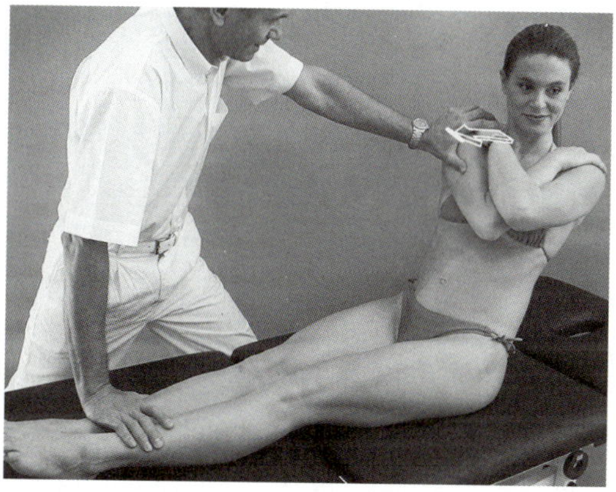

오른쪽 배바깥빗근의 앞쪽 섬유에 대한 선호 테스트

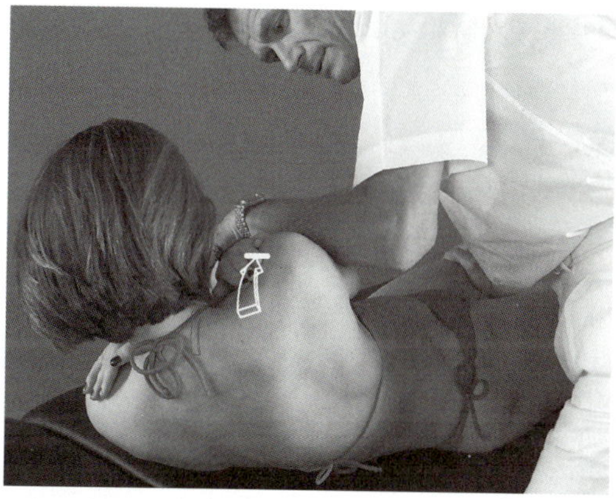

배빗근을 위한 변형 테스트

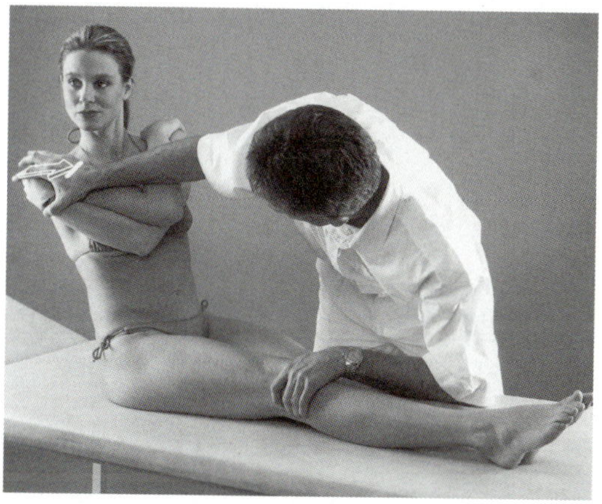

오른쪽 배속빗근의 앞쪽 섬유에 대한 선호 테스트

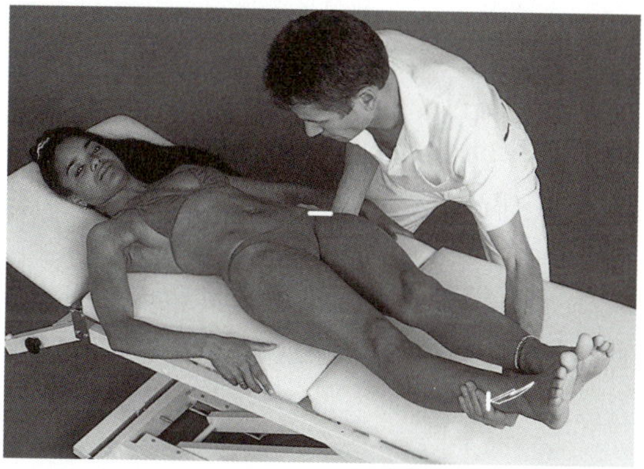

오른쪽 배빗근 뒤쪽 섬유의 테스트. 다리는 테이블에서 약 15cm 들어 올려진다.

팔을 가슴 위로 교차하고 다리는 테이블 면에 꽉 붙이고서, 등을 대고 누운 환자는 힙을 굽히지 않고서 복근을 수축하는데, 그래서 상부 몸통이 테이블에서 들어올려진다. 몸통을 올린 다음, 테스트하는 반대쪽으로 몸통을 완전히 돌린다. 테스트자는 올라간 어깨의 앞면에 접촉을 하고, 그것을 테이블을 향해서 뒤쪽으로 민다. 이 테스트에서 다리와 힙을 안정시키고 고정하기가 매우 힘이 드는데, 고정점과 테스트 접촉 사이의 거리 때문이다. 키가 큰 환자와 작은 테스트자 경우, 다른 사람의 도움으로 안정을 얻을 수 있다.

테스트 오류, 예방책: 테스트자가 몸통 밑으로 너무 내려간 저항점을 선택한 경우, 지렛대가 너무 짧아서 근육은 거짓으로 강하다고 테스트될 것이다. 약간 더 머리쪽 방향으로 만든 저항 벡터는 협력작용을 하는 허리근의 너무 많은 동원을 피하게 도울 것이다. 숨을 내쉬는 것은 근육의 상대적인 힘을 늘려주어서 힘이 약한 환자가 더 센 힘을 낼 수 있게 해 준다. 허리 척추가 더 많이 굽을수록, 허리근이 더 많이 동원될 것이다.

배빗근의 뒤쪽 가지

자세: 환자는 등을 대고 눕고, 다리를 테이블에서 약 15cm 들어 올리고 몸통을 테스트 쪽으로 10° 가쪽으로 굽힌다. 테스트자는 테스트 받는 근육의 반대쪽 몸 옆에 위치한다.

고정: 테스트자와 가깝고 테스트받는 반대쪽 힙의 가쪽면에.

접촉: 테스트자가 신체적으로 할 수 있을 만큼 팔을 발목에 가까운 양 다리 밑에 둔다. 팔로 다리를 받히고서, 테스트자는 손가락을 위로 말아서 맞은편 다리 주위를 잡아서 다리를 함께 당긴다. 다리 밑에 둔 테스트 팔은 테스트 동안 다리를 테이블에서 올려서 잡고 있는 것을 도와 준다.

환자: 다리를 약간 올린 채로 유지하면서, 다리를 테스트자에게서 멀리 옆으로 당긴다.

테스트자: 허리네모근 테스트에서와 같은 양식으로 테스트 반대쪽에서 서거나 앉는다. 동시에 다리를 당기고 골반을 밀어서 몸을 펴려고 해서 저항한다.

허리네모근의 두드러진 협력작용을 경계해라. 허리네모근은 다리를 테이블에 붙이고 테스트를 하는데, 테스트에서 유일한 차이는 다리를 약간 올리는 것이다. 몸통을 테스트 쪽으로 굴려서 보여지는 몸 회전 또한 피해야만 한다.

근막통증후군

스트레칭 테스트: 테스트자는 무릎 하나를, 앉아 있는 환자의 옆구리 옆에 놓는데, 스트레칭 되는 쪽의 반대편이다. 테스트 받는 쪽의 팔을 팔꿈치에서 굽혀서 머리 위로 들어 올린다. 테스트자의 넙다리 위에서 가쪽으로 몸통을 굽혀서 복근을 스트레칭 하기 위해서, 팔꿈치를 잡아서 지렛대로 사용한다. 환자가 복근을 이완시키기 위해서 들숨을 유지하고 있는 동안, 테스트자는 몸통을 아래로 유지한다. 가쪽 복근과 가슴 벽의 모든 근육은 스트레칭 될 것이다. 뒤쪽 또는 앞쪽 가지는 옆으로 굽히는 동안 굽힘과 폄 성분을 부과해서 더 정확하게 스트레칭 될 수 있다.

PIR: 스트레칭 자세에서, 환자에게 스트레칭 쪽으로 시선을 올려 보라고 해서 수축이 생길 수 있으며, 그러는 동안 동시에 숨을 내 쉰다. 숨을 내쉴 때 복근은 자동적으로 수축한다. 이완 단계에서, 환자는 숨을 들이 마시고 스트레칭 반대쪽으로 시선을 내려다 보는, 동안 테스트자는 몸통과 팔을 부드럽게 스트레칭 자세로 되돌린다. 다시 팔꿈치는 무릎 위에서 몸을 가쪽으로 굽히기 위한 지렛대로 사용된다.

자주 발견되는 연관 장애

허리 통증과 함께 골반의 만성적 불안정; 엉덩뼈의 전방 변위 및 허리 척추의 과다전만에 기인한다. 소화 장애 또한 근육에 영향을 줄 수 있다.

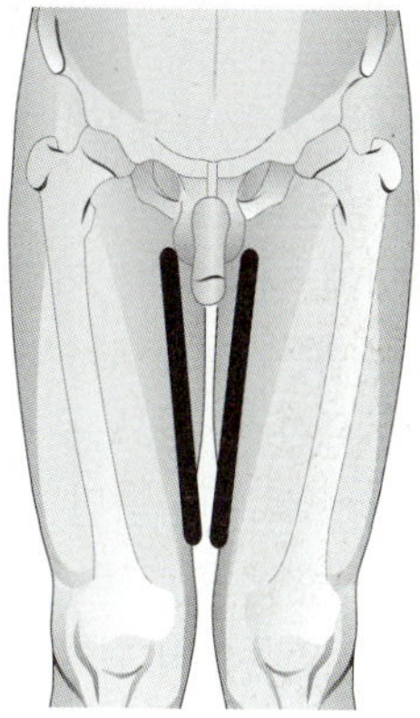

앞쪽 NL

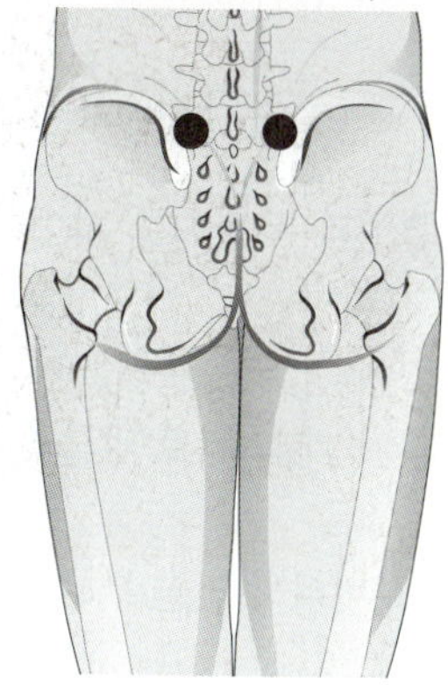

뒤쪽 NL

빗근의 통증유발점과 연관통 패턴

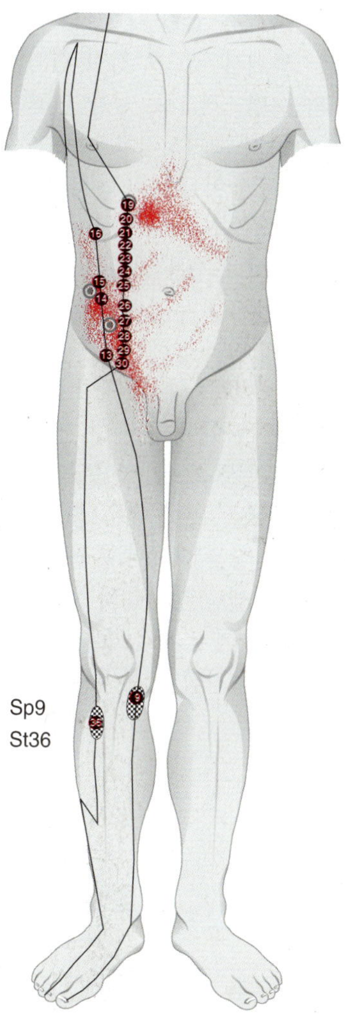

운동 기능 신경지배: T7~T12
내장체성 분절: T6~T7
갈비뼈 펌프: 갈비사이 공간, 갈비가로돌기 관절 1, 2, 7 및 10
경락: 소장경
장기: 소장
영양: 비타민 E, 코엔자임 Q10, 생균제(젖산균, 등)

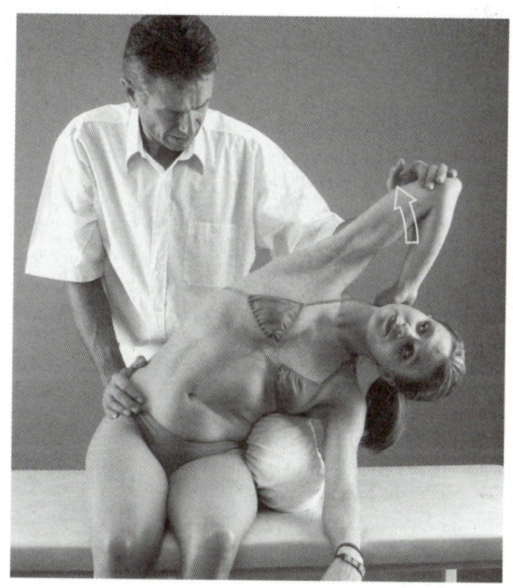

날숨, 위쪽 응시 및 수축을 함께한 스트레칭 자세에서 PIR

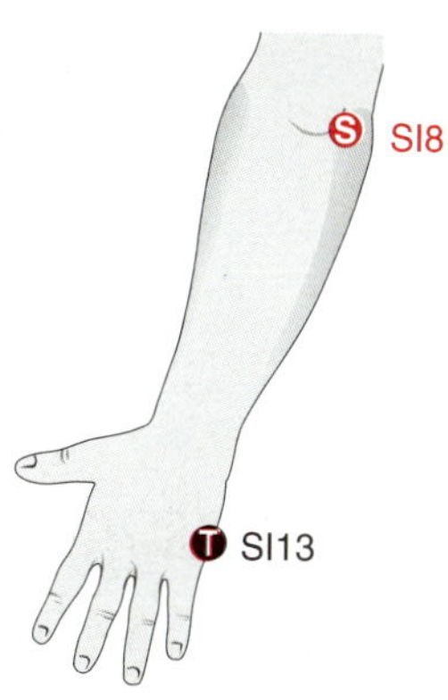

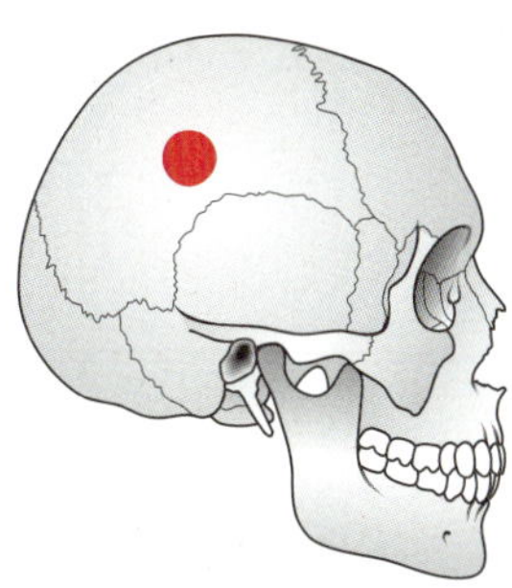

NV

배 근육: 배곧은근(복직근)(M. rectus abdominis)

해부

기시: 두덩뼈 결절과 두덩결합 사이에 있는 두덩뼈의 위쪽 가장자리.

경유: 위쪽으로 수직으로 올라가면서 넓어진다. 중간에서, 그것은 3개의 서로 맞물리는 건에 의해서 나눠진다.

종지: 5~7번째 갈비뼈의 연골 부분 및 칼돌기에.

동작

복장뼈와 두덩결합을 가깝게 하고, 골반이 뒤쪽으로 돌아가지 못하게 앞쪽에서 고정한다. 배빗근과 함께 그것은 복부 내장을 안정시킨다. 들숨에서 이완되고 힘을 준 날숨에서 수축한다.

허약의 징후: 골반의 전방 기울기. 위쪽 부분이 두드러지게 허약한 경우, Mayr(Rauch 1994)에 따른 올챙이배 타입의 고창을 볼 수 있다. 아래쪽 부분이 허약한 경우, Mayr에 따른 똥배와 같은 아랫배의 돌출이 보인다.

테스트

자세: 환자는 똑바로 앉아서 무릎을 펴거나 약 45° 굽힌다. 허리 척추의 정상 전만을 유지하려고 해야 한다. 환자는 가슴 앞에서 팔을 교차시키고 몸통을 오직 약간만 10° 정도로, 테스트 받는 근육 반대쪽으로 돌린다.

테스트 접촉: 환자의 교차된 팔에 대는데, 앞쪽 몸통에서 약간 옆을 향한다.

고정: 테스트자의 인체 비율에 따라 신체적으로 가능한 만큼 먼쪽 양 다리에.

환자: 숨을 내쉬면서 몸통을 골반과 넙다리를 향해서 밑으로 굽힌다.

테스트자: 굽힘에 저항한다. 이것은 처음에 생각했던 것보다 더 힘든 테스트다. 압력 벡터는 이 자세에서 몸통을 굽힐 때 만드는 아크를 따라야 한다. 압력을 최선으로 가하려면 처음에 더 아래쪽에서부터 위쪽 방향으로, 그리고 나서, 허약이 보일 때, 각도는 더 앞쪽에서 뒤쪽으로 된다.

몸통이 더 굽혀질 때(80~110°) 아래 부분이 테스트되고 덜 굽혀질 때(45~80°) 위쪽 부분이 더 활성적이 된다. 두 부분을 동시에 테스트 한다면, 환자의 몸통은 중립 자세로 있어서, 회전이 만들어지지 않는다.

변형 테스트: 무릎을 굽힐 때 조차도 허리근은 복부 근육 테스트에서 극도로 강한 협력근이다. 위의 테스트와는 대조적으로, 등을 대고 누운 환자에게 팔을 가슴에 교차시키고 나서 오로지 가슴만을 테이블에서 들어 올리라고 시키는데, 싯업이 아니라 '복근 크런치(stomach crunch)'를 하는 것과 비슷하다. 테스트자는 교차된 팔에 접촉을 하고서, 환자의 상체를 두덩결합에서 멀리 그리고 테이블을 향해서 밀려고 한다.

테스트 오류, 예방책: 테스트자가 너무 몸 아래로 내려가서 접촉을 한다면, 지렛대 저항력은 상당히 짧아져서 거짓 음성 테스트를 만들기가 쉽다. 올바른 벡터를 따르는 것이 매우 중요하며, 복근은 칼돌기를 두덩결합을 향해서 움직인다는 것을 머리 속에 그려라. 날숨은 근육의 상대적인 힘을 늘려준다. 허리 척추가 점차적으로 앞쪽으로 굽혀짐에 따라, 허리근이 점점 더 동원된다.

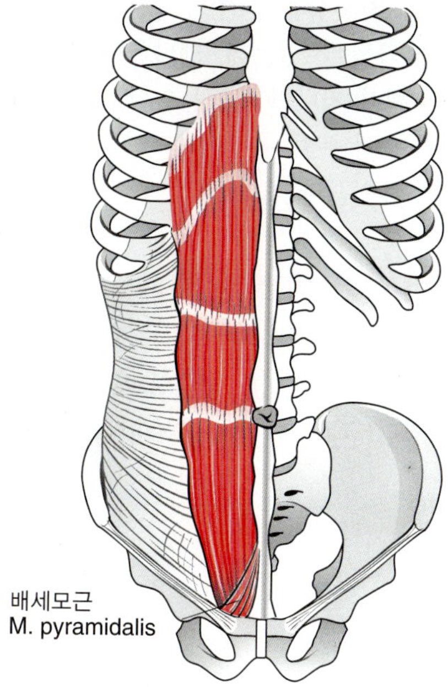

배곧은근 및 배세모근

운동 기능 신경지배: T5~T12
내장체성 분절: T6~T7
갈비뼈 펌프: 갈비사이 공간, 갈비가로돌기 관절 3, 5, 10
경락: 소장경
장기: 소장
영양: 비타민 E, 코엔자임 Q10, 생균제(젖산균, 등)
SRS: 두덩결합 질환(아래 구역)

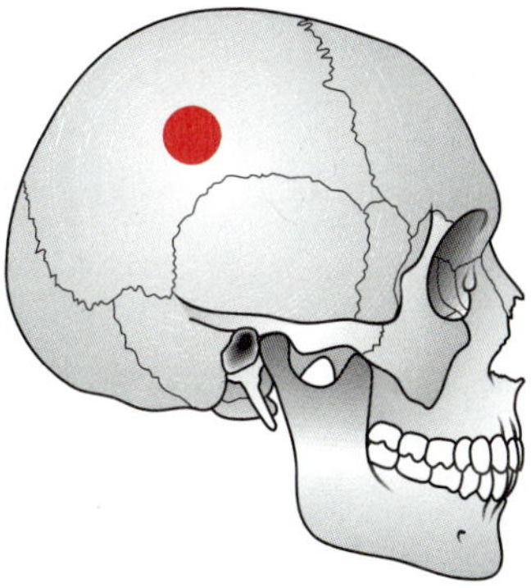

NV

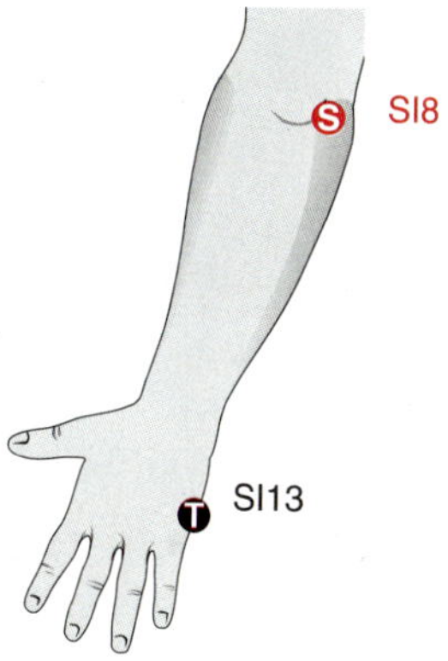

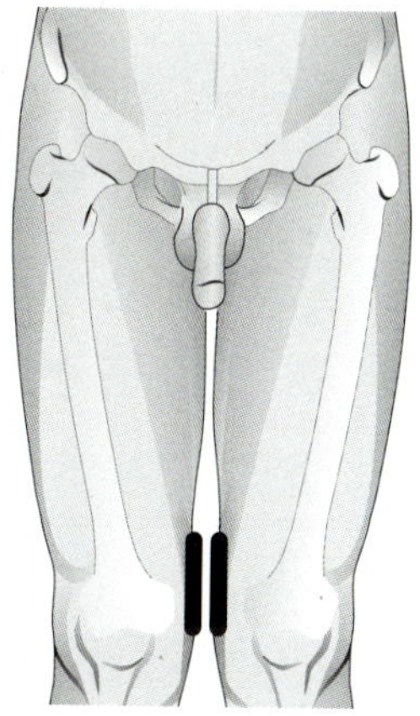

NL 앞쪽

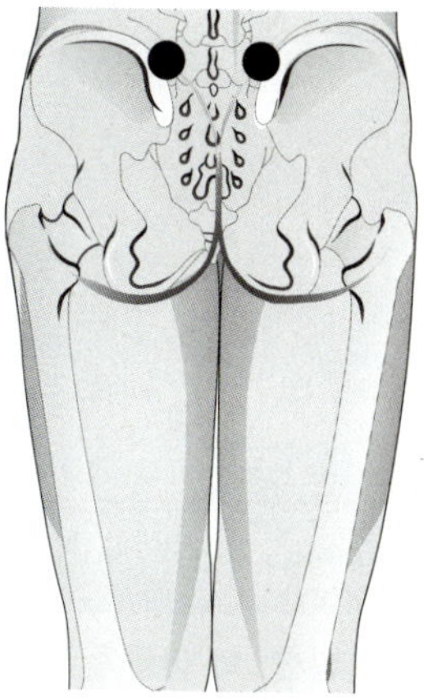

NL 뒤쪽

근막통증후군

스트레칭 테스트: 허리 척추에 과다전만을 만들어서 스트레칭 테스트가 만들어진다. 등을 대고 누운 환자의 척추 밑에 커다란 쿠션을 놓던가, 아니면, 엎드린 자세에서, 몸통을 밀어서 편다. 그럼에도 불구하고, 테스트는 그다지 중요하지 않은데 왜냐하면 허리 골관절염을 포함한 많은 요인이 폄에 영향을 줄 수 있기 때문이다.

PIR: 적용할 수 없다.

압박의 원인: 척추신경의 전방 가지는 국소 외상에 의해서 자극될 수 있는데, 왜냐하면 그것은 배곧은근을 통해서 지나가기 때문이다. 궁극적으로 이것은 연관 구획 부위 내에 복벽 또는 심지어 내장 통증까지 이끈다.

자주 발견되는 연관 장애

Goodheart(1979)에 의하면, 시상봉합에 대한 머리뼈 제한은 압박성 유형, 양측성 배곧은근 제한과 연관이 있다(Walther 1983, Walther 2000).

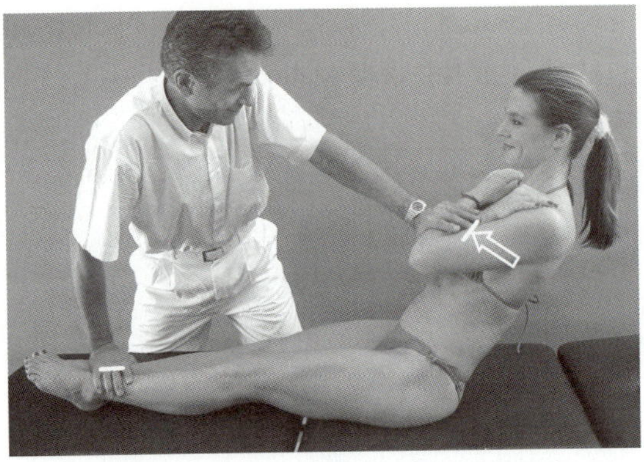

오른쪽 배곧은근 테스트(위쪽 섬유 또는 가지)

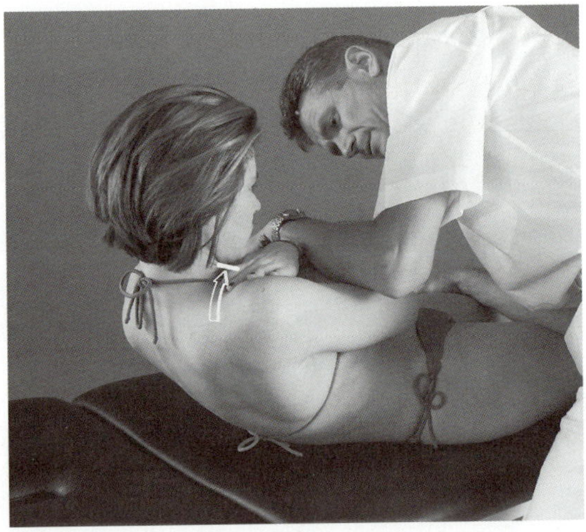

오른쪽 배곧은근을 위한 변형 테스트

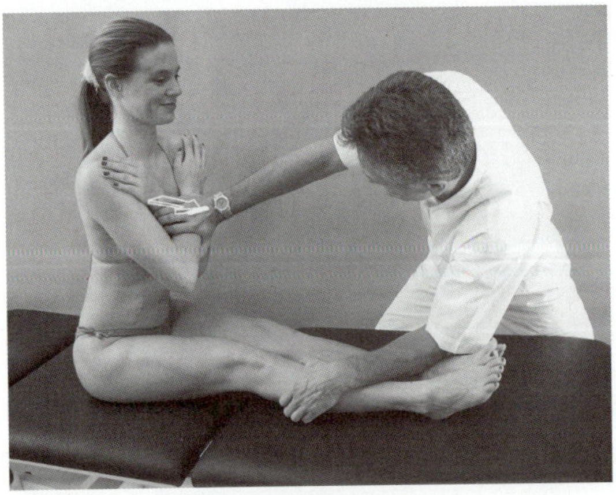

배세모근을 포함한, 더 아래쪽 섬유 또는 가지를 위한 양측성 테스트. 뻗은 팔이 테스트자를 위해서 더 좋은 인체 공학적 자세이다.

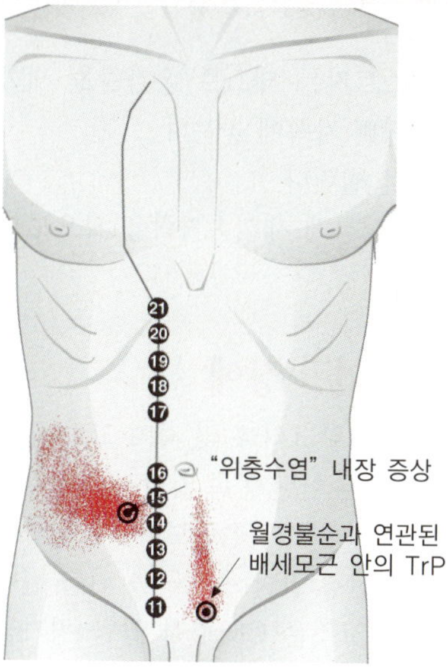

배곧은근의 통증유발점과 연관통 패턴

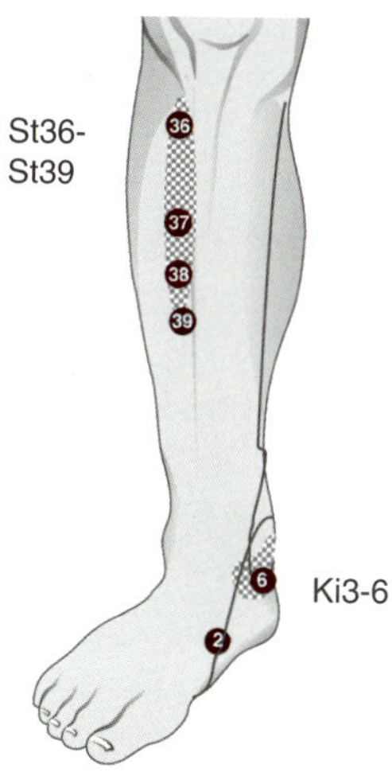

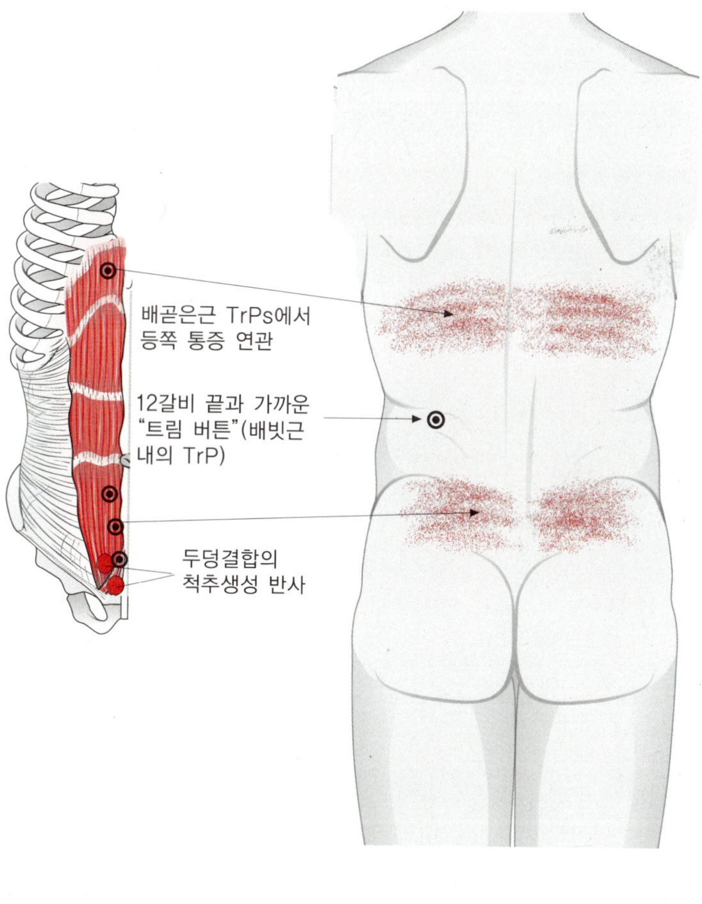

새끼벌림근(소지외전근)(M. abductor digiti minimi)

해부

기시: 굽힘근 지지띠, 자쪽손목굽힘근의 건, 콩갈고리인대, 및 콩모양뼈에서.

경유: 기시에서 종지로 직선으로 진행하며 그것은 자뼈에 가까운 새끼손가락 볼 근육이다.

종지: 새끼손가락 몸쪽 손가락뼈 기저의 자쪽면에 그리고 등쪽 건막에.

동작

새끼손가락의 벌림과 맞섬, 또 몸쪽 손가락뼈의 굽힘을 돕는다.

테스트

자세: 새끼손가락을 벌린다.

고정: 회전이나 다른 뒤틀림 움직임이 없도록 환자의 손을 고정한다.

테스트 접촉: 테스트자는 테스트 손가락을 새끼손가락 중간 손가락뼈 자쪽에 놓는다.

환자: 새끼손가락을 벌린다.

테스트자: 아주 세심하게 새끼손가락을 모으도록 민다.

자주 발견되는 연관 장애

압박 허약: 콩모양뼈 갈고리뼈 및 자뼈 고랑 증후군 또는 자신경의 다른 어떤 몸쪽 압박.

새끼벌림근은 종종 새끼맞섬근보다 더 정확하고 더 확정적인, 노신경 압박 증후군을 위한 진단학적 지표다. 또한 그것은 C8 뿌리 압박 평가를 위해서 중요하다.

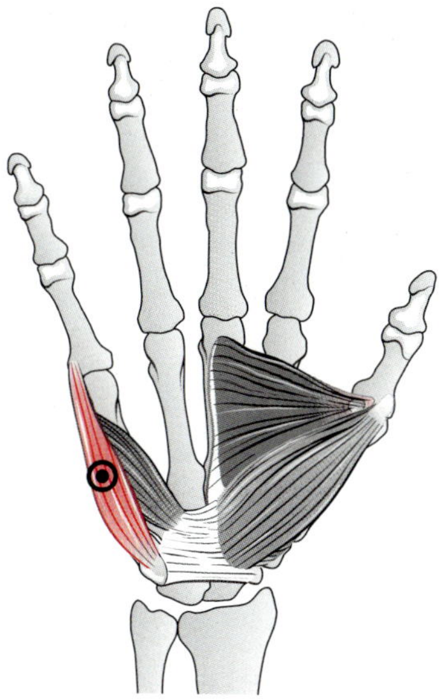

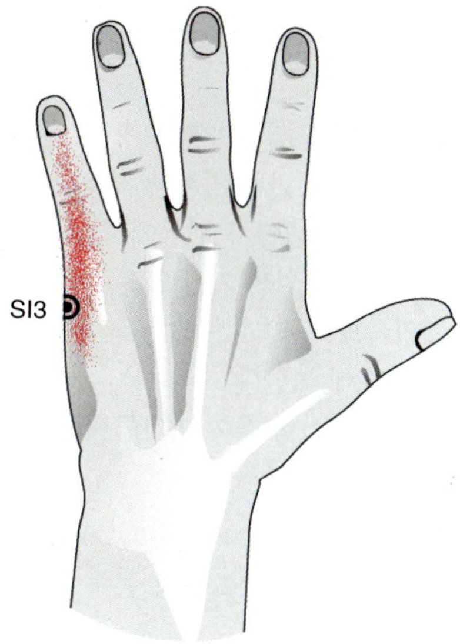

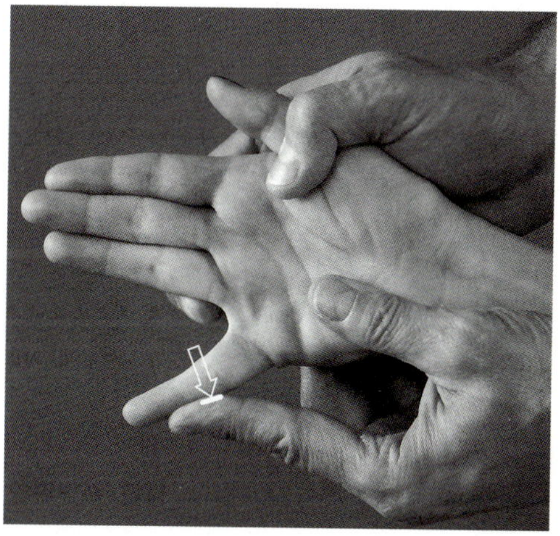

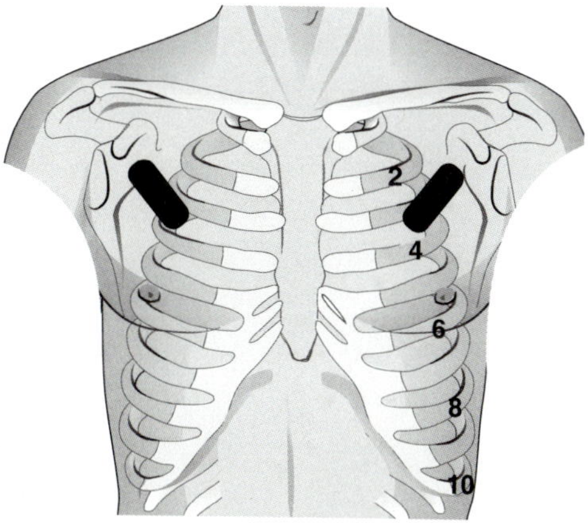

앞쪽 NL 반사

운동 기능 신경지배: 자신경, C(7), C8, T1

(발) 엄지벌림근(무지외전근)(M. abductor hallucis)

해부

기시: 발꿈치뼈 결절의 안쪽 돌기, 굽힘근 지지띠, 발바닥 건막 및 안쪽 발바닥 격막.

경유: 발 안쪽면에서 뒤쪽에서 앞쪽으로 달리며, 그것은 세로 아치의 가장 얕은, 안쪽, 범위를 정하는 가장자리다. 그것은 짧은발가락굽힘근의 안쪽, 얕은 층 위에 놓인다.

종지: 엄지발가락 몸쪽 발가락뼈 기저의 안쪽면.

동작

엄지발가락을 벌리고 엄지 몸쪽 발가락뼈의 굽힘을 지원한다.

허약의 징후: 엄지발가락가쪽휨증 및 내려앉은 배모양뼈.

테스트

고정: 앞발에.

테스트 접촉: 엄지발가락 몸쪽 발가락뼈의 안쪽 또는 정강뼈부에.

환자: 정강뼈 방향으로 엄지를 벌리려고 한다.

테스트자: 조심스럽게, 너무 센 힘을 주지 않고, 엄지를 종아리뼈 방향으로 밀어서 모이는 움직임으로 저항한다.

이 움직임을 시행하는 능력은 대부분 사람들에게 어렵다.

근막통증후군

압박의 원인: 발내재근을 지배하는 안쪽발바닥신경의 가지가 눌릴 수 있는데, 근육에 통증유발점이 있을 때 엄지벌림근이 눌러서 생긴다.

자주 발견되는 연관 장애

발바닥건막염: 이 매우 아픈 장애는 아주 쇠약하게 만들고 발바닥건막 안의 미세-찢김으로 기인할 가능성이 크다. 미세-찢김은 전반적으로 과다긴장한 근육이 근막 안으로 들어가서 생길 수 있다; 이것은 엄지벌림근을 포함한다.

압박 허약: 발목터널 증후군.

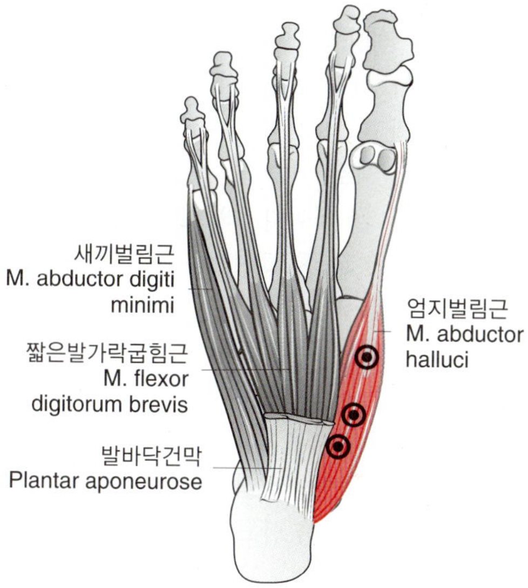

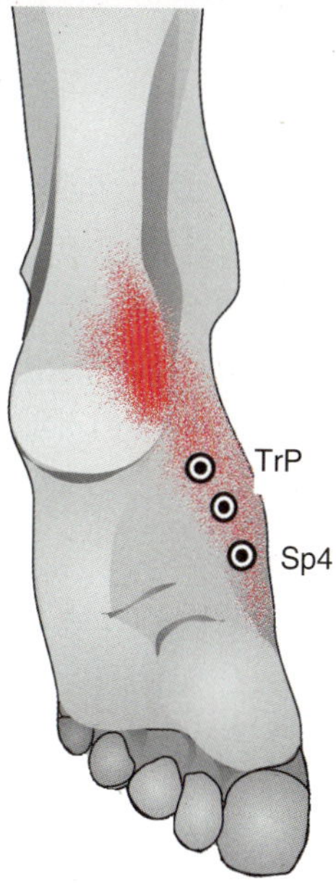

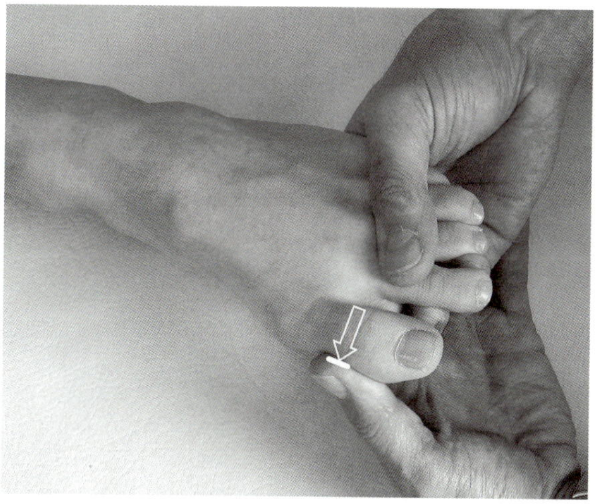

엄지벌림근 테스트

운동 기능 신경지배: 안쪽발바닥신경(정강신경에서 오는); L5, S1

(손) 짧은엄지벌림근(단무지외전근) (M. abductor pollicis brevis)

해부

기시: 작은마름뼈의 결절, 굽힘근 지지띠 및, 약간에서, 큰마름뼈의 결절.

경유: 엄지모음근 및 엄지맞섬근의 노쪽으로 놓여서, 근육은 가쪽과 먼쪽으로 달린다.

종지: 엄지 몸쪽 손가락뼈 기저의 노쪽면에.

동작

손바닥 면과 직각되는 점으로 엄지를 벌린다. 완전히 뒤침된 손에서, 손바닥은 위를 보고, 엄지는 손바닥에서 멀리 올려진다.

허약의 징후: 엄지를 검지에서 떨어뜨리고 손을 완전히 열기가 힘들어서 엄지를 벌리기가 힘들다.

테스트

자세: 손바닥에서 엄지를 떨어뜨리거나 손바닥에 직각으로 움직여서 엄지를 완전히 벌린다.

테스트 접촉: 엄지 몸쪽 손가락뼈의 앞쪽 또는 손바닥쪽 가장자리에 매우 특별하게 만들어져야 한다.

환자: 엄지를 더 벌리도록 눌러서 손바닥에서 멀리 올리려고 한다.

테스트자: 엄지를 검지를 향해서, 아래쪽으로 모으게 눌러서 조심스럽게 저항한다.

테스트 오류, 예방책: 이 테스트는 언뜻 생각되는 것보다 하기가 더 힘들다. 환자에게 엄지를 손바닥에서 올리라고 시키면 보통 폄과 벌림이 함께 만들어진다. 실제로, 허약의 경우에서, 환자는 엄지를 펴려고만 할 것이다. 테스트자가 엄지에 접촉하는데 약간의 잘못 조차도 환자에게 허약을 보상하게 만들 것이다. 테스트자가 손의 노쪽에서 검지를 접촉하면 잘못을 저지르기가 더 쉬운데, 이유는 엄지의 손바닥면이라기보다는 가쪽면을 미는 경향이 있기 때문이다. 가쪽면의 접촉은 폄근에 대한 저항을 만들 것이다. 또, 환자가 수근관 절증이 있을 때 통증을 만드는 것을 피해라.

자주 발견되는 연관 장애

근육은 엄지와 관련된 많은 부상과 연관된다.

압박 허약: 손목굴 증후군 및 높은 정중신경 포착 증후군. 짧은엄지벌림근은 전통적인 엄지맞섬근 테스트보다 손목굴 증후군의 평가에 더 적합하다. 긴엄지벌림근을 짧은엄지벌림근과 비교함으로써, 감별진단이 만들어진다. 노신경의 지배를 받는 긴엄지벌림근은 손목굴에서 정중신경 조임의 영향을 받지 않는다. 그렇게 짧은엄지벌림근은 테스트자에게 간단한 임상적 절차를 제공한다.

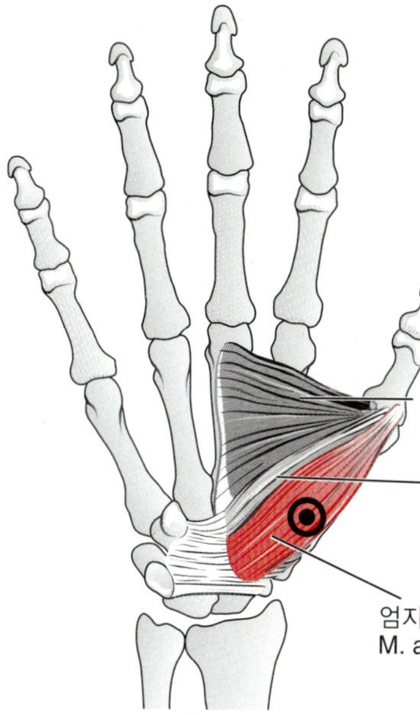

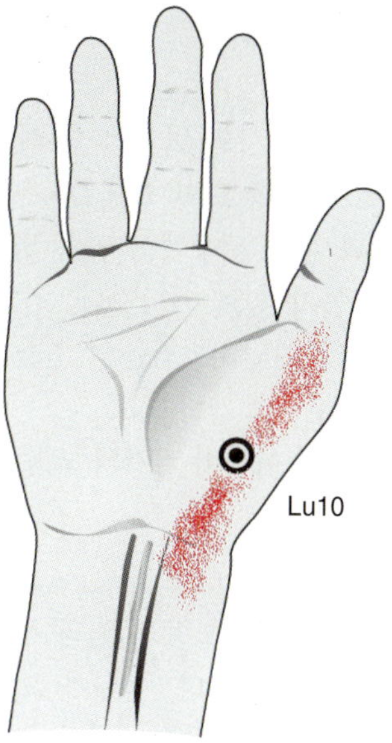

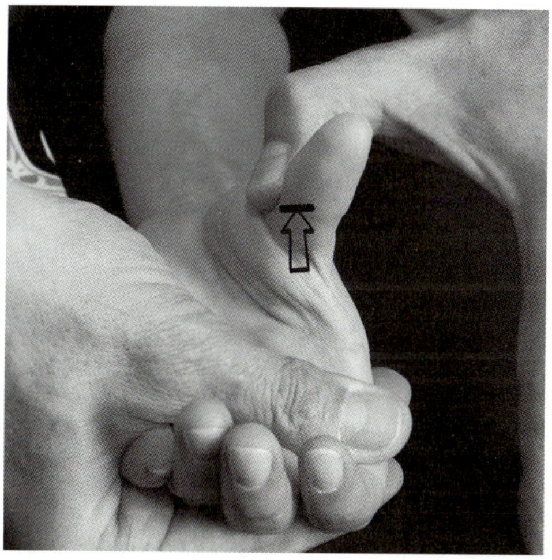

짧은엄지벌림근 테스트

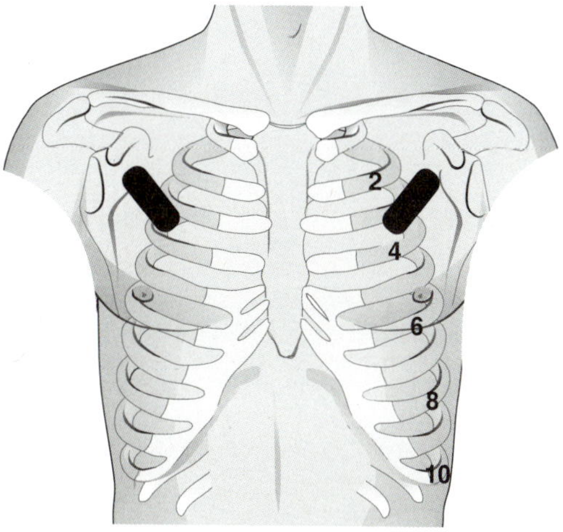

앞쪽 NL 반사

운동 기능 신경지배: 정중신경, C6, C7

(손) 긴엄지벌림근(장무지외전근)
(M. abductor pollicis longus)

해부

기시: 뒤침근 기시의 먼쪽인, 자뼈 등쪽 면, 뼈사이막 및 노뼈 등쪽 면의 중간 1/3에.

경유: 건과 함께 뒤쪽에서 앞쪽 방향으로 달리며 노뼈의 붓돌기 위로 지나간다. 긴엄지폄근, 짧은 엄지폄근 및 긴엄지벌림근의 건들은 볼 수 있고 만질 수 있다.

종지: 1번째 손허리뼈 기저의 노쪽면.

동작

1번째 손허리뼈의 노쪽 벌림과 폄, 마치 '가라데 촙'을 만들려는 듯하다. 엄지가 고정된 점으로 있을 때 손목의 노쪽 벌림이 생긴다. 엄지를 손바닥에서 벌어지게 그리고 수직이 되게 벌려서, 짧은 벌림근이 엄지를 손바닥쪽으로 벌리는 것을 돕는다.

허약의 징후: 엄지를 노쪽으로 벌리는 것이 힘들다.

테스트

자세: 환자는 몸쪽 및 끝 손가락뼈를 굽히고 나서 엄지를 펴게 미끄러뜨려서 그것을 편다.

고정: 자쪽면에서 손을 잡아서, 손바닥의 자세를 조절한다.

테스트 접촉: 1번째 손허리뼈 머리의 노쪽면에.

환자: 엄지를 보다 노쪽으로 당겨서 그것을 벌리고 있으려고 한다. 엄지는 '가라데 촙' 자세를 닮아야 한다.

테스트자: 손바닥 모음 방향으로 엄지를 민다.

테스트 오류, 예방책: 접촉 부위는 수근관절증으로 인해서 자주 아프다. 통증은 테스트를 거짓으로 만들 수 있다.

자주 발견되는 연관 장애

힘줄윤활막염(tenosynovitis) 및 통증유발점 활성화로, 스키를 타는 동안 과도한 폴 사용으로 생길 수 있다.

압박 허약: 뒤침근 증후군, 상부 가슴출구의 좁아짐.

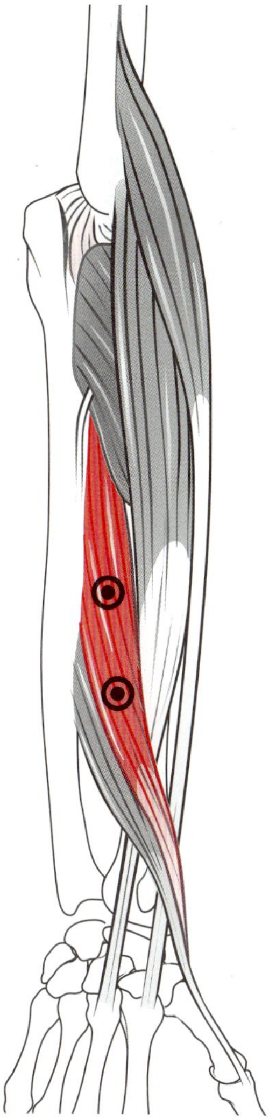

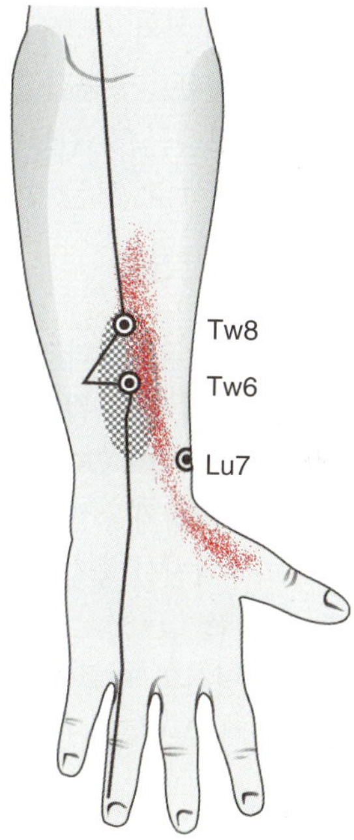

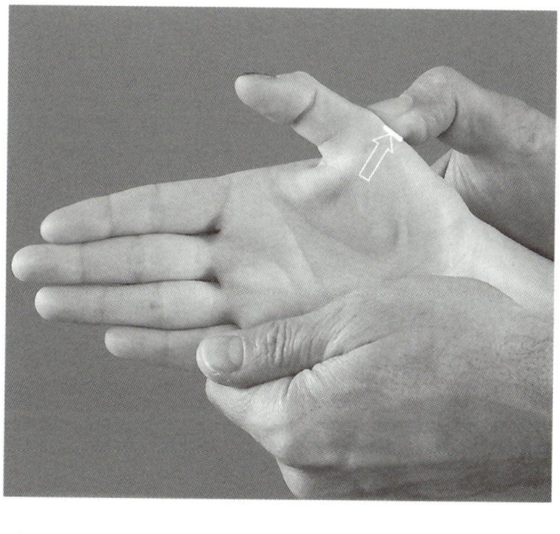

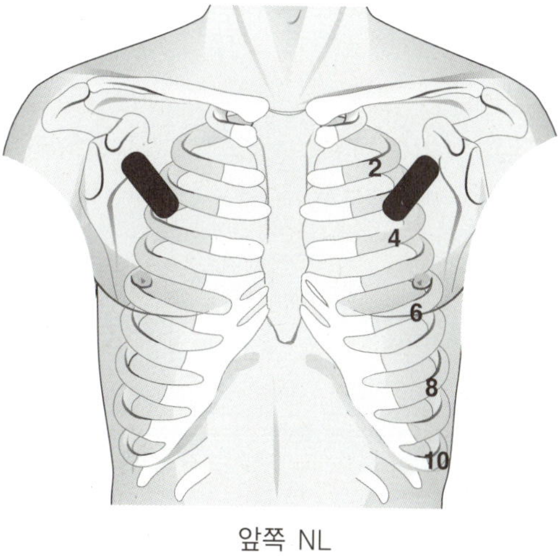

앞쪽 NL

운동 기능 신경지배: 노신경, C6, C7, C8

모음근(Adductor muscles)

해부

기시: 두덩근: 두덩뼈의 두덩선에서 두덩결절까지.

긴모음근: 두덩뼈의 앞면을 따라서(두덩능선의 전환에서) 두덩뼈결합까지.

짧은모음근: 두덩뼈 가지의 가쪽면을 따라 밑면까지.

큰모음근: (앞쪽 섬유): 두덩뼈의 가지와 아래 부분 그리고 엉덩뼈의 가지

큰모음근: (뒤쪽 섬유): 궁둥결절.

경유: 두덩근, 짧은모음근 및 긴모음근 뿐만 아니라, 큰모음근의 앞쪽섬유: 모든 섬유는 넙다리뼈의 위쪽, 안쪽 면에서 먼쪽, 아래쪽(그리고 약간 뒤쪽으로) 달린다.

큰모음근의 뒤쪽 섬유: 넙다리뼈 윗부분의 뒤쪽, 안쪽면에서부터 더 먼쪽 종지로 가는데, 종지는 넙다리뼈의 앞쪽 및 안쪽면에 있다.

종지: 두덩근: 두덩선의 가장 먼쪽 점 앞쪽으로.
긴모음근: 넙다리뼈거친선 중간 1/3에, 두덩근보다 더 앞쪽, 꼬리쪽.

짧은모음근: 두덩선의 먼쪽 2/3와 넙다리뼈거친선의 몸쪽 반에서; 두덩근, 긴모음근 및 큰모음근 사이에.

큰모음근: 넙다리뼈거친선, 모음근결절을 따라 작은돌기의 먼쪽 부위에. 이 종지는 모든 분절 중에서 가장 뒤쪽에 있다.

동작

모든 근육 분절: 힙 관절의 모음.

힙관절의 굽힘: 두덩근, 짧은모음근, 긴모음근 및 큰모음근 앞쪽 섬유의 작은 부분.

힙관절의 안쪽 회전: 두덩근, 긴모음근, 짧은모음근 및 큰모음근 앞쪽 섬유.

힙관절의 폄: 큰모음근 뒤쪽 섬유-궁둥다리면.

걸음걸이: 근육은 고정근으로서 활성적이며 주동근은 아니다.

긴모음근은 스탠스 단계 약간 전에, 동안, 그리고 발가락이 떨어지는 단계 이후 짧은 시간 동안 활성적이다(Travell과 Simons 1992).

큰모음근은 전체 스탠스 단계인, 발뒤꿈치 부딪힘에서 발가락이 떨어질 때까지 활성적이다.

큰모음근은 계단을 내려갈 때가 아닌 올라갈 때 활성적이다.

허약의 징후: 서 있을 때 골반은 허약한 반대쪽으로 기울어진다. O자형 다리의 가능성.

테스트

일반적 모음근 테스트(모든 분절) (Kendall과 Kendall 1983).

자세: 환자는 옆으로 눕고, 아래에 놓인 다리의 모음근을 테스트한다.

고정: 위쪽 다리를(테스트 받지 않는 다리) 45° 벌려서 받히고 있는다.

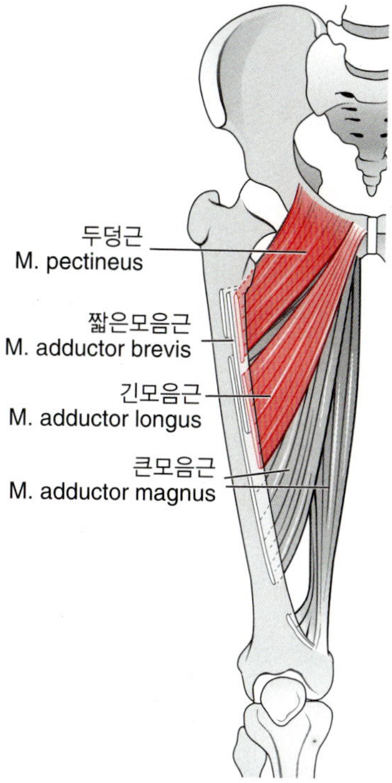

두덩근, 긴모음근

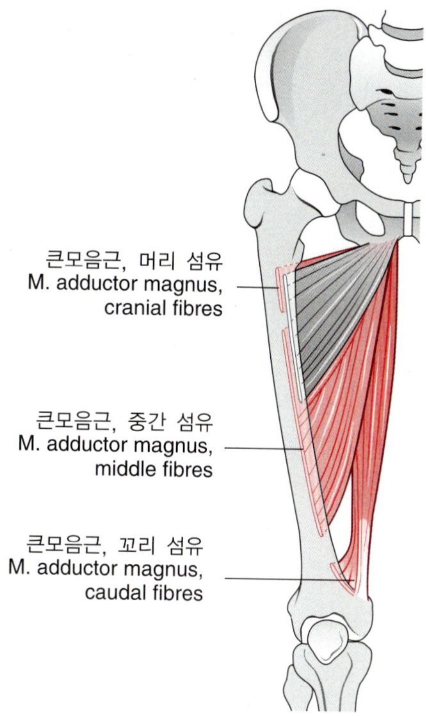

큰모음근

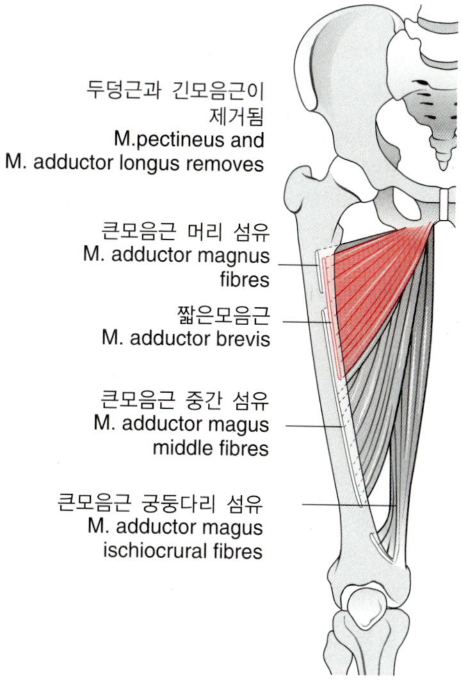

짧은모음근

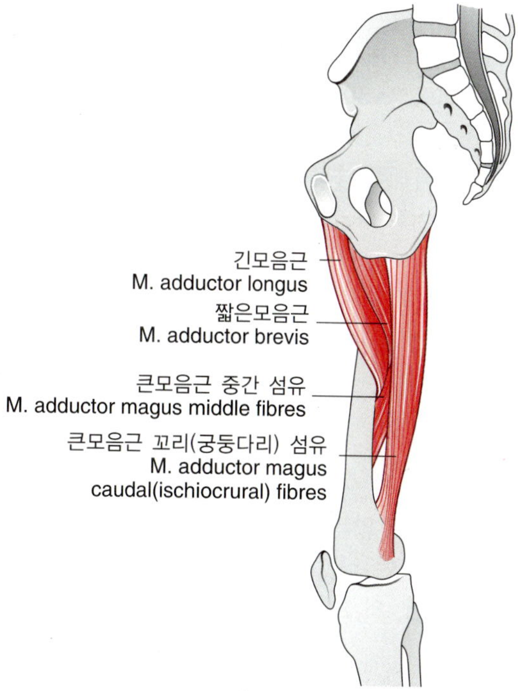

안쪽에서 본 모음근

테스트 손 자세와 접촉: 테스트 다리의 무릎과 가까운, 먼쪽, 안쪽 넙다리에.
환자: 아래쪽 다리를 테스트자가 받히고 있는 다리를 향해서 약 20° 들어 올려 모은다.
테스트자: 아래쪽 다리를 벌리기 위해, 테이블을 향해서 밀려고 해서 모음에 저항한다.

등 대고 누운 자세에서 테스트

자세: 테스트받지 않는 다리를 약 30° 벌려서 가쪽으로 옮기고, 테스트 다리를 안쪽으로 옮겨서 약 20° 모은다. 다리의 회전을 만들어서는 안 된다.
환자: 모음 방향으로 다리를 수축시켜 가깝게 붙인다.
테스트자: 테스트 받지 않는 다리는 고정시키고 테스트 다리를 벌리는 방향으로 당겨서 다리를 벌리려고 한다.

긴모음근/두덩근의 테스트 (변형된 Beardall(1981) 테스트)

자세: 등을 대고 누운 자세에서, 테스트 다리를 힙에서 약 30° 굽히고 무릎은 펴서 유지한다. 다음 다리를 안쪽으로 돌리고 모아서, 그것이 반대 다리와 무릎 위로 약 30~40° 모음 되도록 가게 한다.
고정: 맞은 편 아래쪽 다리의 안쪽에서.
테스트 접촉: 먼쪽 다리의 안쪽, 앞면.
환자: 다리를 함께 모아지게 당기고 안쪽 회전을 유지하면서 약간 굽힌다.
테스트자: 다리를 잡아당겨서 벌리려고 한다.

짧은모음근 테스트

자세: 등을 대고 눕는다.
고정: 테스트 받지 않는 다리를 약 20° 벌려서 테스트자가 잡고 있는다. 테스트 다리는 힙에서 약 10~ 15° 굽혀서, 약 20° 모으고 안쪽으로 회전시킨다.
환자: 다리를 모아지게 당기고 약간 굽히게 해서 수축시킨다.
테스트자: 다리를 벌리려고 하는데, 벌림과 약간의 폄 방향으로 당긴다.

큰모음근(몸쪽 섬유) 테스트

자세: 등을 대고 눕는다.
고정: 테스트받지 않는 다리를 약 20° 벌려서 테스트자가 잡고 있는다. 테스트 다리는 약 20° 굽히지만, 부가적인 굽힘, 폄 및 회전은 만들지 않는다.
환자: 다리를 모아지게 당긴다.
테스트자: 다리를 벌리려고 하는데, 벌림과 약간의 폄 방향으로 당긴다.

큰모음근(먼쪽, '궁둥다리' 섬유) 테스트

자세: 환자는 엎드려서, 테스트받지 않는 다리를 20° 벌려서 자리에서 고정된다. 테스트 다리는 15° 펴고 15° 모은다.
테스트 접촉: 아래쪽 다리의 안쪽, 등쪽 면에.
환자: 무릎을 편 채로, 다리를 안쪽으로 당겨서 모아지고 약간 펴게 한다.
테스트자: 다리를 벌리고 약간 굽히게 당겨서 저항한다.
테스트 오류, 주의 사항: 골반이 테이블에 고정되지 않은 것과 부정확한 저항 벡터. 테스트자가 저항의 방향(벡터)을 정확하게 만들지 못한다면, 다른 섬유 및 협력근이 테스트로 개재되게 만들 것이다.

근막통증후군

스트레칭 테스트: 환자는 등을 대고 누워서 다리를 편 채로, 테스트자는 다리를 벌리고 약간 굽혀서, 큰모음근의 길이와 긴장도를 관찰한다. 다리를 벌려서 펴 있게 만들어서, 두덩근, 긴모음근 및 짧은모음근의 신상 능력과 긴장도를 관찰한다.
PIR: 위의 스트레칭 자세 중의 어느 것에서, 환자는 들숨을 10초간 멈추고서 다리를 천천히 모은다. 이완 단계에서, 환자가 숨을 내쉬는 동안 테스트자는 다리를 스트레칭 자세로 다시 되돌려서 그것을 벌리고 나서 조금 더 가서, 각각의 근육을 위해서 폄 또는 굽힘 성분을 더한다.

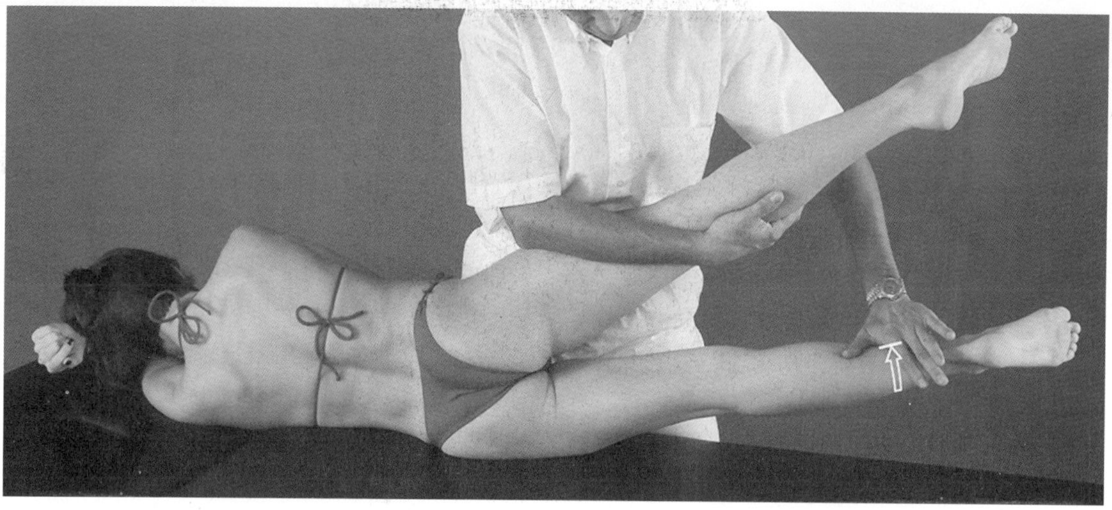

Kendall의 일반적 모음근 테스트: 두덩근, 긴모음근, 짧은모음근 및 큰모음근의 위쪽 섬유의 테스트; 다리의 내회전과 굽힘을 늘려서 테스트되며, 반면에 큰모음근의 궁둥다리 섬유는 다리를 펴서 테스트 된다.

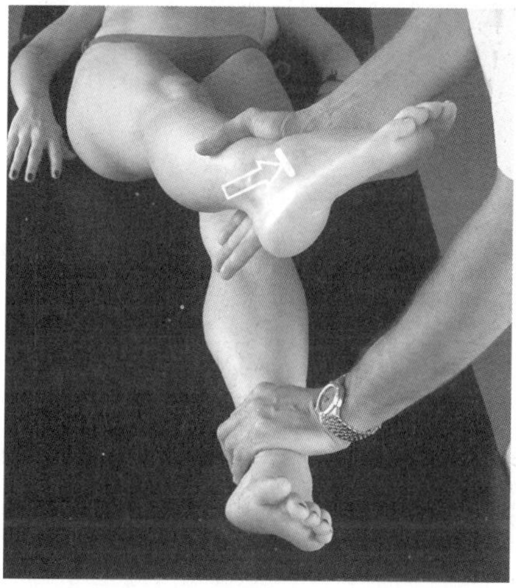

두덩근과 긴모음근 테스트

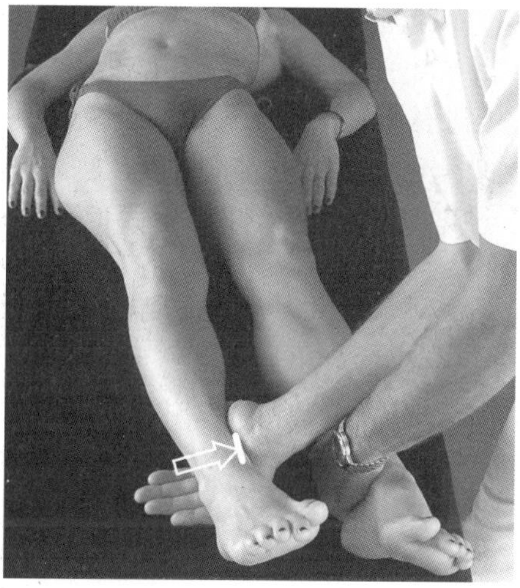

큰모음근, 머리 섬유의 테스트

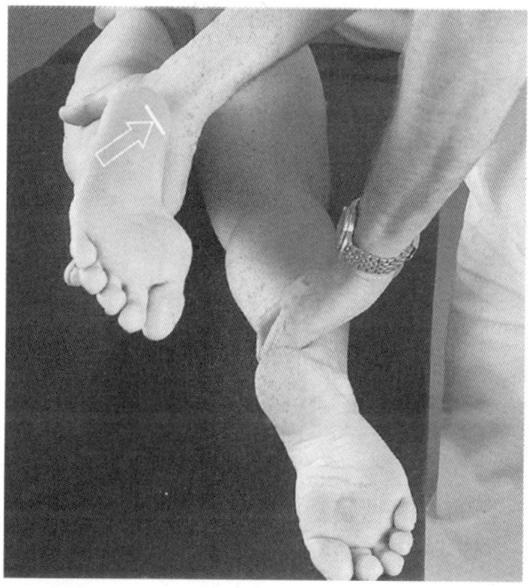

큰모음근의 더 먼쪽, 궁둥다리 섬유의 테스트

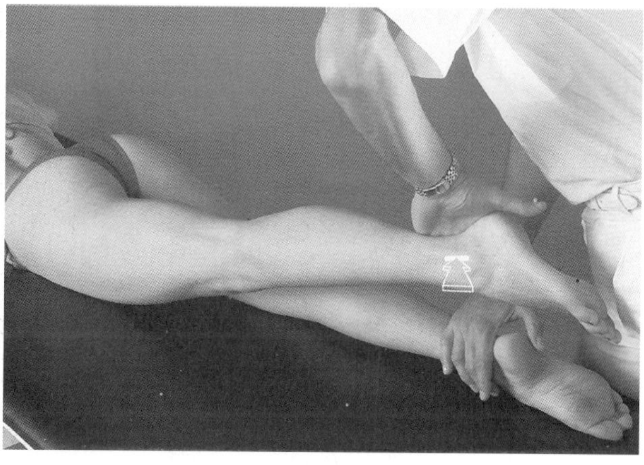

큰모음근 궁둥다리 섬유의 테스트, 옆 모습. 왼쪽 그림의 손 자세가 더 인체공학적이다.

모음근은 또한 다리의 내회전근 및 굽힘근이므로, Patrick(또는 Faber) 자세가 등을 대고 누운 자세에서 만들어지는데, 발뒤꿈치를 반대 무릎 위에 놓아서 다리가 4자 형태가 되게 하는 것이다. 들숨 동안 환자는 무릎을 들어 올리고 동안 테스트자는 테이블을 향해서 무릎을 밑으로 누른다.

압박의 원인: 어떤 환자에서, 큰모음근의 단축 그리고 그 안의 통증유발점에 의해서 모음근 관의 좁아짐이 넙다리동맥을 누를 수 있다. 아래 다리와 발의 안쪽면에 감각신경 입력을 제공하는 두렁신경 또한 관을 통해서 달린다. 압박은 그러한 부위들에 감각이상을 만든다.

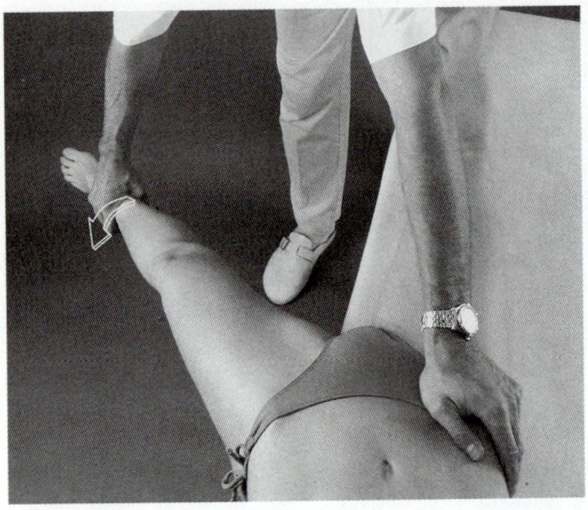

두덩근, 짧고 긴모음근, 큰모음근 및 머리 섬유의 PIR. 늘림(elongation) 단계.

자주 발견되는 연관 장애

엉치엉덩관절의 만성적인 불안정성은(Leaf 1996) 안쪽 넙다리 부위 내에서 만성 통증을 가진 모음근 내 통증유발점 발달을 만들 수 있다. 운동선수는 앞팔 문제를 만들 수 있는데 왜냐하면 두 부위 안에 있는 근육 사이에 반응성 패턴의 결과 때문이다(Goodheart 1976, 1979). 모음근 수축에 이어서 반대쪽 손목 폄근의 오래 계속된 방해를 볼 수도 있다(Shafer, 구두 정보).

압박 허약: 폐쇄신경이 압박을 받을 수도 있는데 왜냐하면 그것이 폐쇄관을 통과해서 지나가기 때문이다. 폐쇄근의 과다긴장성, 힙에 대한 손상 또는 내장 접골 요법에서 이해된 것으로 방광 고정의 결과일 수 있다.

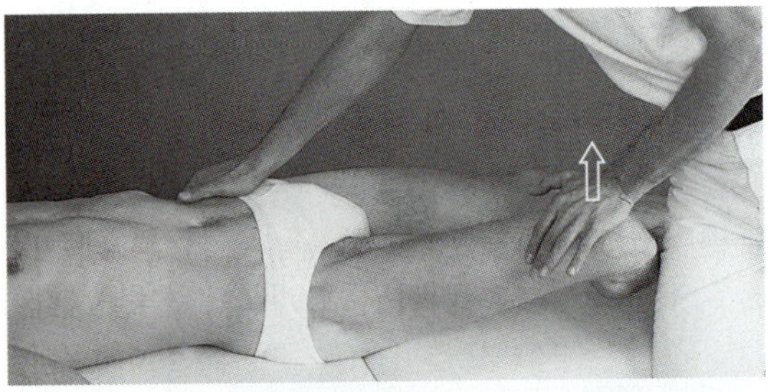

매우 단축된 두덩근, 그리고 길고, 짧고, 큰 모음근의 위쪽 섬유의 PIR. 수축 단계

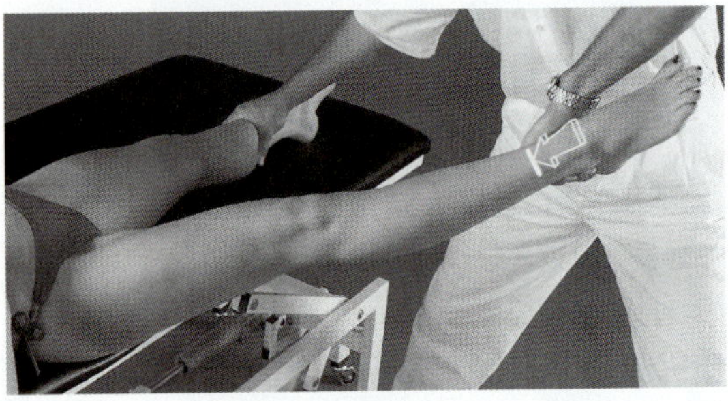

큰모음근과 궁둥다리 섬유의 PIR. 수축 단계

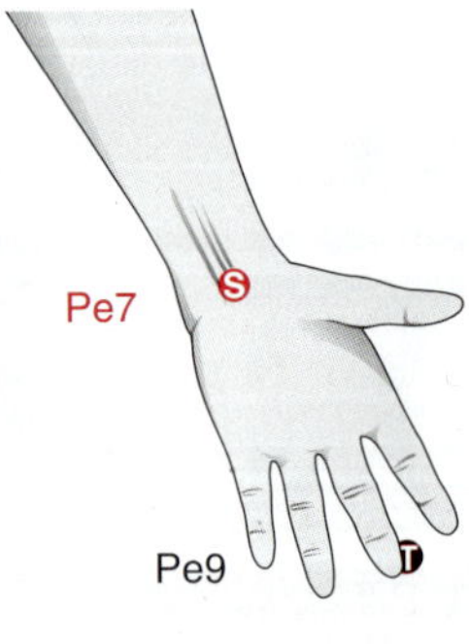

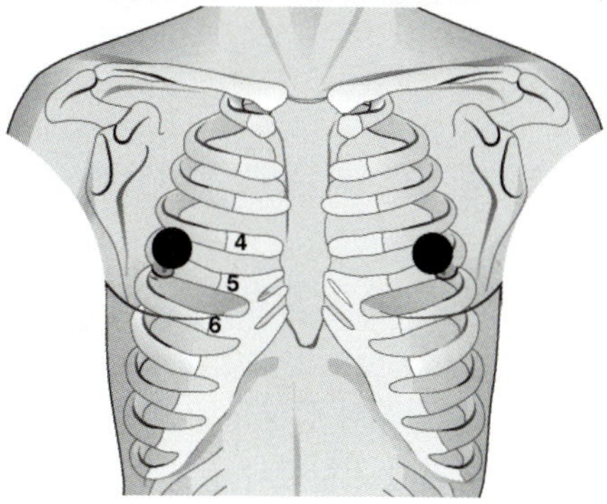

앞쪽 NL

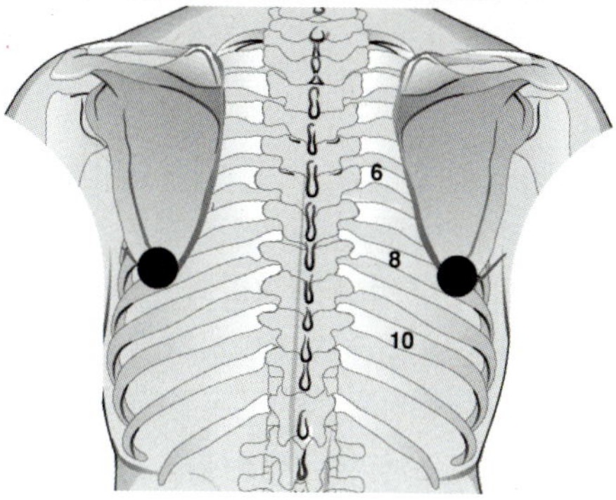

뒤쪽 NL

운동 기능 신경지배:
두덩근: 넙다리신경, 폐쇄신경, L2, L3, L4
짧은모음근, 긴모음근: 폐쇄신경, L2, L3, L4
큰모음근: 폐쇄신경, L2, L3, L4 및 궁둥신경, L4, L5
내장체성 분절(TS선): L5
갈비뼈 펌프: 갈비사이 공간, 갈비가로돌기 관절 1, 2, 4, 5, 7
경락: 심포경
장기: 생식선
영양: 비타민 A, B3, C, E, 불포화지방산, Mg, Se, Zn

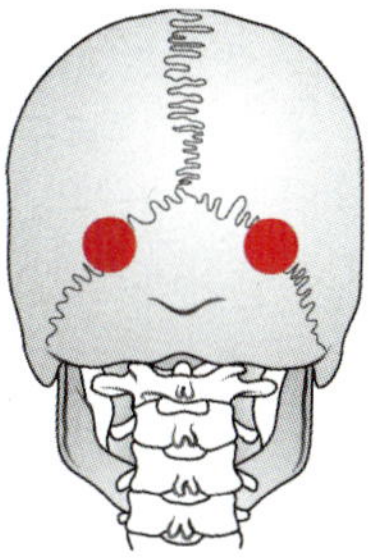

NV

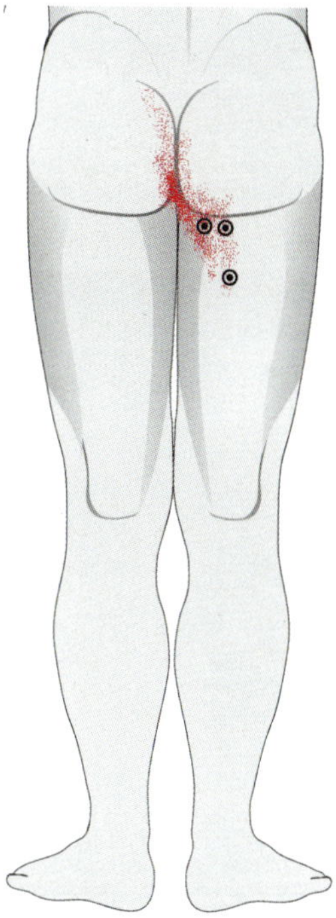

큰모음근 궁둥다리 부분의 통증유발점 및 회음, 직장 및 고환으로 가는 통증 방사 패턴

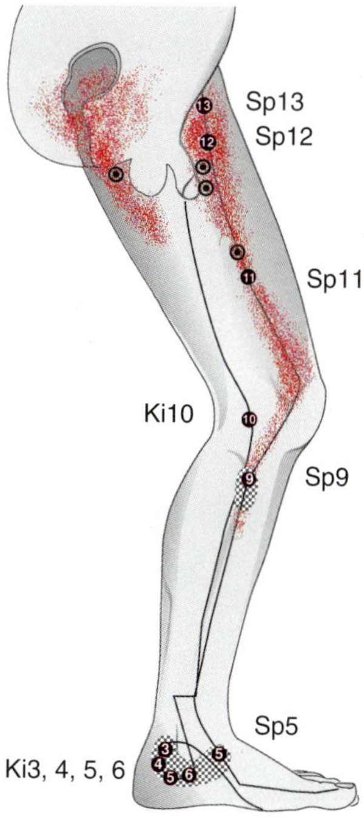

신경락 및 비경락 가까운 통증 유발점. 연관있는 원점은 안쪽 발목 주위에 놓여 있다.

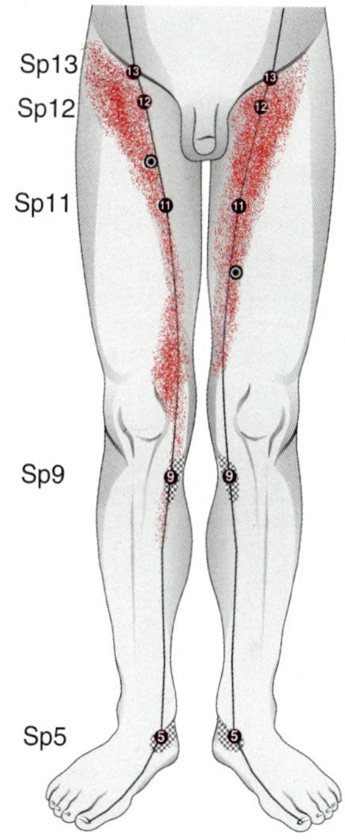

오른 다리에 있는 두덩근, 짧고 긴모음근의 통증유발점. 왼다리에 있는 큰모음근 머리 부분의 통증유발점.

(발) 엄지모음근(무지내전근)(M. adductor hallucis)

해부

기시: 빗 머리: 입방뼈, 가쪽 쐐기모양뼈, 2~4번째 발허리뼈 기저 및 긴종아리근 건초.

가로 머리: 3~5번째 발가락의 발허리발가락뼈 관절의 낭인대 및 깊은 가로발허리인대.

경유: 빗 머리는 뒤에서부터 공통 종지로 비스듬히 달린다. 가로 머리는 가쪽에서 안쪽으로 공통 종지로 주행한다. 두 머리는 발바닥 근육의 중간층 안에 있다. 깊은 층은 발바닥 뼈사이근으로 형성되고, 가장 얕은 층은 엄지벌림근, 새끼발가락벌림근 및 짧은엄지굽힘근으로 만들어진다.

종지: 짧은엄지굽힘근의 안쪽 건과 함께, 엄지발가락 몸쪽 발가락뼈 기저의 가쪽면에.

동작

엄지발가락을 모으고 몸쪽 발가락뼈의 굽힘을 지원한다.

허약의 징후: 발의 세로 및 가로 아치가 내려앉음.

테스트

테스트 접촉: 엄지발가락 몸쪽 발가락뼈 기저의 종아리 쪽에.

환자: 종아리뼈 방향으로 엄지를 밀어서 그것을 모으려고 한다.

테스트자: 엄지를 정강뼈 방향으로 조심스럽게 밀어거나 당겨서 벌리게 저항한다.

이 테스트 동안 환자가 엄지의 수축을 조화롭게 하기가 매우 힘들다.

자주 발견되는 연관 장애

발의 아치가 떨어지고, 발이 납작해지고 밖으로 펼쳐지는 것이 특징인, 퍼진 평발.

압박 허약: 발목굴 증후군.

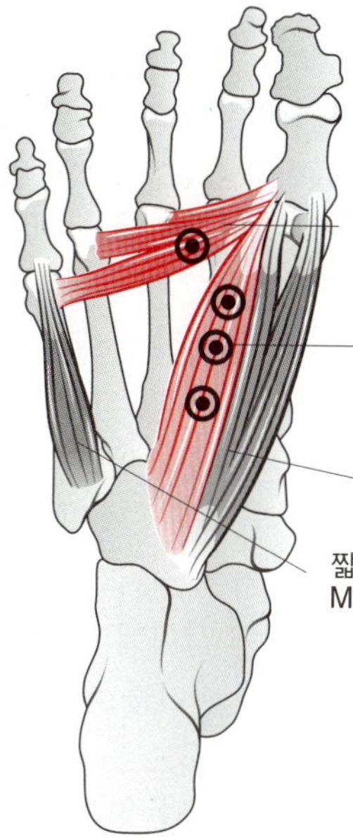

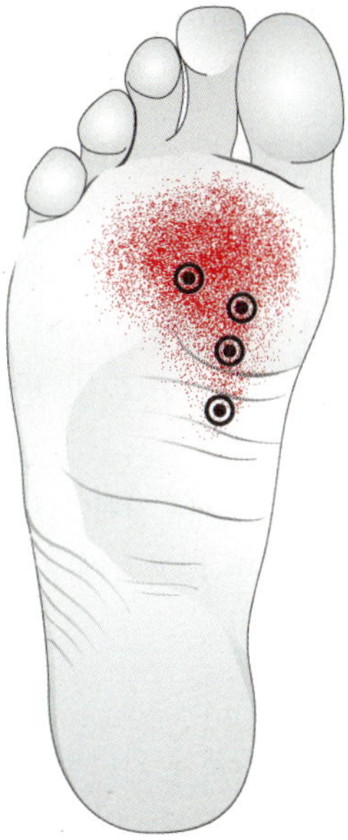

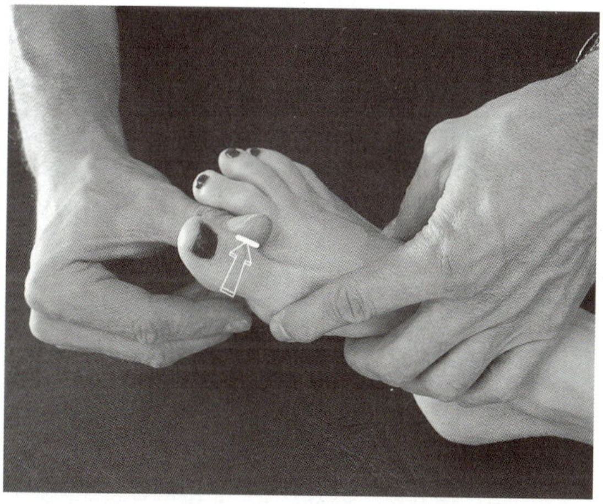

엄지모음근 테스트

운동 기능 신경지배: 안쪽 발바닥신경(장딴지근 신경에서 온다): S1, S2

(손) 엄지모음근(무지내전근)(M. adductor pollicis)

해부

기시: 빗 머리: 2와 3번째 손허리뼈 기저 및 머리 모양뼈.

가로 머리: 3번째 손허리뼈의 손바닥면.

경유: 섬유는 엄지의 몸쪽 손가락뼈 끝으로 모아지며, 엄지맞섬근보다 더 안쪽 및 먼쪽으로 달린다.

종지: 빗 머리: 엄지의 손등 건막.

가로 머리: 엄지 몸쪽 손가락뼈 기저의 자쪽면.

동작

그것은 주로 엄지의 몸쪽 손가락뼈를 모아서 그것을 손바닥과 가깝게 만든다. 엄지의 내재근의 동작을 이해하는 것은 항상 명백하고 쉬운 일만은 아니다. 엄지 움직임은 손과 연계되어 있다, 몸이 아니다. 그러므로, 벌림과 모음은 손바닥과 연계되어야 한다. 벌림은 엄지를 손에서 위로 멀리 보내서 그것이 손바닥과 직각이 된다. 모음은 그것을 수직 자세에서 밑으로 보내서 손바닥과 닿게 만든다. 그러므로, 손목과 손을 뒤침 시켜서 손바닥이 위를 가리킨다면, 엄지는 검지를 향해서 밑으로 옮겨질 것이다. 또한 근육은 엄지가 새끼와 맞서는 것을 돕고 엄지가 검지 옆면으로 가는 것을 돕는다.

허약의 징후: 연필 같은 작은 물체를 쥐는 것 및 젓가락 사용할 때, 주먹을 쥐고서 엄지를 검지에 강하게 밀수가 없다.

테스트

자세: 엄지를 펴서 검지의 2번째 손허리뼈에 놓는다. 대부분의 환자들이 엄지를 굽혀서 짧은 엄지굽힘근을 개재시키므로, 이 점으로 가는 것이 쉽지 않다. 자주, 테스트자는 올바른 시작 자세로 엄지가 가게 놓아야 한다.

고정: 자쪽에서 접근해서, 손을 잡아 손바닥을 뒤침 시킨다. 테스트 손은 두 개 이상의 먼쪽 관절을 편 채로 엄지를 잡아야 한다.

테스트 접촉: 손의 자쪽에서 접근해서, 테스트자의 손가락을 엄지와 검지 사이로 미끄러뜨려 넣어서 엄지의 손등쪽에 닿게 한다. 테스트자의 엄지는 환자 엄지의 몸쪽 관절을 펴있게 하기 위해서 사용될 수 있다.

환자: 엄지를 편 채로, 그것을 검지를 향해서 당긴다.

테스트자: 검지를 손바닥과 검지에서 떨어지게 당겨서 저항한다.

간단하지만 덜 특정한 테스트가 만들어질 수도 있다. 뻗은 엄지 및 검지 손바닥면 사이에 종이 조각을 낀다. 환자에게 테스트자가 종이를 빼지 못하게 종이를 꽉 끼고 있으라고 시킨다.

테스트 오류, 예방책: 테스트 동안 엄지 굽힘이 가장 흔한 보상 동작이다. 엄지모음근은 엄지 굽힘에 협력적인 영향을 갖는다. 엄지굽힘근이 약하다면, 테스트 동안 엄지를 모으려고 애쓰면서 계속 굽히려고 하는 것을 보고서 엄지모음근의 협력 작용을 쉽게 관찰할 수 있다. 그러므로 테스트 벡터를 기술한 대로 정확히 관찰해야 한다. 테스트 동안 손을 컵 모양으로 만들면 안 되는데 그렇지 못하면 근육은 엄지맞섬근과 구분될 수 없다. 손바닥을 펴서 있는 것이 임상적으로 중요한데 이유는 근육이 다른 신경지배를 받기 때문이다. 자신경은 짧은모음근을 지배하고 정중신경은 엄지맞섬근을 지배한다.

근막통증후군

스트레칭 테스트: 엄지는 등쪽 방향으로 탄성 제한까지 펴진다. 짧은엄지벌림근, 엄지맞섬근 및 엄지굽힘근의 과다긴장성의 구분은 가능하지 않다.

PIR: 스트레칭 자세에서 그리고 테스트자에 의한 부드러운 저항에 맞서서 시작하는데, 환자는 엄지가 검지를 향해서 모아지도록 근육을 천천히 수축시킨다. 이완 단계에서, 테스트자는 엄지를 점차적으로 벌려서 시작 자세로 되돌린다; 힘을 더 줘서, 탄성 제한의 끝에서 약간 스트레칭 시킨다.

자주 발견되는 연관 장애

근육의 허약은 콩모양갈고리뼈 증후군에서 발견되는 것처럼 자신경 포착장애와 함께 생긴다. 더 심한 경우에서, 기능성 허약이 명백할 수 있고, 엄지두덩 부위에서, 홀쭉한 근육 위축을 보일 것이다. 엄지 맞섬근과 모음근의 개별 테스트가 손목굴 및 콩모양갈고리뼈 증후군 사이의 구분을 하게 해 줄 것이다.

임상적으로, 엄지모음근은 C8 및 T1 신경 병소를 위한 특정 지표근육으로 커다란 중요성을 가진다.

압박 허약: 자뼈굴 및 콩모양갈고리뼈 증후군.

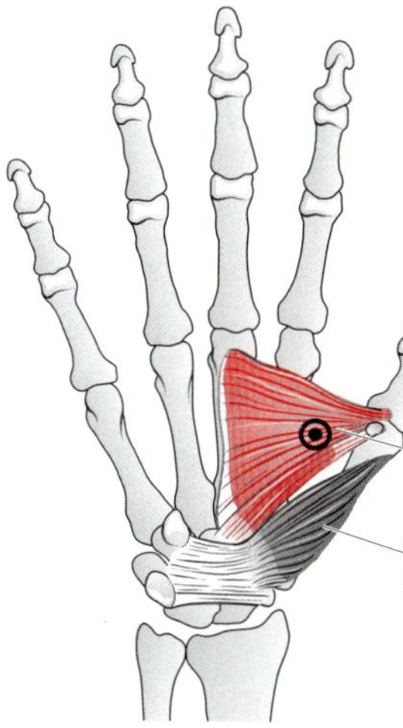

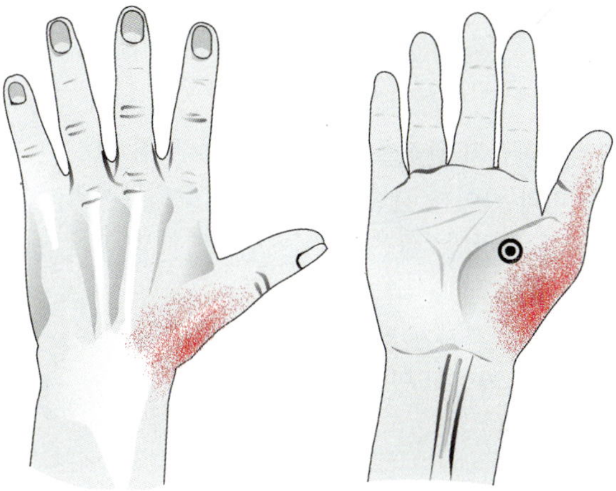

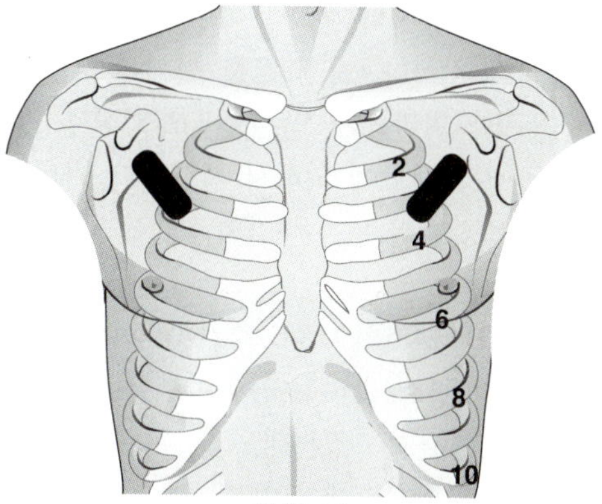

앞쪽 NL

운동 기능 신경지배:
노신경, C8, T1

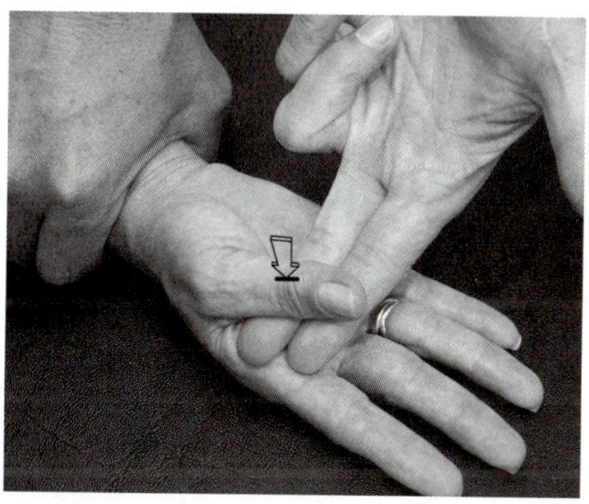

엄지모음근 테스트

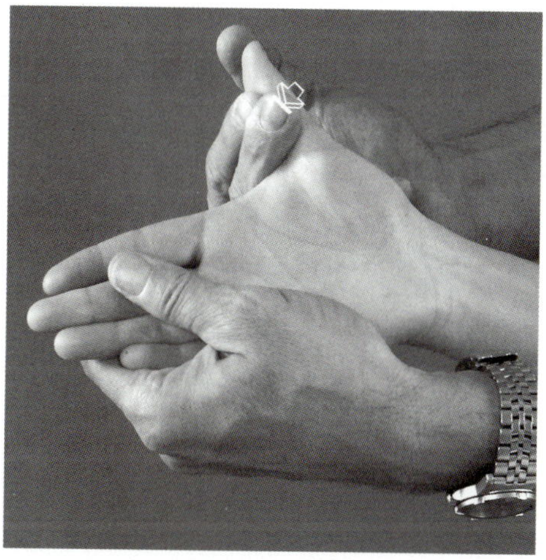

엄지 모음근의 PIR-수축 단계

위팔두갈래근(상완이두박근)(M. biceps brachii)

해부

기시: 긴 머리: 어깨뼈의 관절와 결절.
짧은 머리: 부리위팔근과 함께 부리 돌기에.
경유: 긴 머리의 건은 결절사이 고랑을 통해서 그리고 위팔뼈 머리 너머 달려서, 그것의 경로를 따라서 피막 바깥에 남아 있는다.
종지: 공통 건과 함께 노뼈 결절에.

동작

양가지는 팔꿈치 관절을 굽히고 앞팔을 뒤침 시킨다. 긴 머리는 어깨 관절을 굽힘을 돕고 위팔뼈의 벌림을 돕는 반면, 짧은 머리는 위팔뼈의 모음을 돕는다.
허약의 징후: 환자가 팔꿈치를 굽힐 때 앞팔을 엎침 시키는 경향이 있다.

테스트

자세: 팔꿈치를 80° 굽히고 뒤침 시킨다.
고정: 팔꿈치 기저에.
테스트 접촉: 먼쪽 앞팔에.
환자: 최대 힘으로 팔꿈치를 굽히려고 한다.
테스트자: 팔꿈치 관절을 펴려고 해서 저항한다.

두갈래근의 긴머리 테스트(몸쪽 섬유)

자세: 환자는 등을 대고 눕고, 위팔뼈를 45° 굽혀서 약 20° 벌린다. 다음, 앞팔을 뒤침 시킨 다음 팔꿈치에서 45~60° 굽힌다. 앞팔은 바닥에서 거의 수직에 있을 것이다. 환자는 주먹을 쥐고 손목을 앞팔과 직선으로 유지하고 있는다.
고정: 필요한 경우, 어깨 앞면에. 앉은 자세에서, 누워 있을 때보다 고정이 더 중요할 수 있다.
테스트 접촉: 다른 손으로 어깨를 고정하고 있을 때 한 손으로 환자의 주먹 위에.
환자: 팔꿈치를 더 이상 굽히지 말고, 주먹을 위쪽으로 민다.
테스트자: 주먹을 테이블을 향해서 밑으로 밀어서 저항하는데, 팔이 어깨에서 움직이는 아크를 따라서 팔꿈치를 통해서 지나가는 벡터로 힘을 준다.
테스트 오류, 예방책: 굽힘 각도가 바뀌게 하거나 앞팔을 너무 작게 뒤침 시키는 것.

근막통증후군

스트레칭 테스트: 팔꿈치를 펴서 앞팔을 엎침 시킨다. 팔을 몸 뒤로 보내서 근육은 어깨 폄을 통해서 수동적으로 스트레칭 된다.
PIR: 테스트자는 어깨를 잡고 팔을 펴서 근육을 극도의 스트레칭 자세로 둔다. 환자는 어깨와 팔꿈치를 굽히려고 해서 두갈래근의 매우 약한 수축을 만드는 동안, 테스트자는 팔을 펴 있게 한다. 이 다음 이완 단계가 따르는데, 거기서 테스트자는 주로 어깨에서, 팔의 폄을 부드럽게 늘린다.

자주 발견되는 연관 장애

긴머리 건의 건염이 흔히 보이며, 간혹, 건의 아탈구가 생길 것이다. 오직 오른 어깨에서만 보이며 두갈래근과 연관되지 않은, 비교적 흔한 통증은 열린 회맹장 밸브에 의해서 기인된다. 밸브를 위한 신경림프 반사 부위은 긴머리의 건을 따라 놓여 있다.
압박 허약: C4/5와 C5/6 추간공 높이에서 C5와 C6의 뿌리 병소 그리고 근육피부신경의 말초 포착장애가 생길 수 있는데, 그것이 부리위팔근을 통과해서 지나가기 때문이다.

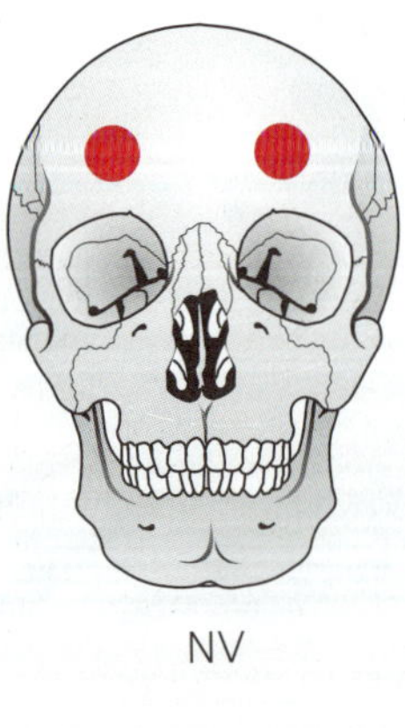

NV

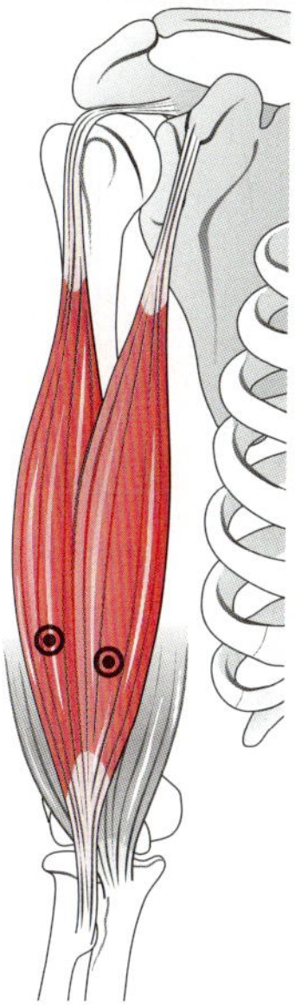

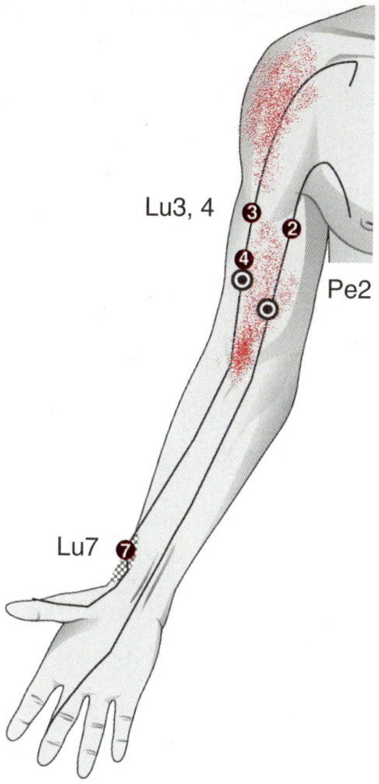

연관있는 원점

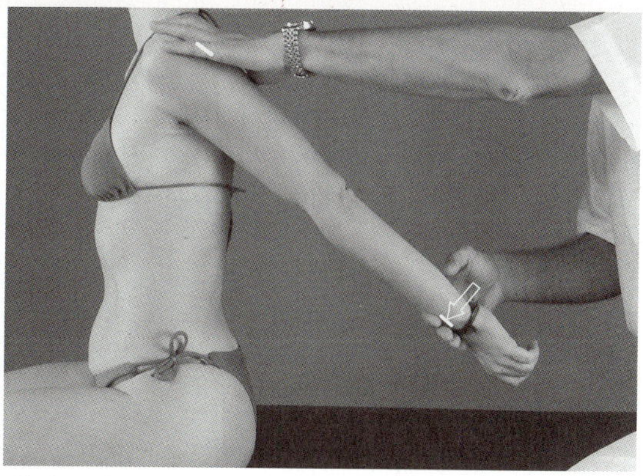

위팔두갈래근의 PIR

운동 기능 신경지배: 근육피부신경, C5, C6
갈비뼈 펌프: 갈비사이 공간, 갈비가로돌기 관절 7, 9
경락: 위경
장기: 위
영양: Ca, Mg, Fe, 비타민 B5, 불포화지방산 인산염

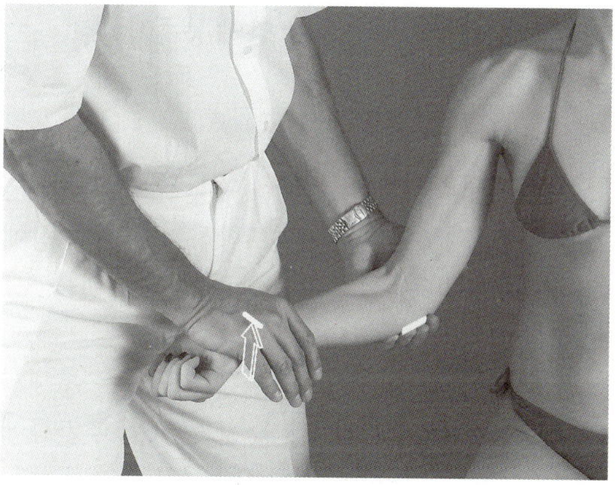

팔꿈치 굽힘 기능의 테스트

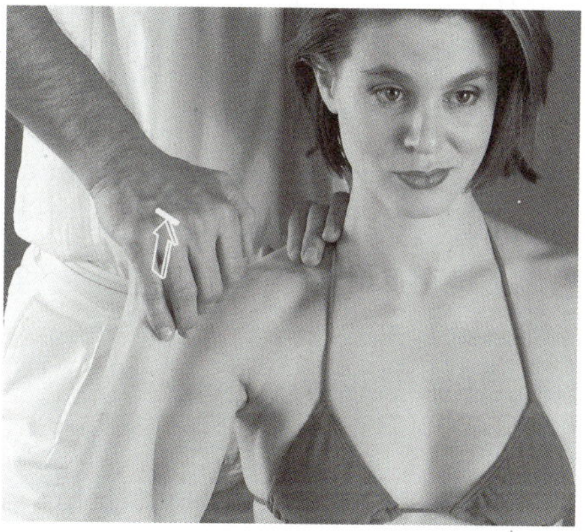

긴머리의 테스트

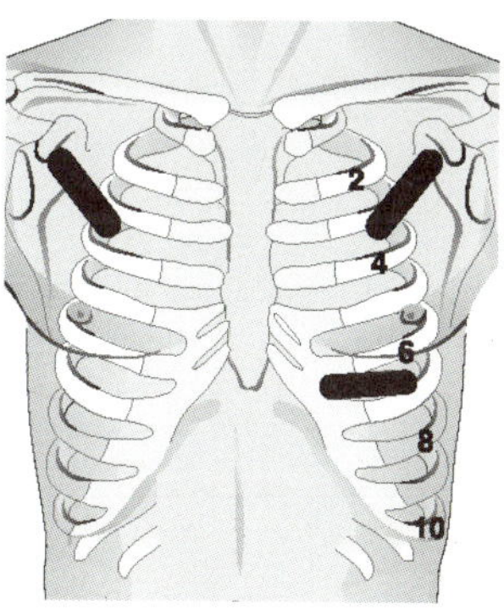

뒤쪽 NL

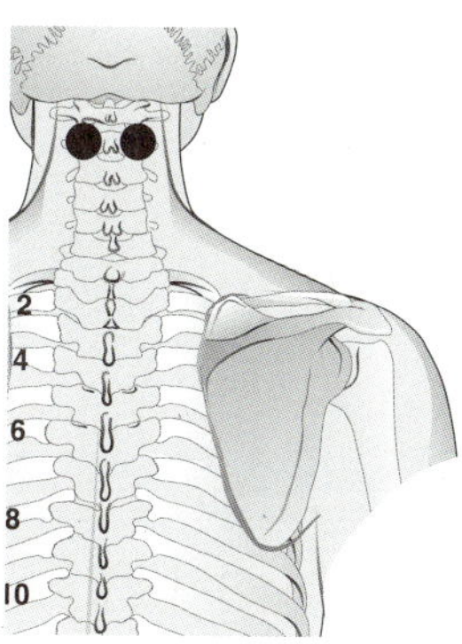

앞쪽 NL

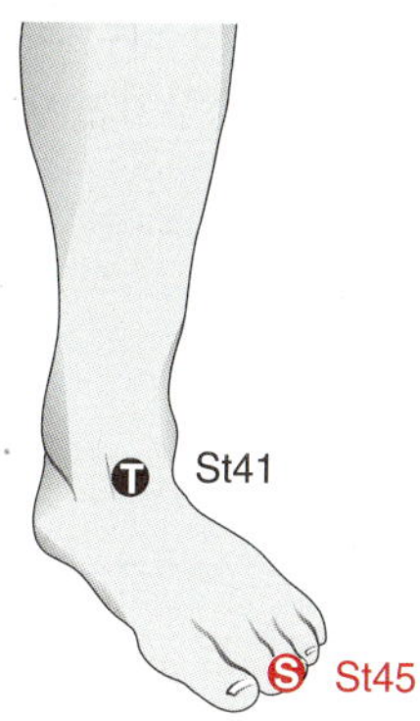

위팔근(상완근)(M. brachialis)

해부

기시: 두갈래근결절 아래에 있는 점, 위팔뼈 앞쪽 뼈대의 먼쪽 2/3, 그리고 안쪽 및 가쪽 근육사이 격막에.

경유: 위에서 아래로, 위팔두갈래근 밑에 놓인다; 그것은 두갈래근과 위팔뼈 사이의 먼쪽 반에서 안쪽 및 가쪽에서 만져질 수 있다.

종지: 자뼈 결절에.

동작

팔꿈치 관절의 순수한 굽힘.

테스트

자세: 팔꿈치는 80° 굽히고 앞팔은 엎침과 뒤침의 반 정도로 놓아서 엄지가 위를 보게 한다. 이것은 위팔두갈래근의 테스트와 구분이 되는데 거기서 테스트는 완전한 뒤침에서 테스트를 한다. 그렇더라도, 위팔근은 테스트 동안 위팔노근과 쉽게 분리될 수 없다. 위팔노근은 Kendall과 Kendall (1983)과 Walther(2000)에 따라 위에서 처럼 테스트된다. 그러나, Beardall(1983)에 따르면, 앞팔을 완전히 엎침 시켜서 만든 위팔노근 테스트는 그것을 위팔근과 구분 짓는다.

고정: 팔꿈치에.

테스트 접촉: 먼쪽 앞팔에 하는데 대략 환자의 힘과 일치하는 점에서 한다.

환자: 팔꿈치를 최대한 힘을 주어 굽힌다.

테스트자: 팔꿈치가 펴지도록 밀어서 저항하는데, 앞팔이 팔꿈치에서 움직이는 동작 아크를 따른다.

테스트 오류, 예방책: 잘못된 팔꿈치 고정을 만들어서, 앞팔의 뒤침 그리고 어깨에서 위팔뼈 각도를 바꾸게 하는 것.

근막통증후군

스트레칭 테스트: 어깨를 굽혀서 두갈래근의 긴 머리를 이완시키고, 앞팔을 뒤침 시키고 팔꿈치를 최대 폄으로 둔다.

PIR: 근육이 심하게 단축되었을 때만 PIR이 효과적이다. 스트레칭 자세에서, 환자에게 들숨을 하고 10초 동안 저항에 맞서서 팔꿈치를 천천히 굽히라고 시킨다. 이완 단계에서, 환자가 숨을 내쉬는 동안 테스트자는 팔을 스트레칭 자세로 부드럽게 되돌린다.

압박의 원인: 노신경의 얕은 피부 가지가 위팔뼈를 따라 주행하므로 그것은 자극될 수 있는데, 일반적으로 손상에 뒤따르며, 엄지 등쪽에 마비 또는 통증을 이끌 수 있다.

자주 발견되는 연관 장애

근육은 팔꿈치 또는 손목을 포함하는 어떤 부상에 뒤이은 보상 반응, 통증유발점 및 반응 패턴을 위해서 평가되어야 한다.

압박 허약: 근육피부 신경이 부리위팔근을 통해서 지나가므로 그것의 포착장애 및 C5/C6 추간공에서 C6 뿌리를 포함하는 제한(Patten 1998).

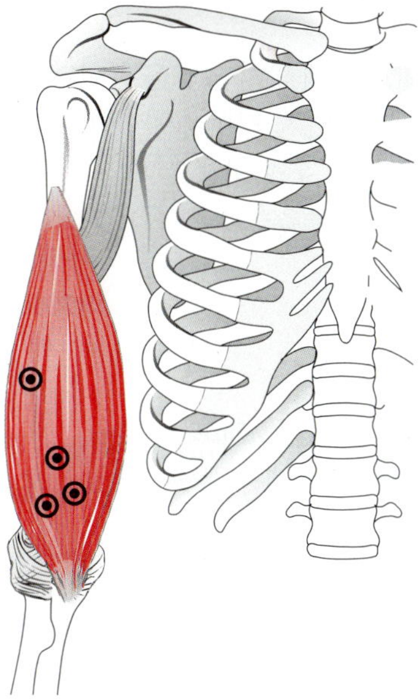

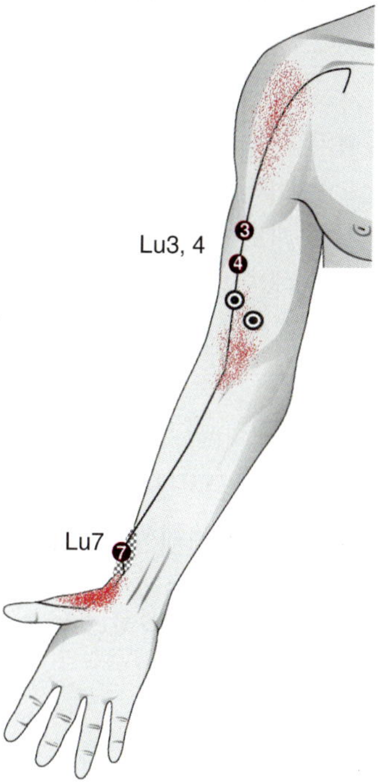

효과적인 원위 Lu7

운동 기능 신경지배: 근육피부신경, C5, C6
경락: 위경
장기: 위
영양: Ca, Mg, Fe, 비타민 B5, 불포화지방산, 인산염

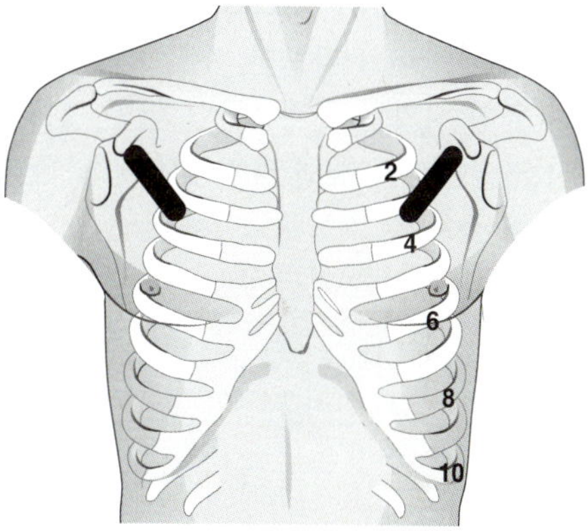

앞쪽 NL

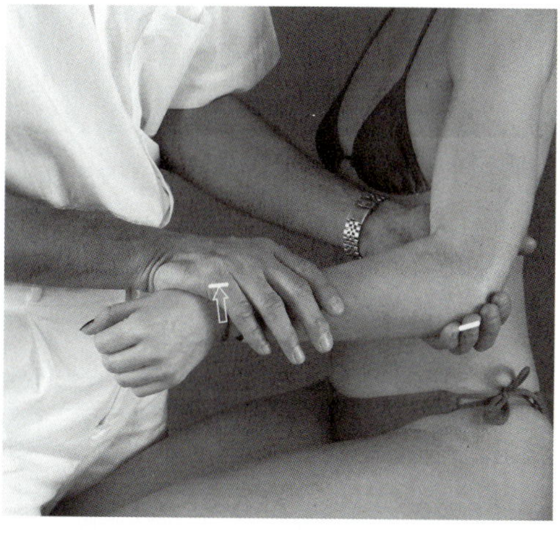
위팔근 테스트

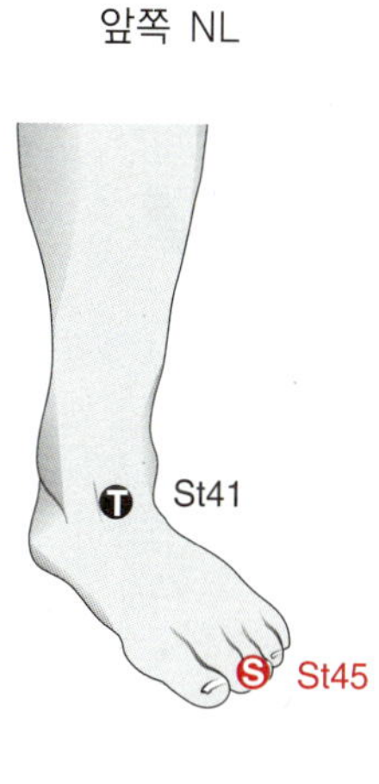

위팔노근(상완요골근)(M. brachioradialis)

해부

기시: 위팔뼈의 가쪽 가장자리에서, 어깨세모근의 종지까지, 그리고 가쪽 근육사이 격막에.

경유: 위에서 아래로, 그것은 팔꿈치 굽힘근 중에 가장 노쪽(가쪽)에 있다.

종지: 붓돌기 몸쪽에서, 노뼈에.

동작

앞팔 엎침과 함께 팔꿈치를 강력하게 굽히며, 앞팔을 엎침이나 뒤침 자세에서 중간 자세로 되돌리는 것을 돕는다.

허약의 징후: 팔은 늘어진 줄처럼 팔꿈치에서 뻗어 매달린다.

테스트

자세: 팔꿈치를 75° 굽히고 앞팔을 엎침과 뒤침 사이의 중간 자세에서 유지시켜 엄지가 위를 보게 한다(Walther 1981, Kendall과 Kendall 1983). Beardall에(1983) 따르면, 위팔노근은 앞팔을 완전히 엎침 시키는데 주동근인 반면, 위팔근은 위에서 기술한 대로 중립 자세에서 테스트된다.

고정: 팔꿈치에.

테스트 접촉: 먼쪽 앞팔에.

환자: 테스트자의 저항에 맞서 앞팔을 굽힌다.

테스트자: 앞팔이 펴지도록 밀어서 저항하는데 팔꿈치에서 자연스러운 동작 아크를 따른다.

테스트 오류, 예방책: 불충분한 팔꿈치 고정.

근막통증후군

스트레칭 테스트: 팔꿈치를 펴서 자세에서 받혀지며, 이어서 앞팔을 엎침 시키고 손은 완전히 자쪽 모음 되게 둔다. 이 자세는 통증유발점으로 인해서 통증을 유발시킬 수도 있다.

PIR: 이 근육에서 매우 효과적이지 않는데, 이유는 팔꿈치 폄이 보통 제한되기 때문이다. 통증유발점과 증가된 장력이 거의 항상 손 및 손가락 폄근의 기능장애와 함께 생기며 그것들을 동시에 치료해야 한다.

자주 발견되는 연관 장애

'위관절융기염'을 닮은 증상이 근육 내의 통증유발점으로 인해서 생길 수 있으며 연관통이 가쪽으로 뻗어나간다.

압박 허약: 위팔노근은 C5/C6 추간공에서 나오는 C6 뿌리 병소를 위한 지표근육이다(Patten 1998).

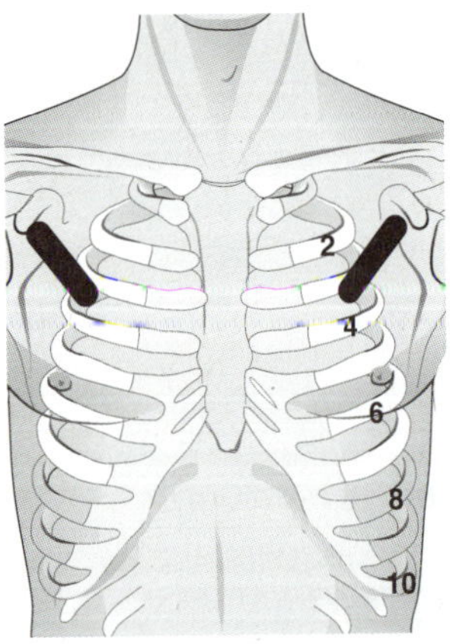

앞쪽 NL

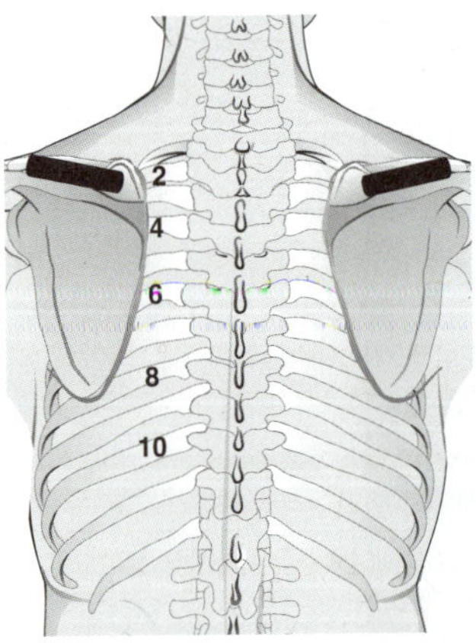

뒤쪽 NL

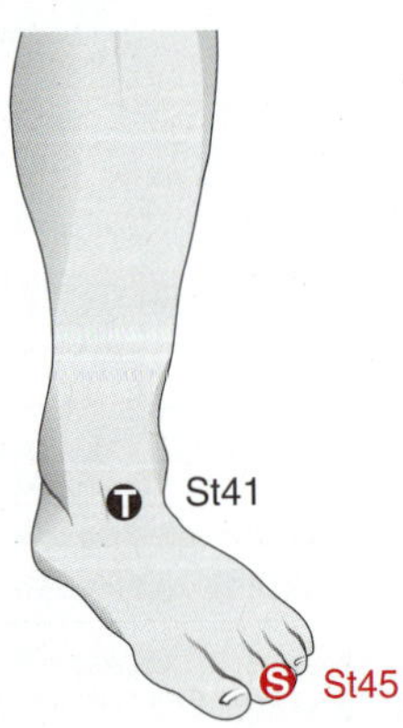

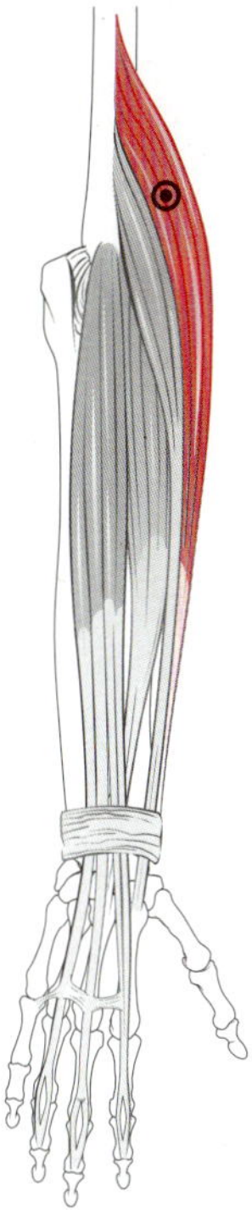

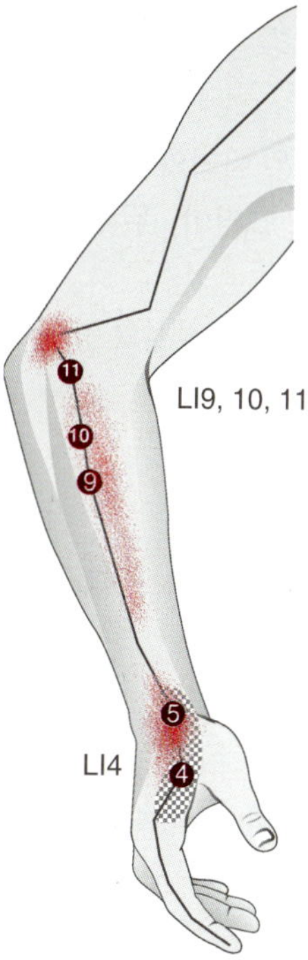

연관있는 원점

운동 기능 신경지배: 노신경, C5, C6
갈비뼈 펌프: 갈비사이 공간, 갈비가로돌기 관절 4, 5
경락: 위경
장기: 위
영양: Ca, Mg, Fe, 비타민 B5, 불포화지방산, 인산염

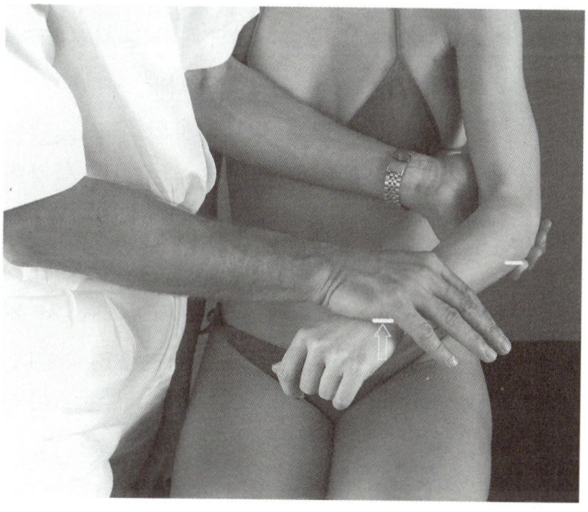

위팔노근 테스트

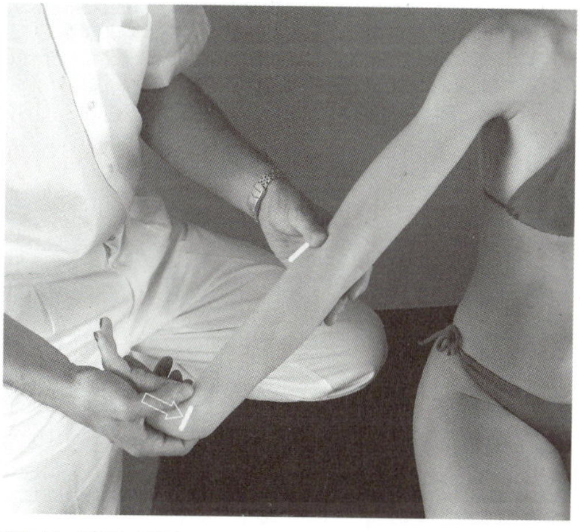

위팔노근의 PIR

부리위팔근(오훼완근)(M. coracobrachialis)

해부

기시: 두갈래근의 짧은 머리와 함께 부리 돌기에.

경유: 위에서 아래로 달리며, 두갈래근 짧은 머리건 밑으로 종지한다.

종지: 위팔뼈 중간인 작은 결절의 능선에.

동작

위팔뼈 모음과 굽힘.

허약의 징후: 머리와 목 뒤를 닿기가 힘들다(빗질할 때).

테스트

자세: 어깨를 45° 굽혀서 약 45° 벌린다. 협력근인 위팔두갈래근의 단축을 극대화 하기 위해서, 앞팔을 뒤침시키고 팔꿈치를 완전히 굽히는 것과 함께 10° 씩 증가하는 가쪽 회전이 더해진다.

고정: 어깨에.

테스트 접촉: 안쪽면에서, 환자의 굽혀진 팔꿈치 바로 위, 위팔에. 다른 방법으로, 환자가 힘이 세고 테스트자의 엄지가 약할 때, 앞팔의 바깥에서 접촉이 만들어질 수 있다. 이 마지막 접촉은 두갈래근을 테스트에서 훨씬 더 배재시킬 수 있다.

환자: 저항에 맞서서 위팔을 굽히는데, 팔꿈치를 머리를 향해서 위로 밀면서, 약간의 모음 성분을 더한다.

테스트자: 팔꿈치를 밑으로 밀어서 어깨를 펴고 팔꿈치를 약간 바깥쪽으로, 몸과 멀어지게 밀어서 팔을 벌려지게 옮기면서 저항한다. 극단적으로 파워풀한 두갈래근과 어깨세모근 협력작용 때문에, 부리위팔근 수축 하나만으로 만들어진 팔의 동작 아크를 정확하게 따르는 것이 매우 중요하다. 너무 큰 벌림 저항은 테스트 안으로 가슴근을 개재시키고, 너무 작은 외회전은 두갈래근과 전방 어깨세모근을 테스트에 개재시킬 것이다.

힘이 센 환자에서, 특히 운동선수, 위에서 기술한 것처럼 앞팔의 위로, 위에서부터 접촉을 만드는 것이 더 좋다.

테스트 오류, 예방책: 불충분하거나 너무 큰 벌림 성분. 너무 작은 외회전 및 45° 보다 큰 어깨 굽힘. 팔꿈치가 너무 올라가게 두면, 더 많이 굽히게 하는 어떤 능력을 사실상 없애는 정렬로 기시와 종지가 옮겨지게 된다.

변형 테스트: 어떤 명백한 테스트 반응이 없는 경우, 시작 자세는 약 70° 의 점까지 올려질 수 있다. 확실히 이 자세는 두갈래근을 테스트에서 배제 시키지만, 그러나 올림이 부리돌기 높이를 지나가지 않도록 주의해야 하는데, 그렇지 않으면 전방 어깨세모근이 주동근이 될 것이다.

압박 허약

C5/C6 추간공에서 나오는 C6 뿌리 병소는 부리위팔근의 허약을 이끈다(Patten 1988). 가슴 입구에서의 포착장애 또한(목갈비근 및 갈비빗장 증후군) 근육의 허약을 이끌 수 있다.

근막통증후군

스트레칭 테스트: 위팔뼈를 펴고, 최대로 벌리고 가쪽으로 돌린다. 두갈래근 또는 가슴근 빗장부로부터 부리위팔근의 분리는 가능하지 않다.

PIR: 환자는 앉아서 팔을 스트레칭 자세로 두고, 오직 팔의 무게에 맞서서 근육을 수축하라고 시킨다. 이완 단계에서, 팔 자체의 무게만을 사용해서, 스트레칭 자세로 천천히 되돌려진다.

압박의 원인: Leaf(1996)는 한 상황을 기술했는데, 거기서 근육의 과다긴장성은 근육피부신경의 포착장애를 이끌 수 있다. 이것은 특히 손으로 오랫동안 머리 위에서 일을 할 때 볼 수 있을 것이다. Travell과 Simons(1983)는 그것에 대해서 거의 임상적으로 생기지 않는다고 반대로 기술했나. 증상은 위팔두갈래근, 위팔근의 허약 그리고 앞팔 노쪽의 마비를 포함한다.

자주 발견되는 연관 장애

기능성 제한은 협력작용을 하는 어깨세모근의 과다긴장성과 자주 연계되며 역 또한 그렇다.

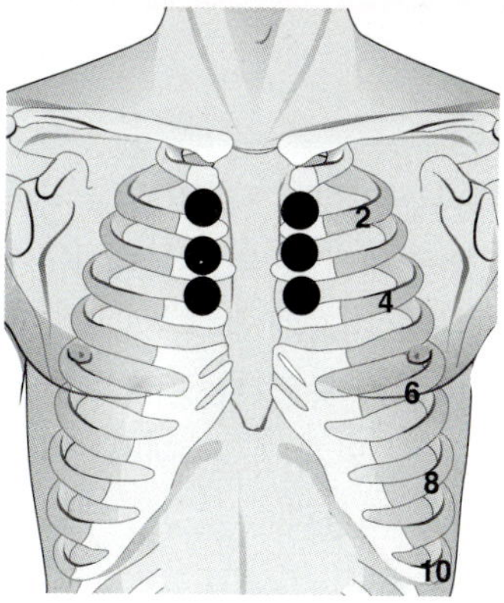

앞쪽 NL

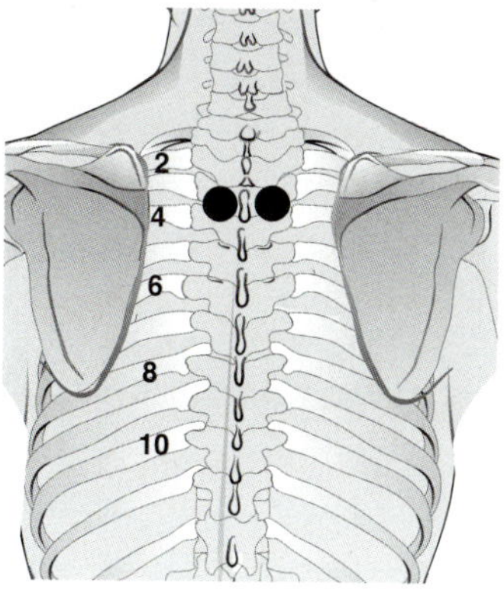

뒤쪽 NL

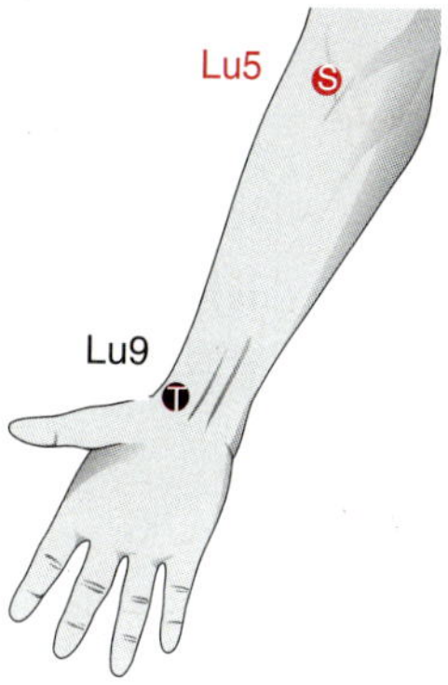

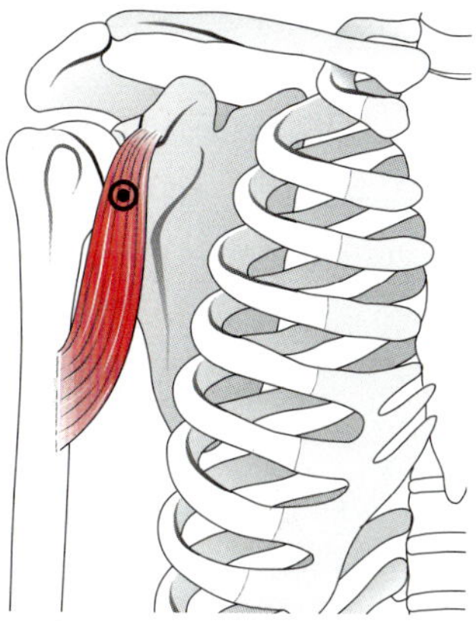

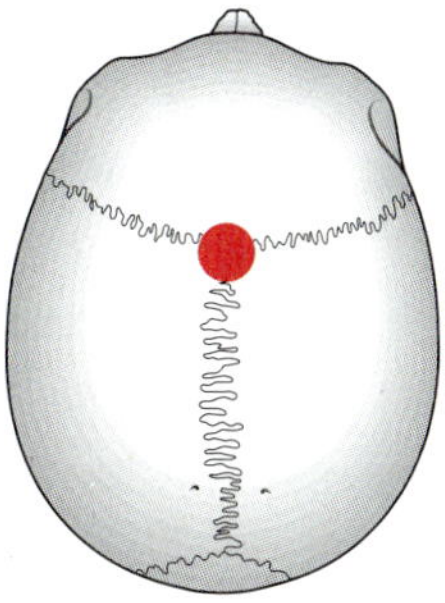

NV

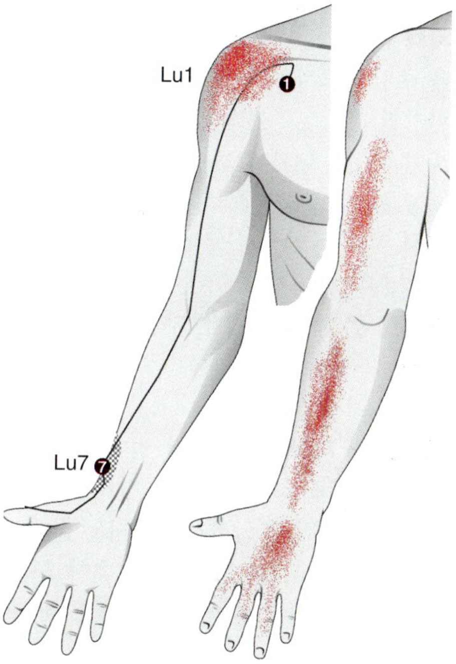

연관통 및 연관있는 원점

운동 기능 신경지배: 근육피부신경(C5, C6)
내장체성 분절: T3
갈비뼈 펌프: 갈비사이 공간, 갈비가로돌기 관절 4, 8
경락: 폐경
장기: 폐
영양: 비타민 C와 E, 베타카로틴, 셀레늄, N-아세틸시스테인(NAC)

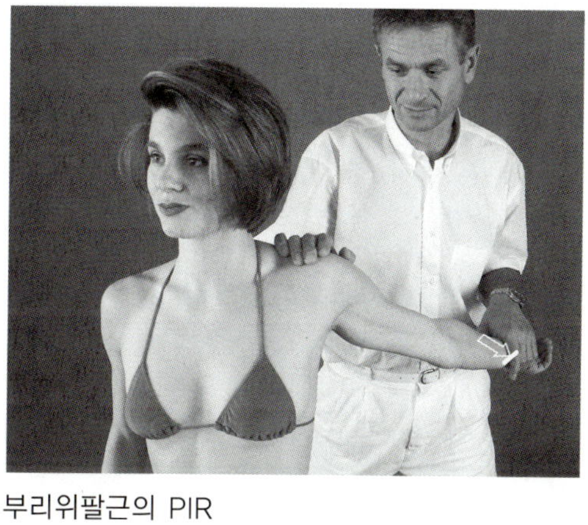

부리위팔근의 PIR

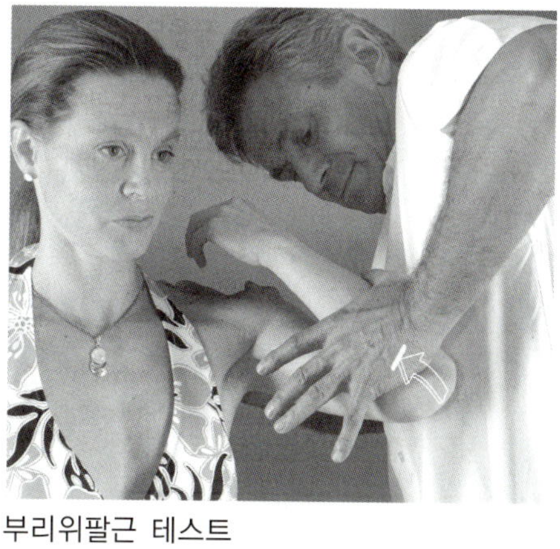

부리위팔근 테스트

어깨세모근: 중간부(어깨봉우리 부분)
[M. deltoideus: Medial division(acromial part)]

해부

기시: 어깨봉우리 돌기에.
경유: 섬유는 수직으로 달린다.
종지: 위팔뼈의 어깨세모근 결절에.

동작

다른 두 가지와 함께 위팔뼈를 벌린다.

테스트

자세: 팔꿈치를 90° 굽히고 위팔뼈를, 어떤 회전을 주지 않고서, 90° 벌린다. 테스트 자세에서, 환자의 손과 앞팔은 몸과 수직이어야 한다.
또한 이것은 어깨세모근 모든 부분의 합동 테스트를 위한 테스트 자세이다.
고정: 환자는 앉아서 상체를 중립 자세로 두며, 자유 손은 보통 반대 어깨에 둔다.
테스트 접촉: 아픈 점을 피해서, 팔꿈치에.
환자: 테스트자의 저항에 맞서서 팔꿈치를 가능한 세게 올리려고 한다.
테스트자: 팔꿈치를 밑으로 밀어서 벌림에 저항한다. 저항 벡터는 똑바로 밑을 향해야 하는 것이 중요하다. 어깨를 굽히거나 펴서는 절대 안 된다. 예외적인 경우로, 테스트자에 대한 환자의 힘의 비율 때문에 더 긴 지렛대를 필요로 할 때, 팔꿈치를 펴서 테스트를 할 수도 있다.
테스트 오류, 예방책: 위팔뼈는 테스트 전에 90°로 완전히 벌려져야 하고 테스트 벡터는 정확히 아래쪽을 향해서 모음이 되게 해야 한다. 위팔뼈를 회전해서는 안 된다. 테스트자와 환자 사이에 상당한 힘의 차이가 없다면 '긴 지렛대'로 어깨세모근 테스트를 해서는 절대 안 된다. 이 경우에서, 테스트 동안 환자의 몸이 기울어지지 않게 환자를 고정하는 것에 신경을 써야 한다.

근막통증후군

스트레칭 테스트: 환자는 앉아서, 팔로 반대 어깨뼈를 잡으려는 듯이 팔을 내려 몸 뒤로 보내라.
PIR: 스트레칭 자세에서 시작해서, 환자는 근육을 천천히 수축시켜서 팔을 중립 자세로 다시 몸통 옆으로 되돌린다. 이완 단계 동안, 테스트자는 근육을 스트레칭 자세로 되돌려서 그것을 부드럽게 늘린다.

자주 발견되는 연관 장애(모든 부분)

기능성 허약이 양쪽에서 보인다면, 그것은 목-등 이음부에 미세-가동제한의 표시다.

어깨세모근의 부상은 어깨봉우리빗장 관절의 불안정을 만들 수 있다. 유사하게, 관절과 인대들로의 부상은 어깨세모근을 방해하는 경향이 있다. 어깨세모근의 허약은 상부 어깨세모근의 과다긴장성 및 동반되는 통증유발점의 발달을 이끌 수 있다.
압박 허약: C5 뿌리 병소는 다른 모든 어깨 벌림근과 함께 어깨세모근의 허약을 이끌 수 있다 (Patten, 1998). 또한, 목갈비근, 갈비빗장 및 작은가슴근 증후군 모두가 허약을 이끌 수 있다. 세 개의 겨드랑이 얼기 압박 장소는 겨드랑이신경에 악영향을 줄 수 있는데, 그것이 뒤쪽 신경다발에서 겨드랑이로 나오기 때문이다. 신경 포착장애 역시 위팔 얼기의 먼쪽에서 생길 수 있는데, 가쪽 겨드랑이 구멍 증후군 안에서 발견되기 때문이다.

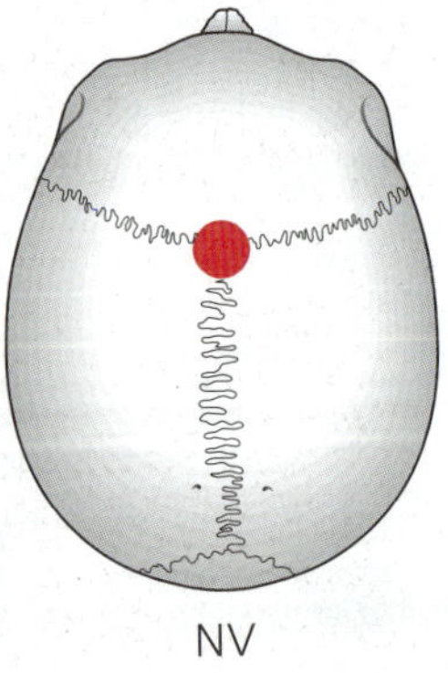

NV

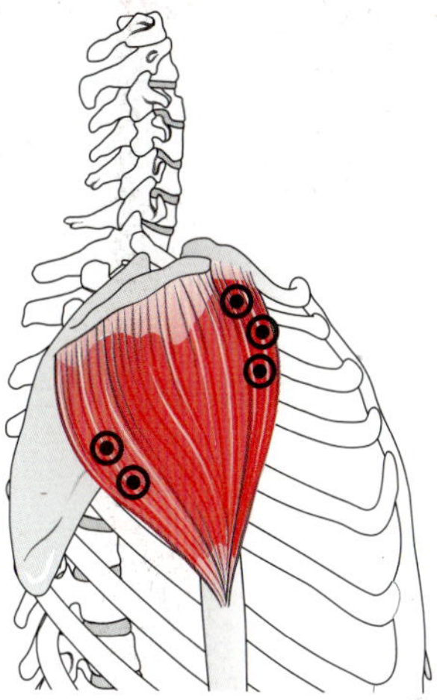

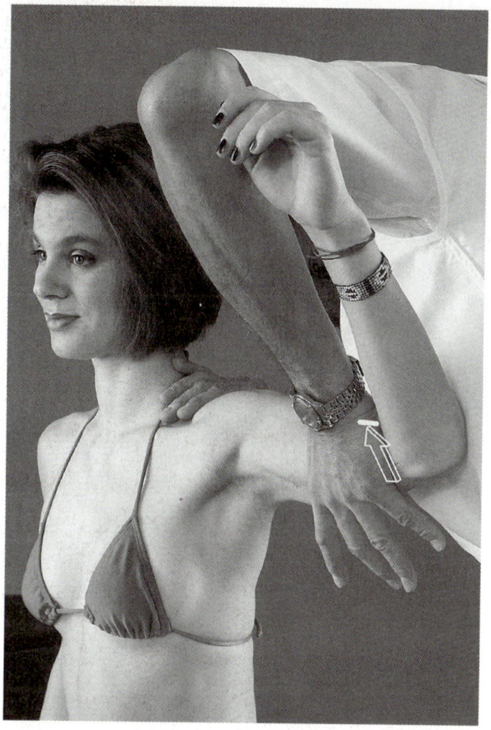

어깨세모근 테스트–전방부

운동 기능 신경지배: 겨드랑이신경 C4, C5, C6
내장체성 분절(TS선): T3
갈비뼈 펌프: 갈비사이 공간, 갈비가로돌기 관절 2, 3, 4, 7, 10
장기: 폐, 갑상선
영양: 비타민 C와 E, 베타카로틴, 셀레늄, N–아세틸시스테인
SRS: 가슴(thoracic) 분절 및 허리(lumbar) 분절 첫 2개.

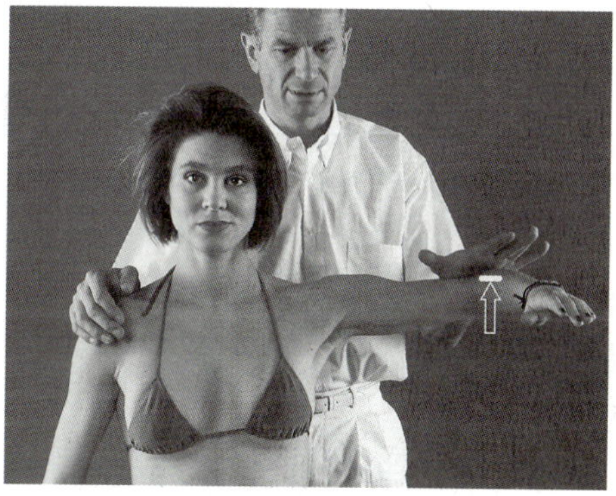

어깨세모근 테스트–중간부

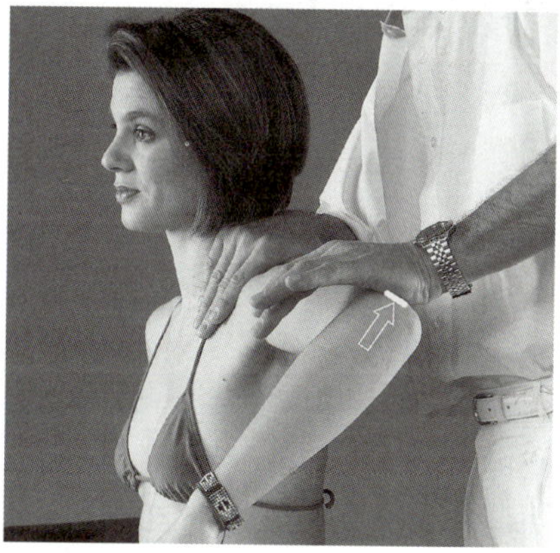

어깨세모근 테스트–후방부

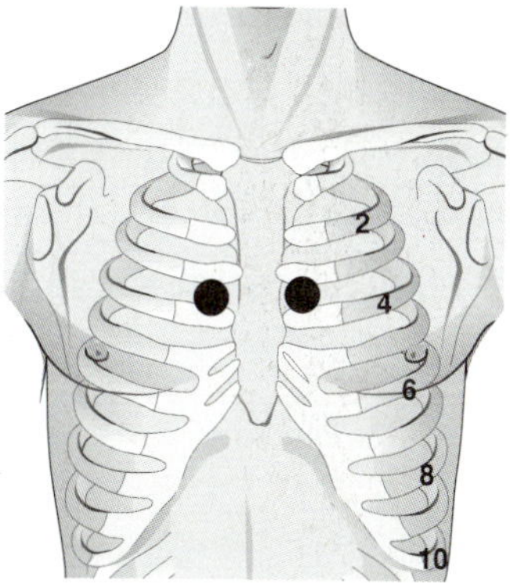

앞쪽 NL

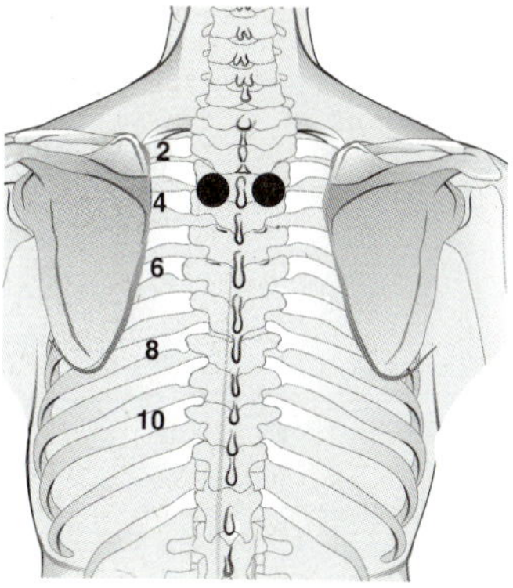

뒤쪽 NL

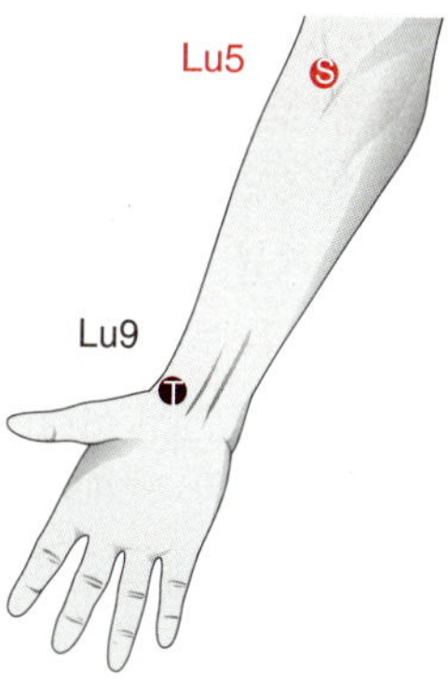

전방부(빗장 부분)

해부

기시: 빗장뼈의 어깨봉우리 1/3에.
경유: 앞쪽, 위쪽 기시에서 뒤쪽, 가쪽 및 아래쪽 종지로 모아진다.
종지: 위팔뼈의 어깨세모근 결절에.

동작

위팔의 벌림, 굽힘 및 안쪽 회전.
허약의 징후: 늘어뜨린 팔이 약간 가쪽으로 돌아가고 테스트 자세를 만들고 유지하기가 힘이 들어서 다른 근육이 동원된다.

테스트

자세: 팔꿈치를 90° 굽힌다. 다음 위팔을 90° 벌리고, 가쪽으로 45° 회전시키고 나서 약 10°까지 약간 굽힌다.
고정: 환자 어깨 꼭대기 약간 뒤에.
테스트 접촉: 굽혀진 팔꿈치 주름 바로 위인 먼쪽 앞팔에.
환자: 위쪽으로 미는데, 팔이 벌어지게 올리고 앞팔과 선을 이룬 방향으로 약간 굽힌다.
테스트자: 밑으로 밀고 앞팔을 방향을 따라 약간 펴는 동작으로 저항한다.
테스트 오류, 예방책: 중간부에서와 같이, 위팔뼈는 완전히 벌려져야 하고 저항 벡터는 모으고 펴는 방향을 따라야 한다. 팔이 안쪽으로 돌아가게 되면 다른 부위도 테스트한다.

근막통증후군

스트레칭 테스트: 이 스트레칭 테스트가 아주 특정하지 않지만, 환자에게 앉아서, 팔을 가쪽으로 돌리고 어깨를 펴라고 시킨다.
PIR: 위의 스트레칭 자세에서 시작해서, 환자는 근육을 천천히 수축시켜서 어깨와 팔을 중립 자세로 보낸다. 이완 단계에서, 테스트자는 팔과 어깨를 스트레칭 자세로 다시 되돌려서 근육을 부드럽게 늘린다.

후방부(척추 부분)

해부

기시: 어깨뼈가시의 가쪽 2/3.
경유: 뒤쪽, 위쪽 기시에서 앞쪽, 아래쪽 종지로 가쪽으로 모아진다.
종지: 공통 종지로 위팔뼈의 어깨세모근 결절에.

동작

위팔뼈의 폄, 가쪽 회전 및 벌림.
허약의 징후: 늘어뜨린 팔이 약간 안쪽으로 돌아간다.

테스트

자세: 위와 비슷하며, 환자는 팔꿈치를 90° 굽히고, 위팔뼈를 90° 벌려서 시작한다. 차이는 위팔뼈를 안쪽으로 45° 돌리고 어깨를 약 10°가 되게 약간 편다.
고정: 위쪽 앞쪽 어깨에.
테스트 접촉: 팔꿈치에, 뒤와 위에서, 위팔뼈 팔꿈치머리 오목의 약간 가쪽 및 위에서.
환자: 안쪽으로 돌아간 앞팔의 각도를 따르려고 하며, 팔꿈치를 뒤로 위로 밀어서 팔을 펴려고 한다.

더 긴 지렛대가 요구될 경우, 전방 및 중간부보다 후방부에서 더 신경을 써야 한다. 대부분의 환자에서, 후방부는 매우 강하지 않으며, 위팔뼈를 안쪽으로 돌리는 것이 팔꿈치를 더 약한 자세로 두게 되어 원치 않은 굽힘 만든다. 약한 세갈래근을 가진 경우, 긴 지렛대 테스트는 가능하지 않을 것이다.

테스트 오류, 예방책: 위팔뼈는 테스트 전에 90°로 완전히 벌려져야 하고 테스트 벡터를 정확히 따라야 한다. 가시위근의 동원을 막기 위해서, 환자는 팔을 가쪽으로 돌리거나 몸을 반대쪽으로 기울이지 않아야 한다.

근막통증후군

스트레칭 테스트: 환자는 앉아서, 팔을 완전히 모으는데, 팔을 약간 아래쪽으로 당기면서 가슴을 멀리 가로지르게 한다.

PIR: 스트레칭 자세에서 시작해서, 환자는 근육을 천천히 수축시켜서 팔을 중립 자세로 되돌린다. 이어지는 이완 단계 동안, 테스트자는 팔을 시작점으로 되돌려서 근육을 부드럽게 늘린다.

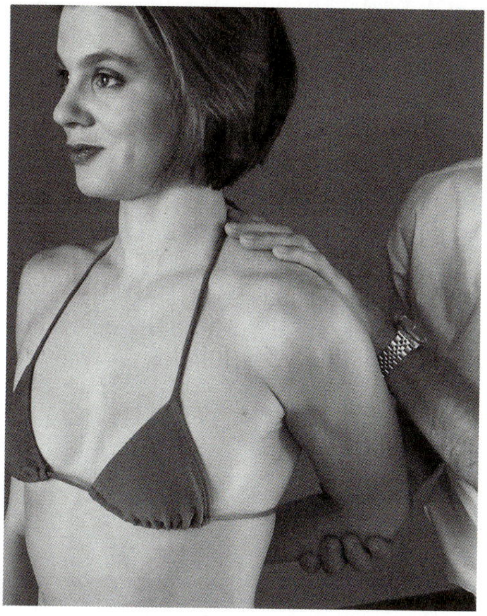

어깨세모근 중간 및 전방부

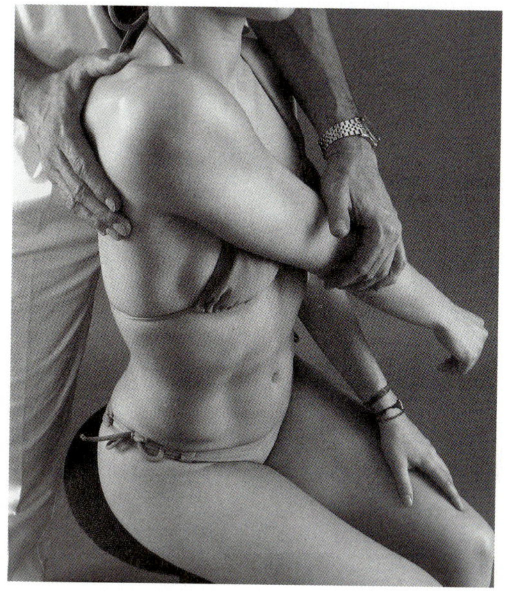

어깨세모근 후방부 PIR

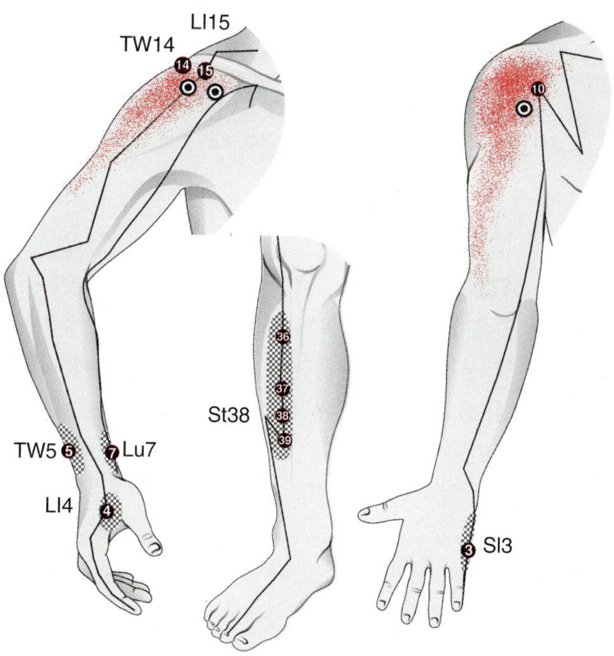

연관있는 원점들

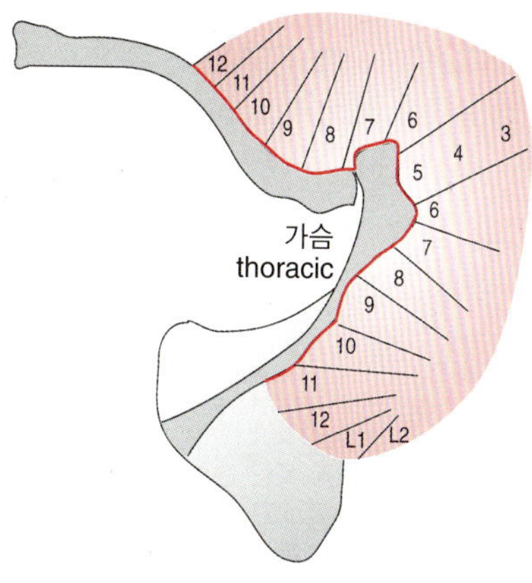

어깨세모근 모든 부분들을 위한 SR 부위

가로막(횡격막)(Diaphragm)

해부

기시: 복장 부분: 칼돌기 안쪽면에.

갈비 부분: 아래 여섯 갈비뼈의 안쪽면에.

허리 부분: 오른 다리는(가로막의 우측) 1~4번째 허리 척추에서 생긴다. 왼 다리는 1~3번째 허리 척추에서 기시한다. 가로막의 안쪽 만곡인대는 1번째 허리 척추에서 시작해서, 엉덩허리근을 너머, L1의 갈비돌기로 간다. 가쪽 만곡인대는 허리네모근 앞쪽으로 지나가고 L1의 갈비 돌기에서 12번째 갈비뼈 꼭지로 달린다.

가슴에서 복부로 가는 가로막 출구: 대정맥 구멍이 셋 중에서 가장 앞쪽에 있으며 정중선에서 약간 오른쪽이다.

식도 구멍은 정중선의 약간 좌측이며 좌우측 다리의 가로지르는 섬유와 허리 척추의 앞쪽 몸체에 의해서 경계가 만들어진다.

좌우측 다리 사이: 대동맥 구멍.

종지: 중앙 건에. 이것은 가로막 천장 중앙에 있는 평탄한 건막으로 모든 근육 섬유가 그곳으로 달린다.

동작

가로막은 호흡의 주된 근육이다. 근육의 수축은 가로막 천장이 내려가게 만든다. 가로막은 흉강과 복강 사이의 압력 차이에 강한 영향을 준다. 이 때문에, 혈액과 림프 수송에서도 중요하다. 좌우측 다리는 함께 분문괄약근을 닫는 것을 돕는다.

접골요법에서 주로 기술되었으나, 다른 분야에서도 더 큰 지지를 받고 있는 것으로, 가로막은 내장 운동성의 유지뿐만 아니라, 림프 흐름을 위한 주요 기전 중의 하나로 여겨진다.

허약의 징후: 약한 쪽 가슴 펴기운동(excursion), 복부 팽창, 생명력 및 힘을 준 날숨 양 모두가 줄어든다.

가로막 테스트 및 테스트 절차

가로막은 도수 근육 테스트로서 직접 테스트될 수 없다. 기능에 관한 다음 확인사항들이 사용될 수 있다.

Snider의 테스트(Walther 2000)

이것은 간단한 선별테스트이다. 성냥불을 환자의 크게 벌린 입 앞에 잡고 있는다. 불꽃은 입보다 약 10cm 밑에 두어서, 숨을 내쉬는 동안 공기 흐름이 위쪽 전치를 통해서 아래쪽으로 각이 지게 만든다. 환자에게 입을 크게 벌리고 있으면서 숨을 한 번에 내 쉬어 불을 끄라고 시킨다. 테스트는 정확한 거리 및 입에서의 각도뿐만 아니라, 사용된 성냥의 종류에 따라 바뀔 수가 있다. 힘을 준 날숨 양의 측정장치가 더 정확하며 요즈음 기계들은 비싸지 않다.

촉진

테스트자는 양손을 하부 흉곽의 양옆에 가볍게 대고 환자가 숨을 들이 마시는 동안 그들의 편기운동을 비교한다. 옆구리의 줄어든 펴기운동은 가로막 근육 허약을 나타낸다. 가로막 허약과 같은 쪽에 있는 다리의 늘어난 가쪽 돌림이 흔히 보여진다. 이것은 가로막 허약과 연계된 허리근의 반응성 과다긴장성에 의한 것이라고 여겨진다.

TL 및 테스트

AK에서, 가로막 기능이상은 복장뼈 칼돌기 바로 밑을 TL 해서 진단될 수 있다. 가로막의 기능이상의 결과로 NIM(정상 지표근육)은 약하게(저반응성; dysreactive) 된다,

위의 테스트 이후, 만약 지표근육 허약이 분명하지 않다면, TL 접촉을 유지하면서, 환자에게 서너 차례 숨을 들여 마셨다가 내쉬게 해라. 이 합동 테스트 이후, 가로막이 기능장애일 때, 상응하는 지표근육의 허약이 자주 생긴다.

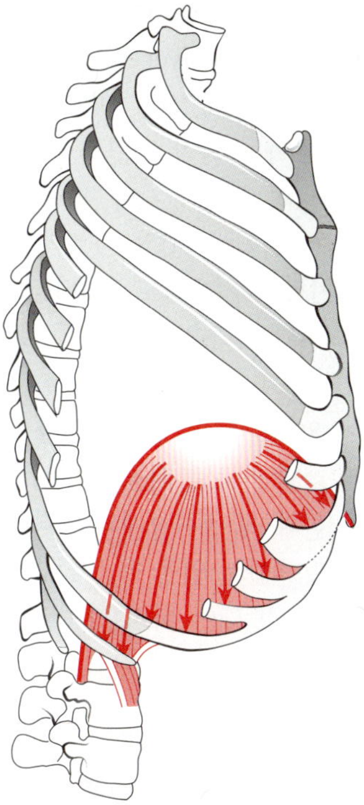

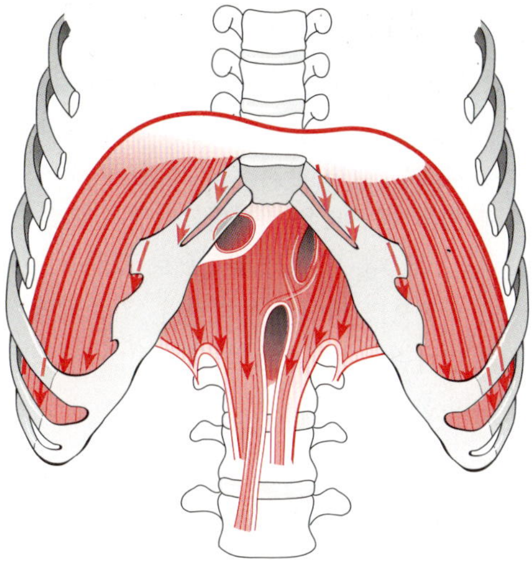

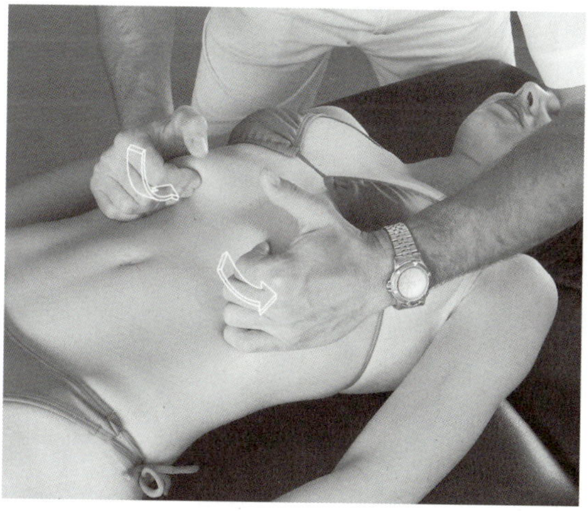

갈비뼈 아치에서 직접 테스트

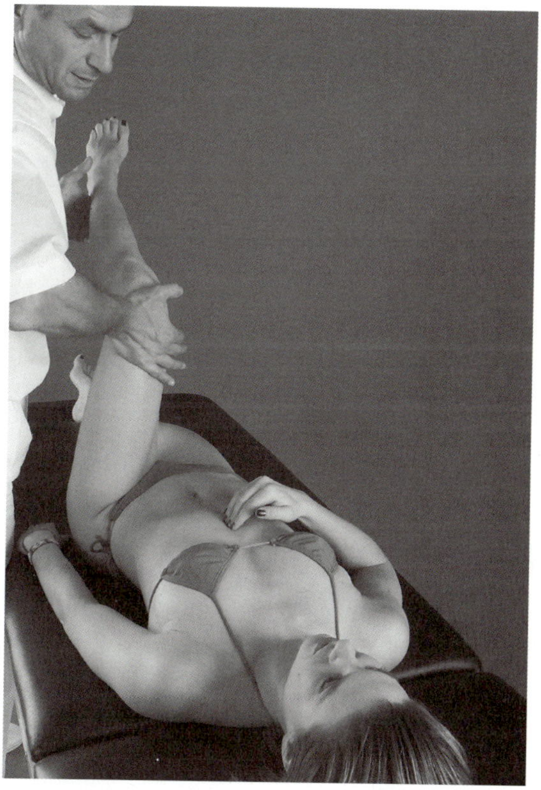

칼돌기 아래의 TL과 호흡 테스트의 조합으로 가로막이 평가된다. NIM 허약(이상반응성)은 양성 테스트를 나타낼 것이다.

직접 테스트

가로막은 좌우측 갈비 아치 밑을 동시에 접촉에서 직접 테스트될 수 있다. 테스트자는 손바닥의 자쪽 가장자리를 갈비 아치 밑으로 깊게 넣어서 가로막에 끄는 테스트을 가한다. 이것은 손을 사선 형식으로, 척추를 향해서 뒤쪽으로 그리고 두개를 향해서 위쪽으로 밀어서 행해진다. 가로막에 기능장애가 있다면, 이 테스트의 결과로, NIM은 약해진다(저반응성이 된다).

자주 발견되는 연관 장애

중간 경추의(C3~C5) 기계적인 문제 및 등허리 연결부의 미세 가동제한이 있을 때 가로막 기능장애가 종종 생긴다.

비정상적 가로막 및 내장 장애는 거의 항상 연관되어 있다. 예를 들어, 간(liver)이 주위를 에워싸고 있는 근막에 의해서 고정된다면 그것은, 틀림없이, 정상적 가로막 움직임 패턴의 혼란을 일으킨다. 역류성 식도염에서, 언제나, 가로막 기능의 정상화가 첫 단계이어야 한다. 가로막 다리는 분문괄약근을 둘러싸서 지탱하고 있으므로 근육 내의 비대칭은 부위의 자극을 쉽게 이끌 수도 있다.

산소 포화도가 80%이하인 산소섭취를 포함한 어떤 장애는 갈비뼈와 가로막 기능을 우선 정상화시켜서 치료돼야 한다. 중추신경계의 가장 민감한 구조가 기능적으로 혼란이 있을 때, 뇌로 가는 산소의 질과 양은 정상화 돼야 하며 가로막은 회복에 있어서 매우 중요하다. 뇌의 최적 산소섭취를 유지하는 중요성은 과소평가될 수가 없다.

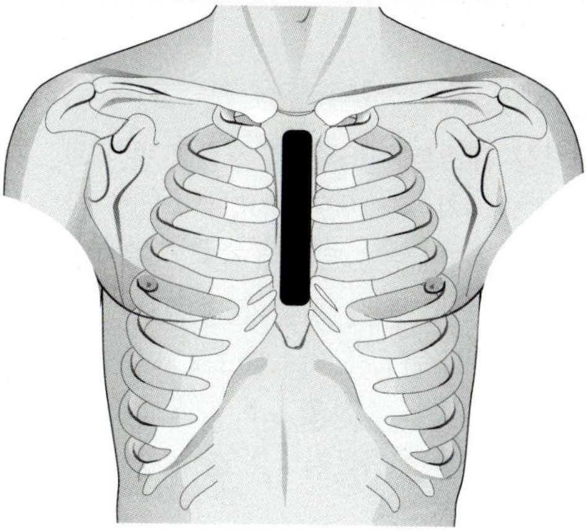

NL

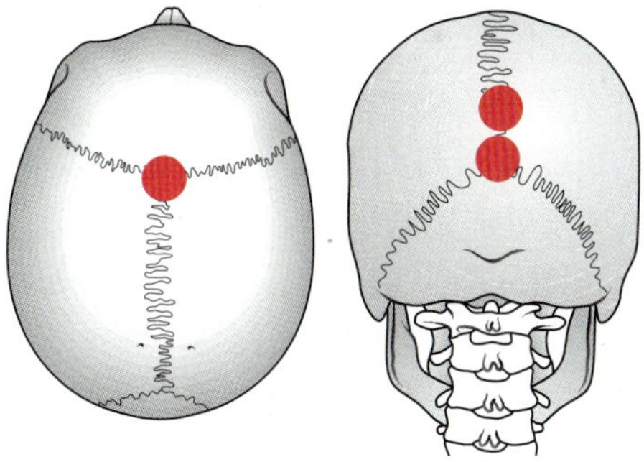

NV

운동 기능 신경지배: 가로막신경 C3, C4, C5
내장체성 분절(TS선): T5와 T6 사이
경락: 임맥; conception vessel(CV, Ren Mai)

[(길고 짧은)노쪽손목폄근(장단 요측수근신근)]
[(M. extensor carpi radialis)(longus and brevis)]

해부

기시: 긴 머리: 위팔뼈 가쪽 과상돌기 능선의 먼쪽 1/3과 가쪽 근육사이 격막.

짧은 머리: 위팔뼈 가쪽 위관절융기, 팔꿈치 관절의 가쪽 곁인대 및 앞팔근막.

경유: 위팔노근, 손가락폄근 및 먼쪽 짧은노쪽손목폄근 사이를 얕게 달린다.

종지: 긴 머리: 2번째 손허리뼈 기저의 뒤쪽 노쪽 면.

짧은 머리: 세 번째 손허리뼈 기저의 뒤쪽 면.

동작

손목의 폄과 노쪽 벌림. 또한 긴근은 팔꿈치 굽힘의 협력근이다.

허약의 징후: 손의 자쪽 모음.

테스트

자세: 앞팔을 45~80° 범위 안에서 엎침 시키고, 손목을 펴고 노쪽 벌림 시킨다.

고정: 앞팔의 먼쪽 1/3에.

테스트 접촉: 손등에 접촉을 하는데, 1~2번째 손허리뼈 부위에서, 그것의 노쪽면을 덮는다.

환자: 1~2번째 손허리뼈를 위쪽과 노쪽으로 당겨서, 손목에서 손을 편다.

테스트자: 손을 굽힘되고 자쪽 모음되게 밀면서, 손등의 노쪽면에서 저항한다.

테스트 오류, 예방책: 접촉 시 통증, 손목과 앞팔의 고정 부족, 그리고 자쪽손목폄근을 테스트한다.

근막통증후군

스트레칭 테스트: 팔꿈치를 완전히 편 채로, 손목은 굽혀지고 자쪽으로 모아진다.

PIR: 손목과 팔을 스트레칭 자세로 유지한다. 환자는 손을 펴고 노쪽 벌림의 방향으로 움직여서 저항에 맞서서 근육을 최소한으로 수축한다. 이완 단계에서, 환자는 손목을 노쪽 모음과 굽힘시켜서 시작 자세로 손을 되돌린다. 스트레칭 끝에서 약간 더 가게 한다.

압박의 원인: 짧은근의 잘못된 장력이 노신경 감각 가지의 자극을 초래할 수 있는데, 그것이 근육의 몸체를 통과해서 지나가서 손 뒤쪽의 감각이상을 만들기 때문이다.

자주 발견되는 연관 장애

'테니스 엘보' 와 비슷한 통증.

압박 허약: 가슴 입구, 노 고랑 및 노신경 증후군. C6/7 디스크에서 온 C7 뿌리 병소가 근육의 허약을 초래할 수 있다(Patten 1998). 목갈비근에서 기인한 가슴 입구 포착장애, 갈비빗장 및 갈비가슴 증후군.

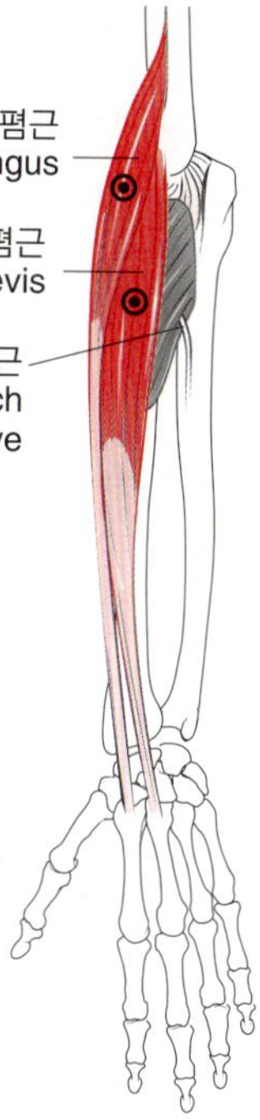

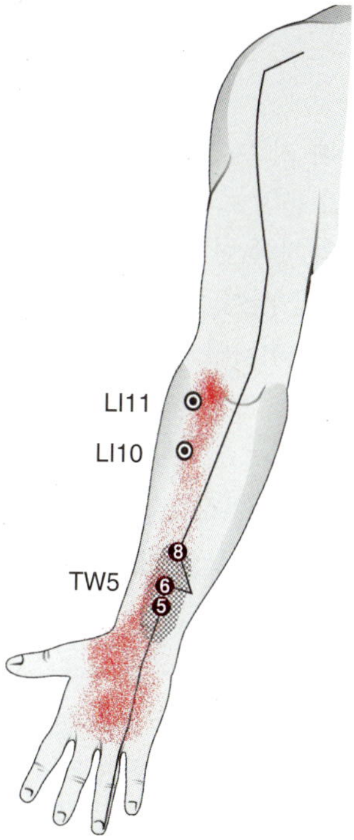

연관있는 원점

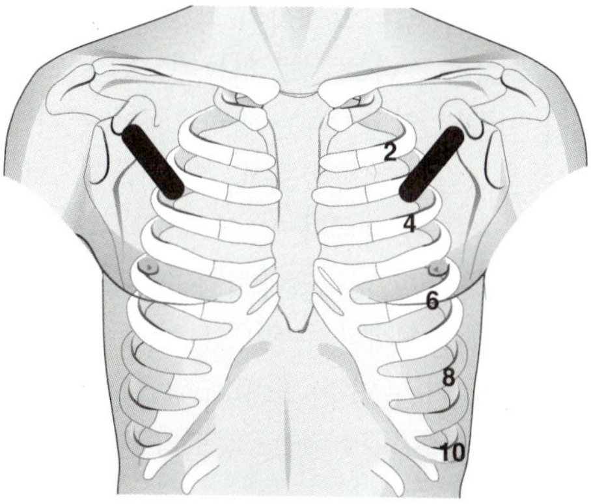

앞쪽 NL

운동 기능 신경지배: 노신경, C5, C6, C7
영양: Ca, Mg, Fe, 비타민 B5, 불포화지방산, 인산염

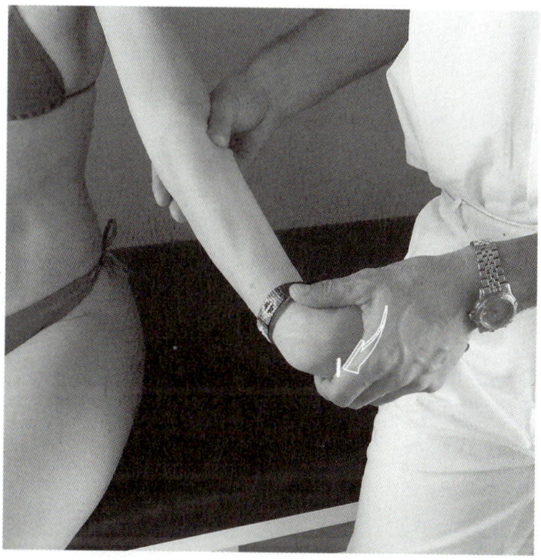
PIR: 수축 단계

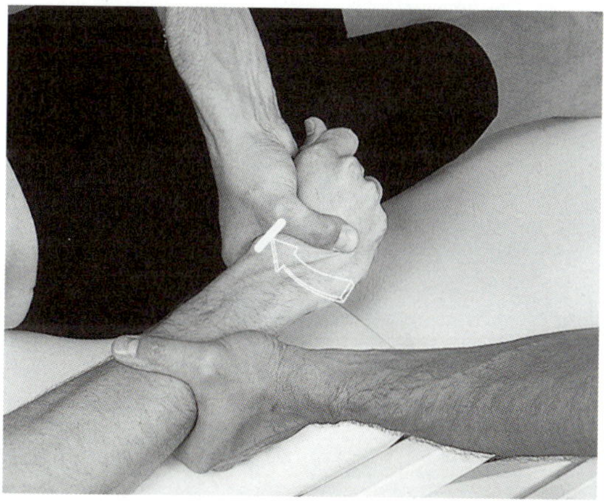
노쪽손목폄근 테스트

자쪽손목폄근(척측수근신근) (M. extensor carpi ulnaris)

해부

기시: 위팔뼈 가쪽 위관절융기, 자뼈의 뒤쪽 가장자리 및 앞팔 근막.

경유: 앞팔의 자쪽 면 위로, 손가락폄근과(있는 경우) 팔꿈치근 사이.

종지: 5번째 손허리뼈 기저의 자쪽면.

동작

손목의 폄과 손의 자쪽 모음.

허약의 징후: 손의 노쪽 벌림.

테스트

자세: 손을 자쪽 벌림과 폄으로 둔다.

고정: 일반적으로 특정 부위가 아닌 환자의 먼쪽 앞팔 밑에.

테스트 접촉: 자쪽에 가까운 손등에, 5번째 손허리뼈를 덮는다.

환자: 손이 자쪽 모음 및 폄되게 뒤로 위로 누른다.

테스트자: 손을 굽힘되고 자쪽 벌림되게 밀면서 저항한다.

테스트 오류, 예방책: 테스트 시 통증, 불충분한 고정, 너무 많이 노쪽면으로 간 접촉 및 테스트 동안 손이 노쪽 변위를 하도록 놓아둠.

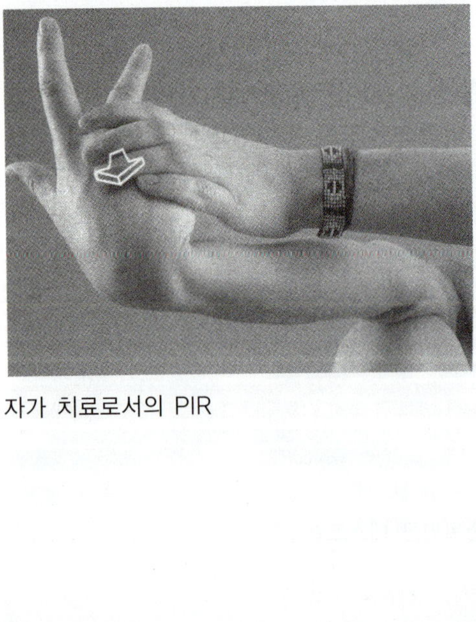

자가 치료로서의 PIR

근막통증후군

스트레칭 테스트: 팔꿈치는 완전히 펴서 받혀진다. 다음 손목은 굽혀지고 노쪽으로 벌려진다.

PIR: 스트레칭 자세에서, 환자는 손이 펴지고 자쪽 모음되는 방향으로 천천히 수축한다. 이완 단계에서, 굽히고 노쪽 벌림의 방향으로 부드러운 스트레칭이 만들어진다. 근육을 스트레칭 하기 위해서, 손목을 굽히는 동안, 노쪽 벌림이 두드러지지 않기 때문에 오직 최소로만 가능하다. 근육의 치료를 위한 다른 근육근막 처치가 더 적당하다.

자주 발견되는 연관 장애

'테니스 엘보'와 비슷한 통증.

주목: 노신경 개재를 평가하기 위해서, 노쪽 및 자쪽 손목폄근 모두에 대한 그룹 테스트가 만들어질 수 있다. 먼쪽 앞팔에서의 고정은 똑같이 한다. 환자는 손목을 똑바로 뒤로 펴는데, 자쪽 또는 노쪽 변위를 만들지 않고, 펴는 방향으로 누른다. 테스트자는 움직임을 저항하는데, 손이 굽힘으로 움직이는 동작 아크를 따른다.

압박 허약: C6/7 디스크에서 온 C7 뿌리 병소가 근육의 허약을 초래할 수 있다(Patten 1998). 노쪽 근에서처럼, 가슴 입구, 노뼈 고랑 포착장애, 노신경 및 뒤침근 증후군이 어느 정도의 근육 허약을 만든다.

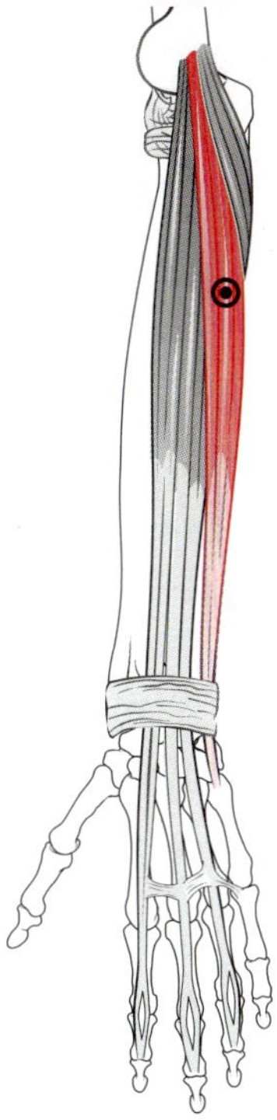

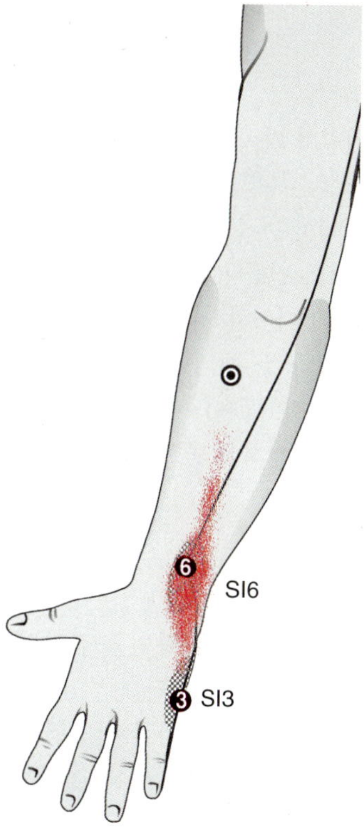

연관있는 원점

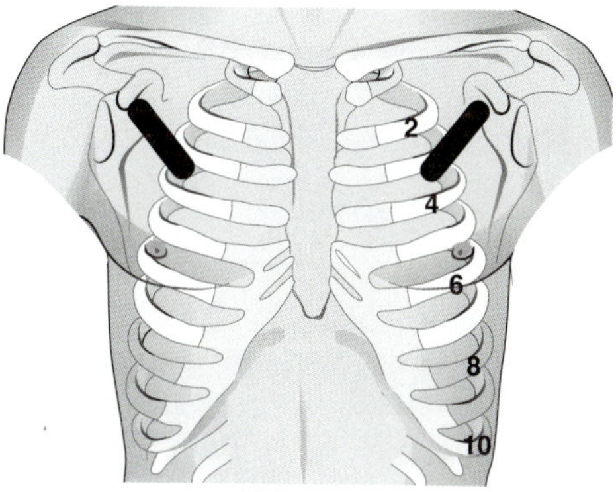

앞쪽 NL

운동 기능 신경지배: 노신경, C6, C7, C8
영양: Ca, Mg, Fe, 비타민 B5, 불포화지방산 인산염

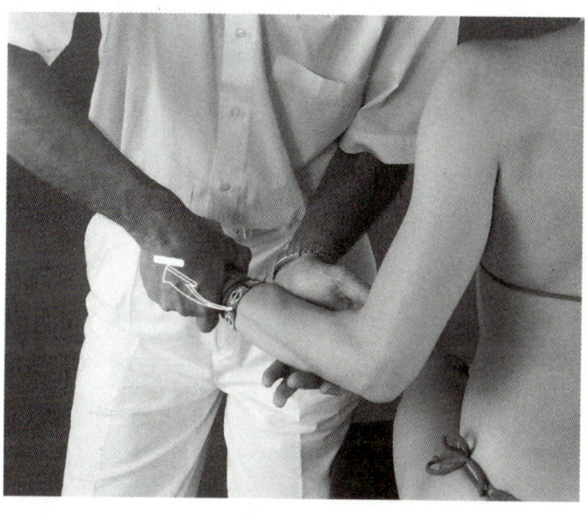

자쪽손목폄근 테스트

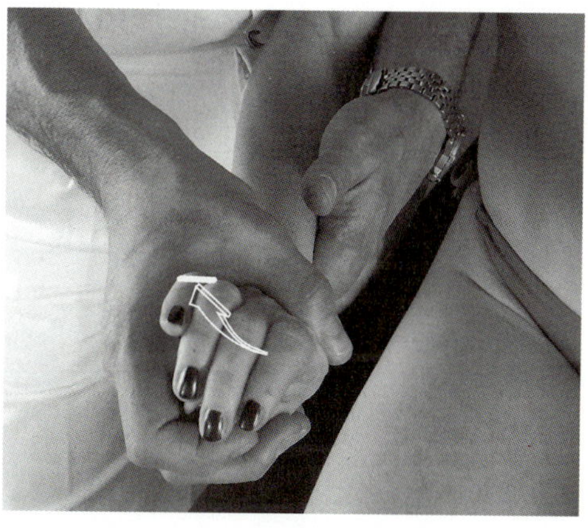

자쪽손목폄근 테스트, 다른 시각

손가락폄근(지신근)(M. extensor digitorum)

해부

기시: 위팔뼈 가쪽 위관절융기 및 앞팔 근막.

경유: 노쪽손목폄근과 자쪽손목폄근 사이에 놓여서, 몸쪽에서 먼쪽으로.

종지: 4개의 건들이 2~5번째 손가락의 등쪽 건막으로 퍼져간다. 각각의 건은 몸쪽 손가락뼈 위에서 중간 건과 두 개의 가쪽 건으로 갈라진다(중간 건은 종간 손가락뼈의 기적에 종지하며 가쪽 건은 끝 손가락뼈 기저에 종지한다).

동작

등쪽 뼈사이근과 함께 그것은 몸쪽 손가락뼈뿐만 아니라, 2~5번째 손가락의 중간과 끝 손가락뼈를 편다. 손목의 폄을 돕는다.

허약의 징후: 몸쪽 손가락뼈의 폄이 어렵거나 제한되며 손목의 증가된 굽힘이 쉴 때 볼 수가 있다.

테스트

자세: 환자는 손목을 편다. 2~5번째 손가락을 펴거나, 아니면, Leaf(1996)에 따라서, 몸쪽 손가락뼈는 펴고 반면에 중간과 끝 손가락뼈는 굽힌다.

고정: 손목 부위 손의 손바닥면.

테스트 접촉: 2~5번째 손가락의 몸쪽 손가락뼈 머리에.

환자: 몸쪽 손가락뼈에서 손가락을 펴서 있는다.

테스트자: 몸쪽 손가락뼈를 굽히려고 하면서 저항한다.

테스트 오류, 예방책: 테스트 동안 근육에 너무 센 힘을 주는 것. 압력은 정확하고 커다란 민감성을 갖고 만들어져야 한다.

근막통증후군

스트레칭 테스트: 팔꿈치를 펴고, 앞팔을 엎침하고 손목과 손가락의 모든 관절을 굽혀서 손가락 끝이 손바닥에 닿게 한다.

PIR: 스트레칭 자세에서, 환자에게 테스트자의 부드러운 저항에 맞서서 손허리손가락뼈 관절의 손가락을 천천히 펴라고 시킨다. 이완 단계에서, 테스트자는 근육을 천천히 늘리는데, 손가락을 스트레칭 자세로 되돌린다.

자주 발견되는 연관 장애

근육은 노신경 압박 증후군이 의심될 때 항상 테스트해야 한다.

압박 허약: C6/7 디스크에서 온 C7 뿌리 병소. 뒤침근(노신경의 깊은 가지), 목갈비근, 갈비빗장 및 작은가슴근 증후군.

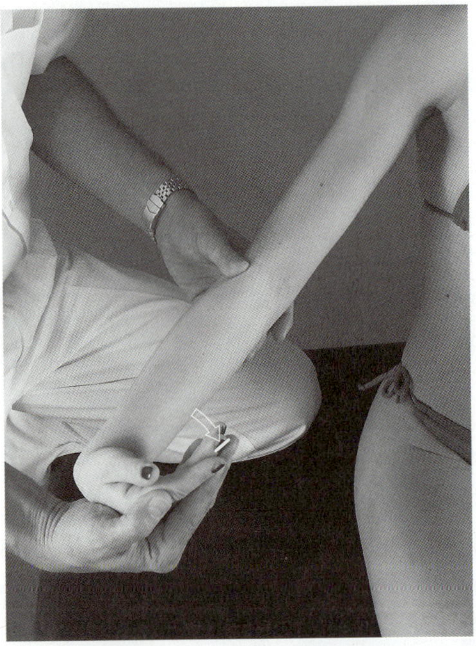

PIR: 수축 단계

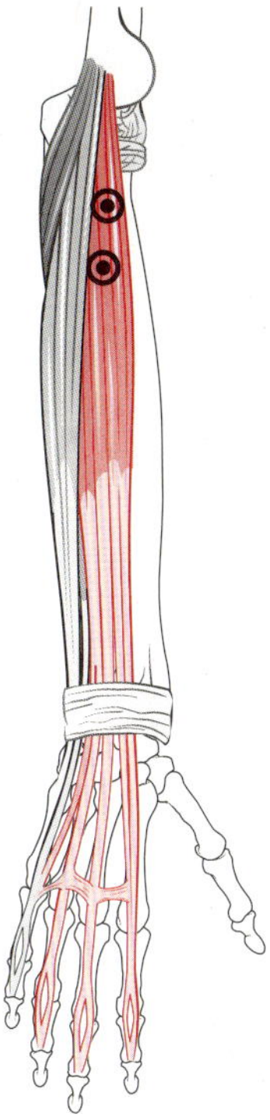

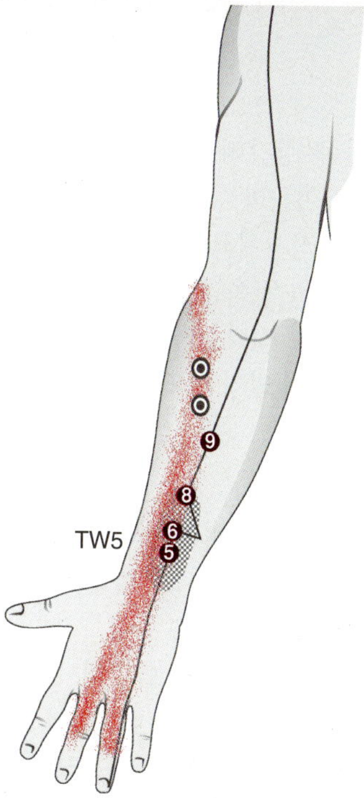

효과적 원점

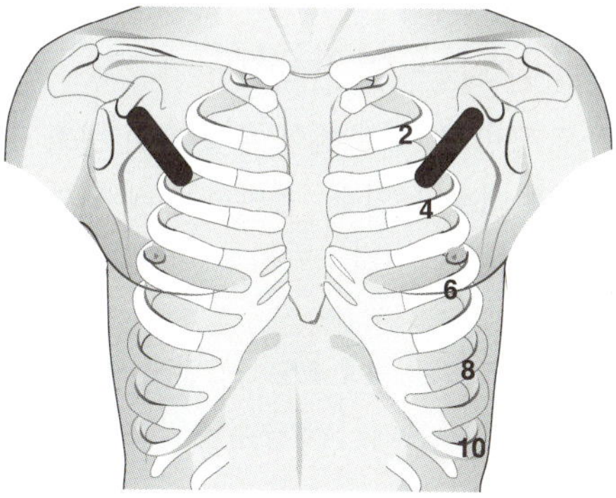

NL

운동 기능 신경지배:
노신경, C6, C7, C8

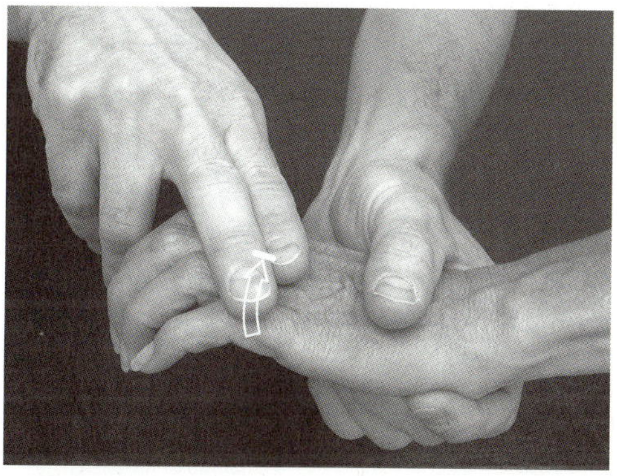

손가락폄근 테스트

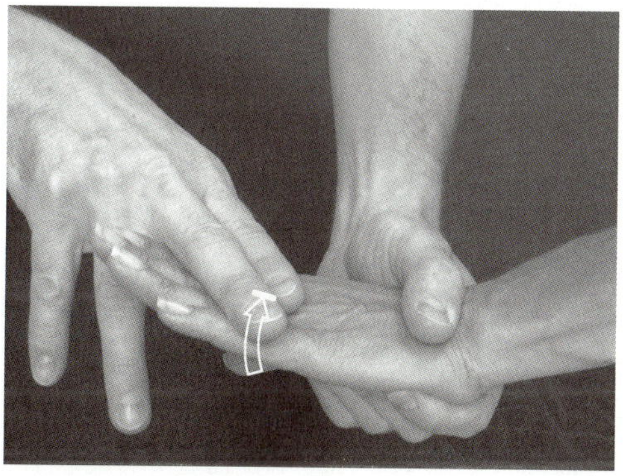

손가락폄근의 변형 테스트

긴발가락폄근(장지신근)
(M. extensor digitorum longus)

해부

기시: 가쪽 정강뼈 관절융기, 종아리뼈의 위쪽 3/4 및 뼈사이근막.

경유: 위쪽 기시에서 아래쪽 종지로, 짧고 긴종아리근의 앞쪽과 안쪽을 지나가며, 앞정강근보다 깊게 가쪽으로 지나간다.

종지: 2~5번째 발가락의, 중간과 끝 발가락뼈.

동작

중간 및 끝 발가락뼈를 거쳐서, 발의 폄 및 엎침(가쪽번짐)과 함께, 2~5번째 발가락의 폄. 발목을 가쪽 안정시키는 역할을 한다.

걸을 때, 앞정강근과 협력해서, 그것은 뒤꿈치가 부딪힌 다음, 발이 갑작스럽게 떨어지는 것을 막기 위해서 앞발을 멈추는 동작을 제공한다. 또한 발을 흔드는 단계 동안 발을 위로 펴서 유지하는 것을 돕는다(Travell 과 Simons 1992). 셋째종아리근이 없는 사람에게서, 앞발을 가쪽으로 펴는 기능을 한다. 일부 사람들은 셋째종아리근을 발가락폄근의 한 부분이라고 간주하기도 한다(Frick 등, 1992a, Frick 등, 1992b).

허약의 징후: 망치발가락 및 걸을 때 과도한 안쪽 번짐.

테스트

자세: 환자의 발은 발바닥 굽힘과 폄 사이에 놓여진다.

고정: 손을 컵 모양으로 해서 발뒤꿈치 부위 밑에

테스트 접촉: 2~5번째 발가락의 중간 발가락뼈의 머리에.

환자: 발가락을 편다.

테스트자: 발가락을 굽히려고 해서 저항한다.

테스트 오류, 예방책: 테스트 자세와 저항 방향은 정확히 유지돼야 한다. 테스트 또는 고정하는 동안 손으로 하는 어떤 것이라도 통증을 만들어서는 안 된다.

근막통증후군

스트레칭 테스트: 발을 발바닥 굽힘과 안쪽번짐으로 두고, 2~5번째 발가락이 최대로 굽혀진다.

PIR: 스트레칭 자세에서, 환자는 들숨을 7~10초간 멈추고 있으면서 천천히 발가락을 편다. 이완 단계는, 환자가 숨을 내 쉬는 동안 테스트자는 발을 스트레칭 자세로 부드럽게 다시 보내서 근육을 늘린다.

자주 발견되는 연관 장애

가쪽 발목 불안정, 입방뼈의 가쪽 전이 병소 및 정강종아리 인대결합 병소. 동반하는 셋째종아리근의 기능성 허약은 긴발가락폄근 허약의 정기적인 후유증이다.

압박 허약: L5(디스크 L4/5), 엉덩허리 인대, 궁둥구멍근 및 종아리근굴 증후군의 병소.

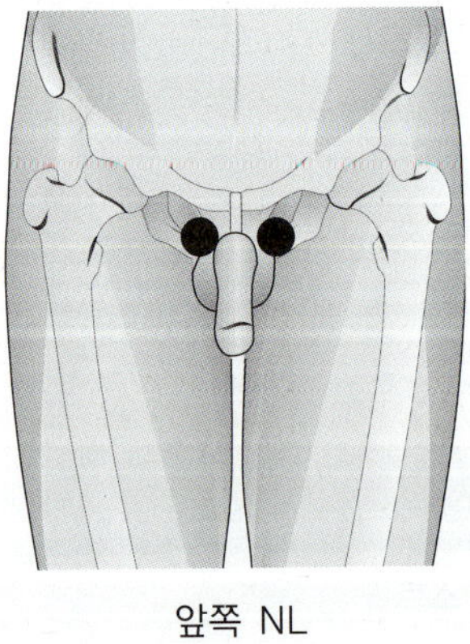
앞쪽 NL

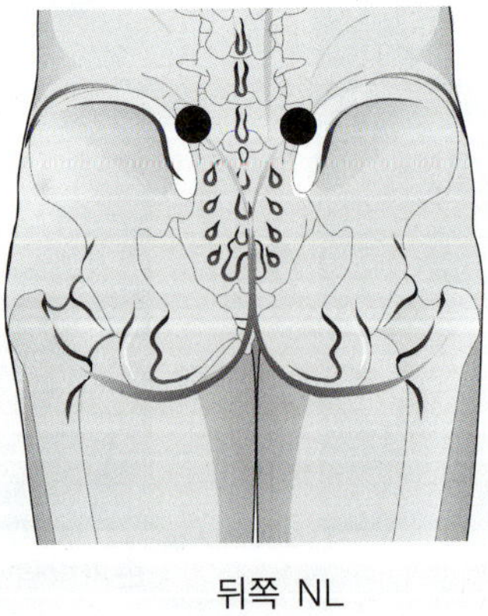
뒤쪽 NL

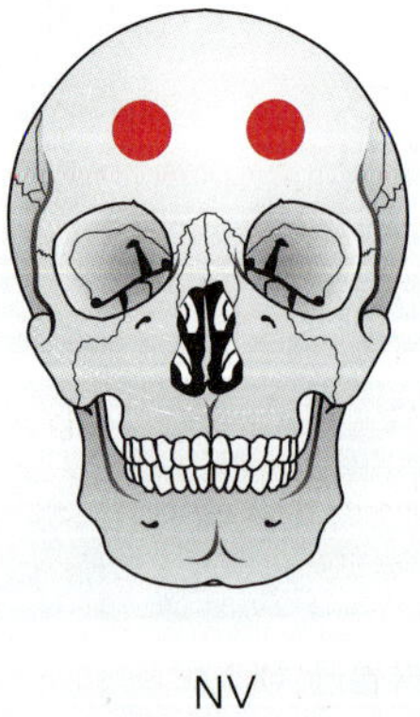
NV

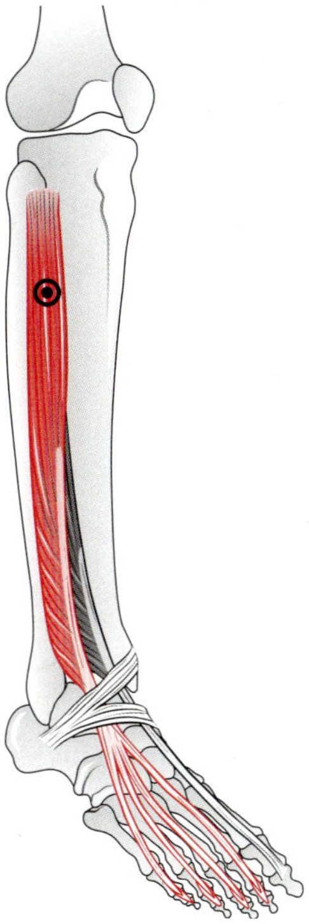

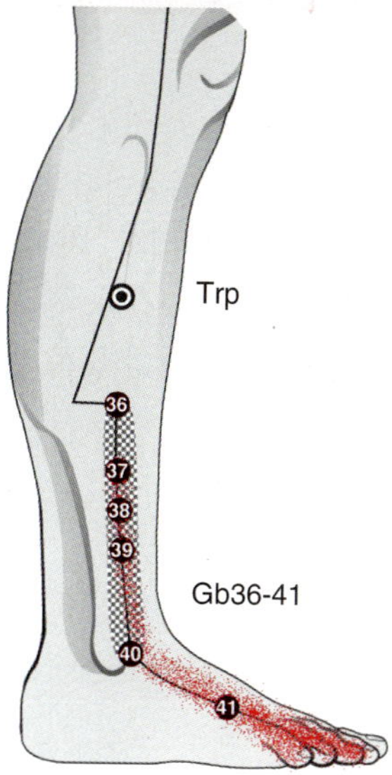

효과적 원점

운동 기능 신경지배: 깊은 종아리신경, L4, L5, S1
갈비뼈 펌프: 갈비사이 공간, 갈비가로돌기 관절 3, 4, 8, 9
장기: 방광
영양: 비타민 A, 비타민 B 복합체(특히 B1), 포타슘
SRS: L1, L3, S3

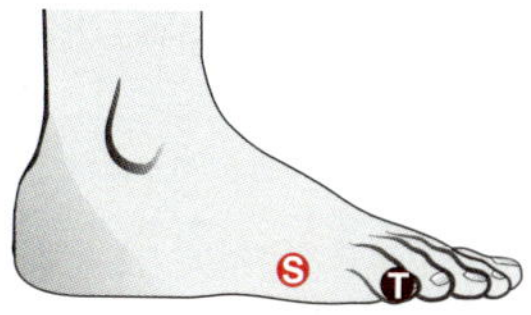

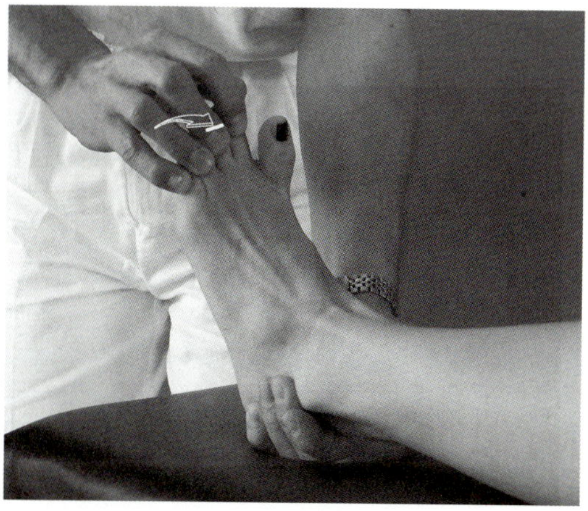

긴발가락폄근 테스트

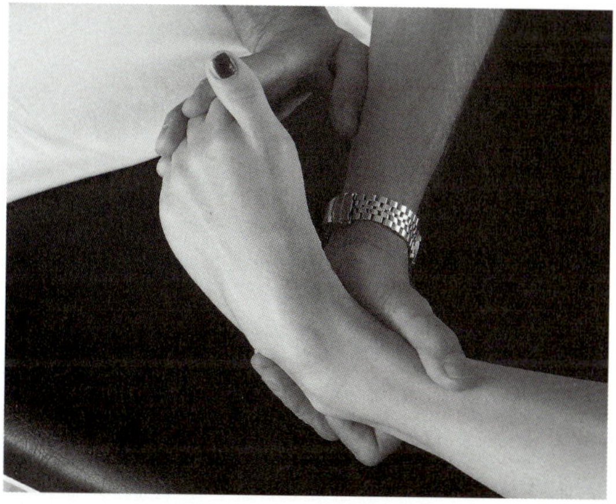

PIR

짧은엄지폄근(단무지신근)
(M. extensor hallucis brevis)

해부

기시: 발꿈치뼈 등쪽, 가쪽면의 먼쪽 부분.
경유: 긴발가락폄근 건의 밑에서, 가쪽에서 먼쪽, 몸쪽으로 비스듬하게 발 위로 간다.
종지: 엄지 몸쪽 발가락뼈기저의 등쪽 면에.

동작

엄지 몸쪽 발가락뼈를 편다.
허약의 징후: 엄지의 증가된 굽힘.

테스트

자세: 엄지를 편다.
고정: 주로 1번째 발허리뼈밑면에.
테스트 접촉: 엄지 몸쪽 발가락뼈 머리의 등쪽 면에.
환자: 엄지를 편다.
테스트자: 엄지를 굽혀서 펴는 것에 저항한다.
테스트 오류, 예방책: 긴엄지폄근에서 짧은엄지폄근을 구분하는 것은 매우 힘들다.

근막통증후군

스트레칭 테스트: 긴엄지폄근에서 짧은엄지폄근을 구분하는 것을 돕기 위해서 발을 뒤굽힘(폄)으로 유지하며 그리고 엄지 몸쪽 발가락뼈를 최대로 굽힌다.

PIR: 검사자는 엄지 몸쪽 발가락뼈에 대고 스트레칭 포지션에서, 환자가 천천히 엄지를 펴는 동안 부드러운 저항을 가한다. 이완 단계에서 엄지는 다시 시작 포지션으로 보내지고 약간 넘어 간다.

자주 발견되는 연관 장애

압박 허약: 긴종아리근 및/또는 긴발가락폄근의 장력이 그 근육으로 가는 종아리신경의 얕고 깊은 분지들에 영향을 줄 수 있다.

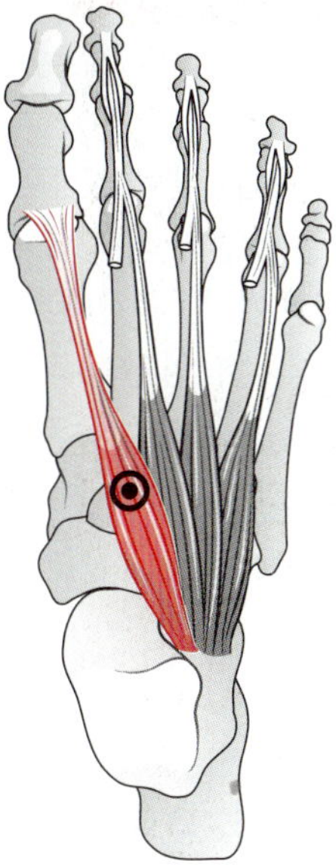

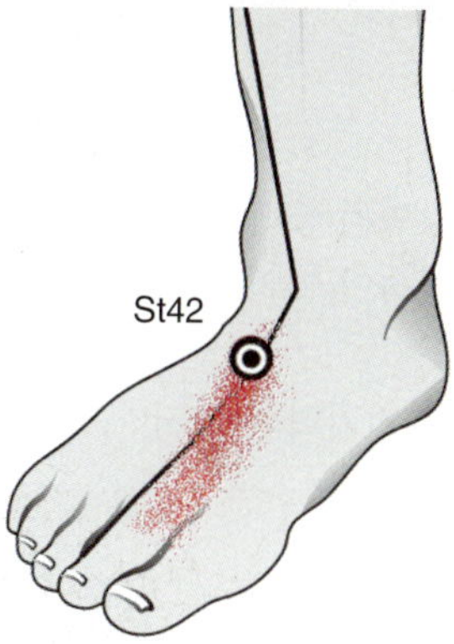

통증유발점 및 연관통

운동 기능 신경지배:
깊은 종아리신경: L5, S1
SRS: L3

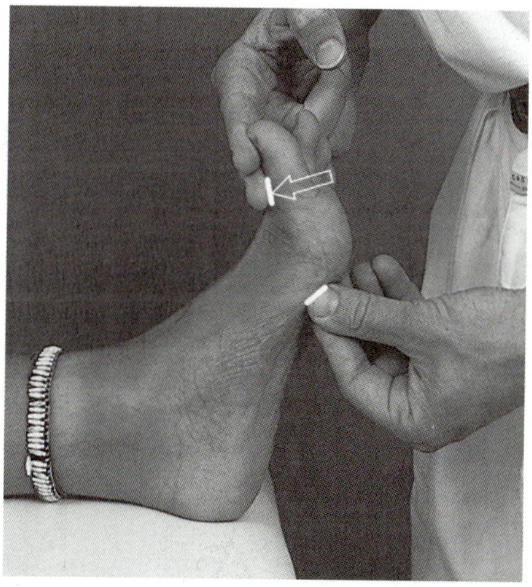

짧은엄지폄근 테스트

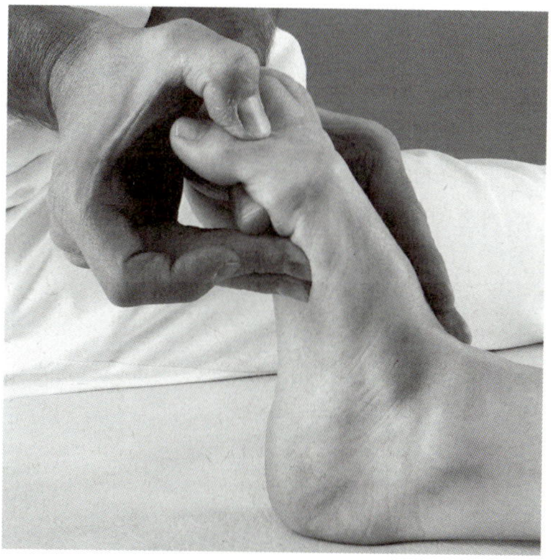

짧은엄지폄근의 PIR

(발) 긴엄지폄근(장무지신근)
(M. extensor hallucis longus)

해부

기시: 종아리뼈 앞면의 중간 3/4과 뼈사이막.
경유: 앞정강근 깊숙이 놓여서, 위에서 밑으로 진행한다.
종지: 엄지의 먼쪽 발가락뼈 기저.

동작

엄지의 몸쪽 발가락뼈와 먼쪽 발가락뼈를 편다. 발의 뒤굽힘(폄)과 뒤침을 지원한다.
허약의 징후: 엄지 먼쪽 발가락뼈의 증가된 굽힘.

테스트

자세: 엄지 몸쪽 발가락뼈를 편다.
고정: 몸쪽 발가락뼈 발바닥면에.
테스트 접촉: 7몸쪽 발가락뼈 등쪽에.
환자: 엄지를 편다.
테스트자: 먼쪽 발가락뼈에서 엄지를 굽히려고 해서 저항한다.
테스트 오류, 예방책: 엄지 몸쪽 발가락뼈의 나쁜 고정. 이것은 생각한 것 이상으로 중요하다. 고정이 불충분하다면, 몸쪽 발가락뼈의 자세 변화는 거짓 소견을 만들 수 있다.

근막통증후군

스트레칭 테스트: 완전한 발바닥 굽힘 및 발의 안쪽번짐, 엄지 모든 관절의 최대 굽힘.
PIR: 스트레칭 자세에서, 환자에게 테스트자의 부드러운 저항에 맞서서 엄지를 펴라고 시킨다. 이완 단계에서, 엄지는 다시 스트레칭 자세로 되돌려지고 근육을 약간 더 스트레칭 하기 위해서 조금 더 간다.

자주 발견되는 연관 장애

압박 허약: 종아리뼈 머리의 포착장애를 위해서, 짧은엄지폄근을 보라. L4/5 디스크에서 온 L5 뿌리 병소는 근육의 허약을 만들 수 있다(Patten 1998, Walther 2000).

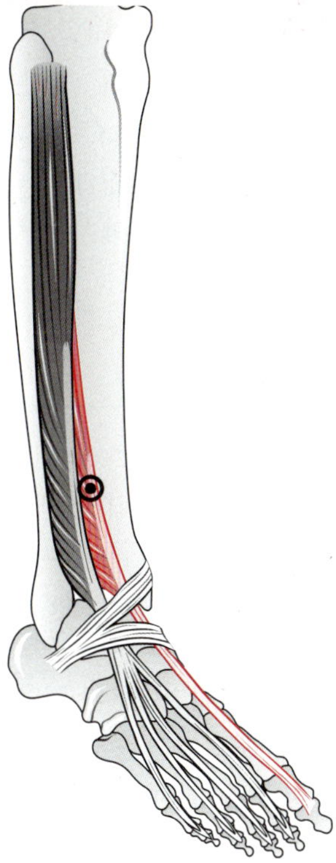

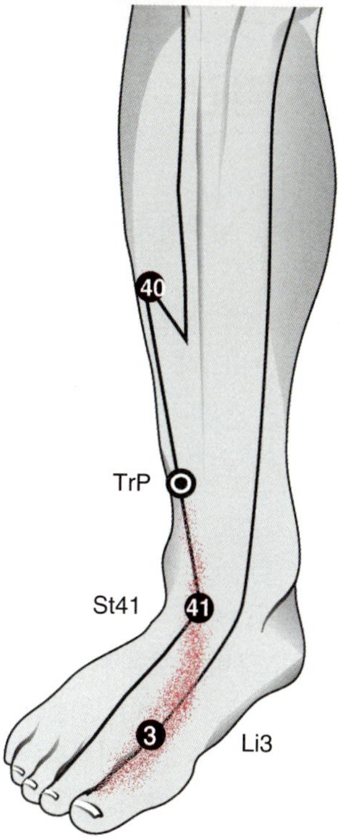

통증유발점 및 연관통

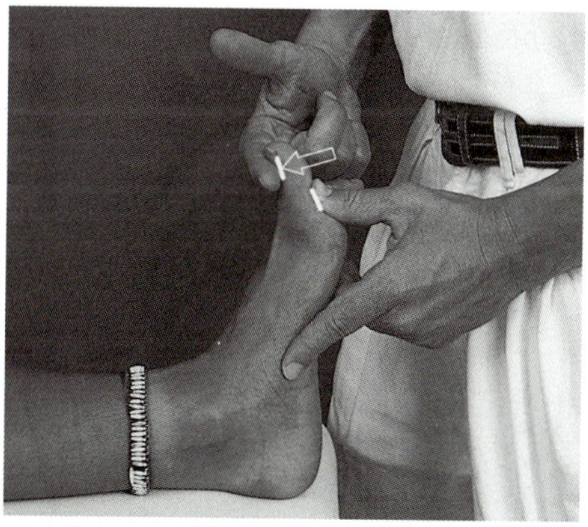

긴엄지폄근 테스트

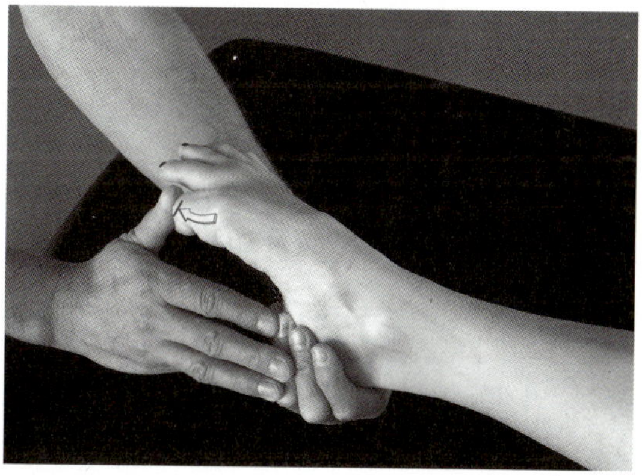

긴엄지폄근의 PIR

운동 기능 신경지배: 깊은 종아리신경, L5, S1
SRS: L2

(손) 짧은/긴 엄지폄근(단/장 무지신근)
(M. extensor pollicis brevis and longus)

짧은엄지폄근

해부

기시: 뼈사이막, 노뼈의 등쪽 및 긴엄지벌림근 기시의 먼쪽.

경유: 건은 노뼈의 붓돌기 위로 달려서 긴엄지폄근 건의 노쪽(가쪽)에 놓인다. 근육이 없는 사람도 있으며 건은 긴폄근의 그것과 섞이기도 한다.

종지: 엄지 몸쪽 손가락뼈의 등쪽 면.

동작

엄지 몸쪽 손가락뼈를 펴지만, 손목손허리뼈 관절의 폄 및 벌림 그리고 손목의 노쪽 벌림 역시 돕는다. 이상스럽게도, 이름이 명백히 틀린대도 불구하고, 그것의 동작은 긴엄지벌림근의 그것과 유사한데, 그러나 그것이 보다 먼쪽 관절에 관여하기 때문에, 용어가 바뀐다(주목: 손의 해부학적 자세에서 손바닥이 앞을 보고 있을 때, 엄지 폄의 뜻은 엄지가 손바닥의 노쪽 가장자리에서 멀리 가쪽으로 움직이는 것을 뜻한다).

허약의 징후: 엄지 몸쪽 손가락뼈를 펴는 힘의 감소 및 쉴 때 증가된 굽힘 자세.

테스트

자세: 엄지의 모든 관절을 편다.

고정: 손과 엄지의 손바닥면에 넓은 접촉을 한다. 손허리손가락뼈 관절을 펴서 고정하는 것에 특별한 신경을 써라.

테스트 접촉: 엄지 몸쪽 손가락뼈의 등쪽 면에.

환자: 엄지를 펴도록 당긴다.

테스트자: 부드럽게 굽힘으로 가게 밀어서 저항한다.

테스트 오류, 예방책: 엄지의 잘못된 고정 및 관절 위로 아픈 접촉.

자주 발견되는 연관 장애

길고 짧은 엄지벌림근의 건은(해부학적 '코담배갑') 건활막염이 잘 생기는 부위인데, 특히 30~50대 사이의 여성에게서 흔하다. 이것은 협착성 건활막염으로 갈 수 있다(DeQuervain의 질병).

압박 허약: 노신경의 포착장애(가슴입구, 노신경 고랑, 뒤침근 증후군). C7에서의 뿌리 병소(추간공 C5/6).

긴엄지폄근

해부

기시: 자뼈 등쪽 면의 중간 1/3, 뼈사이막.

경유: 자쪽에서 노쪽으로 그리고 위쪽에서 아래쪽으로. 그러므로, 건은 작은 고랑 안에서, 노뼈의 먼쪽 끝을 넘어서 달린다. 엄지를 벌리고 펼 때, 긴엄지폄근과 긴엄지벌림근의 건을 볼 수 있으며, 이것은 노뼈에 가장 가까운 건이다.

종지: 엄지 먼쪽 손가락뼈 기저의 등쪽 면.

동작

엄지 먼쪽 손가락뼈를 펴고, 손허리손가락뼈 관절과 엄지의 몸쪽 손가락뼈의 폄을 돕는다. 그것은 또한 손목의 노쪽 벌림과 폄을 돕는다.

주목: 몸의 나머지에 대한 해부학적 자세에서 손바닥이 앞쪽을 볼 때, 엄지 폄의 뜻은 엄지가 손바닥의 노쪽 가장자리에서 멀리 가쪽으로 움직이는 것을 뜻한다.

허약의 징후: 쉴 때, 엄지의 먼쪽 손가락뼈의 증가된 굽힘.

테스트

자세: 엄지의 모든 관절을 편다.

고정: 손과 엄지의 손바닥면에 넓게 접촉을 하는데, 더 많은 손허리손가락뼈 관절을(손허리손가락뼈 및 1번째 손가락뼈사이) 펴서 유지하는 것에 특별한 신경을 써라.

테스트 접촉: 엄지의 끝 손가락뼈의 등쪽 면에.

환자: 엄지의 끝 손가락뼈를 편다.

테스트자: 끝 손가락뼈를 굽힘으로 가게 조심스럽게 밀어서 저항한다.

테스트 오류, 예방책: 엄지를 펴는데 잘못된 고정 및 엄지손톱 부위의 접촉으로 인한 통증.

자주 발견되는 연관 장애

Lister 결절 주위의 건활막염, 특히 노뼈의 골절 또는 노뼈와 자뼈 모두의 콜리스 골절에(스키 선수 엄지) 이어서 생긴다.

압박 허약: 엄지끝 손가락뼈의 폄 허약을 만드는 노신경의 포착장애. 엄지벌림근 및 짧은엄지모음근 가로섬유의 수축에 의해서 허약이 보상될 수도 있다. 위의 두 근육은 각기 정중신경 및 자신경의 신경지배를 받는다. 두 근육은 손의 등쪽 건막 속으로 퍼지며 뼈사이근과 벌레근에 악영향을 미칠 수 있다.

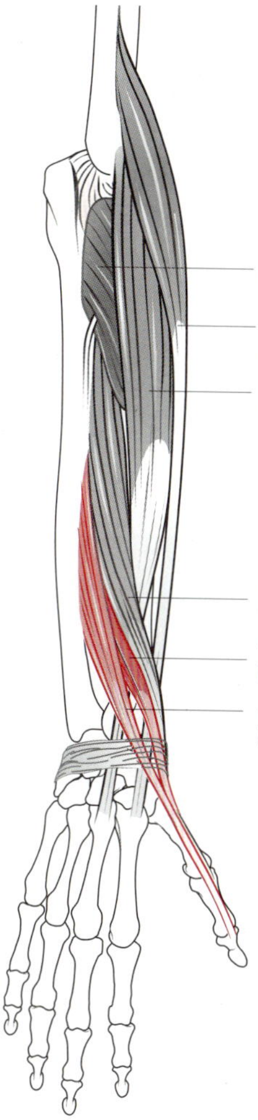

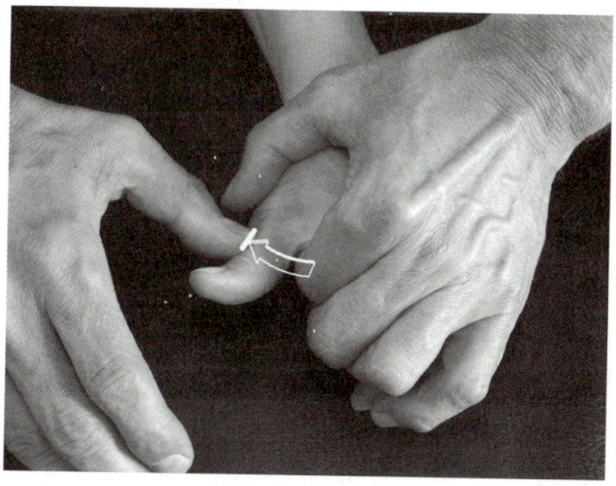

짧은엄지폄근 테스트

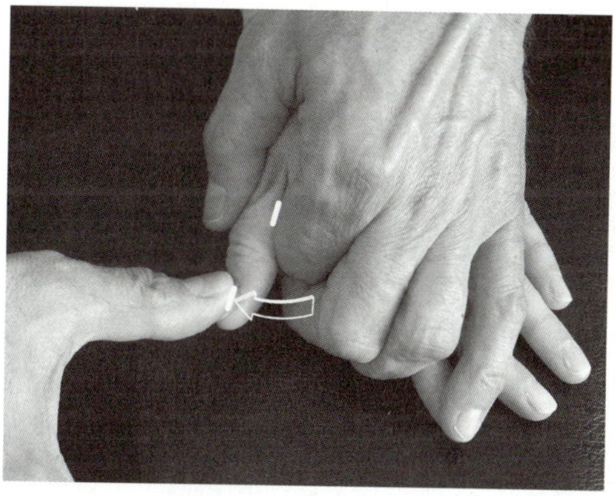

긴엄지폄근 테스트

운동 기능 신경지배:
노신경 깊은가지, C6, C7, C8

노쪽손목굽힘근(요측수근굴근)(M. flexor carpi radialis)

해부

기시: 위팔뼈의 안쪽 위관절융기 및 노쪽손목굽힘근에 대해서 깊숙이 놓인 얕은 손가락굽힘근을 덮고 있는 앞팔 근막.

경유: 몸쪽에서, 그것은 앞팔을 따라 내려가는데, 원엎침근의 안쪽 그리고 긴손바닥근의 가쪽으로 간다. 먼쪽에서, 얕은 근육층 안에서, 그것의 건은 노쪽으로 위팔노근 그리고 자쪽에서 긴손바닥근에 의해서 옆에 배치된다.

종지: 2번째 손허리뼈 기저의 손바닥면 그리고 약간의 섬유와 함께 3번째 손허리뼈의 기저에.

동작

손의 굽힘과 노쪽 벌림. 팔꿈치 관절의 엎침과 굽힘을 돕는다.

허약의 징후: 약간의 경우에서, 손의 증가된 자쪽 모음이 보여질 수 있으며, 아주 드물게, 증가된 손목 폄. 자주, 허약의 지표는 가만히 있을 때보다는 사용할 때 보여질 것이다.

테스트

자세: 앞팔을 바깥으로 돌려서 완전 뒤침의 약 75% 자세로 만든다. 그러므로 손목은 굽혀있고 노쪽으로 벌려있다.

고정: 밑에서 받히는데, 환자의 손목에 가까운, 먼쪽 앞팔의 손등쪽.

테스트 접촉: 불쾌감이나 통증을 만들지 않고 가능한 먼쪽으로 엄지의 볼에.

환자: 손목을 굽히고 노쪽으로 벌린다.

테스트자: 손을 펴면서 약간 자쪽 모음으로 가게 밀면서 저항한다.

테스트 오류, 예방책: 앞팔과 손목의 잘못된 고정. 테스트 동안 팔꿈치의 어떤 굽힘은 두갈래근을 활성화시켜서, 저항 각도를 바꾸고, 고정을 약하게 만들며, 모든 협력적인 손목 굽힘근을 짧게 만들고 소견을 거짓으로 만들기가 쉬울 것이다.

근막통증후군

스트레칭 테스트: 팔꿈치를 밑에서 받히고 완전히 편 다음, 손목을 자쪽으로 모으고 편다.

PIR: 스트레칭 자세에서, 환자는 손목을 노쪽 면으로 천천히 굽힌다. 이완 단계에서, 테스트자는 손을 다시 스트레칭 자세로 옮겨서 근육을 부드럽게 늘린다.

자주 발견되는 연관 장애

압박 허약: C6/C7 추간공에서 온 C7을 포함하는 뿌리 병소, 가슴입구 및 원엎침근 증후군.

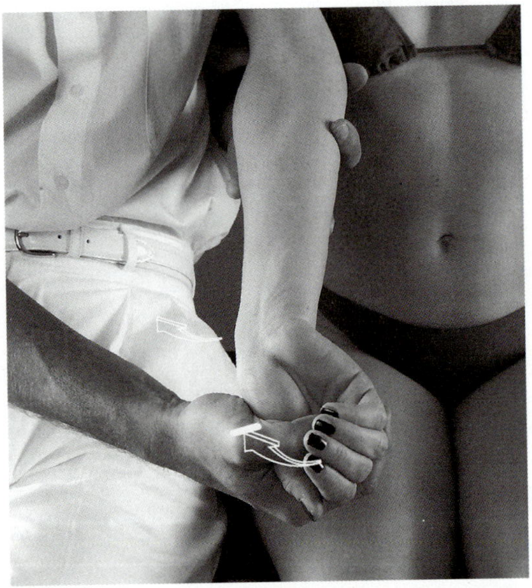

PIR

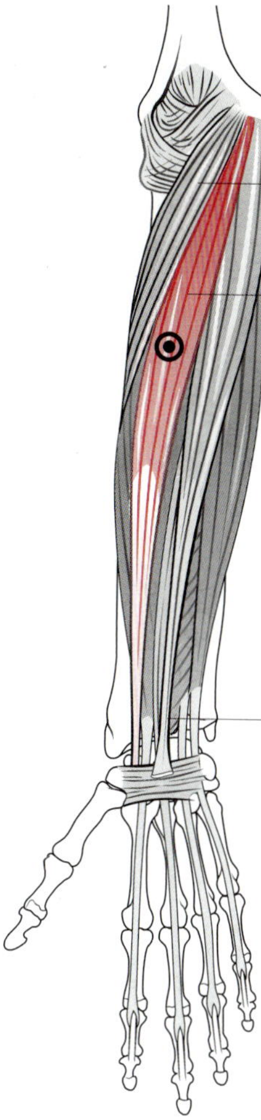

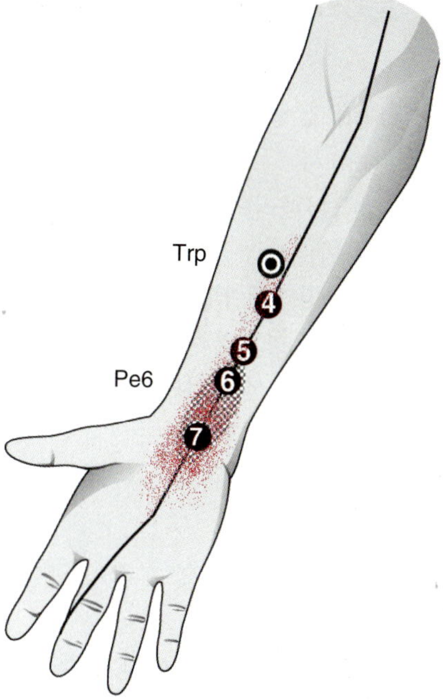

통증유발점 및 연관통

운동 기능 신경지배:
정중신경 C6, C7, C8

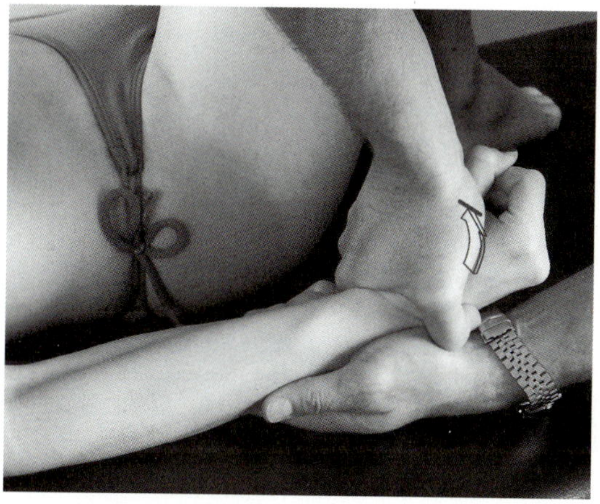

노쪽손목굽힘근 테스트

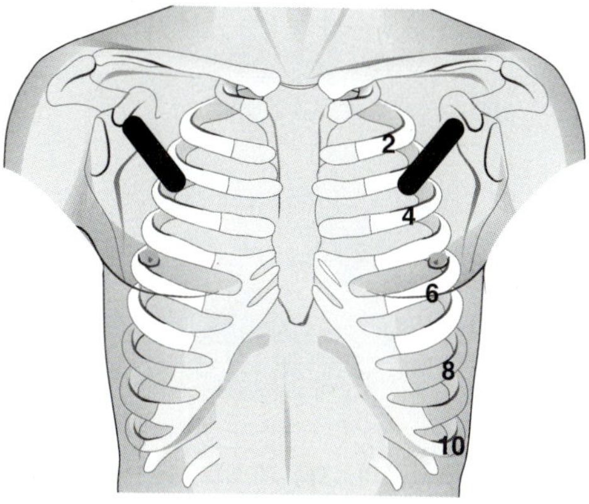

앞쪽 NL

자쪽손목굽힘근(척측수근굴근)
(M. flexor carpi ulnaris)

해부

기시: 위팔뼈머리: 위팔뼈 안쪽 위관절융기의 공통 굽힘근건

자뼈머리: 팔꿈치머리의 안쪽 부분, 자뼈의 몸쪽 2/3 및 앞팔 근막.

경유: 자뼈 가장자리와 얕은손가락굽힘근.

종지: 직접적으로 콩모양뼈 그리고, 간접적으로, 건성 부착을 통해서, 갈고리뼈 및 5번째 손허리뼈의 기저.

동작

손목의 굽힘과 자쪽 모음 및 팔꿈치 굽힘을 돕는다.

허약의 징후: 가끔, 노쪽 벌림이 명백할 수 있지만, 손목을 구부릴 때 줄어든 힘이 보다 흔한 소견이다.

테스트

자세: 앞팔을 완전히 엎침으로 두고 환자는 손목을 자쪽으로 굽힌다.

고정: 밑에서 받히는데, 환자의 손목에 가까운, 먼쪽 앞팔의 손등쪽.

테스트 접촉: 손의 자쪽면 손바닥에, 새끼손가락의 볼을 싼다.

환자: 손목을 굽혀서, 자쪽 모음으로 유지한다.

테스트자: 손을 펴면서 약간 노쪽 벌림으로 가게 밀면서 저항한다.

테스트 오류, 예방책: 노쪽손목폄근에서처럼, 앞팔과 손목의 잘못된 고정. 테스트 동안 팔꿈치의 어떤 굽힘은 두갈래근을 활성화 시켜서, 저항 각도를 바꾸고, 고정을 약하게 만들며, 모든 협력적인 손목 굽힘근을 짧게 만들고 소견을 거짓으로 만들기가 쉬울 것이다.

근막통증후군

스트레칭 테스트: 팔꿈치를 밑에서 받히고 편 다음, 손을 노쪽으로 벌리고 편다.

PIR: 스트레칭 자세에서, 환자는 손목을 자쪽 면으로 천천히 수축한다. 이완 단계에서, 테스트자는 손을 다시 스트레칭 자세로 옮겨서 근육을 부드럽게 늘린다.

자주 발견되는 연관 장애

'골프 엘보'에서 발견되는 것을 닮은 증상.

압박 허약: C7/C8 추간공에서 온 C8의 뿌리 병소, 가슴입구 및 노뼈고랑 증후군.

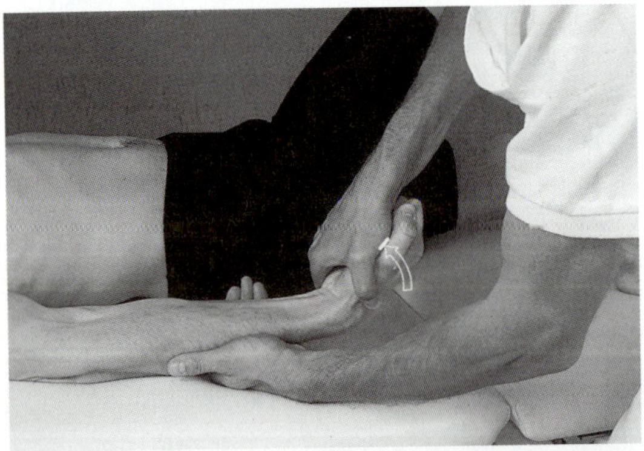

노/자쪽 손목굽힘근의 그룹 테스트. 손은 노쪽 벌림 또는 자쪽 모음 없이 굽혀진다.

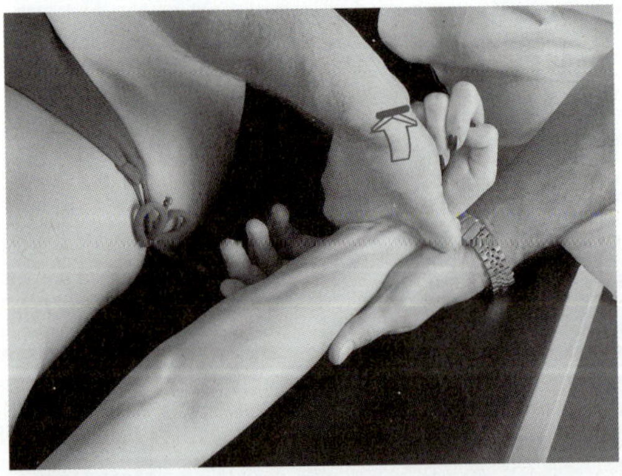

자쪽손목굽힘근 테스트

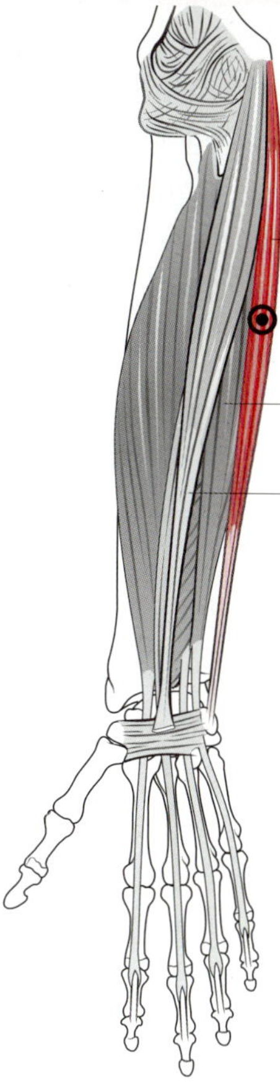

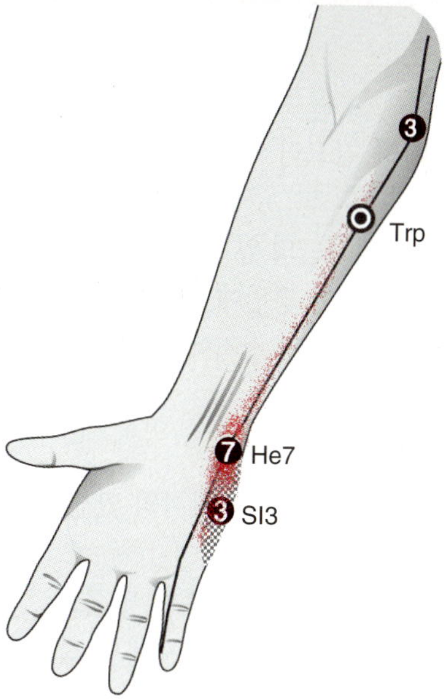

통증유발점 및 연관통

운동 기능 신경지배:
자신경, C7, C8, T1

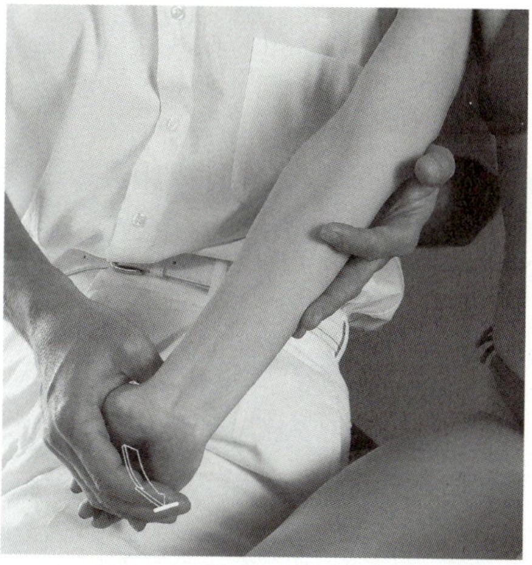

신장과 PIR: 수축단계

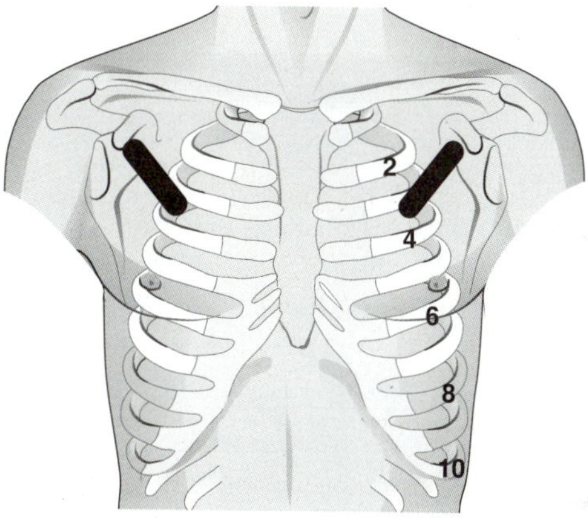

앞쪽 NL

새끼손가락굽힘근(소지굴근)(M. flexor digiti minimi)

해부

기시: 갈고리뼈의 갈고리 부분 및 손바닥면에서 굽힘근 지지띠.

경유: 새끼손가락맞섬근의 얕게 그리고 새끼 손가락벌림근과 평행한 평면에.

종지: 새끼 몸쪽 손가락뼈 기저에.

동작

새끼 몸쪽 손가락뼈를 굽히고 새끼의 맞섬을 돕는다.

허약의 징후: 새끼 손가락의 부족한 맞섬으로, 손바닥을 쥐려고 할 때 중간 위치에 도달하기가 어려운 것으로 나타난다.

테스트

자세: 새끼의 모든 먼쪽 관절을 똑바로 편 채로, 몸쪽 손가락뼈에서만 굽힘을 만든다.

고정: 주로 손등쪽에서 5번째 손허리뼈를 잡지만, 그러나 손의 손바닥면 위에서도 잡는다.

테스트 접촉: 새끼 몸쪽 손가락뼈 머리에. 다른 방법으로, 테스트 손가락이 새끼의 전체 손바닥면을 덮게 접촉할 수도 있다. 이것은 먼쪽 관절을 펴 있게 도와줄 것이다.

환자: 손가락을 똑바로 한 채로, 새끼를 굽힌다.

테스트자: 새끼를 펴도록 당겨서 저항한다.

테스트 오류, 예방책: 테스트 동안 너무 센 힘을 쓰기가 쉽다. 가장 흔한 오류는 새끼에 맞서서 고정된 손으로 전체 앞팔을 지렛대로 사용하는 '병 따개' 양식으로 저항을 만들 때이다.

근막통증후군

스트레칭 테스트: 약간 과장되게 새끼를 과다-폄으로 만드는 것은, 근육근막 문제가 있을 때 연관통을 만들 것이다.

PIR: 스트레칭 자세에서 시작해서, 환자는 테스트자의 저항에 맞서 새끼를 천천히 굽힌다. 이완 단계에서 점차적인 폄이 시행되며, 스트레칭 자세로 손가락을 되돌리고, 다음 약간 더 간다.

자주 발견되는 연관 장애

손목 내의 자신경의 압박 증후군, 특히 콩모양-갈고리뼈 부위에서 온다. 또한 근육은 C7/T1(C8 신경 뿌리)에서 발견되는 디스크 병소와의 지표로서 사용될 수 있다.

압박 허약: 가슴 입구, 자뼈 고랑, 자뼈 굴 및 콩모양-갈고리뼈 증후군.

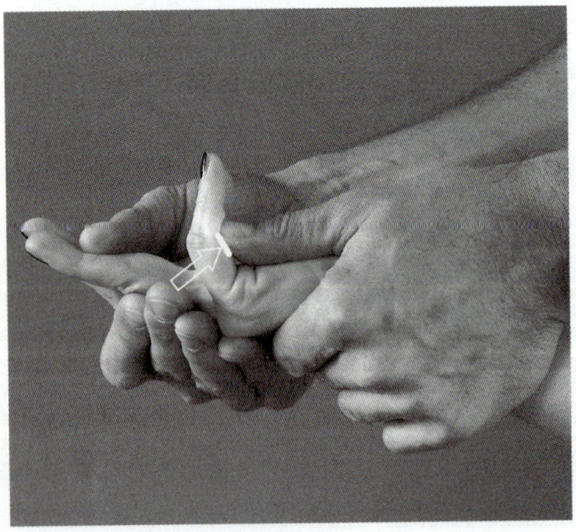

새끼손가락굽힘근 테스트

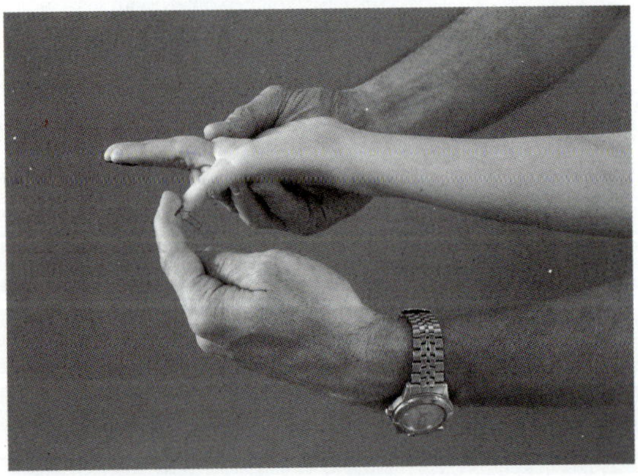

새끼손가락굽힘근의 PIR: 수축 단계

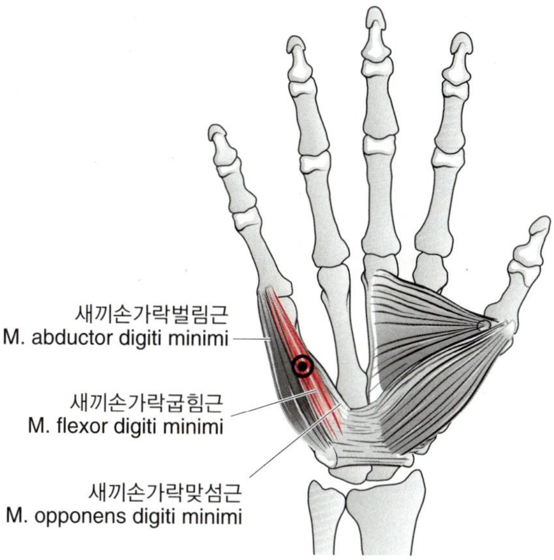

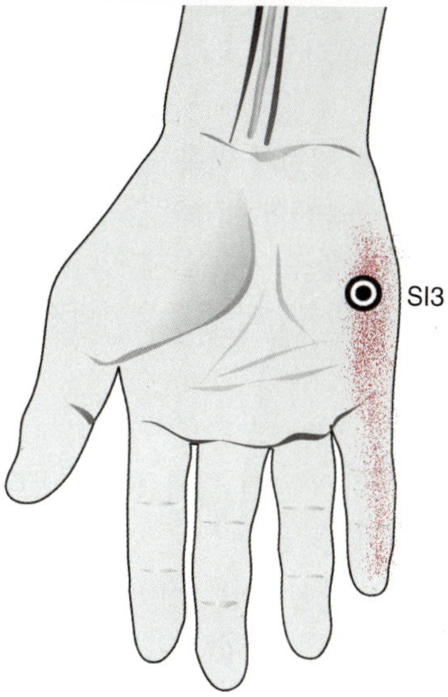

통증유발점 및 연관통

운동 기능 신경지배: 자신경, C8, T1

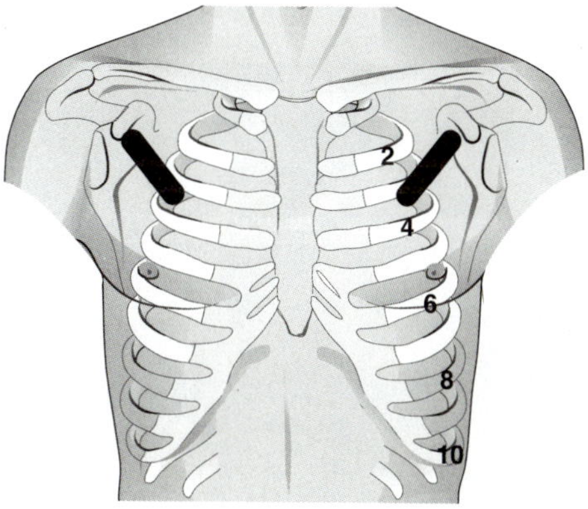

앞쪽 NL

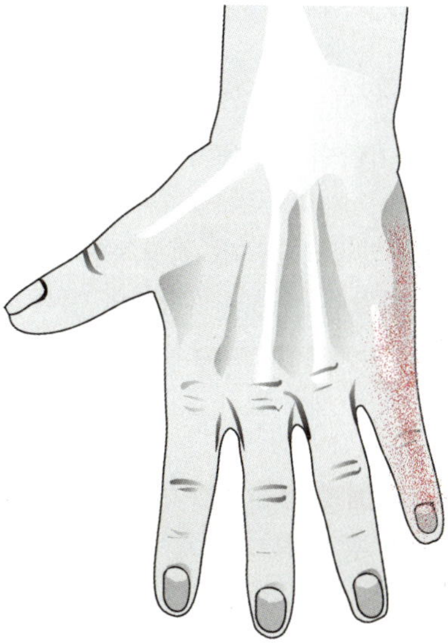

통증유발점 및 연관통

짧은발가락굽힘근(단지굴근)(M. flexor digitorum brevis)

해부

기시: 발꿈치뼈 결절의 안쪽 돌기, 발바닥건막의 중간 부분 및 근육사이 격막의 경계.

경유: 발바닥 근육 중 가장 얕게 있다.

종지: 2~5번째 발가락의 중간 발가락뼈에.

동작

2~5번째 발가락의 중간 발가락뼈를 굽히고 몸쪽 발가락뼈의 굽힘을 돕는다.

허약의 징후: 발의 아치의 지탱 부족으로 인해서 '휘어지는 아치'를 볼 수 있으며, 거기서 아치는 체중을 받을 때 아래로 쳐져서 편평해지지만, 받지 않을 때는 보다 정상 자세로 되돌아간다.

테스트

자세: 발가락을 굽힌다.

고정: 발허리뼈를 덮는 넓은 양상으로 발등에.

테스트 접촉: 2~5번째 중간 발가락뼈의 발바닥면에.

환자: 발가락을 가능한 많이 굽히고 있는다.

테스트자: 발가락의 껍질을 벗기는 것처럼 펴려고 해서 저항한다.

짧고/긴 발가락굽힘근의 정상적인 힘이 있을 때, 중간 발가락뼈는 끝 발가락뼈와 함께 굽혀질 것이다. 그러나, 긴발가락굽힘근이 약할 때, 끝 발가락뼈는 펴진 채로 있고 오직 중간 발가락뼈만이 굽혀질 것이다.

테스트 오류, 예방책: 그것과 긴발가락굽힘근 사이의 구분은 힘들다.

근막통증후군

스트레칭 테스트: 중립 자세로 둔 발에서, 끝 발가락뼈의 발바닥면을 잡고서, 발가락을 등쪽 펌되게 당겨 유지해서 발가락은 최대로 펴진다.

PIR: 스트레칭 자세에서, 환자에게 테스트자의 저항에 맞서서 발가락을 천천히 굽히라고 시킨다. 이완 단계에서, 발가락은 스트레칭 자세로 다시 옮겨지며 그 후 약간 더 간다.

자주 발견되는 연관 장애

장딴지근 또는 가자미근 또는 아킬레스건의 어떤 단축은 '발바닥 근막염'을 만들 수 있다. 발바닥 건막의 증가된 장력은 발바닥 내재근 부위 내 통증유발점과 자주 연관된다. 발가락의 움직임을 제한하는 뻣뻣한 깔창을 가진 신발 역시 그 상태를 만들 수 있다.

압박 허약: L5/S1 추간공에서 온 S1 뿌리 병소, 엉덩허리인대 및 궁둥구멍근증후군.

발목굴증후군 경우 뒤쪽 정강신경이 포착되는데, 그것이 굴을 통해서 안쪽 복숭아뼈 뒤쪽으로 지나가기 때문이다. 무너진 아치, 발꿈치뼈의 앞 굽힘, 발목 장붓구멍의 부상 및 공간을 차지하는 병소, 모두가 신경을 누를 수 있다. 적은 경우에서, 가자미근의 건성 아치 부위에 있는 정강신경의 압박 또한 생길 수 있다.

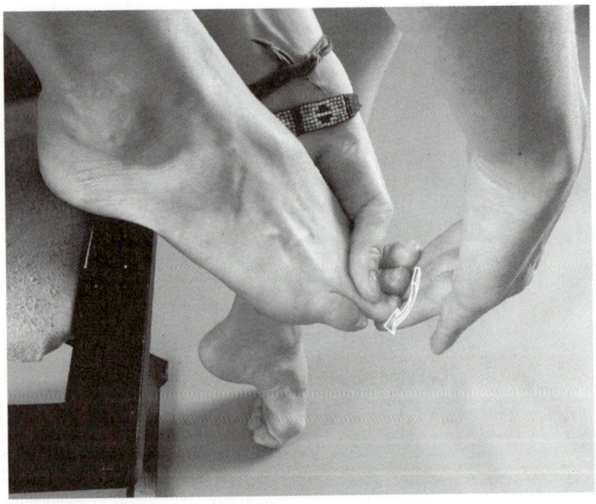

PIR, 자가-치료: 수축 단계

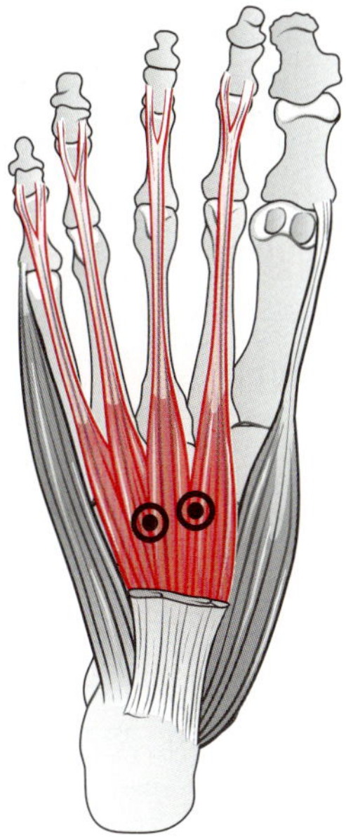

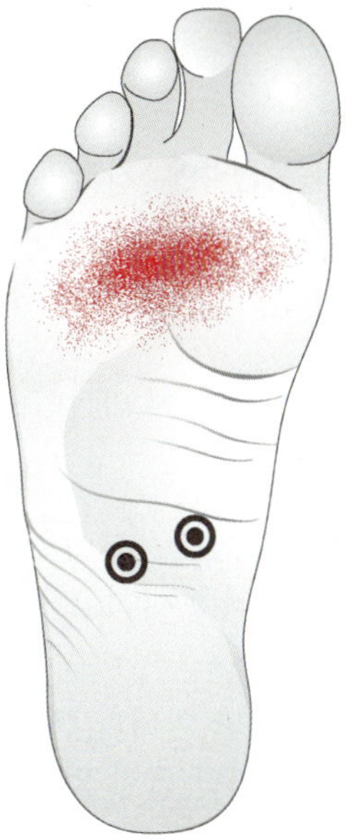

통증유발점과 연관통

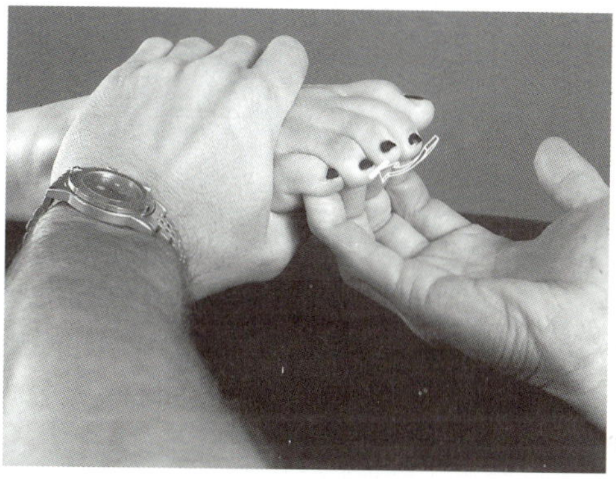

짧은손가락굽힘 테스트

운동 기능 신경지배:
정중신경(L5), S1
영양: 발목굴증후군을 위한 인산분해효소

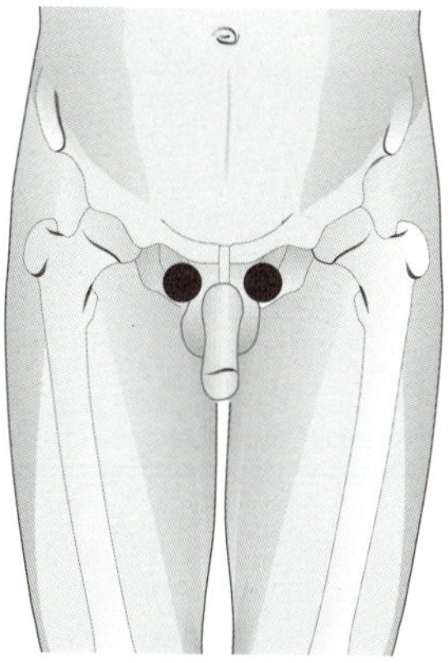

앞쪽 NL

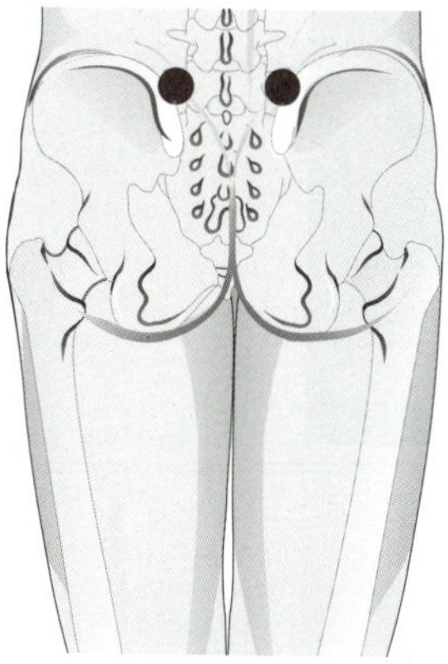

뒤쪽 NL

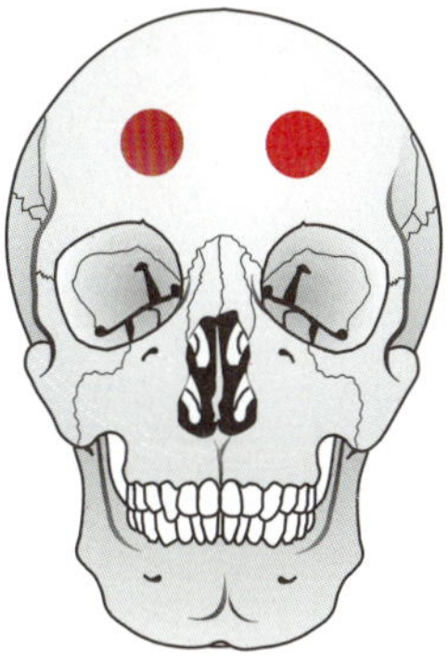

NV

긴발가락굽힘근(장지굴근)(M. flexor digitorum longus)

해부

기시: 정강뼈 뒤쪽 근막에, 가자미근 기시의 먼쪽이다.

경유: 가자미근 깊숙이, 먼쪽에서 정강뼈를 따른다.

종지: 2~5번째 발가락의 끝 발가락뼈의 기저에.

동작

2~5번째 끝 발가락뼈를 굽히고 몸쪽 발가락뼈의 굽힘을 돕는다.

발의 안쪽 고정뿐만 아니라, 세로 아치의 고정을 돕는다. 발이 발바닥 굽힘 및 안쪽번짐에 있을 때 효과는 증대된다.

걸음 동안, 그것은 발을 밀어 올릴 때까지 전체 스탠스 단계 동안 활성화되어 있다. 서있을 때, 그것은 정적 균형의 유지 및 미세 조정을 돕는다.

허약의 징후: 오랜 걷기 또는 발가락으로 서있는 동안이나 뒤에, 발의 아치의 지탱 부족, 발바닥 통증.

테스트

자세: 발가락을 굽힌다.

고정: 2~5번째 중간 발가락에.

테스트 접촉: 발가락의 끝 발가락뼈에.

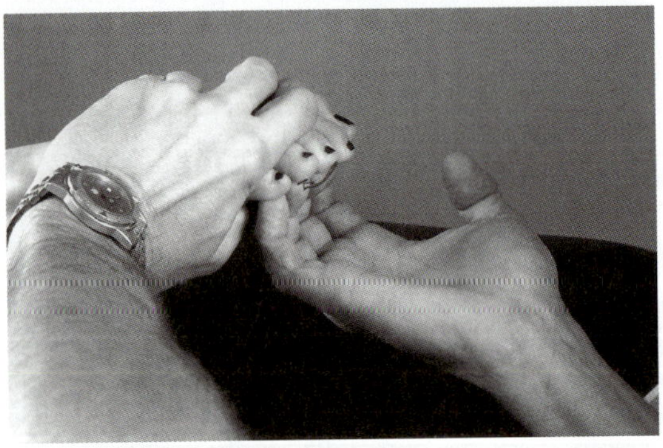

긴발가락굽힘근 테스트

환자: 발가락을 최대로 굽히고 있는다.

테스트자: 발가락의 껍질을 벗기는 것처럼 펴려고 해서 저항한다.

테스트 오류, 예방책: 그것과 짧은발가락굽힘근 사이의 구분은 힘들 수 있다. 테스트 동안 발가락 근육의 경련이 흔하다.

근막통증후군

스트레칭 테스트: 발을 뒤굽힘(펴고)하고 바깥번짐(엎침) 시킨다. 끝 발가락뼈의 발바닥면이 접촉되어서 최대 폄으로 당겨진다.

PIR: 스트레칭 자세에서, 환자에게 테스트자의 부드러운 저항에 맞서서 발가락을 굽히라고 시킨다. 이완 단계에서, 테스트자는 근육을 부드럽게 늘리는데, 발가락을 스트레칭 자세로 되돌리며 그 후 약간 더 간다.

자주 발견되는 연관 장애

망치 발가락의 발달이 만성 발목굴증후군에서 특히 보여지는데, 거기서 긴발가락굽힘근 기능은 온전하지만 발가락굽힘근은 약하다.

압박 허약: L5/S1 추간공에서 온 S1 뿌리 병소, 엉덩허리인대 및 궁둥구멍근증후군.

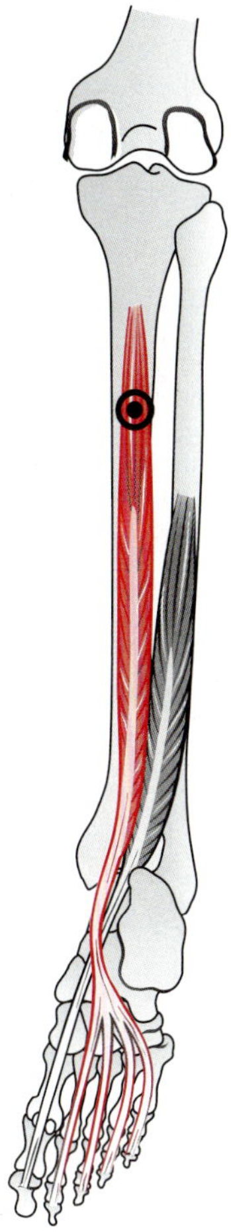

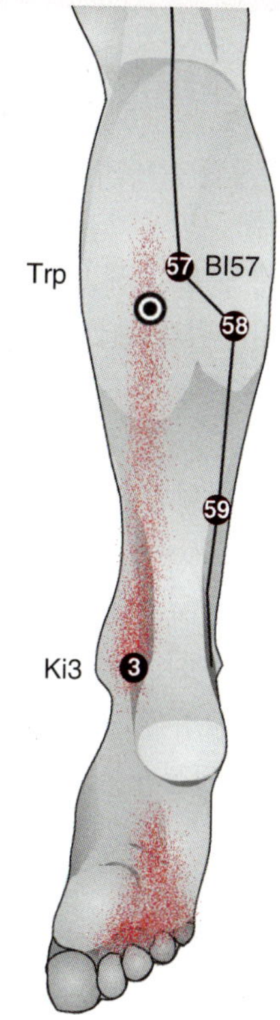

통증유발점 및 연관통

운동 기능 신경지배: 정강신경, L5, S1
영양: 인산염(발목굴증후군을 위함)
SRS: L3, L4, L5

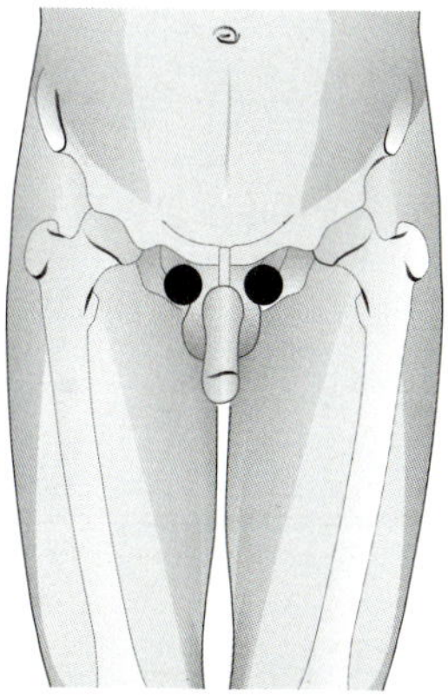

앞쪽 NL

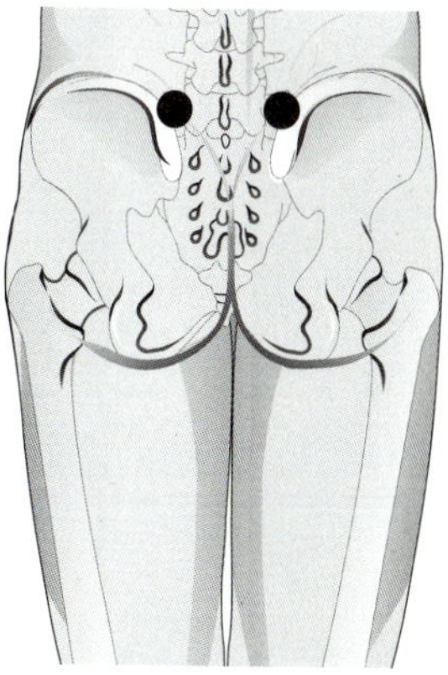

뒤쪽 NL

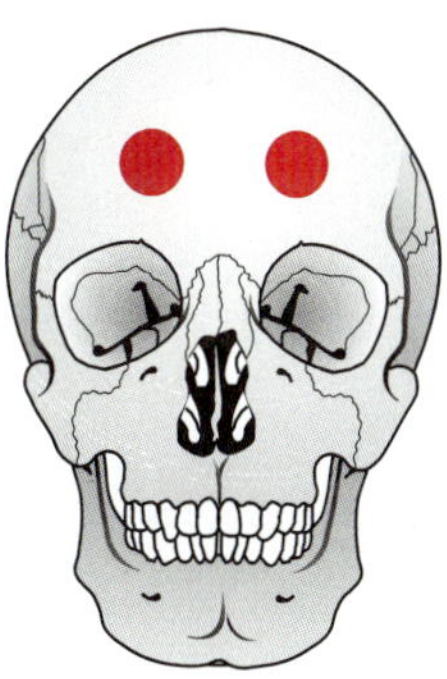

NV

깊은손가락굽힘근(심지굴근)
(M. flexor digitorum profundus)

해부

기시: 자뼈 몸쪽 앞안쪽면의 약 75%를 덮는 부위, 뼈사이막 및 앞팔 근막.

경유: 앞팔 앞쪽 근육의 세 번째 층에 있다. 근육의 먼쪽 건은 얕은손가락굽힘근 건으로 만들어진 통로를 통해서 달린다.

종지: 각기 네 개의 건으로 나뉘어져서 2~5번째 손가락의 끝 손가락뼈의 기저에.

동작

2~5번째 손가락의 끝 손가락뼈를 굽히고, 중간과 몸쪽 손가락뼈의 굽힘을 돕는다. 또한 그것은 어느 정도로 손목 굽힘에 관련되어 있다.

허약의 징후: 그것은 가장 먼쪽 손가락뼈를 굽히는 유일한 근육이다. 특히 작은 물체를 집을 때 허약이 명백하다.

테스트

자세: 중간과 몸쪽 손가락뼈를 펴고 먼쪽 손가락뼈는 굽힌다.

고정: 테스트자는 환자의 몸쪽 손가락뼈를 펴있게 하면서 가장 먼쪽 관절에서만 굽히게 해서 환자의 손을 잡는다.

테스트 접촉: 굽혀진, 끝 손가락뼈에.

환자: 끝 손가락뼈만을 굽힌다.

테스트자: 엄지와 검지만을 사용해서, 먼쪽 손가락뼈를 펴려고 한다.

테스트 오류, 예방책: 병 따개' 접근법을 사용해서는 절대 안 되는데, 거기서 엄지와 검지가 고정된 채로 팔과 어깨에 의해서 저항력이 가해진다. 고정을 하는 동안 통증이 없어야 하며 테스트 저항력은 환자의 나이와 수용력에 따라서 조절되어야 한다.

근막통증후군

스트레칭 테스트: 이 테스트는 얕은손가락굽힘근과 함께서만 만들어질 수 있다. 팔꿈치는 손목 굽힘근을 테스트에서 배제시키기 위해서 약간 굽혀진다. 그 다음 손목과 손가락은 최대로 펴진다.

PIR: 스트레칭 자세에서, 환자는 손가락을 천천히 굽힌다. 이완 단계에서, 손가락을 다시 스트레칭 자세로 되돌려서 근육을 부드럽게 늘린다.

압박의 원인: Travell과 Simons에(1983) 따르면, 깊고 얕은 손가락굽힘근의 증가된 장력은 자신경을 압박할 수 있는데, 그것이 팔꿈치에서 앞팔과 손으로 진행하기 때문이다.

자주 발견되는 연관 장애

압박 허약: C7/T1 척추사이구멍 및 디스크에서 온 8번째 뿌리 목 병소. 가슴출구의 말초신경 압박, 자뼈 고랑(자신경, 4~5번째 손가락) 및 원엎침근(정중신경, 2, 3번째 손가락) 증후군은 모두 흔한 소견이다.

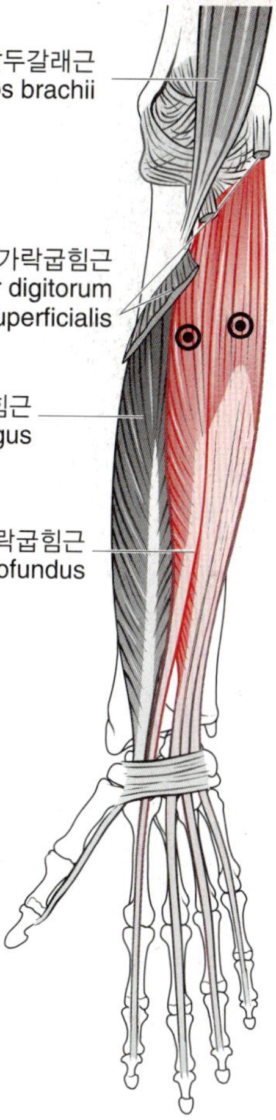

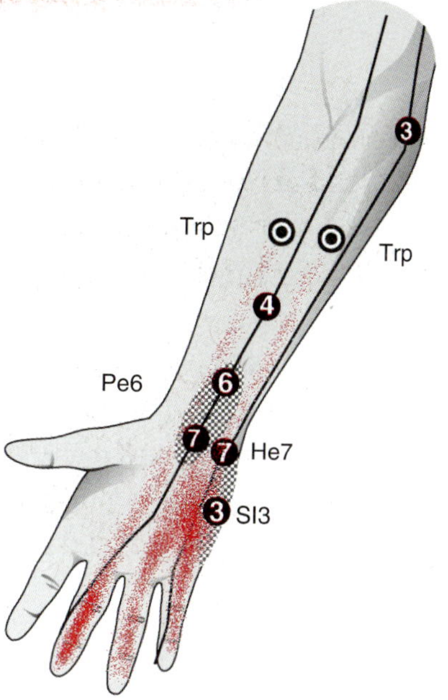

통증유발점 및 연관통

운동 기능 신경지배:
2, 3번째 손가락:
정중신경, C7, C8, T1
4, 5번째 손가락:
자신경, C7, C8, T1

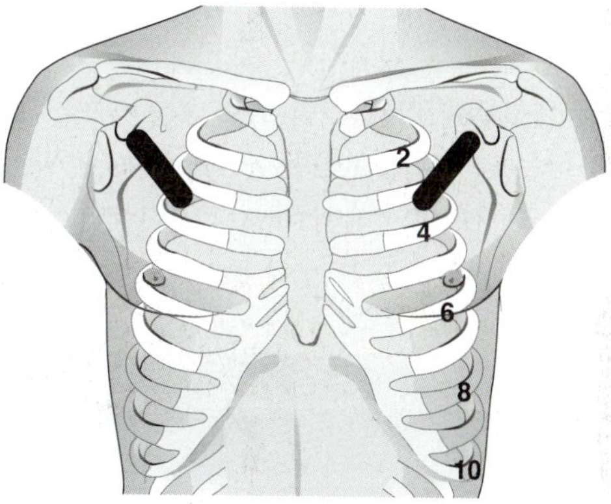
앞쪽 NL

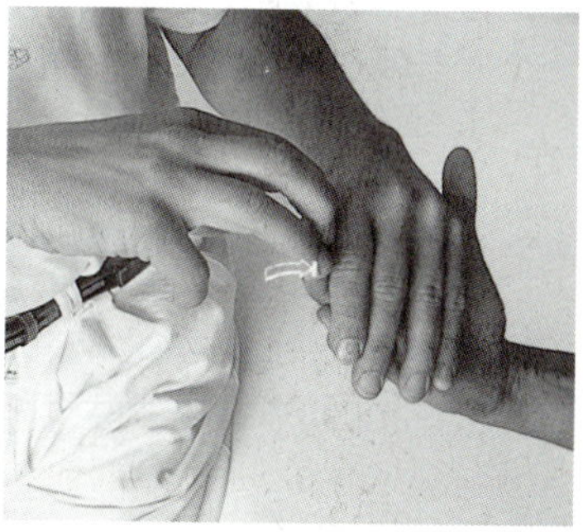
오른쪽 깊은손가락굽힘근의 일반적인 테스트(예, 팔꿈치 몸쪽 포착장해를 위한 것)

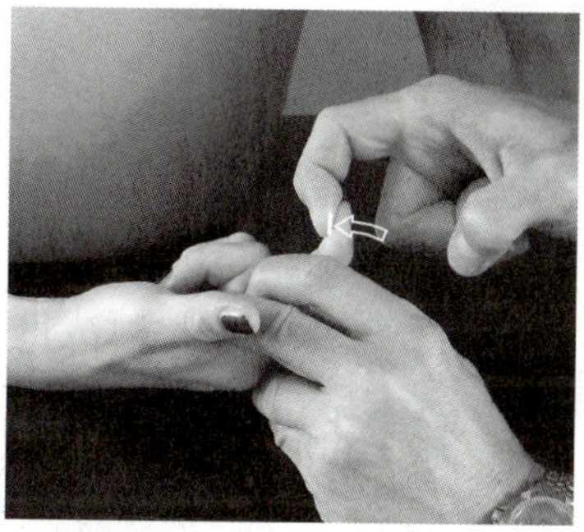
오른쪽 깊은손가락굽힘근의 개별 테스트(예, 팔꿈치굴 안에 또는 지나서 있는 포착장애를 위한 것)

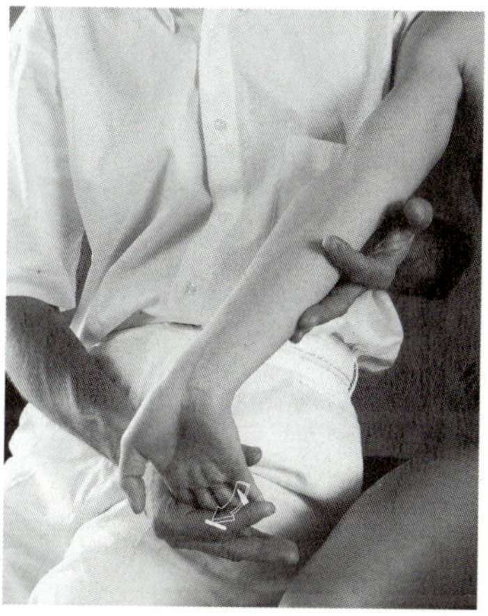
스트레칭 테스트 및 PIR

얕은손가락굽힘근(심지굴근)
(M. flexor digitorum superficialis)

해부

기시: 위팔뼈 머리: 위팔뼈의 안쪽 위관절융기, 자쪽 곁인대 및 앞팔 근막.

자뼈 머리: 자뼈 부리돌기의 안쪽면.

노뼈 머리: 원엎침근 밑에서부터 발달하며, 노뼈의 앞면에서.

경유: 앞쪽 앞팔의 2번째 층 안에 놓인다. 더 깊은 곳인 깊은손가락굽힘근 및 긴엄지굽힘근(3번째 층)과 더 얕은 곳인 위팔노근, 노쪽손목굽힘근 및 긴손바닥근 사이의 넓은 부위에 끼워져 있다.

종지: 2~5번째 손가락의 중간 손가락뼈의 양쪽에 각각 네 개의 건으로.

동작

2~5번째 손가락 중간 손가락뼈를 굽힌다. 몸쪽 손가락과 손목의 굽힘을 돕는다.

허약의 징후: 주먹쥐기가 어렵고 몸쪽 손가락 관절이 펴있고 먼쪽 관절이 굽혀 있을 때 손가락을 사용하는 능력이 줄어든다. 예를 들어, 타이핑과 피아노를 치는 동작에서 약간의 어려움이 있다.

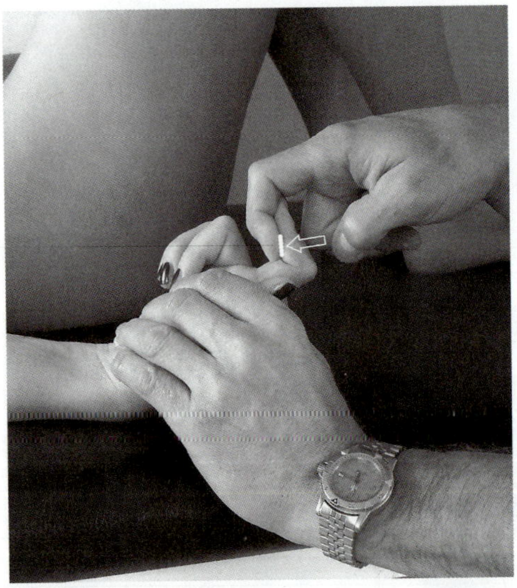

얕은손가락굽힘근 테스트

테스트

자세: 환자의 손을 뒤침시키고 테스트받는 손가락의 몸쪽 손가락뼈는 펴있게 한다.

고정: 손등을 뒤침시켜서 가장 몸쪽 손가락뼈와 손가락은 편 채로 유지한다.

환자: 몸쪽 손가락뼈사이 관절을 굽힌다.

테스트 접촉: 손가락의 가장 먼쪽 관절이 집게 같은 양식으로 편 채로 유지되며, 엄지와 검지 사이로 먼쪽 손가락뼈를 잡는 것이다. 이것이 실제 테스트 동안 손가락의 조절을 유지하게 돕는다.

테스트자: 손가락을 중간 손가락뼈에서 펴려고 시도한다.

테스트 오류, 예방책: 손과 몸쪽 손가락뼈의 불충분하고 부적절한 고정.

테스트 동안 손가락 관절의 통증은 테스트에 나쁜 영향을 주므로 가능한 피해야 한다.

근막통증후군

스트레칭 테스트: 손목 굽힘근을 테스트에서 배제시키기 위해서 팔꿈치를 약간 굽히고 깊은손가락굽힘근을 테스트에서 배제시키기 위해서 끝 손가락뼈를 약간 자연스럽게 굽히게 한다. 그 다음 중간 손가락뼈를 잡아서 몸쪽 손가락뼈사이 관절을 펴서 유지한다.

PIR: 스트레칭 자세에서, 환자는 중간 손가락뼈를 천천히 굽혀서 근육을 수축시킨다. 이완 단계에서, 테스트자는 손가락을 다시 스트레칭 자세로 부드럽게 되돌린다.

신경 압박의 가능 원인: 자신경 포착장애가 얕은 손가락굽힘근의 몸쪽 부분에서 온 압박력에 의해서 생길 수도 있다.

자주 발견되는 연관 장애

이 근육은 손목에 있는 손목굴 전에서 기인한 정중신경 말초 포착장애 증후군의 감별진단에 도움이 될 수 있다.

압박 허약: 이것은 C7/C8 추간공 병소로 인한 C8 뿌리 자극과 원엎침근에 의한 정중신경 말초 포착 장애의 평가를 위한 좋은 근육이다.

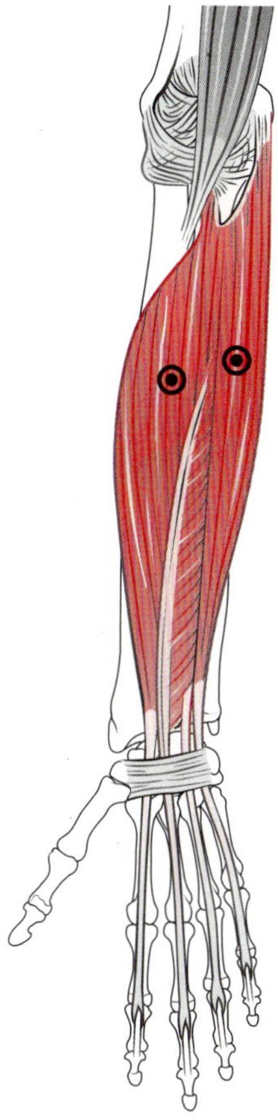

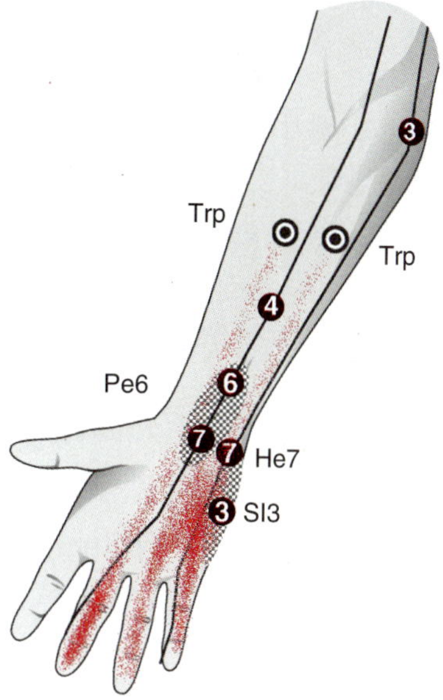

통증유발점 및 연관통

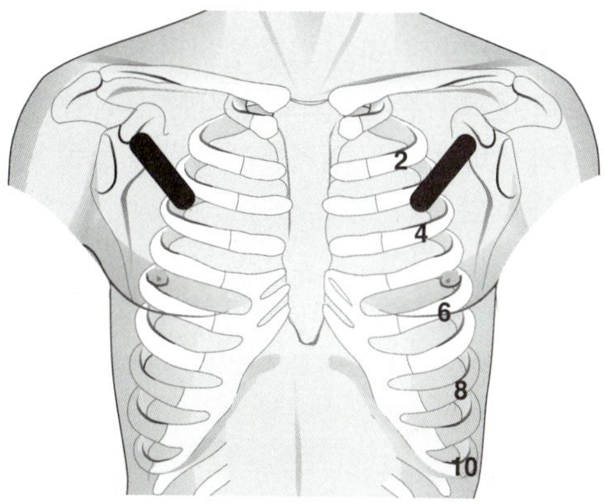

앞쪽 NL

운동 기능 신경지배:
정중신경, C7, C8, T1

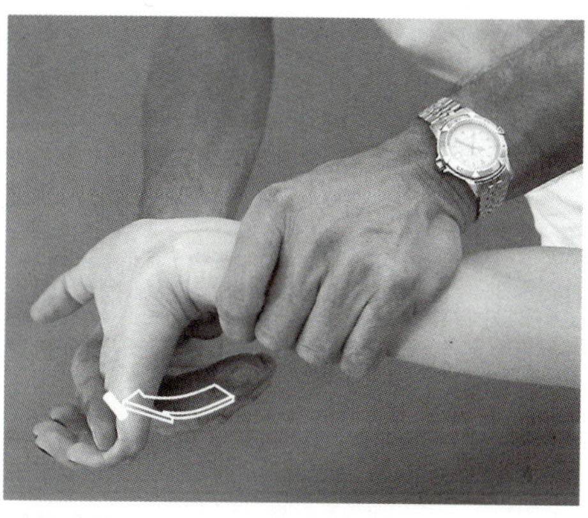

팔꿈치를 펴서 PIR 및 늘리기

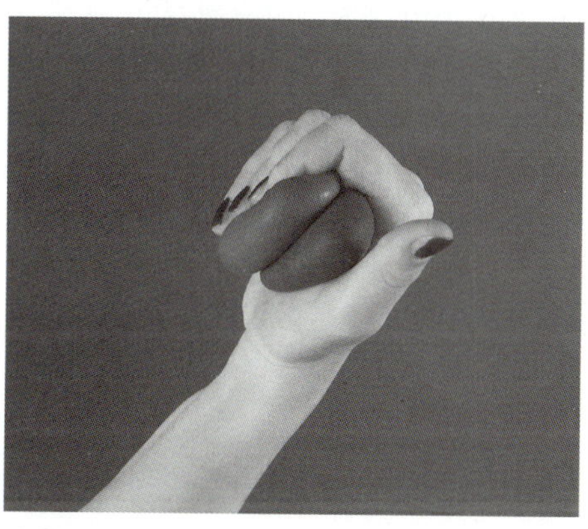

얕은손가락굽힘근 훈련

(발) 짧은엄지굽힘근(단무지굴근)
(M. flexor hallucis brevis)

해부

기시: 1~3번째 쐐기뼈, 발바닥 발꿈치입방뼈인대 및 뒤쪽 정강인대.

경유: 발바닥 근육의 얕은 층 안에서 뒤쪽에서 앞쪽으로.

종지: 엄지발가락 몸쪽 발가락뼈 기저의 안쪽 및 가쪽면.

동작

엄지발가락 몸쪽 발가락뼈를 굽힌다.

허약의 징후: 망치발가락 및 발의 세로 아치의 감소된 안정성.

테스트

자세: 발허리발가락뼈 관절에서 엄지를 굽힌다.

고정: 앞발 및, 특히, 1번째 발허리뼈.

테스트 접촉: 손가락으로 엄지발가락 몸쪽 발가락뼈의 발바닥면에. 엄지를 발가락의 등쪽 면에 고정할 수도 있다.

환자: 엄지를 굽힌다.

테스트자: 엄지를 발허리발가락 관절에서 펴려고 하면서, 몸쪽 발가락뼈를 당긴다.

근막통증후군

스트레칭 테스트: 발을 발바닥 굽힘으로 유지하고서(긴엄지굽힘근을 테스트에서 제외시키기 위해서) 엄지를 최대로 펴게 한다. 테스트가 양성일 때, 연관통 및 근육의 경련이 유발될 수도 있다.

PIR: 스트레칭 자세에서, 환자에게 엄지를 굽히라고 시키며 그동안 테스트자는 움직임을 부드럽게 저항한다. 그 다음 이완 단계 동안 테스트자는 엄지를 천천히 다시 펴게 옮긴다.

자주 발견되는 연관 장애

근육의 허약이 발목굴증후군과 함께 생긴다. 종종, 근육의 허약은 즉각적으로 볼 수 없어서 정상적인 테스트 동안 감춰질 수 있다. 오직 발이 어떤 기계적으로 증가된 스트레스 자세에 놓일 때만, 허약이 명백해질 것이다. 예를 들어, 서있을 때만 허약이 명백해진다. 이것의 가능한 원인 중의 하나는 뒤정강근 기능장애로 인한 안쪽 발목 안정성의 파괴다. 전통적으로, 걷고 난 다음 앞발에서 통증을 겪을 것이다. 그 결과로, 발의 깊은 내재근육 안에 통증유발점이 발달한다; 특히 짧은엄지굽힘근에서. 또한, 발바닥의 마비, 부종 및 경련이 종종 동반된다. 발의 생체역학에서의 어떤 기능장애가 위로 올라가는 장애를 만들 수도 있다. 이것의 의미는 발은 그것 위의 구조적인 문제를 만들 것이고 궁극적으로 무릎, 힙, 골반, 척추, 목 및 TMJ를 포함한다는 것이다.

압박 허약: 발목굴증후군, 궁둥구멍증후군, S1 뿌리 병소(디스크 L5/S1).

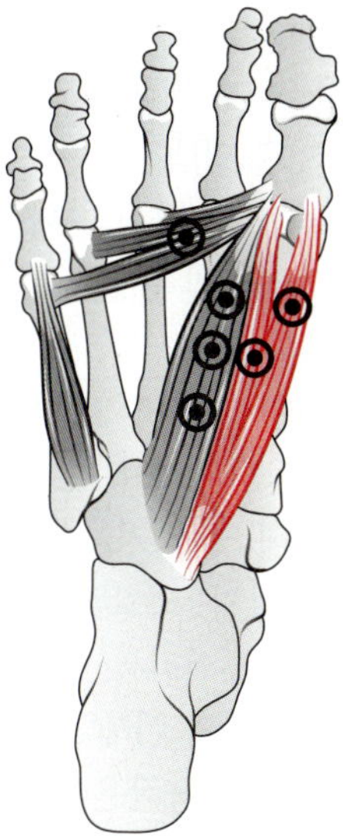

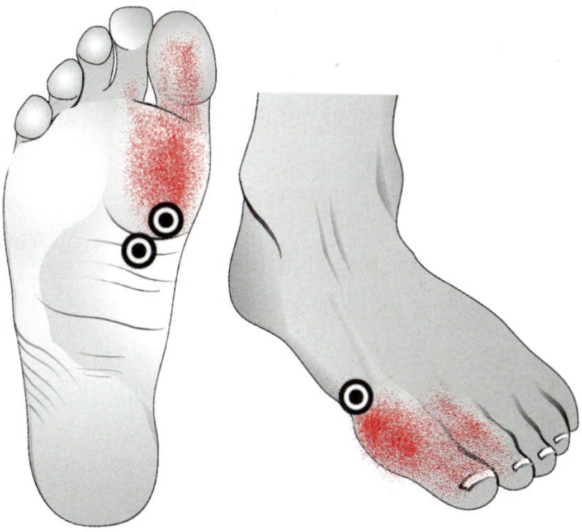

통증유발점 및 연관통 패턴

운동 기능 신경지배: 안쪽발바닥신경(L5), S1, S2, S3
영양: 인산염(발목굴증후군을 위함)
SRS: L1

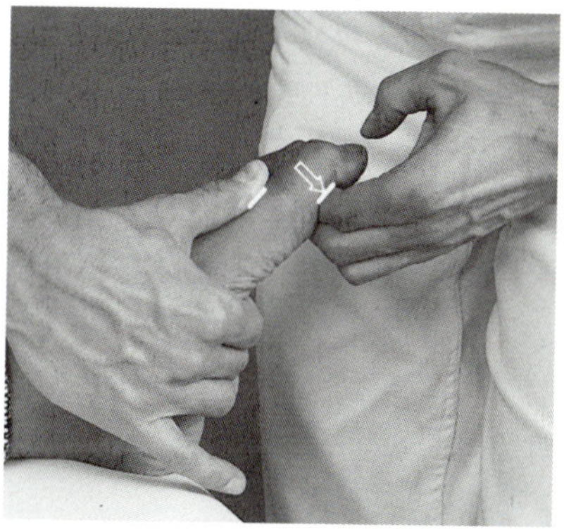

짧은엄지굽힘근 테스트

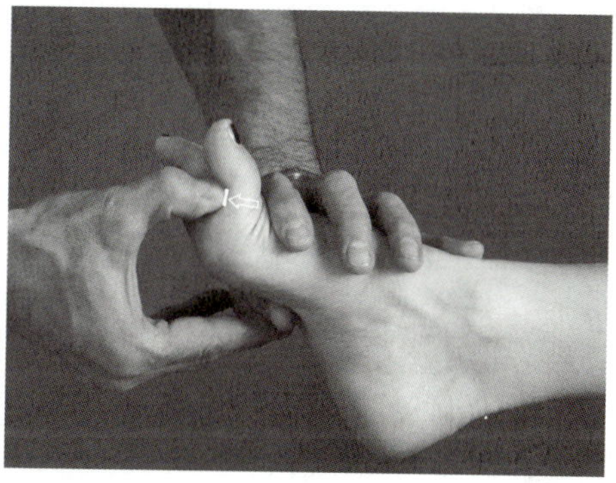

짧은엄지굽힘근의 PIR: 수축 단계

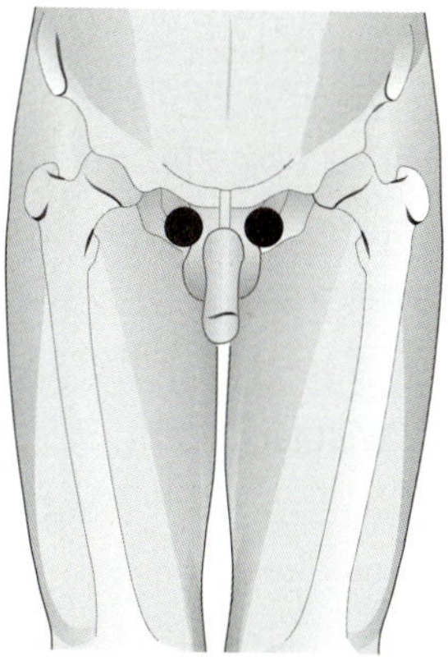

앞쪽 NL

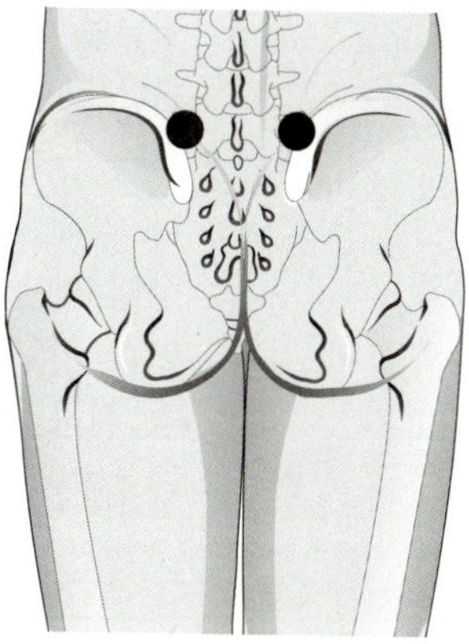

뒤쪽 NL

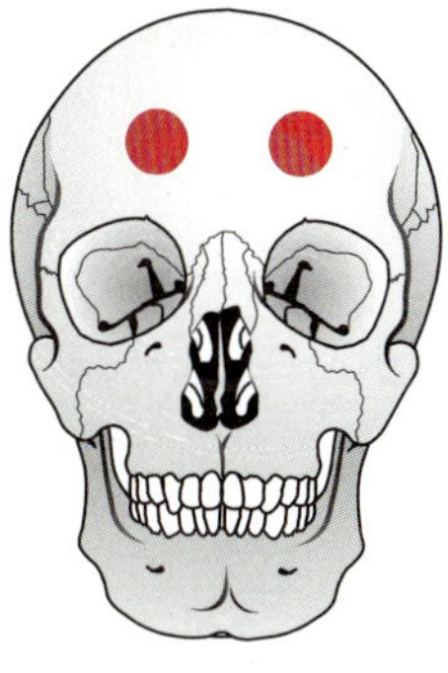

NV

(발) 긴엄지굽힘근(장무지굴근)
(M. flexor hallucis longus)

해부

기시: 종아리뼈 먼쪽 2/3의 뒷면, 뼈사이막 및 뒤쪽 근육사이 격막.

경유: 긴발가락굽힘근과 함께, 그것들은 아래 뒷다리의 가장 깊은 층을 형성한다. 건은 긴발가락굽힘근, 뒤정강근, 정강신경 및 뒤정강 동맥/정맥과 평행하게 달린다. 그것들은 함께 발목 굴을 통과 한다; 굴의 경계는 가쪽면에서(깊게) 발꿈치뼈와 목말뼈 그리고 안쪽에서는(얕게) 굽힘근지지띠 인대로 이루어 진다.

종지: 엄지발가락 끝 발가락뼈 기저.

동작

엄지발가락 발가락뼈사이관절에서 끝 발가락뼈를 굽히며 발허리발가락뼈관절을 굽히는데 있어서 짧은엄지굽힘근을 보조할 것이다. 발의 발바닥 굽힘 및 안쪽번짐을 보조하는데, 특히 엄지가 펴져 있을 때이다.

허약의 징후: 주로, 걷는 동안 장애가 나타난다. 엄지에 의해서가 아니라 앞발의 3, 4번째 발가락에 의해서 보다 가쪽으로 만들어진 밀어 올림(push-off)이 보일 때 근육은 약할 것이다. 이것은 발의 바깥쪽 굴림에 기인하며, 부분적으로, 이 근육 및 긴종아리근의 허약 때문이다.

테스트

자세: 발을 테스트대와 수직으로 하고 엄지는 약간 편다.

고정: 앞발과 몸쪽 발가락뼈에. 엄지의 발가락 사이 관절은 편 채로 있는다.

테스트 접촉: 엄지발가락 끝 발가락뼈의 발바닥면에. 집는 방식으로 끝 발가락뼈를 잡을 수도 있다.

환자: 엄지를 굽힌다.

테스트자: 엄지의 몸쪽 발가락뼈를 펴려고 노력한다.

감춰진 허약을 찾기 위해서 서서 테스트를 할 수도 있지만, 이것은 명백하게 아주 힘들다. 목발받침돌기 및 발의 안쪽 아치의 나쁜 안정이 일반적인 원인이다. 결과, 발목굴은 손상을 입고 정강신경은 조이게 된다.

테스트 오류, 예방책: 엄지의 몸쪽 발가락뼈 및 발가락뼈사이 관절의 불충분한 고정, 또 그것을 굽게 만드는 것. 테스트자가 엄지의 몸쪽 발가락뼈에 과도한 고정 압력. 초보 테스트자는 '병 따개' 움직임을 사용하기가 쉬워서, 손가락과 손목을 고정시키는데 그래서 팔과 어깨 근육으로 저항이 만들어 진다. 이 지렛대 동작은 대부분의 환자들이 견디기에 너무 크다.

근막통증후군

스트레칭 테스트: 발을 뒤굽힘과 가쪽번짐(엎침)으로 두고 엄지를 최대로 펴게 한다. 이 자세는 장딴지 근육과 긴발가락굽힘근 모두 안에 있는 통증유발점을 활성화시킬 수 있다.

PIR: 스트레칭 자세에서, 환자에게 엄지의 발가락뼈사이관절을 부드럽게 굽히라고 시키며 그 동안 테스트자는 발허리발가락뼈 관절뿐만 아니라 발을 등쪽 폄으로 잡고 있는다. 이완 단계 동안, 테스트자는 관절을 다시 펴도록 천천히 다시 옮긴다.

자주 발견되는 연관 장애

발목굴증후군, 그것의 진단학적 지표는 긴엄지굽힘근은 정상적으로 기능을 하지만, 짧은엄지굽힘근은 약한 것이다. 짧은엄지굽힘근은 발목굴의 먼쪽에서 신경지배를 받기 때문에 긴엄지굽힘근보다 약해질 것이다. 고전적인 망치발가락 기형은 상태가 만성적이 되면서 발달된다.

압박 허약: 디스크 병소 또는 다른 구멍의 병목으로 인한 S1 뿌리 병소(Walther 2000), 궁둥구멍 증후군.

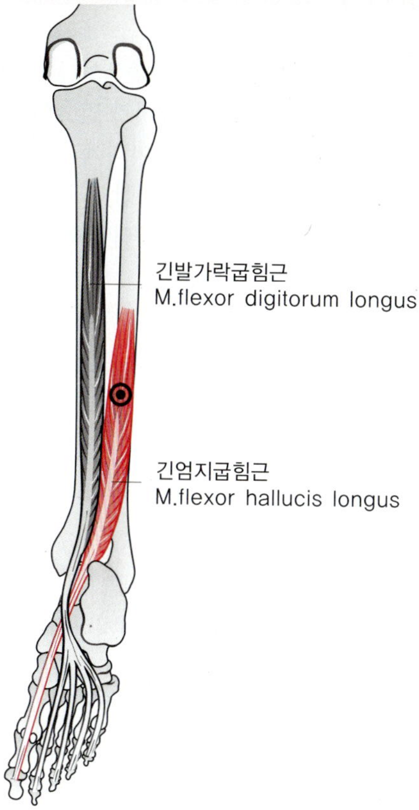

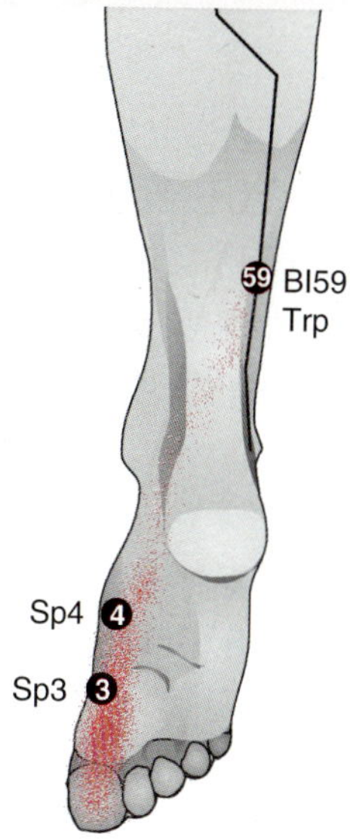

통증유발점 및 연관통

운동 기능 신경지배:
정강신경, L5, S1, S2
SRS: L3, L4

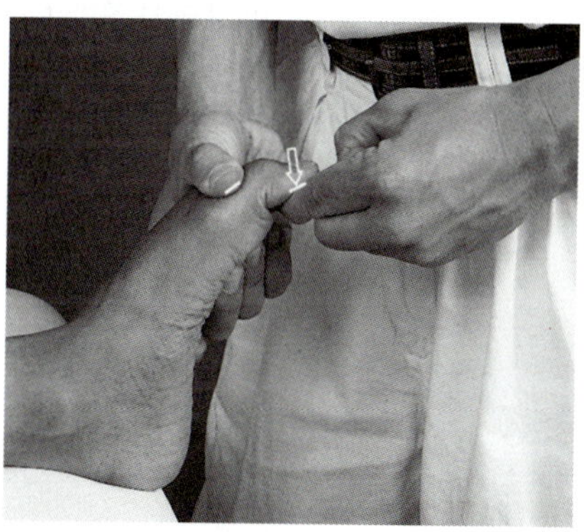

긴엄지굽힘근 테스트

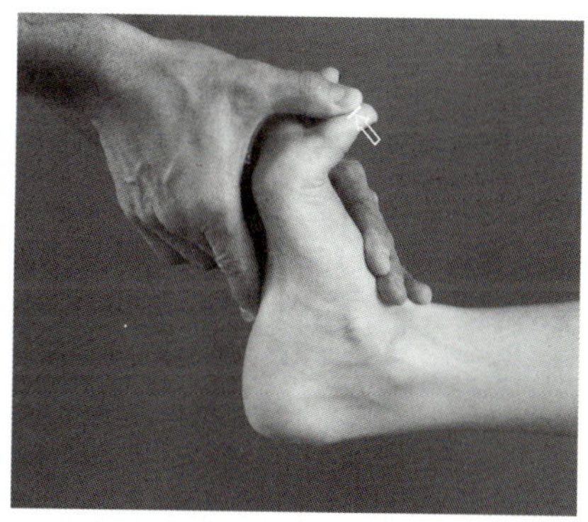

PIR: 수축 단계

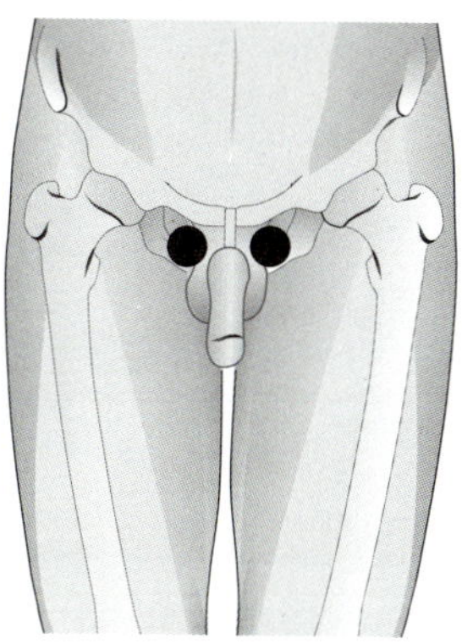

앞쪽 NL

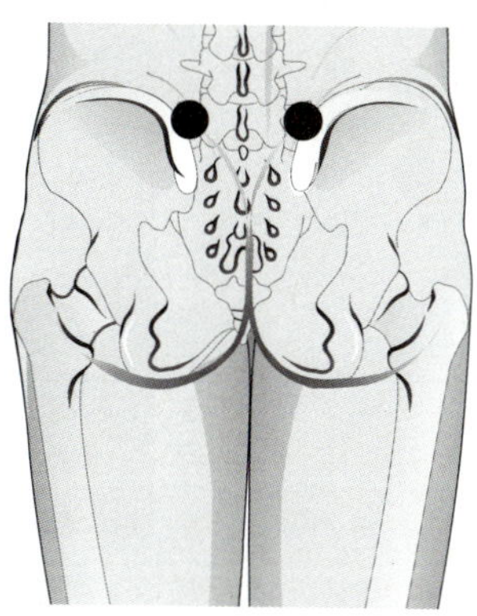

뒤쪽 NL

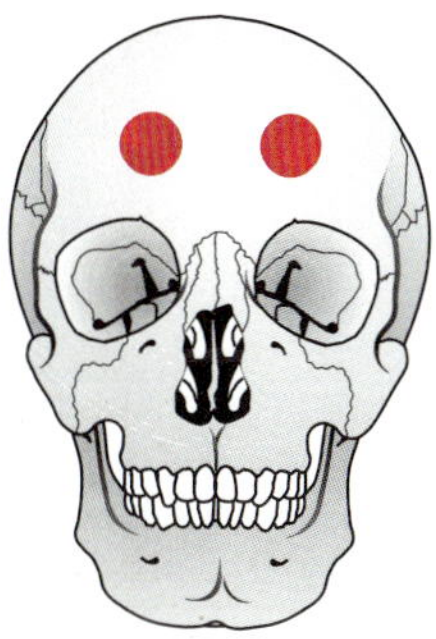

NV

(손) 짧은엄지굽힘근(단무지굴근) (M. flexor pollicis brevis)

해부

기시: 얕은 머리: 굽힘근 지지띠 및 큰마름뼈,
깊은 머리: 큰마름뼈 및 머리모양뼈.

경유: 엄지맞섬근과 평행하게 놓인다.

종지: 엄지 몸쪽 손가락뼈 기저의 노쪽면.

동작

엄지 몸쪽 손가락뼈를 굽힌다. 그것은 1번째 손허리뼈를 굽히고 엄지 맞섬을 돕는다.

허약의 징후: 펜을 잡기가 어려움.

테스트

자세: 엄지를 모아서 그것의 안쪽 가장자리가 검지와 가까운, 손바닥 가장자리에 놓는다. 손가락뼈사이 관절을 펴서 유지한 채, 그것은 손허리손가락뼈 관절에서 굽혀진다.

고정: 1번째 손허리뼈에.

테스트 접촉: 엄지와 검지를 집게 모양으로 접촉하며, 테스트자는 엄지 몸쪽 손가락뼈의 자쪽 및 손바닥을 잡는다.

환자: 엄지의 손허리손가락뼈 관절을 굽혀서 그것이 새끼를 향해서 손바닥 위로 넘어가게 한다.

테스트자: 엄지 몸쪽 손가락뼈를 손바닥에서 펴려고 하면서 당긴다.

테스트 오류, 예방책: 테스트 접촉으로 짧은엄지굽힘근 및 엄지맞섬근 사이의 차이가 만들어진다: 맞섬근에서, 1번째 손허리뼈의 머리에서 접촉이 되며 짧은엄지굽힘근은 손바닥 가깝게 접촉이 되는 반면, 엄지맞섬근은 그것에서부터 올려진다.

근막통증후군

스트레칭 테스트: 엄지는 두 관절에서 펴진다.

PIR: 스트레칭 자세에서, 환자는 엄지를 천천히 벌린다. 이완 단계에서 테스트자는 근육을 부드럽게 늘리는데 엄지를 스트레칭 자세로 되돌린다.

자주 발견되는 연관 장애

'방아쇠 엄지', 거기서 엄지는 굽혀져서 고정되는 경향이며 오직 외적인 도움만이 관절을 되돌려 펴기가 가능하다. 그것은 긴엄지굽힘근 건의 움직임을 제한하는 짧은엄지굽힘근 내의 통증유발점과 흔히 연관된다.

압박 허약: 압박 장애는 보통 발견되지 않는데, 근육이 정중신경과 자신경에 의한 이중 신경지배를 받기 때문이다.

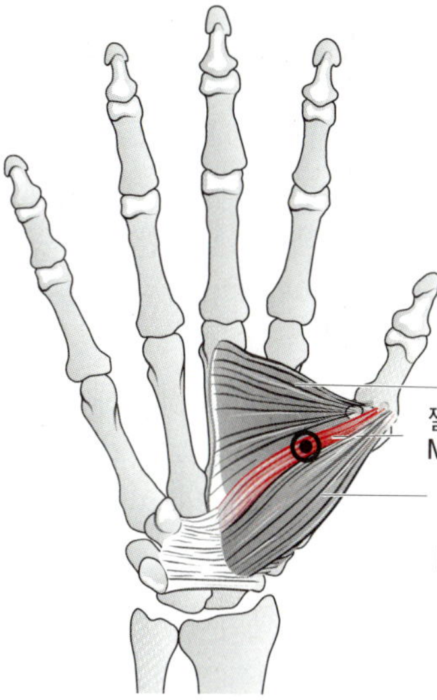

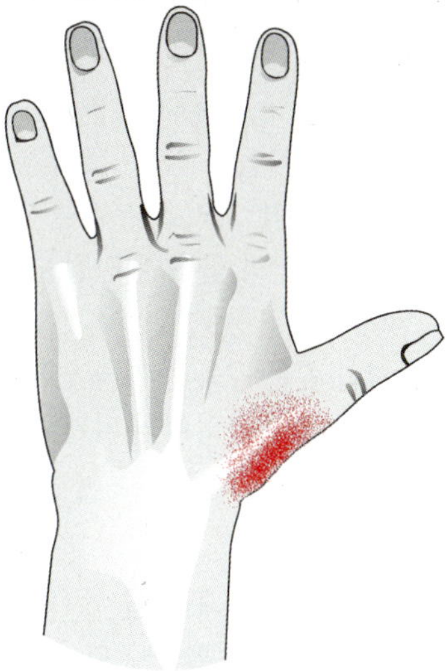

운동 기능 신경지배:
얕은 머리: 정중신경, C6, C7, C8, T1
깊은 머리: 자신경, C8, T1

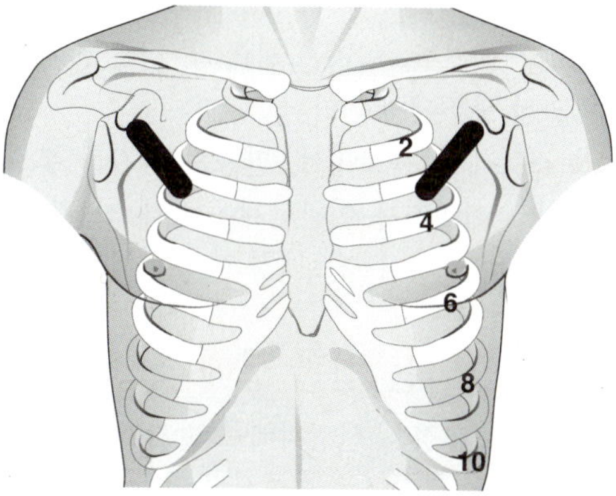

앞쪽 NL

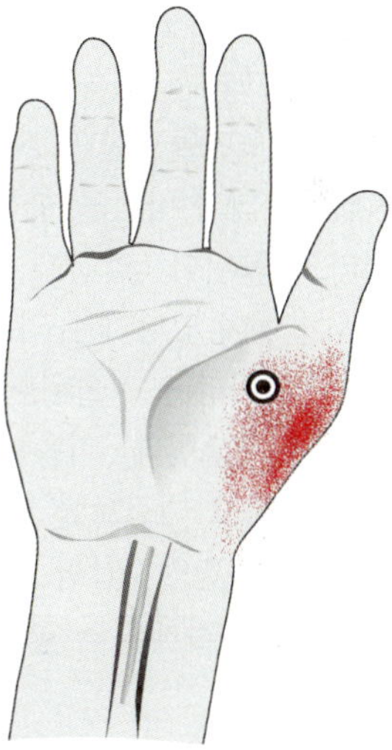

통증유발점 및 연관통

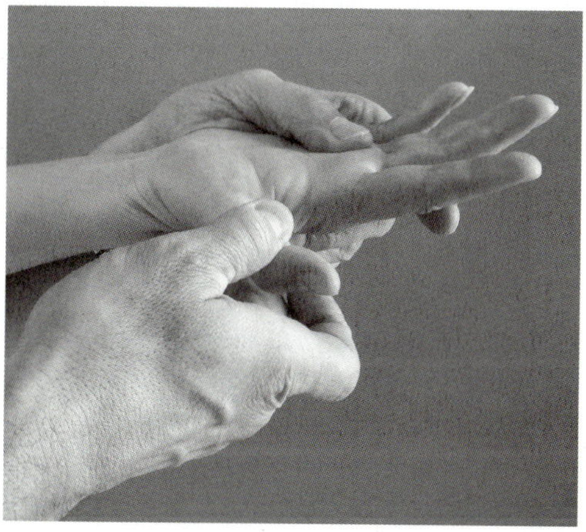

스트레칭과 PIR

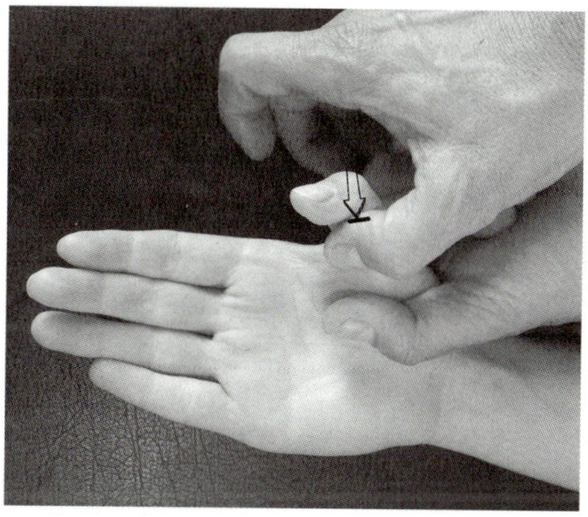

짧은엄지굽힘근 테스트

(손) 긴엄지굽힘근(장무지굴근)
(M. flexor pollicis longus)

해부

기시: 다수의 기시들을 갖고, 노뼈 앞면 노뼈 결절의 먼쪽, 뼈사이막 그리고 부리돌기의 안쪽 가장자리 또는 위팔뼈의 안쪽 위관절융기에서 시작한다.

경유: 앞팔의 깊은 근육 층에 놓인다.

종지: 엄지의 끝 손가락뼈의 기저의 손바닥면에.

동작

엄지의 손가락뼈사이 관절을 굽힌다. 또한 손허리손가락뼈 관절의 굽힘을 돕는다.

이러한 맥락에서, 굽힘은 엄지 자체에서 엄지의 손가락뼈사이 관절을 굽히는 것을 뜻한다. 해부학적으로, 엄지의 공간에서의 자세는 몸이 아니라, 손에 연관되며, 그래서 움직임에 대한 어떤 설명은 손에 관계해서 만들어진다. 따라서, 엄지가 손바닥보다 위로부터 손바닥을 향해서 가는 움직임은 모음이라고 불린다. 엄지가 손바닥 높이에서 검지와 가까이 놓여 있다가 손의 중심으로 움직일 때, 그것은 굽힘이라고 기술된다. 움직임을 혼동하지 않는 것이 중요한데, 이유는 엄지에 있는 다른 근육을 분리하고 테스트할 때 그것이 매우 중요하기 때문이다. 긴엄지굽힘근에서, 테스트자는 엄지의 먼쪽 관절 자체의 굽힘만을 저항해야 한다.

허약의 징후: 엄지의 끝 손가락뼈를 굽히는 능력이 줄어든다. 펜 같은 작은 물체를 집는 것이 어렵다.

테스트

자세: 엄지의 손가락뼈사이 관절을 굽히고 손허리손가락뼈 관절은 펴서 유지한다.

고정: 엄지의 1번째 손허리뼈와 몸쪽 손가락뼈를 꽉 쥐고 그것을 펴서 유지한다. 테스트자의 엄지가 앞쪽 엄지의 축을 따라 놓아서 그것이 손가락뼈사이 관절의 바로 아래에 끝나게 한다면, 관절 하나에만 제한된 굽힘 성분을 유지하고 있을 것이다.

테스트 접촉: 엄지의 끝 손가락뼈 패드에 접촉하거나, 끝 손가락뼈의 앞 · 뒤면 모두를 덮는 집게 같은 접촉을 사용한다.

환자: 테스트자가 엄지의 몸쪽 관절을 펴서 유지하고 있는 동안 먼쪽 엄지를 굽힌다.

테스트자: 엄지의 끝 손가락뼈를 펴려고 한다.

테스트 오류, 예방책: (1번째 손가락뼈사이관절을 굽히게 만드는) 부정확한 고정. 테스트자가 만드는 너무 큰 저항력은 통증을 만든다.

근막통증후군

스트레칭 테스트: 엄지를 몸쪽 및 먼쪽 손가락뼈사이 관절 모두에서 편다.

PIR: 스트레칭 자세에서, 환자는 엄지를 부드럽게 굽히고 이어지는 이완단계에서 테스트자는 엄지를 부드럽게 펴서 스트레칭 자세로 되돌린다.

자주 발견되는 연관 장애

근육은 정중신경의 신경지배를 받지만, 손목굴의 몸쪽에 있다. 그러므로 정중신경 압박 증후군뿐만 아니라, C8 뿌리 증후군(추간공 C7/T1)에 대한 감별진단이 유용할 것이다. '방아쇠 엄지' 또한 이 근육의 기능장애와 연관된다.

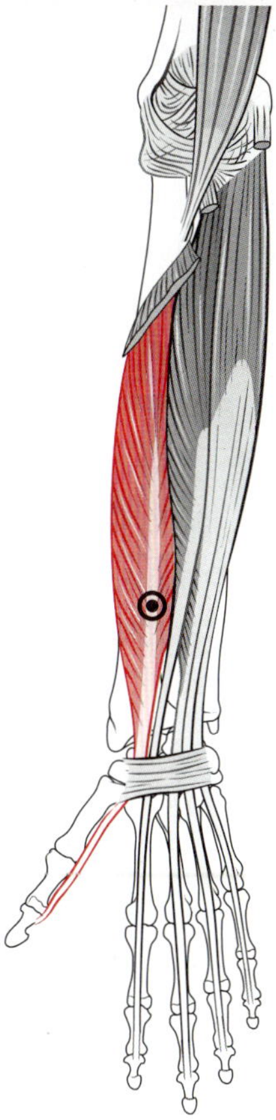

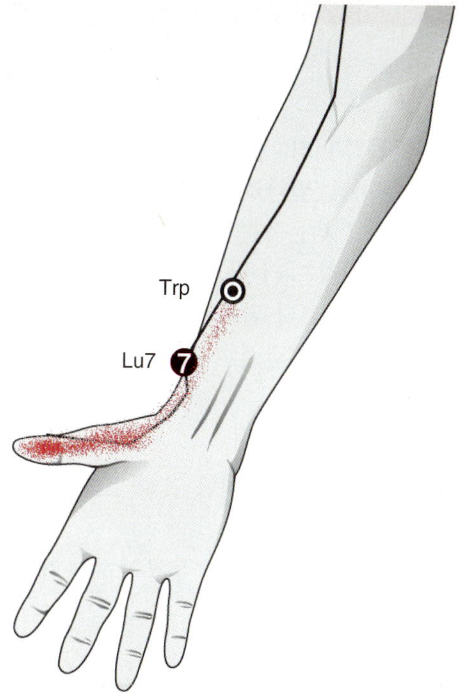

통증유발점 및 연관통 패턴

운동 기능 신경지배:
정중신경, C7, C8, T1

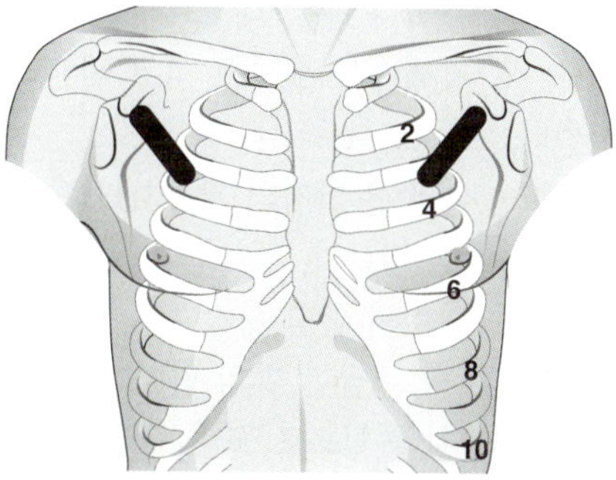

앞쪽 NL

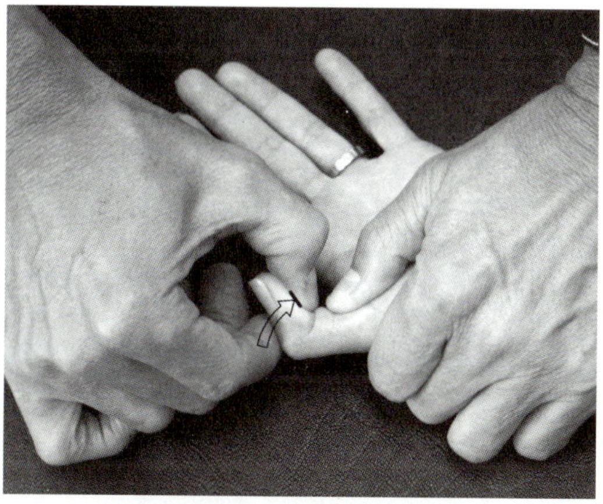

긴엄지굽힘근 테스트

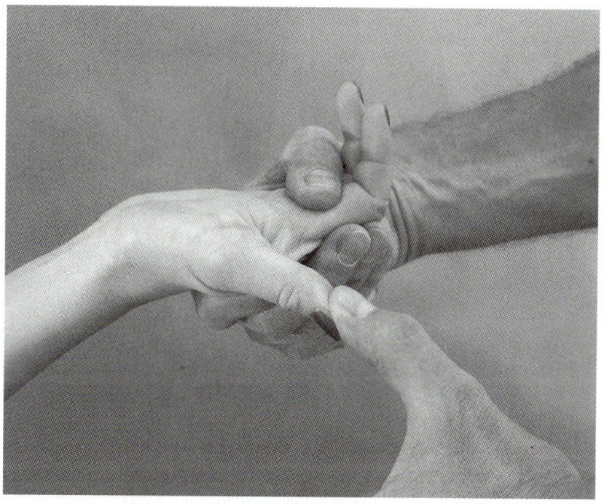

긴엄지굽힘근 PIR

장딴지근(비복근)(M. gastrocnemius)

해부

기시: 몸쪽 머리: 넙다리뼈의 몸쪽 관절융기
가쪽 머리: 넙다리뼈의 가쪽 관절융기

경유: 두 머리는 넓은 아킬레스건에 부착한다. 더 큰 몸쪽 머리는 더 길고 근육 끝은 가쪽 머리보다 발을 향해서 보다 먼쪽이다.

종지: 발꿈치뼈 결절.

동작

우선적으로 발의 발바닥 굽힘, 그러나 무릎 관절에서 굽힘을 보조한다.

허약의 징후: 서있을 때 무릎의 과다폄 및 발가락 끝으로 걸을 때 불안전성

테스트

고전적 테스트

자세: 환자가 등이나 배를 대고 누워서 테스트가 시행된다. 두 자세에서 무릎은 펴고 발은 발바닥 굽힘시킨다.

테스트 접촉: 한 손은 환자의 뒤꿈치를 꽉 잡고 다른 손은 발앞을 잡는다.

환자: 발 앞을 발바닥 굽힘 시킨다.

테스트자: 앞발을 뒤굽힘(발의 폄)으로 가게 밀면서 동시에 뒤꿈치를 밑으로(꼬리쪽) 당긴다.

이 테스트에서, 장딴지근은 가자미근에서 분리될 수 없다.

위에 있는 것은 Kendall과 Kendall(1983), Walther(1981) 및 Leaf(1996)에 따른 고전적인 장딴지근 테스트 방법이다. 테스트는 주로 발에 대한 발바닥 굽힘 능력을 평가한다. 테스트가 근육을 더 잘 분리하는 경향에 반해서, 테스트자가 매우 짧은 지렛대를 쓸 수 있고, 두 근육의 전반적인 강도로 인해서, 매우 허약한 상태 조차에서도, 테스트는 명백히 정상 강도를 보일 것이다. 오직 근육의 엄청난 허약이 있을 때만, 발가락으로 서 있는 것이 힘이 드는 경우에서 보는 것처럼, 테스트가 적응하는 경향이 있다. 그렇지 않으면, 그것은 적어도 일에 부적절하다.

Beardall 테스트(1985)

이 테스트는 위의 테스트보다 근육의 허약 패턴을 밝히는데 보다 유용하다. 발의 발바닥쪽 굽힘보다 무릎 관절의 굽힘 능력을 우선적으로 평가하게 디자인되었다. 보다 중요하게, 훨씬 긴 지렛대를 쓸 수 있어서 맞서는 압력을 낼 수 있다. 그러나, 테스트는 단점이 있다. 강한 뒤넙다리근 및 두덩정강근에서부터 상당한 협력작용이 발전된다.

자세: 환자는 힙과 무릎을 굽힘 시켜서 등을 대고 눕는다. 무릎은 대략 80~90° 굽힘시키고 발은 발바닥이 가능한 많이 테이블에 닿도록 굽힘 시킨다.

고정: 무릎뼈의 하부 가장자리에 가깝게, 무릎의 앞쪽 면에 넓게 댄다.

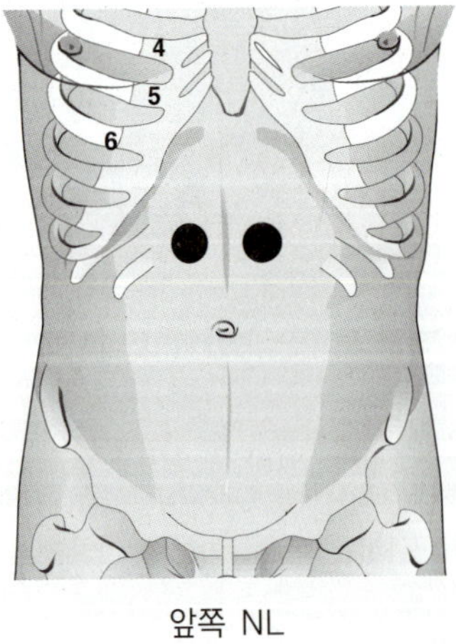

앞쪽 NL

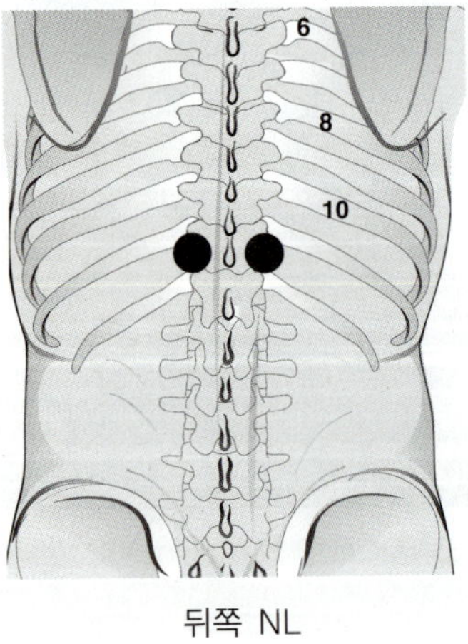

뒤쪽 NL

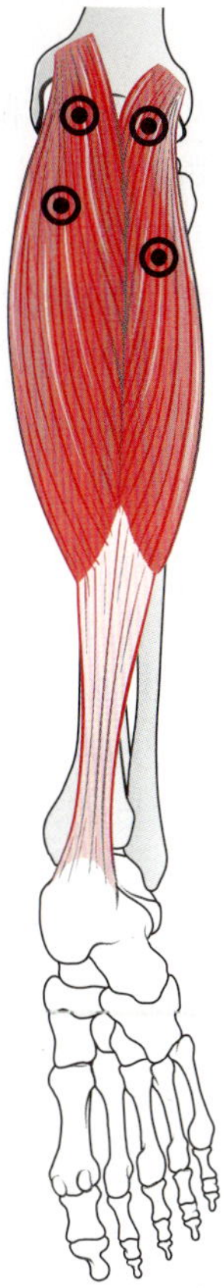

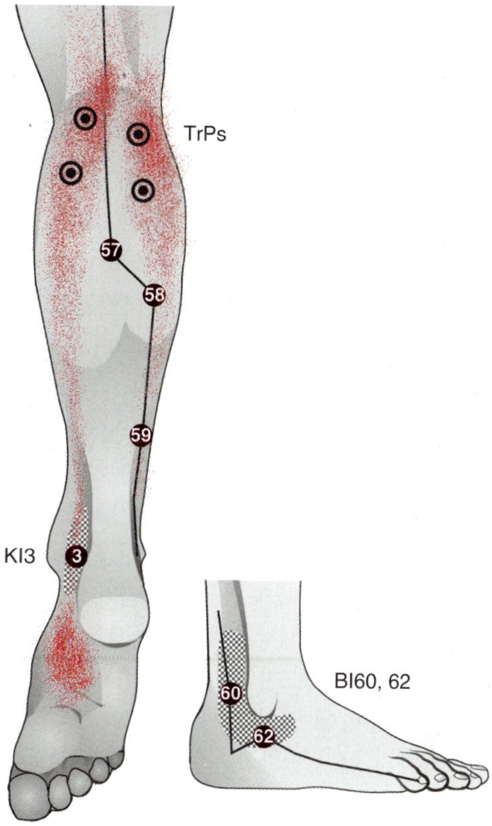

통증유발점과 연관통 패턴

운동 기능 신경지배: 정강신경, L4, L5, S1, S2
갈비뼈 펌프: 갈비사이 공간, 갈비가로돌기 관절 6, 7
경락: 심포
장기: 부신
영양: 부신 효소의 보조 인자: 비타민 B2, B5, B6, B9, B12, C, 티로신
SRS:
안쪽 머리: L1과 L2
가쪽 머리: L2

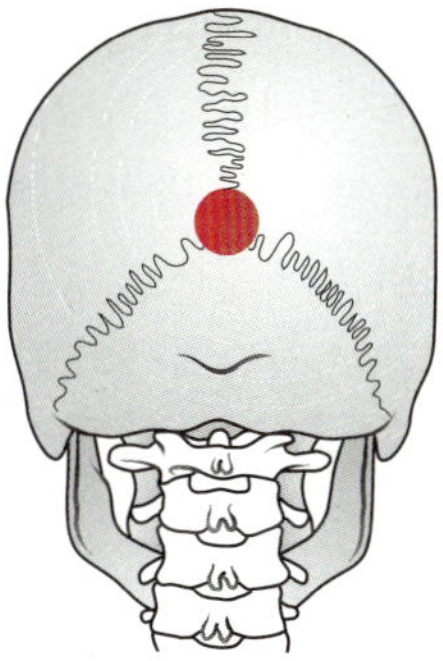

NV

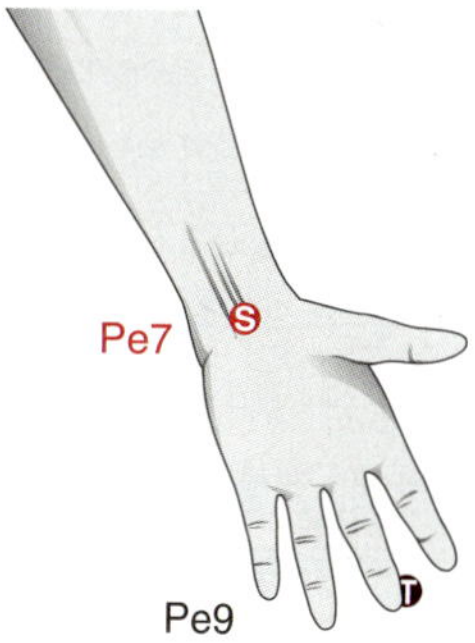

테스트 접촉: 손을 뒤로 말아서 발꿈치뼈 뒷부분을 세게 잡는다. 테스트자의 앞팔과 팔꿈치는 테이블 면에 놓아야 한다. 접촉을 아프게 해서는 안 된다.

환자: 발뒤꿈치를 테이블 면을 따라 미끄러뜨리면서 궁둥이 쪽으로 당긴다. 중요한 주목: 테스트 동안, 환자의 발뒤꿈치는 테이블 면에서 떨어져서는 절대 안 된다. 들어 올리게 되면 뒤넙다리근을 테스트에 관여시켜서 허약을 없게 만든다.

테스트자: 발꿈치뼈를 당겨서 무릎을 펴려고 한다. 중요한 주목: 저항 벡터를 테이블 면에 평행하게 유지하기 위한 최선책은 테스트자가 앞팔과 팔꿈치를 테이블 면에 붙이고 있는 것이다. 팔꿈치를 들어 올리는 것은 저항 방향을 바꾸고, 뒤넙다리근이 테스트에 관여하게 만들기가 쉽다.

가쪽 머리: 테스트자는 정강뼈를 가쪽으로 돌려서 발이 바깥을 가리키게 한다. 사용되는 접촉 손은 환자 다리의 안쪽에 있어야 하는데, 그렇지 않으면 테스트자의 앞팔은 바깥쪽으로 돌아간 앞발에 대게 될 것이다. 팔은 자동적으로 테이블 에서 올라가서 허약을 없게 만들 것이다.

안쪽 머리: 테스트자는 정강뼈를 안쪽으로 돌려서 발이 안쪽을 가리키게 한다. 접촉 손은 위에서와 동일한 이유로 바뀌어서 가쪽에 놓여진다. 두 개의 머리를 위한 저항 방향은 둘 다를 위한 것과 동일하다.

테스트 오류, 예방책: 가장 중요하게, 환자는 발을 테이블에서 들어 올리거나 테이블로 세게 눌러서는 절대 안 된다. 명백한 허약을 보이는 모든 경우에서, 뒤넙다리근은 테스트될 필요가 있다. 뒤넙다리근 또는 넙다리에서 무릎에 대한 협력작용 굽힘근이 약하다면, 장딴지근이 약하지 않을 때도 약한 것처럼 보일 수 있다. 그래서, 테스트는 거짓 양성일 수 있다. 이 근육은(주로 뒤넙다리근) 테스트 동안 무릎의 고정근이며 이상적으로, 장딴지근을 테스트 하기 전에 정상 강도를 테스트 해야 한다. 테스트 동안 접촉이 통증을 만들면 안 된다.

근막통증후군

스트레칭 테스트: 환자는 등을 대고 누워서 발을 뒤굽힘(폄) 시켜서 다리를 완전히 편다. 테스트자는 앞발을 더 큰 등쪽 폄으로(머리쪽으로) 가게 밀면서(환자의 저항 없이), 발뒤꿈치를 아래쪽으로(꼬리쪽으로) 당긴다. 이상적으로, 15°의, 운동선수 경우 더 많이, 늘어남의 증가가 보여진다. 발목장붓구멍에 기계적인 제한이 없을 때, 10° 이하의 늘어남은 장딴지근의 단축을 의미한다.

무릎에서 다리를 굽혀서 장딴지근과 가자미근 단축 사이의 감별 진단이 만들어진다. 무릎 굽힘은 장딴지근을 이완시켜서 스트레칭이 보다 더 가자미근에 집중되게 해 준다.

PIR: 출발점은 위에서 기술한 대로, 뒤굽힘(폄) 자세이다. 환자는 발을 발바닥 쪽으로 굽혀서 근육을 부드럽게 수축한다. 이완 단계에서, 테스트자는 발을 다시 폄으로 가게 부드럽게 민다.

자주 발견되는 연관 장애

과다긴장성 및 만성 근육 단축 상태가 흔히 보인다. 이것은 발목 외상을 입은 후 매우 흔하다. 장딴지근은 3~4cm의 수축 길이를 갖는다. 이에 반해서 넙다리네갈래근은 약 15cm다. 1cm의 작은 단축은 이 근육에게서 매우 심각하다. 발목 부상 이후 회복 단계 동안, 환자는 발을 중립 자세로 해서 걷는다. 굽힘 또는 폄 요소는 상당히 감소되어 있다. 시간이 흐르면서, 발 근육들은, 그러나 특히 대부분 장딴지근과 가자미근, 짧아진다. 단축은 보행 동안 중간-스탠스 단계 이전에 근육이 쓰이게 만들 수 있어서 발의 과도-엎침을 만든다. 이것들은 앞정강근, 때때로, 긴발가락폄근의 억제를 만들 수도 있다. 평발 및 발꿈치뼈가시 또한 생길 수 있다. 이 패턴은 바꾸어질 수도 있다: 앞쪽 다리 근육들의 억제는 장딴지근의 반응성 수축을 만든다.

압박 허약

S1 뿌리의(디스크 L5/S1) 병소는 장딴지근의 허약을 이끈다(긴엄지굽힘근, 짧은종아리근 및 긴종아리근의 그것과 함께)(Patten 1998, Walther 2000).

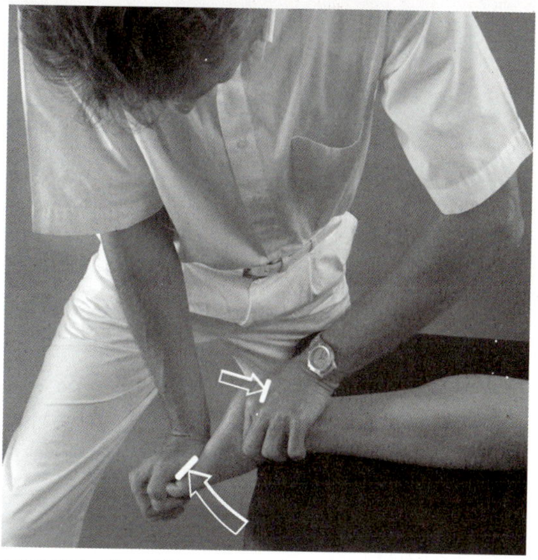

장딴지근 테스트(Leaf 1996)

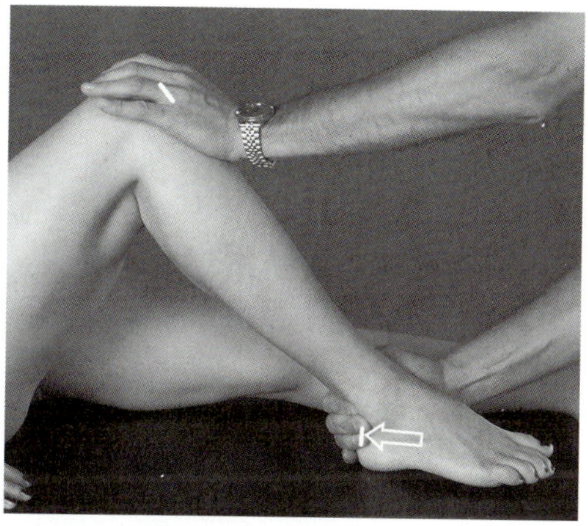

장딴지근 테스트(양쪽 머리)

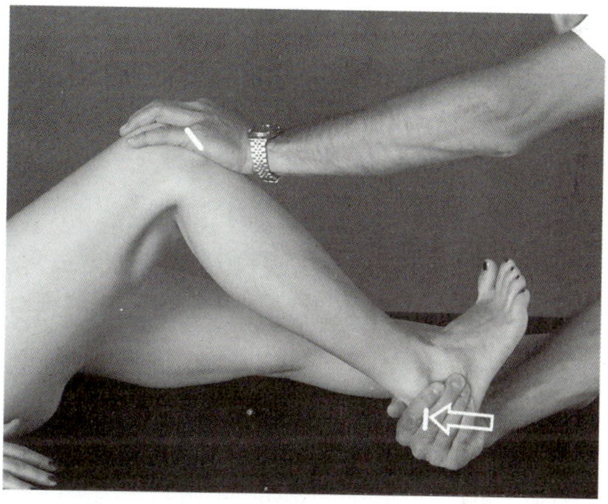

장딴지근 테스트: 안쪽 머리

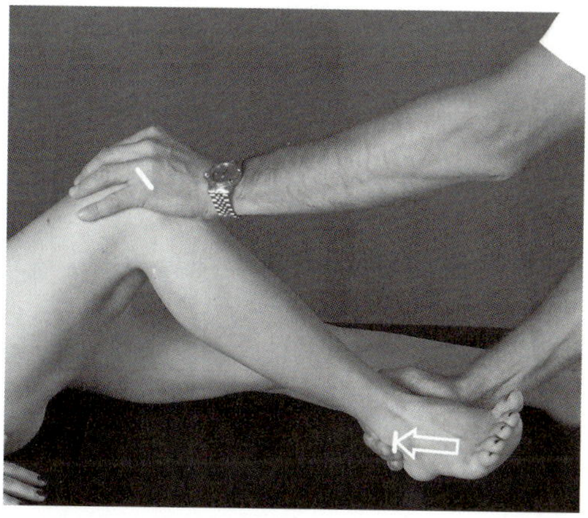

장딴지근 테스트: 가쪽 머리

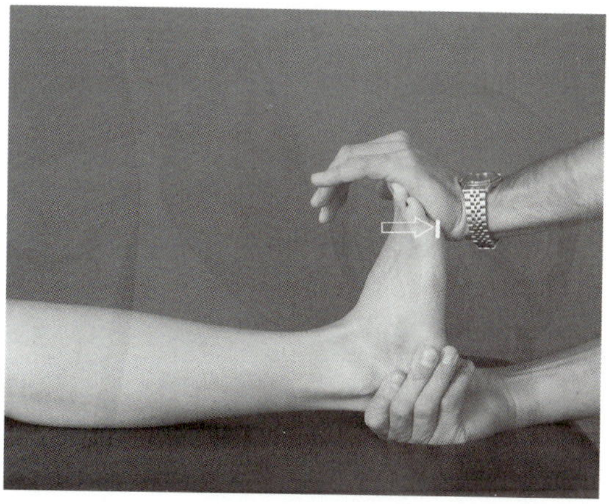

장딴지근의 늘리기와 PIR: 수축 단계

큰볼기근(대둔근)(M. gluteus maximus)

해부

기시: 뒤볼기선 뒤쪽에 있는 엉덩뼈 가쪽면에서; 등허리근막, 엉치뼈 밑 꼬리뼈의 가쪽 가장자리 및 엉치결절인대에서.

경유: 아래쪽으로 그리고 넙다리뼈를 향해 가쪽으로 사선으로 모아진다.

종지: 넙다리뼈 볼기결절의 아래 1/3에. 근육의 위 2/3는 더 가쪽으로 뻗어서 근막장근의 엉덩정강밴드로 종지한다. 근막장근이 정강뼈와 종아리뼈 가쪽으로 종지하기 때문에 중요하다. 그래서, 큰볼기근과 넙다리근막장근 둘 다 무릎의 가쪽 안정 제공을 돕는다.

동작

골반을 고정할 때, 넙다리뼈를 펴고 가쪽으로 돌리고, 넙다리뼈를 고정할 때, 그것은 골반을 힙에서 펼(위로 세운다) 것이다. 가장 위쪽 섬유들은 넙다리뼈의 벌림을 도울 수 있다. 큰 발걸음 및 계단을 올라갈 때 가장 큰 폄 효과를 볼 수 있다. 위에서 본 것처럼, 그것은 가쪽 무릎 안정을 돕는다. 모든 근육들이 각기 평가될 때, 그것은 인체에서 가장 강한 근육 하나임에 틀림없다. 결과로, SI 관절을 안정시키는 것은 커다란 임상적 의미를 갖는다.

허약의 징후: 외관상 위축이 '늘어진 엉덩이' 증후군에서 관찰된다. 앉았다가 일어설 때 손을 사용해서 넙다리를 집는 경향과 같은 곤란함들. 엉덩뼈의 앞쪽 회전, 높은 힙 및 가쪽 무릎 불안정(O자형 다리)들 또한 약한 쪽에서 흔하다.

테스트

자세: 엎드린 환자는 무릎을 90° 이상 굽혀서 협력작용을 하는 뒤넙다리근들을 테스트에서 배제시킨다. 다음으로 골반이 테이블에서 들어 올려지기 바로 전까지, 넙다리뼈를 힙에서 최대로 편다. 환자의 역량은 상당히 다를 수 있다.

고정: 골반은 과도하게 돌려지지 않기 위해서 고정돼야 한다. 보통, 테이블 면에서 많이 들어 올릴 때 과다하게 돌아간다. 종종, 환자가 약함을 느낄 떼, 무릎을 펴는 것이 뒤넙다리근을 흔히 개재시킨다. 이 경우, 테스트 동안 협력 작용을 막기 위해서 무릎은 굽혀진 자세로 유지돼야 한다.

테스트 접촉: 오금 바로 위인 먼쪽 넙다리에.

환자: 가능한 많이 넙다리를 편다(그것을 뒤쪽으로 민다).

테스트자: 다리를 테이블 쪽으로 누르려고 한다.

테스트 오류, 예방책: 테스트 자세는 유지돼야 한다. 환자가 무릎을 펴려고 하는 것은 막아야 한다. 환자가 무릎을 굽히고 있는 것을 도우려고 할 때, 무릎을 펴는 것에 대한 맞서는 저항을 만들지 않는 것이 매우 중요하다. 펴는 것을 강하게 막으려고 하면, 넙다리네갈래근이 테스트로 개재돼서, 힙을 펴지 않고, 엉덩넙다리(힙과 대퇴) 관절의 '아래 고정(locking down)'을 촉진 시킨다.

근막통증후군

스트레칭 테스트: 등을 대고 누운 환자는 힙과 무릎에서 테스트되는 다리를 최대로 굽힌다. 반대쪽 다리는 편 채로 테이블에 놓아라.

PIR: 숨을 완전히 들이 마시고 멈추고 있으라고 환자에게 시킨다. 최대 스트레칭 점에서부터, 환자에게 굽힌 다리의 힙을 점차적으로 펴라고 시킨다. 그 다음 환자가 천천히 숨을 내쉬는 동안 테스트자는 부드럽게 다리를 스트레칭 자세로 되돌린다.

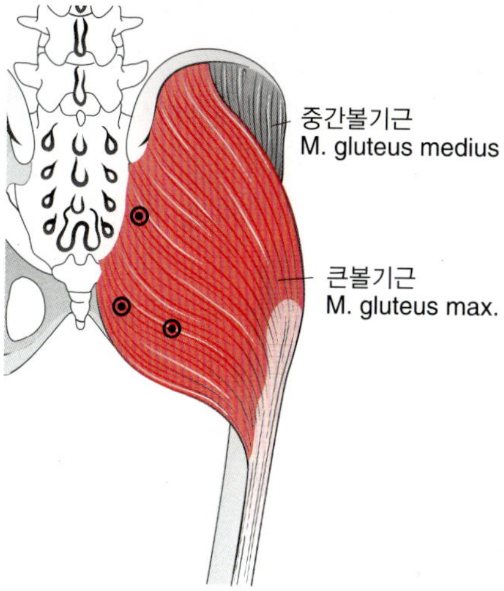

통증유발점을 포함한 큰볼기근

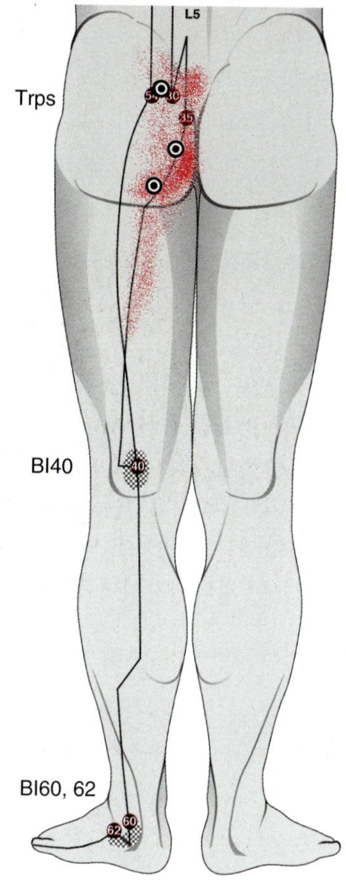

통증유발점들 및 연관있는 원점들

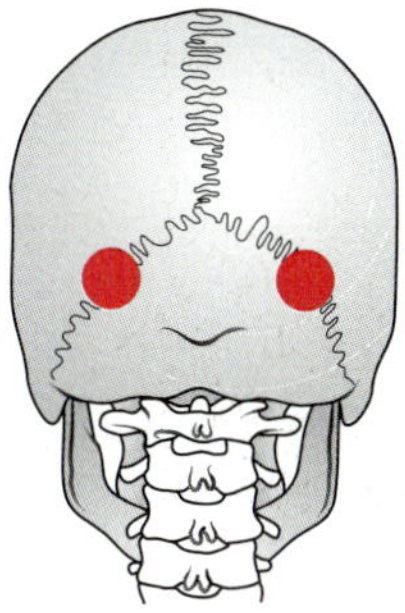
NV

운동 기능 신경지배: 아래궁둥신경, L5, S1
내장체성 분절, TS선: L3
갈비뼈 펌프: 갈비사이 공간, 갈비가로돌기 관절 7, 10
장기: 생식선
경락: 심포
영양: 비타민 A, B3, C, E, PUFA, Se, Zn, Mg
SRS: T5~T12, L1~L5, S1~S3

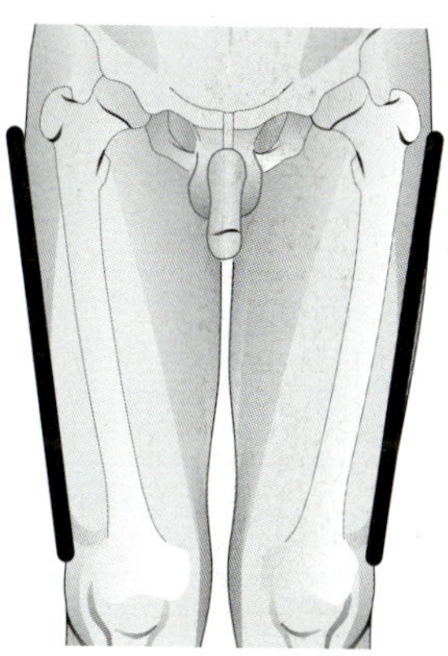
앞쪽 NL

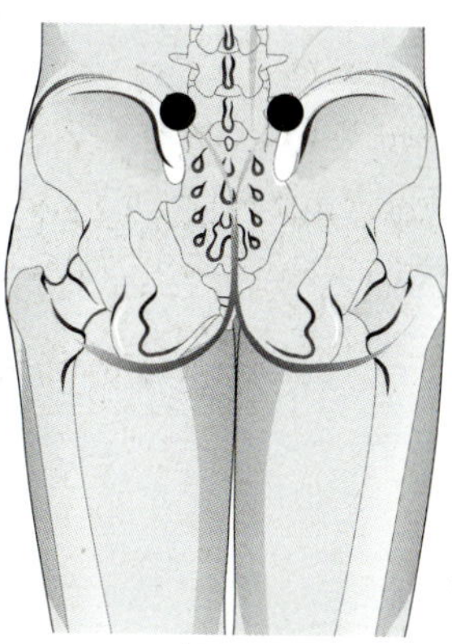
뒤쪽 NL

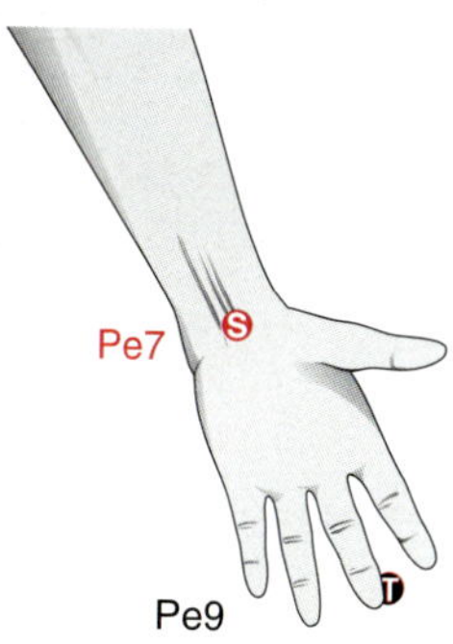

자주 발견되는 연관 장애

허리 과다전만 및 중첩된 소관절면과 함께 한 양측성 기능성 허약이 흔하다. 큰볼기근의 반사성 허약을 만드는 상부 경추의 미세-가동제한(Goodheart, 1979) 역시 흔하다.

기능성 허약은 SI 관절 기능장애를 만들기 쉬워서, 엉덩정강밴드 종지를 거쳐서, 불안정한 가쪽 무릎을 만들 것이다.

큰볼기근의 억제는 궁둥구멍근의 과다긴장 또는 과긴장-역긴장 병소를 만들 수 있어서, 궁둥구멍근 증후군을 발전시킨다. 신경압박 증상은 SI 관절에서 온 거짓뿌리 증상과 혼동될 수 있다. 어떤 이유로, 궁둥구멍근의 일차적 억제가 있을 때, 결과로, 큰볼기근이 과다긴장성이 될 수 있다.

은밀하고 약간 평가하기가 까다로운 척추생성 반사는(Sutter 1975) 복잡한 통증 그림을 만들 수 있다. AK 감별진단 방법을 사용해서, 이것들은 보다 쉽게 분석될 수 있다.

압박 허약: 약간의 드문 경우에서, 이것은 궁둥구멍근의 과다긴장성에 의해서 만들어질 수 있는데, 그것은 궁둥구멍밑 구멍에서 아래볼기신경을 조인다. 역으로, 큰볼기근은 궁둥구멍근의 반사성 과다긴장, 결과적으로 궁둥구멍 증후군을 일으킬 수 있다. 큰볼기근과 궁둥구멍근 사이에서 보다 복잡한, 상호간의 기능장애가 발견될 수도 있으며 그것들은 결코 끝이 없는 관람열차 같은 불균형 속에서 악순환을 이루며 서로 서로를 부정적으로 영향을 줄 것이다.

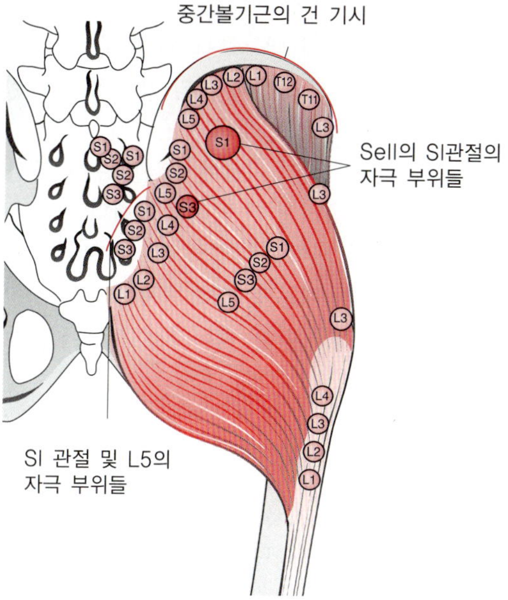

큰/중간볼기근에서의 척추생성반사 부위
(Dvorak과 Dvorak 1991 내의 Sutter에 따름)

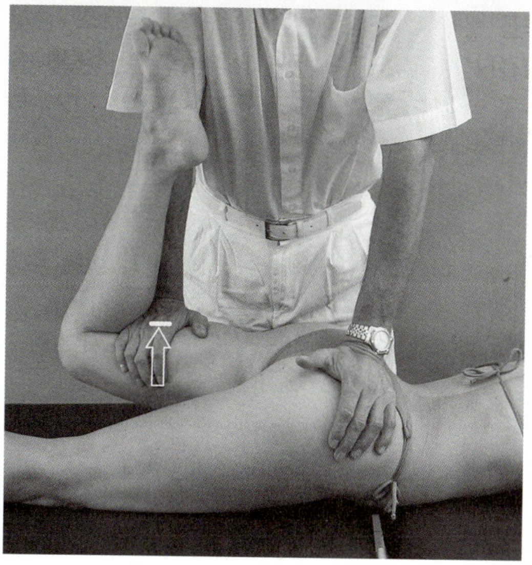

큰볼기근 테스트

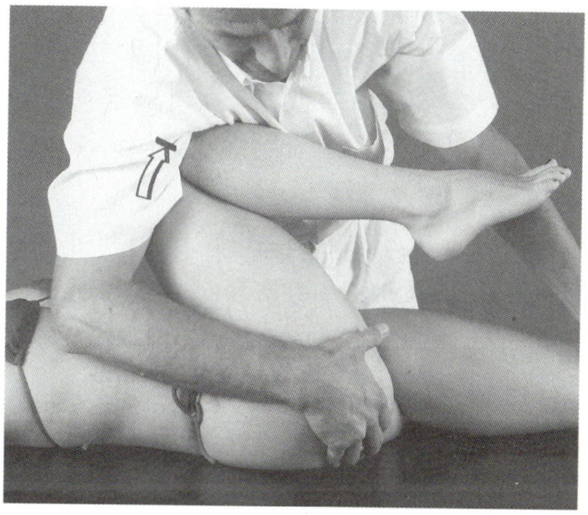

등을 대고 누운 자세에서 큰볼기근 스트레칭
테스트와 PIR

중간볼기근(중둔근)(M. gluteus medius)

해부

기시: 엉덩뼈 가쪽면에서(엉덩뼈 능선의 앞쪽 3/4).

경유: 부채-모양 패턴으로, 엉덩뼈 가쪽면에. 뒤쪽 섬유는 앞쪽 섬유와 교차해서 그것들 밑으로 고리 모양을 만든다. 훨씬 큰 큰볼기근은 뒤쪽 부분을 덮고 앞쪽 종지는 넙다리근막장근으로 덮인다. 가장 깊은 층에 작은볼기근이 있다. 작은볼기근은 중간볼기근 테스트 동안 항상 활동적이고 그것들 서로를 구분하는 것은 불가능하다.

종지: 큰돌기의 가쪽면에.

동작

앞쪽 섬유는 넙다리를 굽히고 그것을 안쪽으로 돌리는 반면, 뒤쪽 섬유는 펴고 가쪽으로 돌린다.

모든 섬유는 넙다리를 벌린다. 다리가 고정되어 있을 때, 모든 섬유는 골반을 수축하는 쪽으로 당긴다. 한 다리로 서 있을 때, 그것은 골반을 가쪽으로 안정시킨다.

허약의 징후: 서 있을 때 높은 힙 및 보행의 스탠스 단계 동안 골반의 과도한 안쪽 회전(오리 걸음). 약한 근육 쪽으로 서 있을 때, 골반은 수평으로 유지되지 못한다(Trendelenburg의 징후).

테스트

고전 테스트: (Kendall 1983)

자세: 테스트 다리를 위쪽으로 해서 옆으로 눕는다. 무릎을 완전히 펴고 약간 바깥으로 돌린 다음, 정중선에서 45°를 넘지 않게 벌린다. 아래 다리는 테스트 동안 몸통 안정을 돕기 위해서 굽힌다.

고정: 굽힌 아래 다리는 대부분의 안정을 제공한다. 테스트자는 골반을 중립 자세로 유지하는데 집중해야 한다. 골반의 앞쪽 또는 뒤쪽 회전은 피해져야 한다.

테스트 접촉: 위쪽에 있는 다리의 먼쪽, 가쪽면에. 접촉 자세는 환자의 힘에 따라 아주 조금 바뀔 수 있다(아래 다리의 중간부터).

환자: 약 45° 벌린 시작 자세에서, 환자는 다리를 테이블에서 위로 올려서 더 벌리려고 한다.

테스트자: 다리를 테이블을 향해서 눌러서 저항한다. 지렛대가 길기 때문에, 테스트자는 다리의 자연적인 동작 아크를 따른 벡터에서 저항을 하는 것이 중요하다.

변형 테스트 자세

환자는 테스트 받는 쪽을 테이블 가장자리에 가깝게 해서 등을 대고 눕는다. 다리는 정중선에서 약 45° 벌려서 약간 바깥으로 돌린다. 여기서 그것은 약 20° 펴진다(테이블 가장자리 밑으로 떨어진다). 힙에서의 외회전과 폄은 넙다리근막긴장근의 협력적인 활동을 배제하게 돕는다.

고정: 테스트자는 테이블 끝에서 자리를 잡고 반대 다리 가쪽면에 고정을 한다.

테스트 접촉: 테스트 다리의 먼쪽, 가쪽면에.

환자: 다리를 벌리고 약간 민다.

테스트자: 힙에서 다리를 모으고 약간 굽혀서 저항하는데, 다리를 테이블 면 바로 위로 그리고 몸의 정중선을 향해서 보내는 방향이다.

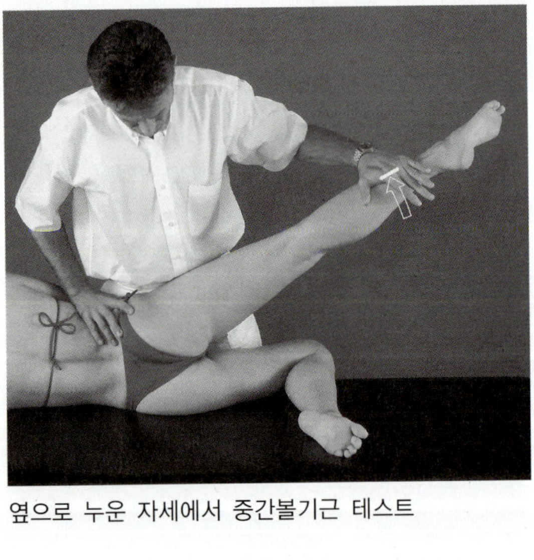

옆으로 누운 자세에서 중간볼기근 테스트

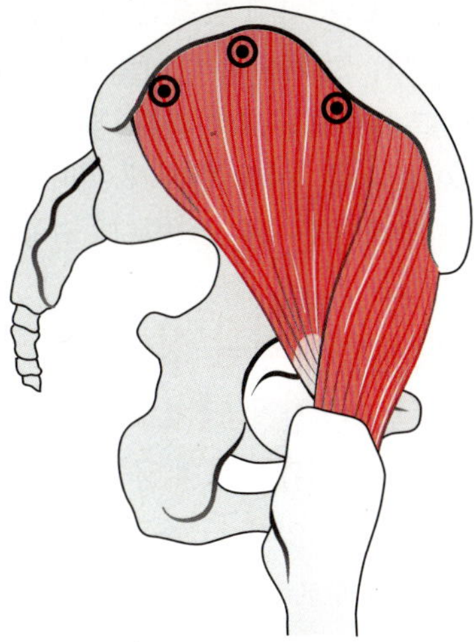

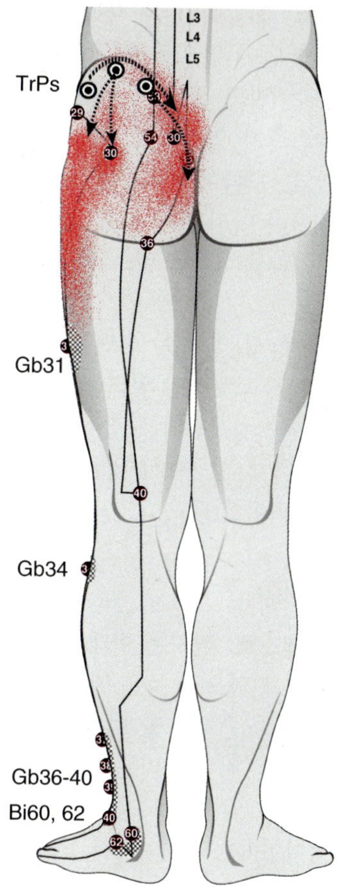

연관있는 원점

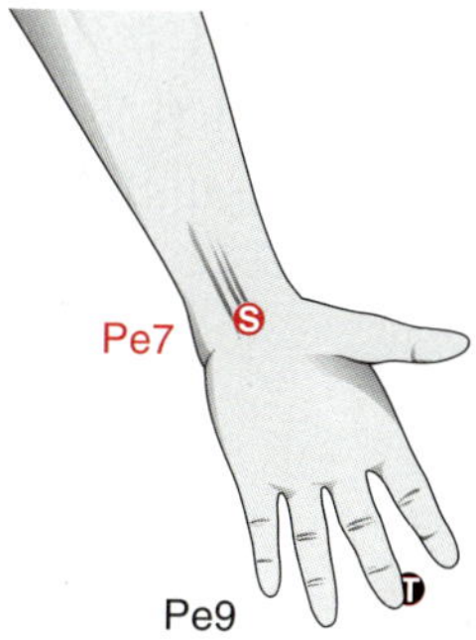

운동 기능 신경지배: 위궁둥신경, L4, L5, S1
내장체성 분절, TS선: L5
갈비뼈 펌프: 갈비사이 공간, 갈비가로돌기 관절 4, 5, 9, 10
장기: 생식선, 자궁, 전립선
경락: 심포
영양: 비타민 A, B3, C, E, PUFA, Se, Zn, Mg
SRS:
앞쪽 섬유: 가슴척추
뒤쪽 섬유: L1~L4

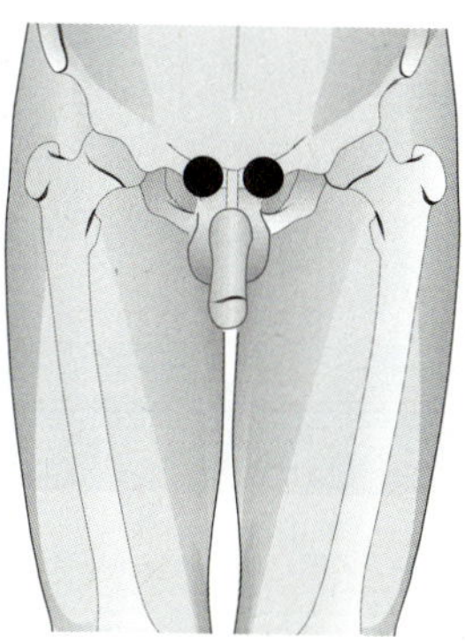

앞쪽 NL

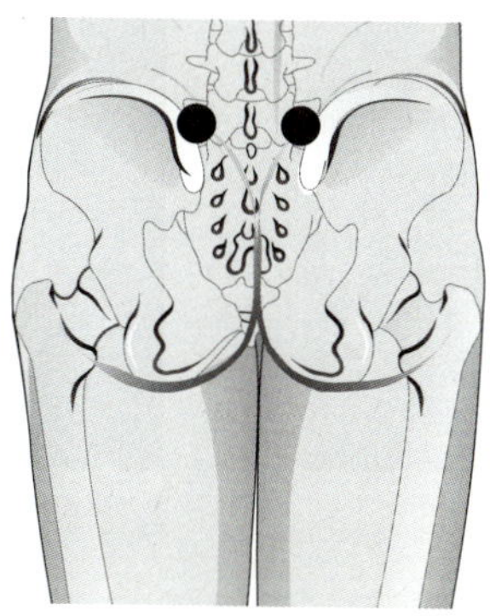

뒤쪽 NL

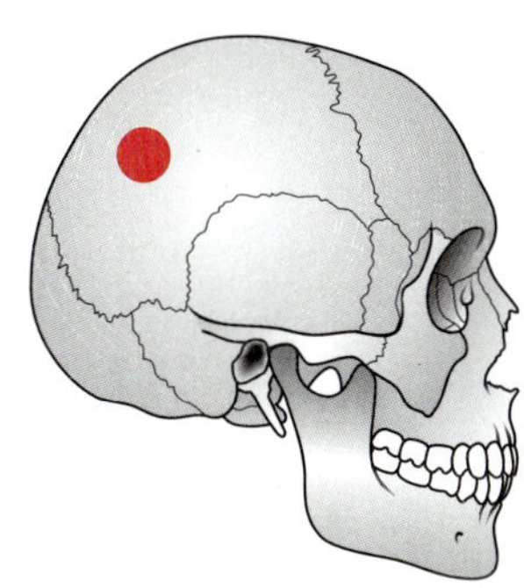

NV

테스트 오류, 예방책: 반대 다리를 잘못 고정하면 테스트 동안 몸이 옆으로 미끄러진다. 다리의 안쪽 회전 또는 힙의 굽힘을 만들면, 넙다리근막긴장근을 테스트에 연관되게 한다. 무릎을 굽히면 뒤넙다리근을 수축하게 만들며, 중간볼기근에 강한 협력 작용은 아니지만, 힙 관절을 '밑으로 고정' 시키기가 쉬워서 정확한 테스트를 더 힘들게 만든다.

근육의 기능성 약함은, 어떤 환경 하에서(특히 힘이 센 환자), 고전적인 옆으로 누운 자세로 환자를 테스트하는 것으로만 관찰될 수 있다. 아래에 있는 '압박 허약' 항목에서 언급된 감별 테스트를 신중하게 살펴야 한다.

근막통증후군

스트레칭 테스트: 환자는 아래쪽 다리를 힙과 무릎에서 굽히고 옆으로 누운 자세로 둔다. 몸통은 테스트 동안 더 큰 고정을 얻기 위해서 약간 뒤쪽으로 돌려진다. 위쪽 다리는 무릎을 편 채로 힙을 굽히기 위해서 앞쪽으로 움직인다. 다리는 몸과 대략 직각이어야 한다. 여기서, 근육 장력으로 인해서 움직임이 자연적으로 제한될 때까지 그것은 테이블 위쪽 가장자리를 지나서 밑으로 움직여진다.

PIR: 옆으로 누운 자세 그리고 근육이 완전히 당겨진 상태에서, 환자에게 다리를 오직 몇 인치만 부드럽게 들어 올리라고 시킨다. 테스트자는 저항을 만들지 않는다. 이완 단계가 뒤따르며 거기서 다리 자체 무게가 근육을 늘리는데 사용된다.

자주 발견되는 연관 장애

압박 허약: 위궁둥신경(L4, L5, S1)의 압박은 중간볼기근 기능장애를 만들며 궁둥구멍근 증후군과 함께 발견될 수 있다. 궁둥구멍근 증후군으로 인한 약함은 때때로 테스트가 등을 대고 누운 자세로 만들어질 때만 볼 수 있다. 여기서 궁둥구멍근은 역시 SI 관절을 고정시키기 위해서 수축되어 신경을 위태롭게 만든다. 중간볼기근 약함은 고전적인, 옆으로 누운 자세에서 덜 명확한데, 궁둥구멍근이 SI 관절을 고정시키기 위해서 수축하지 않기 때문이다.

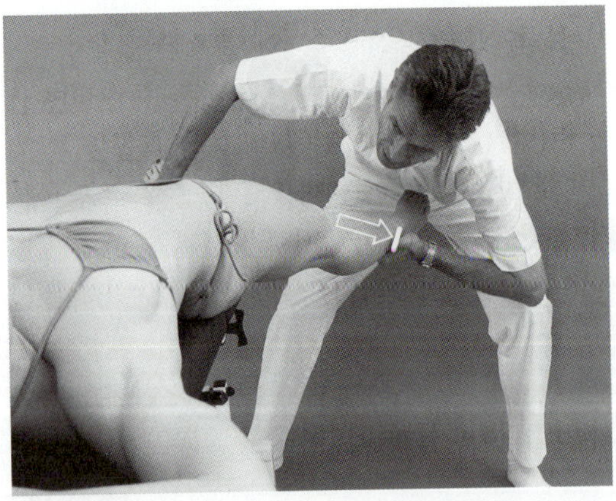

등을 대고 누운 자세에서 중간볼기근 테스트

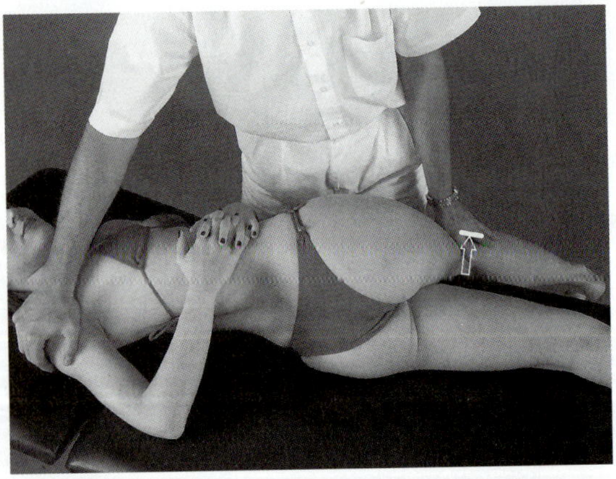

중간볼기근의 PIR

작은볼기근(소둔근)(M. gluteus minimus)

해부

기시: 부채-모양 패턴으로, 아래쪽 밑 앞쪽 궁둥선 사이에서 발견되는 한 부위 안에 있는 엉덩뼈 가쪽 날개에서. 뒤쪽 섬유는 큰궁둥 패임의 가장자리에서 기시한다.
경유: 중간볼기근 밑을 지나가서 큰돌기 앞쪽 가장자리에서 종지한다.
종지: 넙다리뼈 큰돌기의 앞쪽 가장자리 및 힙 관절낭.

동작

넙다리뼈의 벌림과 안쪽 회전 및 힙의 굽힘을 돕는다.

테스트

작은볼기근은 중간볼기근과 효과적으로 구분될 수 없다.

근막통증후군

스트레칭 테스트, PIR: 중간볼기근과 동일하다.

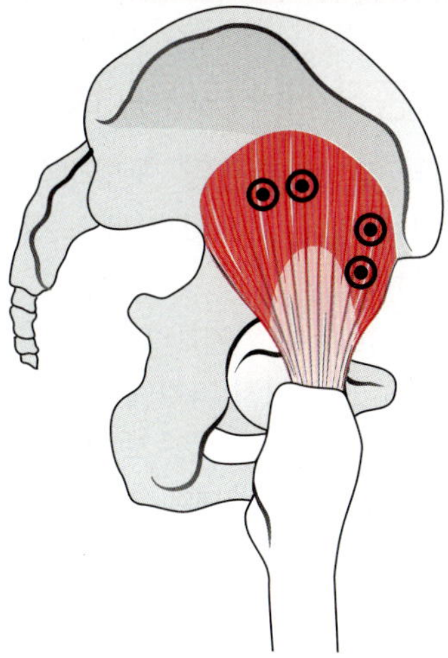

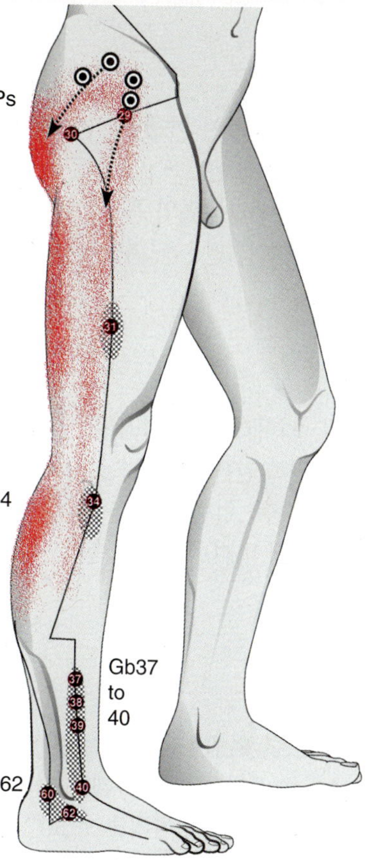

통증유발점과 연관있는 원점

운동 기능 신경지배: 위궁둥신경, L4, L5, S1
내장체성 분절, TS선: L5
갈비뼈 펌프: 갈비사이 공간, 갈비가로돌기 관절 4, 5, 9, 10
장기: 생식선(자궁, 전립선)
경락: 심포
영양: 비타민 A, B3, C, E, PUFA, Se, Zn, Mg
SRS: T4~T12

두덩정강근(박근)(M. gracilis)

해부

기시: 두덩뼈 가지 아래쪽의 앞면에 있는 두덩뼈 결합의 바로 가쪽.

종지: 정강뼈 안쪽면의 몸쪽 부분에 있는 안쪽 관절융기의 먼쪽. 건은 거위발에서 넙다리빗근 건의 뒤쪽에 있다.

동작

힙에서, 넙다리를 모으고 굽힌다. 무릎에서 다리의 굽힘근과 안쪽 돌림근으로서 작용을 한다.

허약의 징후: 엉덩뼈의 뒤쪽 회전, 안쪽 무릎 불안정(X자형 다리) 및 근육 촉진 시 통증.

테스트

고전 테스트: 무릎에서의 동작.

이 테스트를 위해 테스트자는 올바른 테스트 자세를 만들기 위해서 여러 단계를 따라야 한다. 환자는 엎드려 누워서 넙다리를 약 30° 벌리고, 약 20° 안쪽으로 돌린다. 발은 정중선에서 멀리 돌아갈 것이다. 힙을 펴 있게 하기 위해서 무릎은 테이블에서 들어 올려져서 테스트자의 넙다리 위에서 받혀진다. 다리가 편안하게 올려져서 받혀질 때, 무릎은 대략 45° 굽혀있고 정강뼈는 안쪽으로 돌아서 발가락이 정중선을 가리킨다.

고정: 테스트 동안 다리는 힙에서 펴서 유지돼야 한다. 이것은 환자의 넙다리를 테스트자의 넙다리 위에 올려 놓아서 만들어지는데, 테스트자의 굽힌 무릎을 테스트대 위에 놓는다. 고정 손은 환자의 넙다리를 제자리에 잡고 있는다. 환자는 밑을 향한 아주 큰 압력을 가하는데, 저항 단계 동안 넙다리곧은근과 허리근이 수축하기 때문이다.

테스트 접촉: 환자의 안쪽 복숭아뼈 뒤쪽에 가까운 아래 다리의 먼쪽, 안쪽면에.

환자: 아래 다리를 굽힌다.

테스트자: 다리가 무릎에서 만드는 자연적인 아크를 따라 다리를 펴려고 저항한다. 넙다리뼈를 외회전시키려는 어떤 시도를 하면 안 된다.

힙에서의 동작 테스트(Beardall 1981)

어떤 책에는, 두덩정강근은 '두덩정강 모음근'이라고 기술되어 있다. Beardall 테스트는 이 모음 능력을 평가한다.

자세: 등을 대고 누운 환자의 다리는 중립 자세로 몸과 선을 이루고 있어서 거기에는 모음 또는 벌림이 없다. 넙다리는 안쪽으로 돌려진다.

고정: 반대 다리의 안쪽, 먼쪽 면.

테스트 접촉: 테스트 다리의 먼쪽 면에서, 안쪽 및 약간 앞쪽.

환자: 테스트 다리를 고정 다리쪽으로 당겨서 모은다.

테스트자: 다리를 떼어내게 당겨서 다리를 벌리려고 한다.

테스트 오류, 예방책: 등을 대고 누운 자세에서 - 반대 다리의 잘못된 고정.

엎드린 테스트에서, 무릎 주위 구조에 지나친 스트레스를 주면 통증이 생긴다. 이것은 최적이 아닌 고정이나 과도한 접촉력 및 테스트대면 위로 다리를 올려 유지하지 못해서 주로 기인한다.

근막통증후군

스트레칭 테스트: 환자는 테스트 다리를 테이블 가장자리에 가깝게 위치하도록 등을 대고 눕는다. 그 다음 다리를 벌리고, 가쪽으로 돌리고 힙에서 약간 편다. 다른 쪽 다리는 중립 자세로 테이블 위에서 고정돼야 한다.

PIR: 스트레칭 자세에서, 환자에게 깊은 숨을 들이마시고 멈추고 있으면서 천천히 다리를 모으라고 시킨다. 이완 단계에서, 환자가 숨을 내쉬는 동안, 테스트자는 근육을 스트레칭 자세로 가게 늘린다.

자주 발견되는 연관 장애

부신저하증은 두덩정강근 허약의 흔한 원인으로 엉덩뼈의 뒤쪽 회전으로 인한 SI 관절 병소를 일으킬 수 있다. 안쪽 무릎의 불안정성 또한 일어날 수 있다.

압박 허약: 폐쇄근관에 장애를 주는 임신 및 외상으로 인한 폐쇄근 증후군.

운동 기능 신경지배: 폐쇄신경, L2, L3, L4
내장체성 분절, TS선: T9
SRS: L4
갈비뼈 펌프: 갈비사이 공간, 갈비가로돌기 관절 6, 8
경락: 심포
장기: 부신
영양: 비타민 B3, B5, B6, B12, 엽산, 부신추출물, 인삼

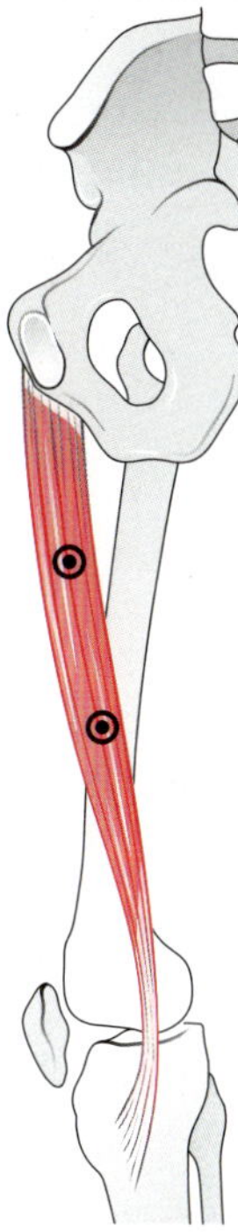

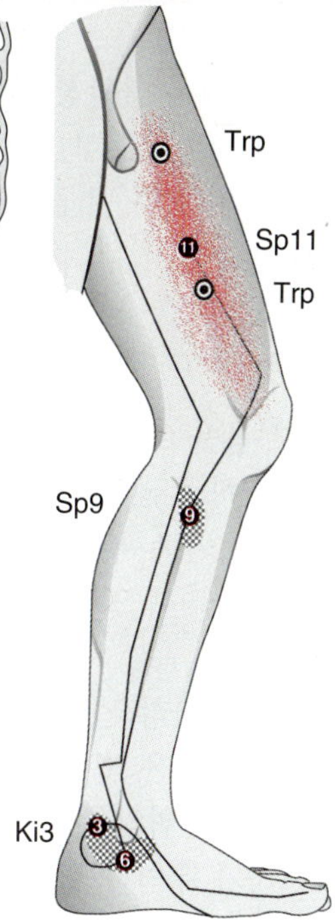

통증유발점과 연관있는 원점

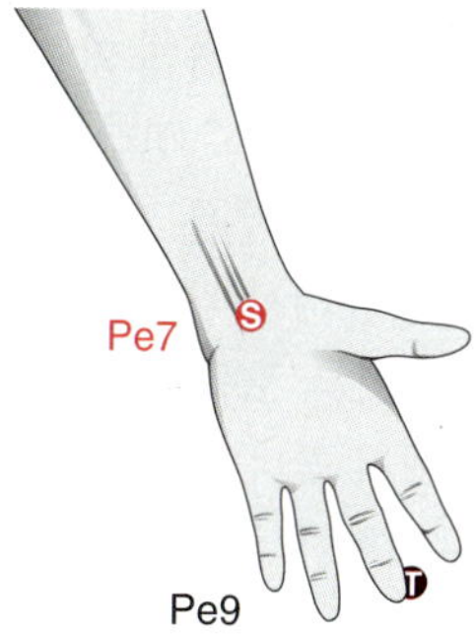

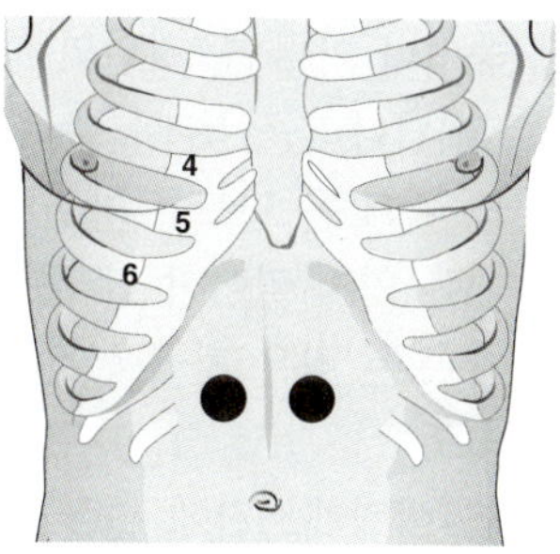

앞쪽 NL

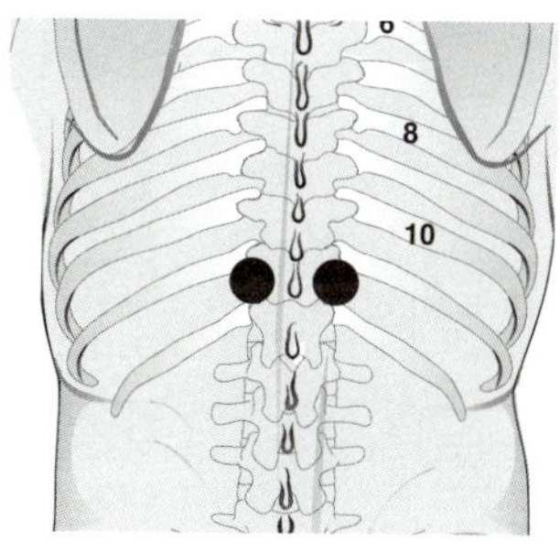

뒤쪽 NL

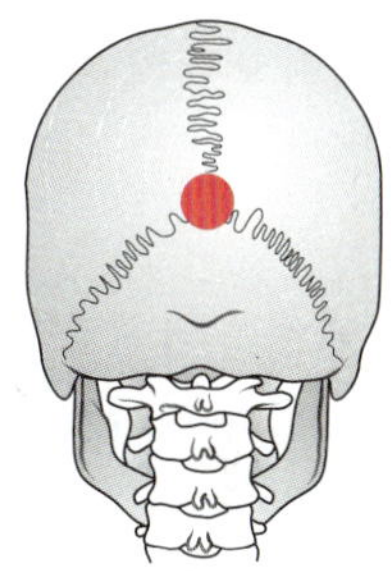

NV

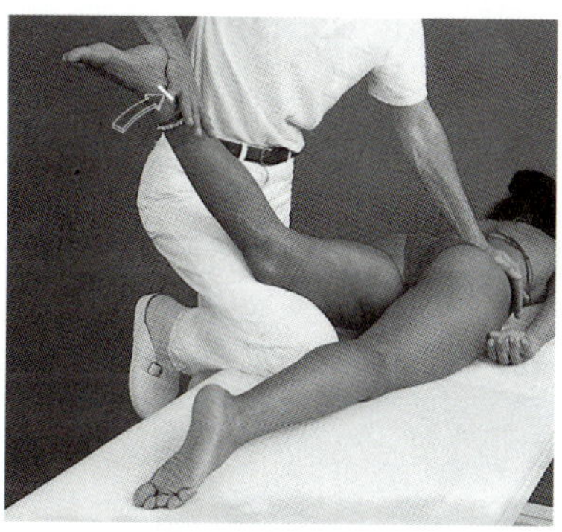

Kendall, Goodheart 및 Walther 에 따른 두덩정강근 테스트

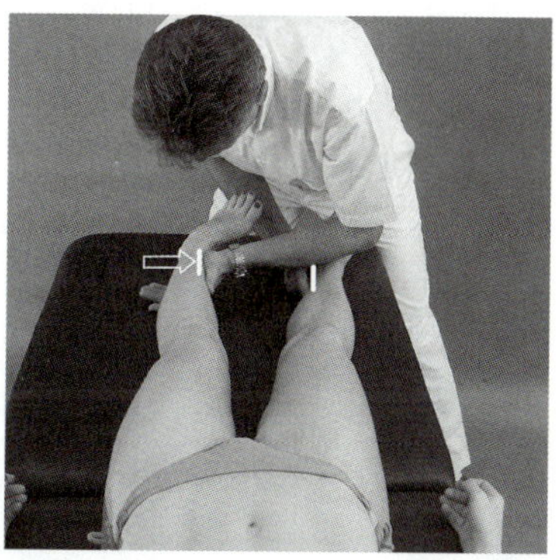

Beardall에 따른 두덩정강근 테스트

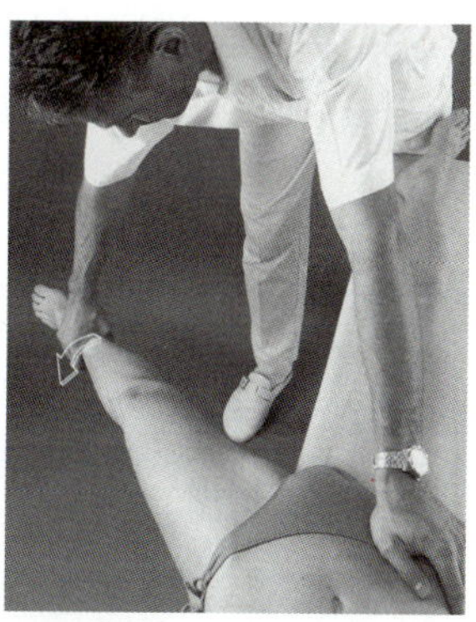

두덩정강근 PIR: 스트레칭단계

뒤넙다리근(궁둥다리 근육)(Ischiocrural muscles)

해부

기시: 반건모양근 및 반막모양근; 넙다리두갈래근과 함께 하나의 공통건으로 엉덩뼈 결절에.

넙다리두갈래근(긴머리); 엉덩뼈 결절 및 엉치결절 인대.

넙다리두갈래근(짧은머리); 넙다리뼈 백선의 가쪽 입술.

종지: 반막모양근; 3개의 섬유성 팽창(expansions)과 함께 안쪽 정강뼈 관절융기에. 섬유의 첫 번째 진로는 무릎 관절낭을 뒤에서부터 수직 가쪽으로 경유해서 관절낭을 강화시킨다. 섬유의 두 번째 진로는 오금근을 덮으면서 위로 달려 가자미근선에서 끝나며 세 번째는 안쪽 곁인대 섬유와 근막과 결합한다.

반건모양근; 가장 뒤쪽 건으로서, 그것은 반막모양근, 넙다리빗근 및 두덩정강근의 건과 함께 거위발을 형성한다. 거위발 건 모두는 정강뼈 안쪽면에 공통 종지를 갖는다.

넙다리두갈래근; 가쪽 정강뼈 관절융기 및 종아리뼈 머리의 가쪽부.

동작

무릎 관절을 굽히고 힙을 펴고 걸을 때 똑바로 선 자세를 유지하게 돕는다.

뒤넙다리근의 이차적 기능은 힙과 무릎 관절을 돌리는 것인데, 내회전은 주로 안쪽 뒤넙다리근으로 만들어지고 외회전은 가쪽 뒤넙다리근으로 만들어진다.

허약의 징후: 안쪽 및 가쪽 뒤넙다리근 사이의 불균형은 회전적 기능장애를 만들 수 있어서, 안쪽 또는 가쪽 무릎 불안정을 만들고, 궁극적으로, 안굽이무릎 및 밖굽이무릎을 만든다. 관여된 쪽에서 앞쪽 엉덩뼈 회전 및 골반이 약간 올라간 것 또한 볼 수 있다.

테스트

자세: 무릎을 60° 이하로 굽히고 매우 힘센 환자는 45° 이하로 굽힌다.

안쪽 및 가쪽 부분을 위한 일반적인 테스트를 할 때, 넙다리뼈 또는 아래 다리의 회전을 만들면 안 된다.

안쪽 뒤넙다리근은 넙다리를 30° 내회전시키고 가쪽 넙다리근은 30° 외회전시켜서 테스트된다.

고정: 골반 부위의 어느 곳에, 그러나 흔치 않으나 테스트자가 우연히 TL을 만드는 것을 피하기 위해서 SI 관절을 접촉하지 않는다. 엎드린 인체 자세는 환자를 잘 안정시켜 주기 때문에 고정은 아주 중요하지 않다.

또 다른 고정 접촉이 만들어질 수도 있다. 손은 엉덩뼈 능선 약간 위에 놓거나 아니면, 경련의 경향이 있을 때, 주먹으로 뒤넙다리근 복부를 누를 수 있다. 둘 다 바라지 않은 TL을 만드는 제한된 위험을 갖는다. 마찬가지로, 잊지 말아야 할 것은 주먹 쥔 손으로 근복을 누르는 것은 자극을 유발할 수 있다는 것이다.

테스트 접촉: 발꿈치뼈와 아킬레스건에 넓은 접촉을 하며, 통증을 일으키지 않도록 주의한다. 힘이 약한 환자에게서는 보다 몸쪽인 가자미근과 장딴지근 위로 접촉을 해라.

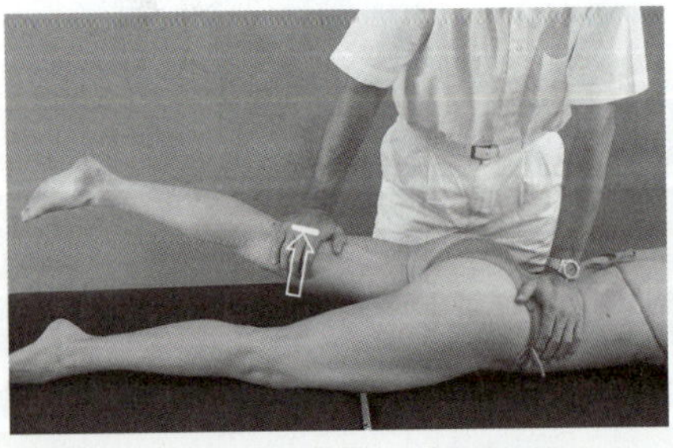

뒤넙다리근 테스트-몸쪽 섬유의 기능

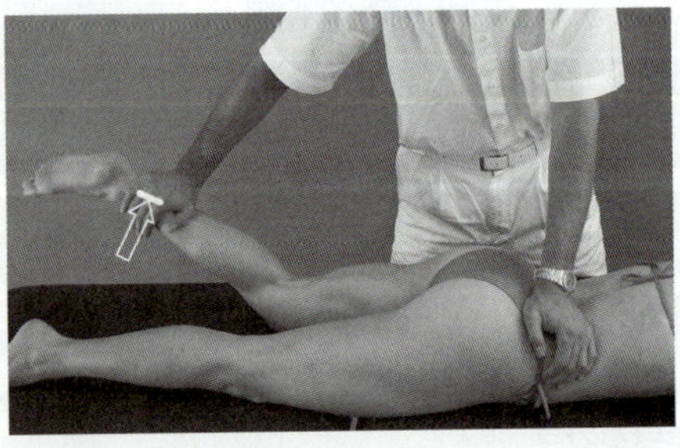

뒤넙다리근 그룹 테스트

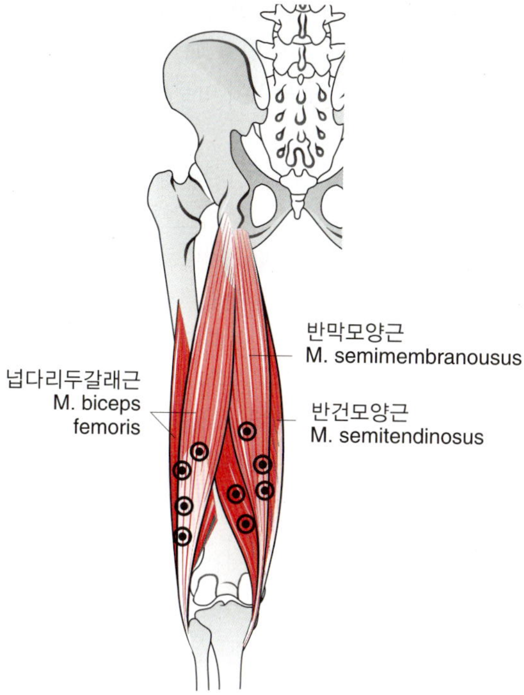

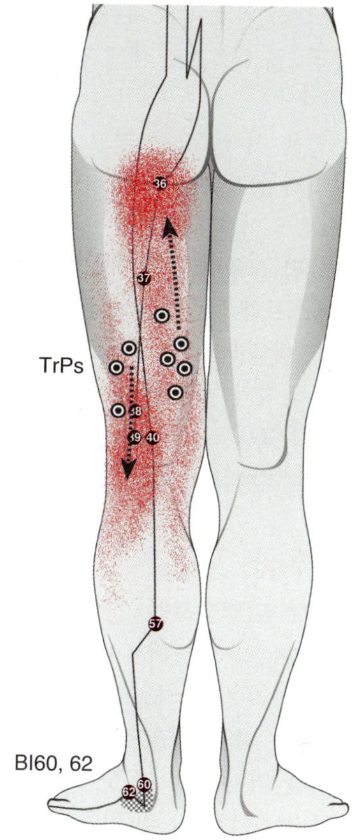

통증유발점과 연관있는 원점

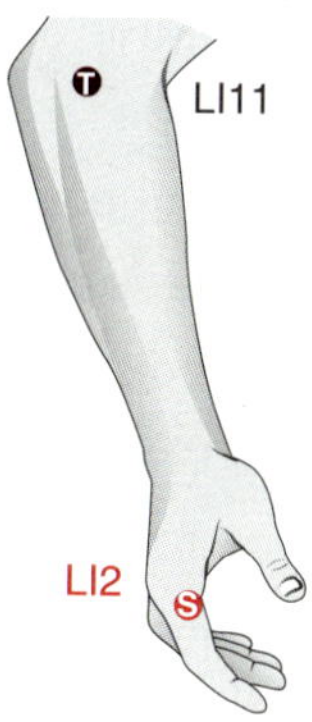

운동 기능 신경지배: 궁둥신경, L4, L5, S1, S2
내장체성 분절, TS선: L1
갈비뼈 펌프: 갈비사이 공간, 갈비가로돌기 관절 10
SRS: 넙다리두갈래근은 T12, L1, 반막모양근은 L5, 반건모양근은 S2
경락: 대장경
장기: 직장
영양: 비타민 E, 칼슘, 마그네슘, L-글루타민

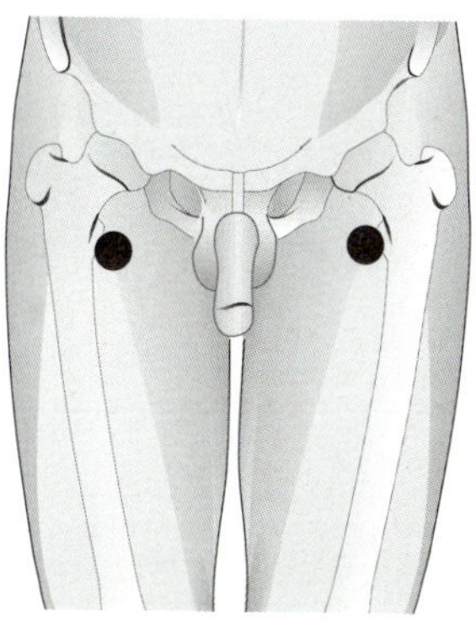

앞쪽 NL

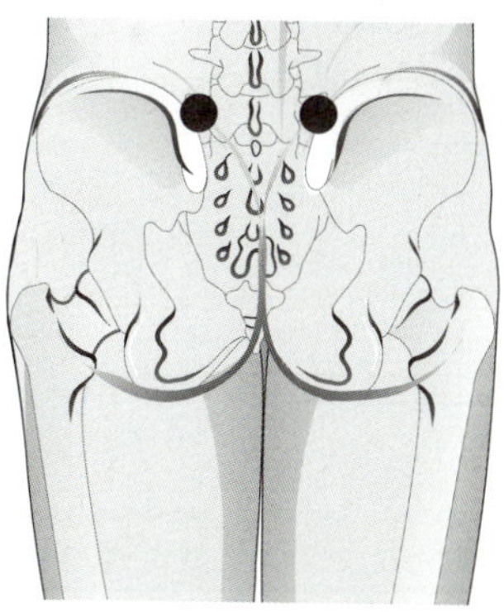

뒤쪽 NL

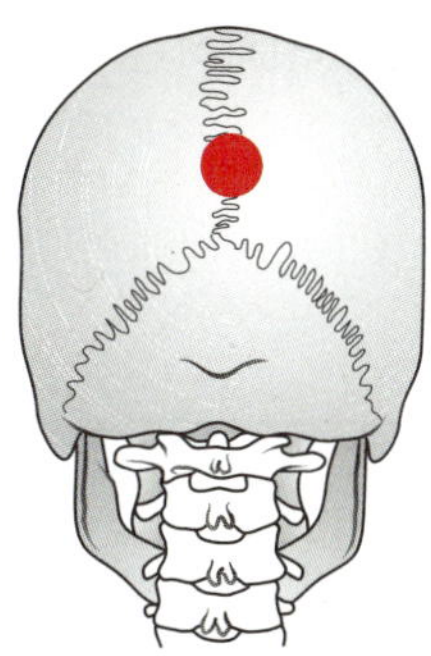

NV

건과 종지에 대한 원치 않은 자극은 피해야 한다.

환자: 발뒤꿈치를 위쪽으로 세게 밀어서 무릎에서 다리를 굽힌다.

테스트자: 발을 아래쪽으로 밀고 이어서 무릎을 굽힐 때 다리의 동작 아크를 따라서 테이블 면을 향해서 밑으로 밀어서 저항한다.

힘에 대한 폄근 영향은 위에서 보여준 대로 몸쪽 섬유를 테스트해서 측정될 수 있다.

테스트 오류, 예방책: 정확한 테스트 벡터가 유지되지 않고서 환자가 골반을 들어 올릴 때 협력적 동원이 생긴다. 60° 이상 무릎을 굽히면 경련을 만들 수 있다.

근막통증후군

스트레칭 테스트(부정적인 긴장의 평가): 등을 대고 누운 환자는 다리를 펴서 테이블 면에서 들어 올리는데, 편 다리 올림 테스트와 같다(Lasègue). 힙을 오직 80° 이하로 굽힐 수 있는 것은 뒤넙다리근의 단축을 의미한다. 이 숫자에서 포함된 것은 골반으로 만들어진 10°의 뒤쪽 회전이다. 스트레칭 동안 궁둥이와 다리 뒤를 따라서 느껴지는 몇몇 통증은 허리 척추에서 생기는 뿌리 자극과 곧바로 구분될 수 없다. 뿌리 자극으로 생긴 통증은 일반적으로 먼쪽에 더 두드러지지만, 이것 조차도 항상 그런 것은 아니다. 장딴지근 안에 통증유발점이 있을 때, 발의 추가적인 발등쪽 굽힘이 단축의 경우에서 사용될 수도 있으며 무릎 뒤와 장딴지의 뭉친 느낌과 통증을 증가시킬 것이다.

뒤넙다리근 단축과 신경뿌리 관여를 구분하는 여러 방법이 있다. 최고 중의 하나는 뒤넙다리근 근막 안의 통증유발점과 등척성-후 이완(PIR) 문제의 평가를 시작하는 것이다. 찾아서 치료했을 때, 힙 굽힘 능력의 상당한 변화를 볼 수 있을 것이다. 신경뿌리 자극이 있을 때, 통증유발점 치료와 PIR 치료는 굽힘 능력에 아무런 증진을 만들지 않을 것이다.

PIR: 스트레칭 자세에서, 환자에게 숨을 들이마시고 멈추고 있으면서 다리를 점차적으로 테이블 면으로 내리라고 시킨다. 뒤따르는 이완 단계에서, 환자가 숨을 내쉬는 동안 테스트자는 다리를 천천히 스트레칭 포지션로 다시 옮기고 나서 약간 더 보낸다. 숨을 내쉬는 것은 복부 근육을 수축시키고, 골반을 뒤굽힘시켜서 허리 척추를 늘리기가 쉽다. 복근은 뒤넙다리근의 협력근이므로, 숨을 들이 마시는 것은 뒤넙다리근과 복근을 방해하기가 쉬워서, 골반을 더 많이 앞쪽으로 기울게 만든다.

자주 발견되는 연관 장애

기능성 뒤넙다리근 허약은 SI 병소의 결과로서 종종 발견된다. 무릎 불안정의 모든 경우에서, 뒤넙다리근은 항상 기여 인자로서 간주되어야 한다. 양측성 뒤넙다리근 허약은 머리엉치 기전과 연관된 엉치뼈 또는 엉치꼬리뼈 제한을 암시할 수 있다. 이들은 AK 안에서, 엉치 및 엉치꼬리뼈 날숨 또는 들숨 보조 오류로서 정의된다.

물론, 하부 장 기능장애 및/또는 치질이 뒤넙다리근의 양측성 허약 또는 과다-반응성 반응을 만들 수 있다.

압박 허약: S1 뿌리 증후군(척추사이구멍 L5/S1), 궁둥구멍근 증후군, 엉덩허리인대 증후군.

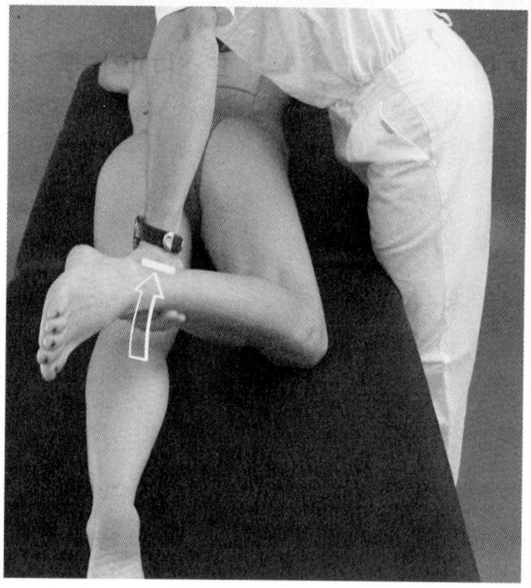

가쪽 뒤넙다리근 테스트

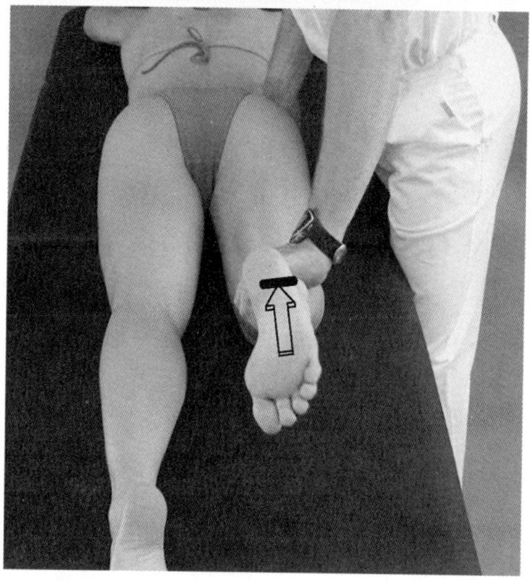

그룹 뒤넙다리근 테스트

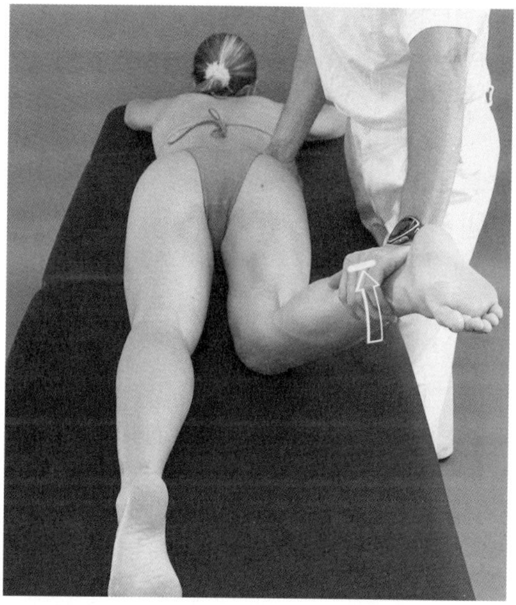

안쪽 뒤넙다리근 테스트

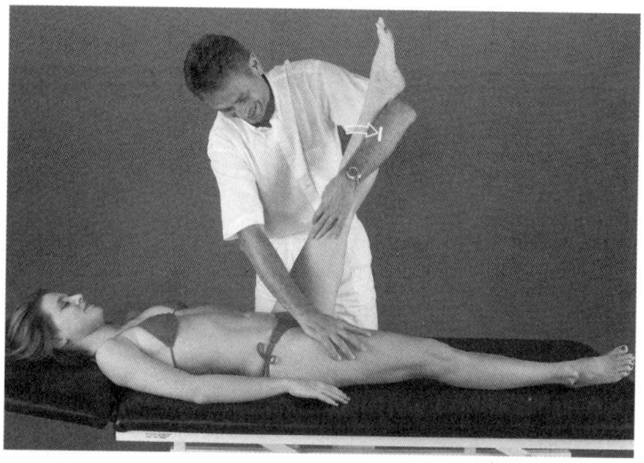

PIR: 날숨과 함께 수축

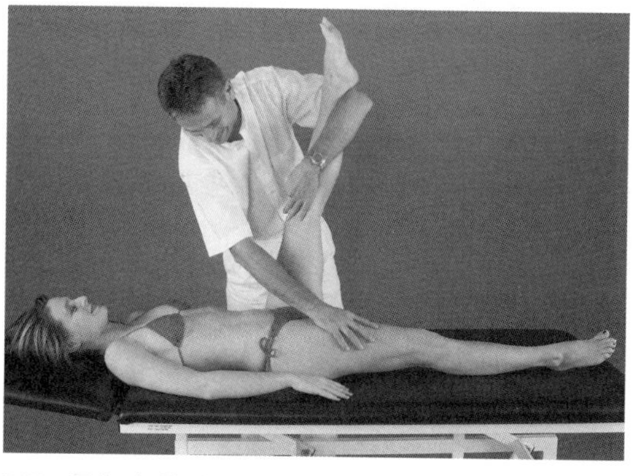

PIR: 들숨과 함께 펴기

엉덩근(장골근)(M. iliacus)

해부

기시: SI 관절과 가까운 부위에서부터 엉덩뼈 오목의 위쪽 2/3, 허리엉치 인대 및 엉덩허리 인대.

경유: 모아져서 두덩뼈의 위쪽 가지 위 그리고 샅고랑인대 밑을 지나간다. 여기서 근육은 보통 허리근과 결합해서 납작한 공통 건을 형성한다.

종지: 허리근과 함께 넙다리뼈 작은돌기에.

동작

근육은 넙다리뼈를 주로 굽히고, 모으고 약간 안쪽으로 돌린다(Palastanga와 Field 1989, Schiebler와 Schmidt 1999). 일부 문헌은(Walther 2000, Travell과 Simons 1992) 넙다리뼈의 약간의 가쪽 회전이 가능하다고 보고한다. 근육이 힙 관절의 중심 피벗점에서 안쪽으로 종지하기 때문에 외회전보다 내회전이 좀더 만들어질 가능성이 많다. 힙을 굽힐 때에서 볼 수 있는, 힙 피벗의 관계를 바꿈으로써, 근육의 종지 각도는 바뀐다. 따라서, 넙다리를 굽혀서 벌리고 있다가 근육이 수축하게 되면, 그것은 굽힘, 가쪽 회전 및 모음을 만들 것이다. 서있을 때, 고정점이 넙다리뼈에 종지를 하고 있는 서있을 때, 수축은 골반을 앞쪽으로 돌릴 것이다.

허약의 징후: 엉덩뼈는 뒤쪽으로 돌아가기가 쉬워서 기능적으로 짧은 다리, 짧아진 앞쪽 발걸음 및 걸을 때 아래 다리의 두드러진 '차기(kick)' 또는 '털기(flick)'를 만든다. 허약한 반대쪽에서 골반의 외회전 또는 튀어나옴(flaring)도 볼 수도 있다. 튀어나옴은 대개 허약한 쪽의 보상 활동에 의해서 기인한다. 배빗근이 그들의 활동을 증가시킬 것이고 골반을 안쪽으로 돌아가게 만들 것이다. 반대쪽 골반은 바깥쪽으로 튀어나와서 보상할 것이다.

테스트

자세: 등을 대고 누워서 다리를 가쪽으로 돌리고, 무릎을 펴고, 45° 또는 약간 더 벌려서 놓아라. 그 다음 힙을 약 60~70° 굽힌다. 다리의 더 두드러진 굽힘은 이 테스트를 허리근의 그것과 구분한다.

고정: 반대쪽 골반에.

테스트 접촉: 안쪽, 아래 다리의 몸쪽 부분에, 무릎 바로 밑. 정확한 자세는 환자의 힘에 따라 다를 수 있다.

환자: 우선, 환자는 테스트 자세로 다리를 유지할 수 있어야 한다. 다음 다리를 힙에서 굽히고 약간 모으면서 사선 방향으로 올린다.

테스트자: 다리를 테이블을 향해서 밀려고 한다. 저항 벡터는 테이블을 향해서 아래쪽 그리고 약간 가쪽이어야 한다. 이것은 엉덩근 수축으로 만들어지는 다리의 자연스러운 움직임 아크를 따를 것이다.

테스트 오류, 예방책: 허리근과의 구분은 오로지 다리의 아주 큰 굽힘과 벌림으로서만 만들어진다. 구분의 정확히 구분하는 것은 궁극적으로 테스트자의 신중함에 달려 있다. 테스트 받는 다리는 특정한 시작 자세로 보내지고, 거기서 테스트자에 의해서 지탱되어야 한다. 이것이 다리의 무게로 인한 근육에 대한 테스트 전 피로를 없애 준다. 일부 경우에서, 실제 테스트 절차를 실행하기 전에 환자의 저항 움직임에 대한 연습을 하는 것이 최선이다.

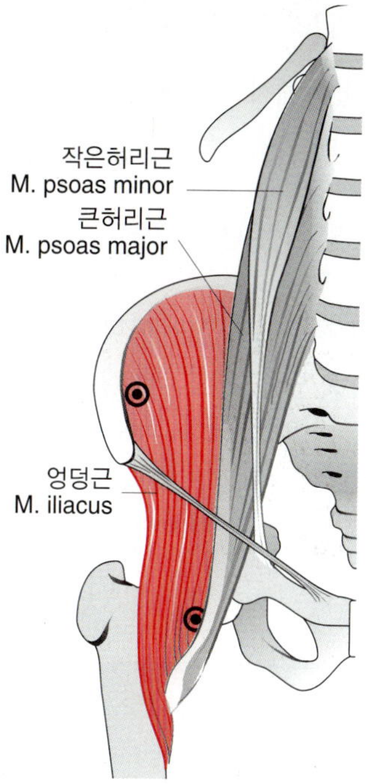

운동 기능 신경지배: L2, L3, L4
내장체성 분절, TS선: T11, T12
갈비뼈 펌프: 갈비사이 공간, 갈비가로돌기 관절 4, 7, 12
SRS: L1~L5, SIJ
장기: 신장
영양: 비타민 A, E
경락: 신경

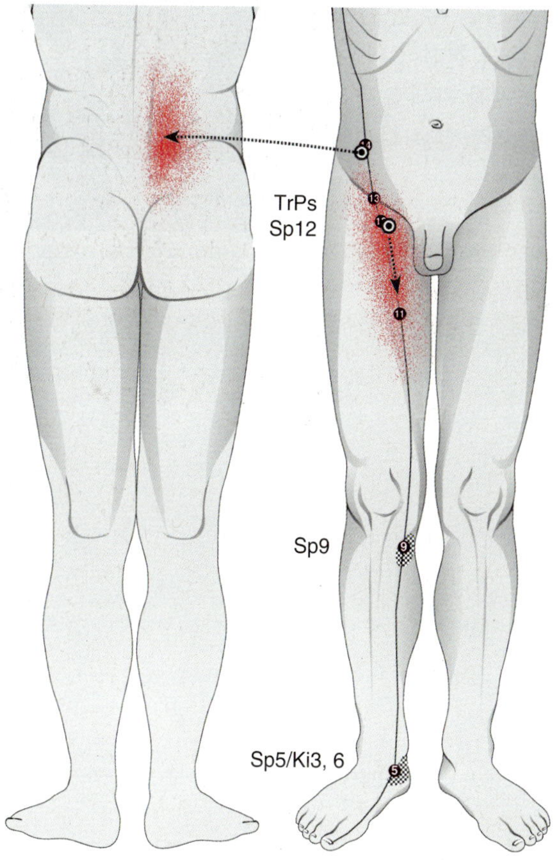

연관있는 원점

근막통증후군

스트레칭 테스트: 허리근과 엉덩근은 서로를 적절히 분리할 수 없기 때문에, 스트레칭 테스트는 두 근육을 망라한다. 등을 대고 누운 환자는 테이블 가장자리 밖으로 테스트 되는 다리를 밑으로 떨구어 매달려 있게 한다. 반대 다리는 힙에서 굽히고 테스트자는 무릎을 잡아서 환자의 골반과 허리 척추를 고정시킨다. 테스트 받는 다리는 무릎에서 자연적으로 굽혀지며 전적으로 그것 자체의 무게에 의해서 힙에서 밑으로 매달려 펴진다. 근육을 과도하게 스트레칭시키면, 통증유발점 통증이 생길 수 있다.

PIR: 스트레칭 자세에서, 환자는 약 10초 동안 숨을 들이 마시고 참고 있으면서 반대쪽 다리를 천천히 들어 올리며, 그 동안 아래에 있는 다리를 무릎에서 자연스럽게 굽혀서 유지한다. 무릎을 펴려고 하는 것은 협력 작용을 하는 넙다리곧은근의 활동을 자극시켜서 치료 효과를 줄일 수 있을 것이다. 이완 단계 동안, 환자는 숨을 천천히 내 쉬면서 굽혀진 다리를 점차적으로 시작 자세로 다시 떨어지게 한다. 근육의 늘림은 오직 뻗은 다리의 무게에 의해서 만들어진다.

자주 발견되는 연관 장애

근육이 단축된 쪽에서 엉덩뼈는 앞쪽으로 돌아가는 경향을 보인다. 약한 쪽에서, 엉덩뼈는 뒤쪽으로 돌아가는 경향을 보인다. 고전적인 덜컹거리는 (clicking) 힙 및 거짓-난소 통증 또한 볼 수도 있다.

압박 허약: 통증유발점뿐만 아니라 근육 안에서 증가된 장력 및 비대는 샅고랑 인대와 엉덩허리/엉덩근 다발 사이에서 신경 포착을 만들 수 있다. 앞쪽 넙다리에서 가쪽 넙다리피부 신경의 포착은 상응하는 마비를 만든다(Lewit 1992, Travell과 Simons 1992).

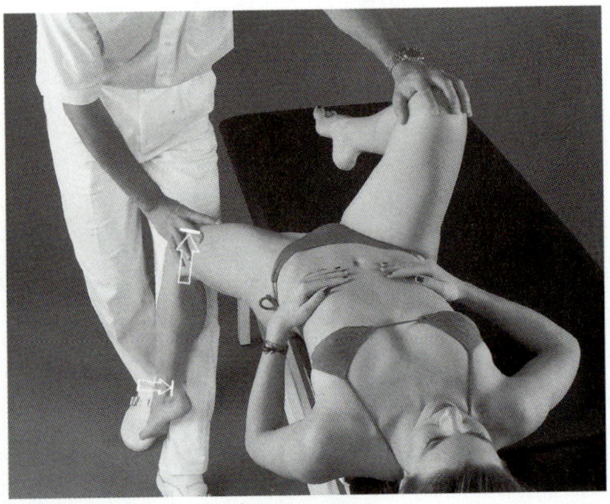

엉덩허리근의 PIR, 수축 단계

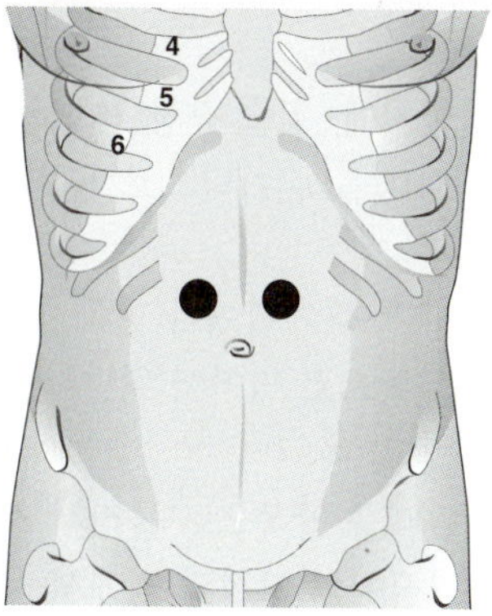

앞쪽 NL

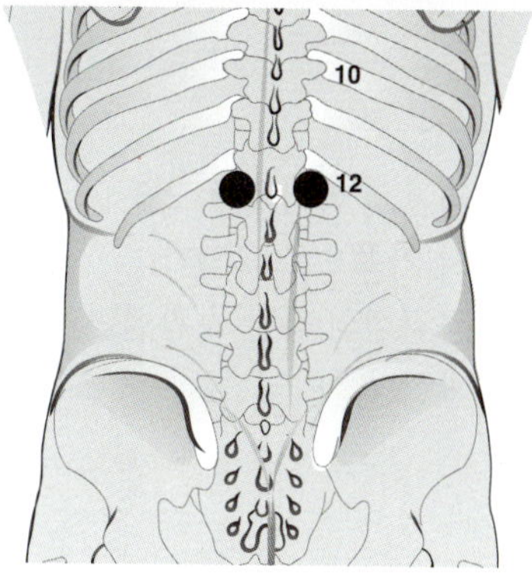

뒤쪽 NL

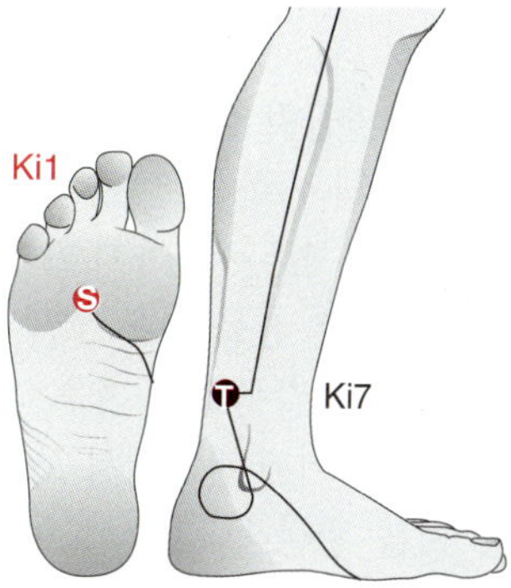

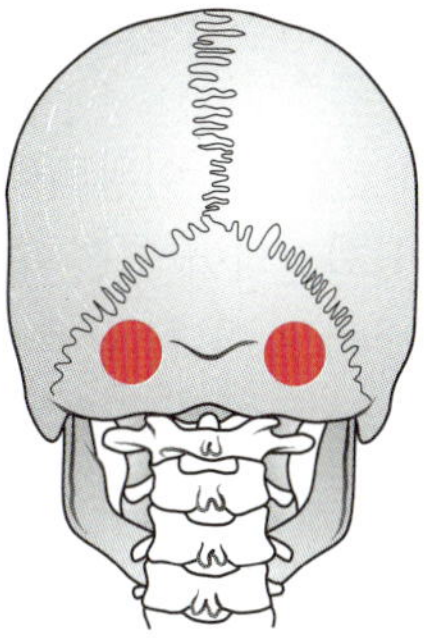

NV

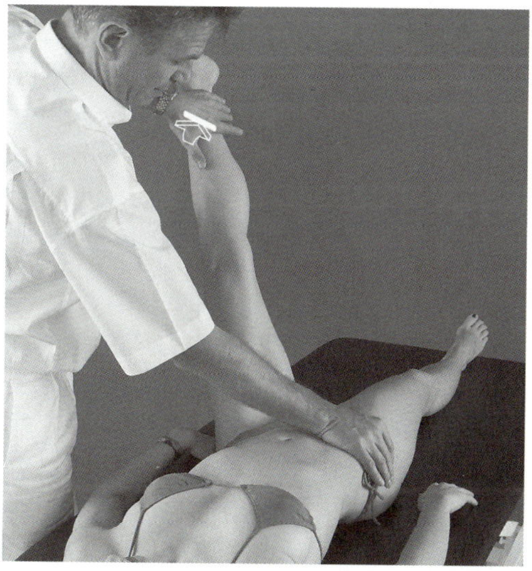

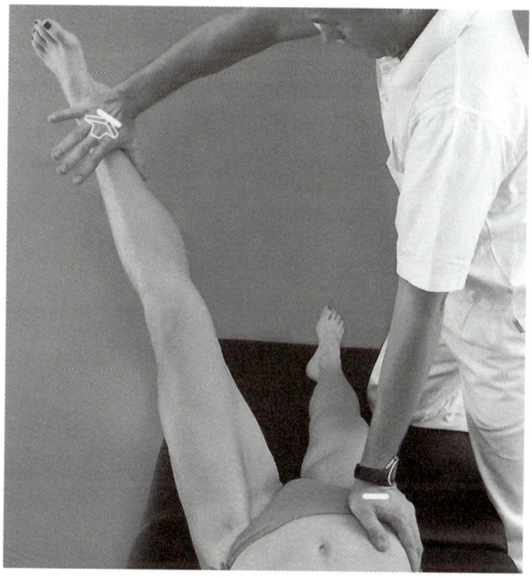

엉덩근 테스트. 오른쪽 그림의 테스트 자세가 보다 인체공학적이다.

가시아래근(극하근)(M. infraspinatus)

해부

기시: 가시아래근 오목의 안쪽 2/3.
경로: 안쪽에서 가쪽으로 모인다.
종지: 위팔뼈큰결절의 중간 소관절면, 약간의 섬유는 어깨 관절낭.

동작

위팔뼈의 가쪽(바깥) 회전. 작은원근과 함께 위팔뼈의 머리에 대해서 등쪽 배열을 가진 안정근 중의 하나다. 안정시키는 효과는 팔이 몸통을 따라서 벌려질 때 우세하다. 흥미롭게도, 상부 섬유는 팔의 벌림을 더 보조하고 하부 섬유는 모음을 더 보조한다.

허약의 징후: 서있을 때, 이완되어 매달린 팔은 안쪽으로 더 많이 회전되어 있을 수 있으며, 손과 팔꿈치 둘 다 그렇게 보인다. 근육 위축은 어깨뼈 가시 바로 아래쪽에 부위에서 촉진될 수 있는 줄어든 근육에 의해서 쉽게 알 수 있다. 연부조직이 '접시처럼 들어가 있는 것(dishing)' 을 쉽게 볼 수 있다.

테스트

자세: 팔꿈치를 90° 로 굽히고서, 위팔뼈를 자연적인 한계까지 가쪽으로 돌리고 약 90° 로 벌린다.

고정: 안쪽 팔꿈치에, 침술 진정혈(drainage point) 천정(天井; TH10)을 손가락으로 닿지 않게 주의를 해라.

테스트 접촉: 손목과 가깝거나 먼쪽 앞팔의 등에.

환자: 손목을 뒤쪽으로 밀어서 위팔뼈를 가쪽(바깥쪽)으로 돌린다.

테스트자: 위팔뼈를 안쪽으로 돌려서 저항을 만드는데 앞팔이 팔꿈치의 고정된 점에서 움직이는 동작의 아크를 따른다.

팔의 벌림을 45~90° 사이의 한 점으로 줄여서, 근육의 보다 위쪽 섬유가 테스트 된다. 역으로, 90° 로 벌려서 하는 테스트는 보다 아래쪽 섬유를 분리한다.

테스트 오류, 예방책: 팔꿈치에서 잘못된 안쪽 고정과 함께 위팔뼈의 최대 가쪽 회전보다 작게 만든 것은 보다 흔히 볼 수 있는 두 가지 오류이다. 테스트 하거나 고정시키는 손을 너무 열광적으로 잡아서 생기는 통증 또한 잘못된 소견을 만들 수 있다. 테스트 절차 동안, 어깨 관절에서 보상 움직임이 만들어지는 지를 관찰해라. 보상 움직임은 근육 허약 가능성으로 인한 동원의 역동적인 징후이다.

환자가 테스트 자세에서 너무 많이 벗어나는 경향이 있다면, 고정 손을 환자의 어깨에 대서 자세를 바꿀 필요가 있다. 그래서, 환자의 팔꿈치는 테스트자의 보다 안정되고 더 강한 앞팔에 올려질 수 있다.

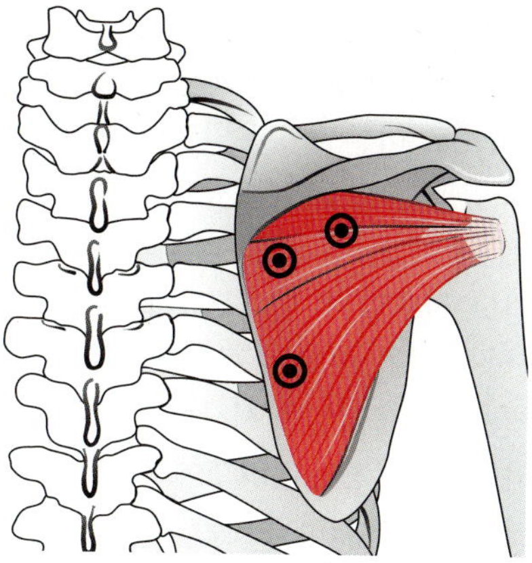

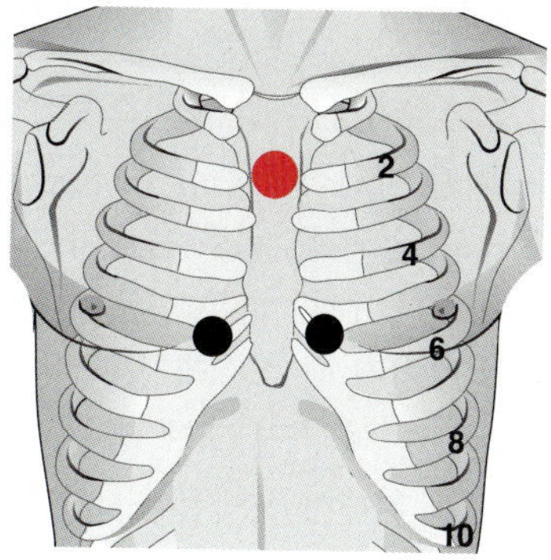

앞쪽 NL; NV

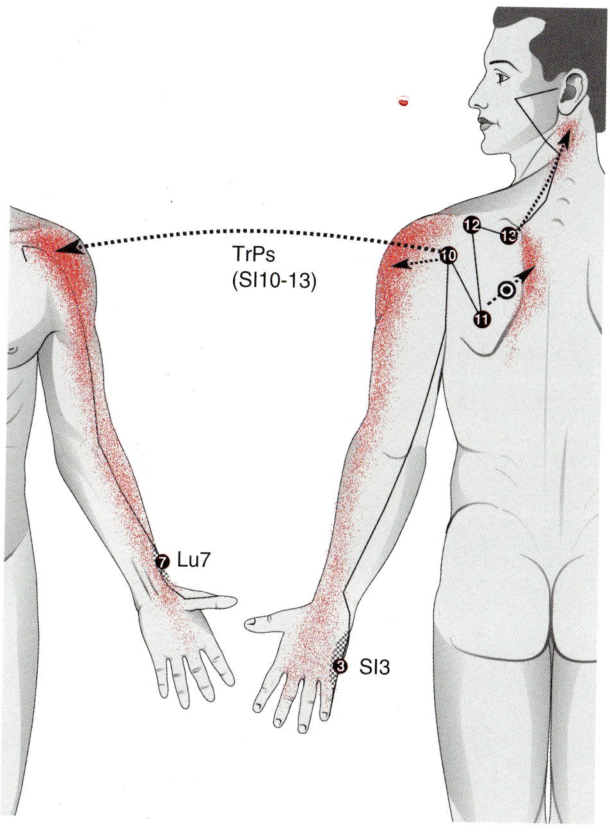

통증유발점, 연관있는 원점

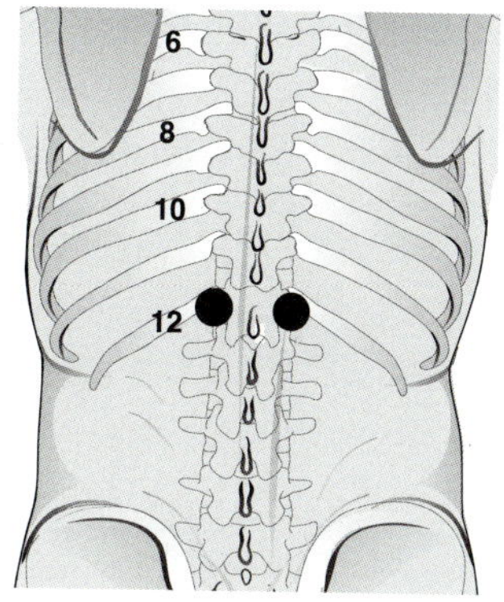

뒤쪽 NL

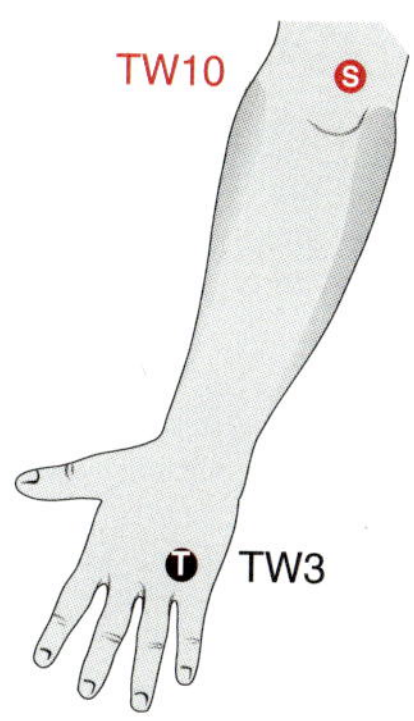

운동 기능 신경지배: 어깨위신경, C(4), C5, C6
갈비뼈 펌프: 갈비사이 공간, 갈비가로돌기 관절 1, 2, 10
장기: 갑상선
영양: 셀레늄, Zn, Cu, 항산화제, 갑상선 추출물
경락: 삼초(TW)

근막통증후군

스트레칭 테스트: 상부 섬유를 스트레칭 하기 위해서, 위팔뼈를 자연적으로 갈 수 있는 데까지 안쪽으로 돌리고 손을 몸 뒤로 움직여서 반대편 어깨판 가깝게 둔다. 보다 하부 섬유는 팔이 앞 가슴을 가로질러 당겨질 때 스트레칭 된다. 두 자세 모두를 실행해야 하며 가장 크게 뻗는 통증을 만드는 것이 치료를 위해서 선택된다.

PIR: 위의 스트레칭 자세 중에서 가장 아픈 것에서 시작하는데, 환자는 몸통에 있는 중립 자세로 팔을 천천히 다시 끌고 간다. 이완 단계 동안, 테스트자는 팔을 초기 스트레칭 자세로 되돌리고, 그 다음, 스트레칭을 약간 증가시키기 위해서 조금 더 간다.

자주 발견되는 연관 장애

허약은 반사성 과다긴장성 및 어깨밑근의 단축을 이끈다. 극단적으로 아픈 통증유발점이 어깨밑근 안에서 볼 수 있는데 그것은 위팔뼈를 벌리거나 굽히는 능력을 줄이고, 유착성 낭염 또는 '동결견' 의 조기 경고 징후일 수 있다. 더 진행된 단계에서, "동결"이 될 때, 어깨는 팔을 벌리는 매우 조기 단계 동안 가쪽 움직임을 시작할 것이다.

압박 허약: 5번째 목신경의 C4/C5에 있는 추간공을 지나가기 때문에 신경자극으로 인한 목 뿌리 증후군이 올 수 있으며, 어깨위신경이 어깨뼈 패임을 통해서 지나가기 때문에 신경의 포착장애(entrapment)로서 목 뿌리 증후군이 올 수 있다. 어깨뼈의 일탈적인 움직임 패턴 및 불안정성은 어깨위신경 포착장애의 일차적 원인이다.

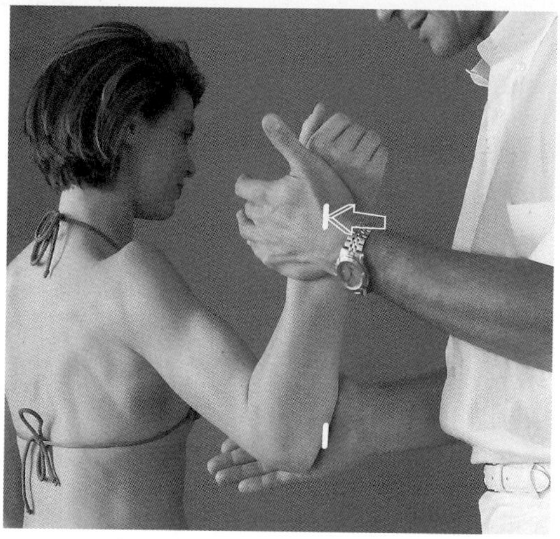

가시아래근 테스트: 위쪽 섬유

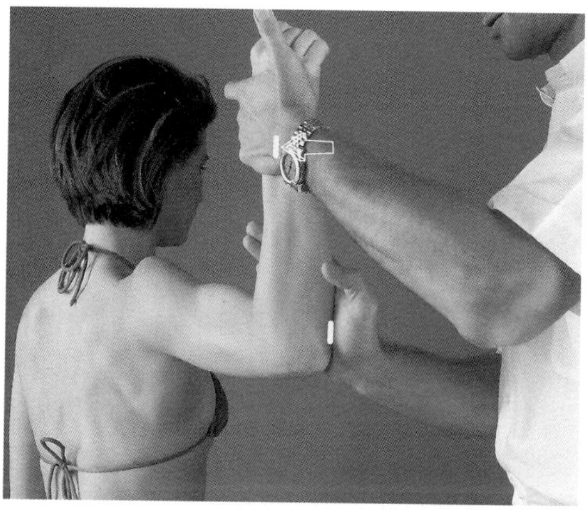

가시아래근 테스트: 아래쪽 섬유

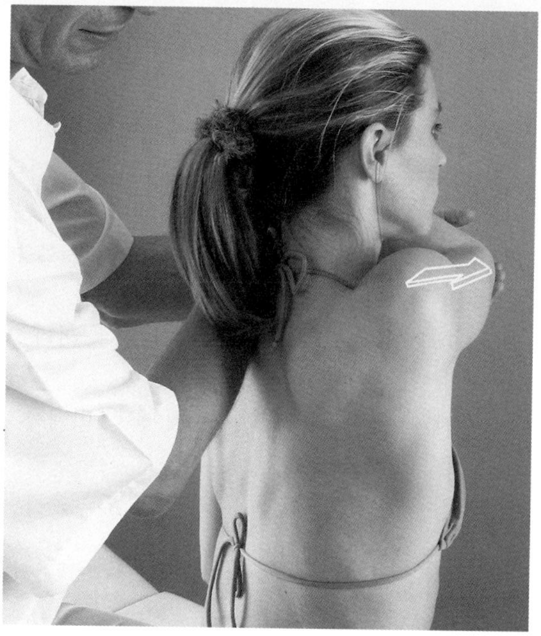

가시아래근 아래쪽 섬유의 PIR: 수축 단계

뼈사이근 및 손벌레근: 손등뼈사이근(Mm. interossei and lumbricales manus: Mm. interossei dorsales)

해부

그것들은 뼈에 붙지 않는다는 점에서 대부분의 근육들과는 다르지만, 그러나 몸쪽으로 깊은손가락굽힘근에 그리고 먼쪽으로, 폄근 건에 붙는다.

기시: 등쪽뼈사이근 I; 첫 번째 손허리뼈 노쪽 머리 및 자쪽 가장자리의 몸쪽 반.

등쪽뼈사이근 I; 두 번째 손허리뼈 자쪽 머리 및 노쪽면

등쪽뼈사이근 II, III, IV; 2번째에서 5번째까지 손허리뼈의 잡는 면에서.

종지: 건은 등쪽 건막으로 퍼져가서 몸쪽 손가락뼈 기저에 종지한다.

I; 검지의 노쪽 면.

II; 중지의 노쪽 면.

III; 중지의 자쪽 면.

IV; 약지의 자쪽 면.

동작

I; 검지의 노쪽 벌림.

II; 중지의 노쪽 벌림.

III; 중지의 자쪽 벌림.

IV; 약지의 자쪽 벌림

허약의 징후: 손가락을 벌리는 것을 못하거나 어렵다.

테스트

2~4번째 손가락의 벌리는 능력뿐만 아니라, 중지의 노쪽 및 자쪽 벌림이 테스트된다. 우선 검지 그 다음 약지가 고정된다. 테스트는 일반적으로 결과를 환자의 다른, 건강한 손과의 테스트 결과와 비교해서만 완전히 해석된다.

근막통증후군

스트레칭 테스트: 근육의 나눠진 부분을 스트레칭 하기 위해서 손가락은 서로를 벌려야 한다.

압박의 원인: 자신경 및 정중신경의 손가락 피부가지가 뼈사이근의 통증유발점 및 과다긴장성에 의해서 자극될 수 있어서, 관련 손가락의 감각저하 및 감각이상을 만든다. 자신경의 몸쪽 및 먼쪽의 압박은 노뼈고랑 또는 노신경 터널증후군 및 새끼손가락맞섬근 안의 통증유발점으로 기인될 수 있다. 팔꿈치 주위 터널을 포함해서, 목부터 팔의 겨드랑이까지, 더 많은 모든 포착장애는 근육과 동반되는 약함을 일으킬 것이다. 일차적인 포착장애를 찾기 위해서 신경의 길을 따라 TL을 해서 감별진단을 할 수 있다.

자주 발견되는 연관 장애

등쪽뼈사이근은 C7/T1 디스크 돌출 또는 탈출에 의한 C8-뿌리 자극을 위한 지표근육으로 사용될 수 있다.

근육의 중요성은 과소평가되어서는 절대 안 된다. 이것들은, 손의 다른 내재근과 함께, 고유수용체 구심신경을 중추신경계로 보내는 아주 많은 숫자의 방추세포를 갖고 있다. 그것들은 아주 강력해서 경련성마비 환자에게서 손허리뼈 공간을 간단히 문지르는 마사지 조차도 전체 사지의 이완을 종종 만들 수 있다.

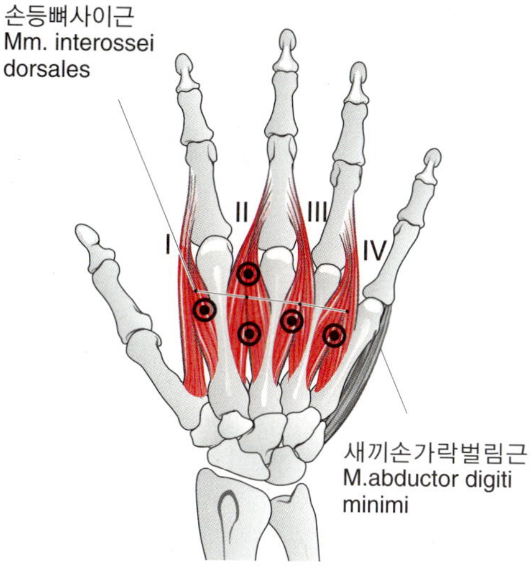

운동 기능 신경지배: 자신경(C8, T1)

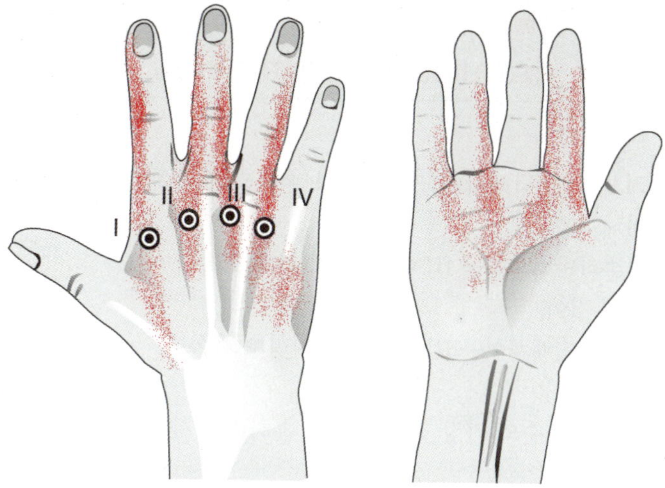

통증유발점 및 연관통(손등 및 손바닥뼈사이근에서 오는)

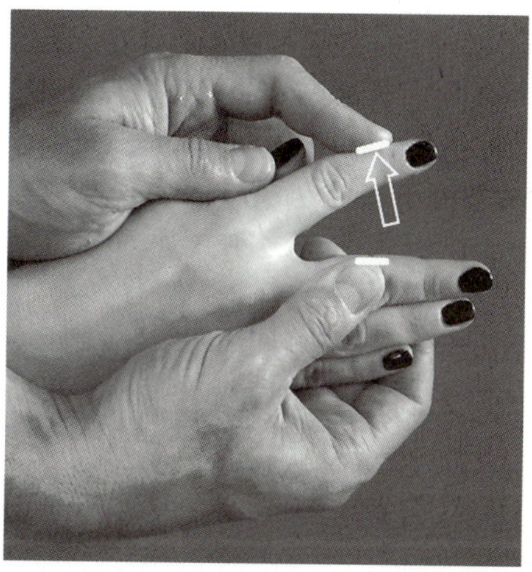

손등뼈사이근 I

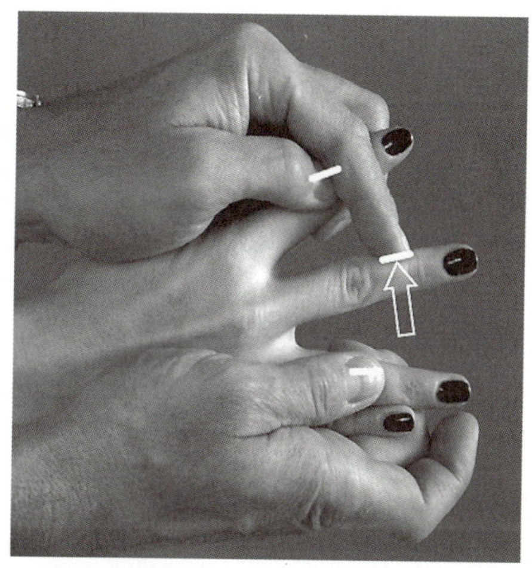

손등뼈사이근 II

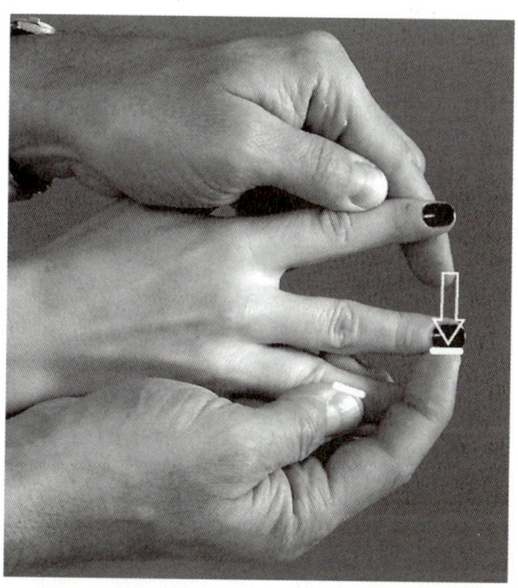

손등뼈사이근 III

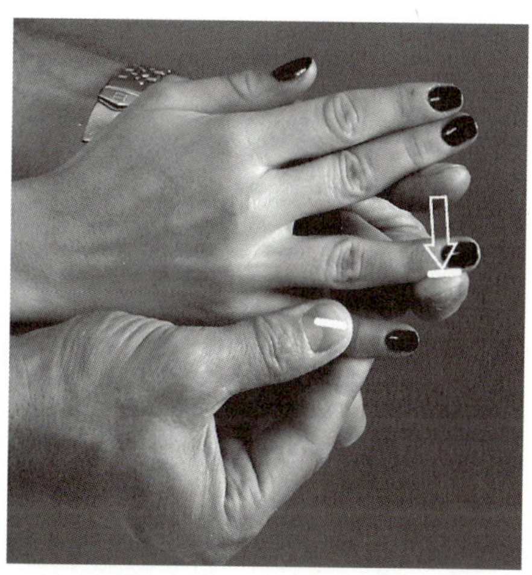

손등뼈사이근 IV

손바닥뼈사이근 (Mm. Interossei palmares)

해부

기시: 손바닥뼈사이근 I; 2번째 손허리뼈 자쪽면 전체 길이.

손바닥뼈사이근 II; 4번째 손허리뼈 노쪽면 전체 길이.

손바닥뼈사이근 III; 5번째 손허리뼈 자쪽면 전체 길이.

근육은 손의 가장 깊은 층에서 손허리뼈 사이에 있다.

종지: 건은 2, 4, 5번째 손가락 몸쪽 손가락뼈 기저에 종지하며 또한 더 깊숙이 펴져나가 손등쪽 건막 안으로 종지한다.

I; 검지의 자쪽면.

II; 약지의 노쪽면.

III; 새끼의 노쪽면.

동작

엄지와 검지를 중지 쪽으로 모을 뿐만 아니라 약지와 새끼를 중지쪽으로 모은다.

테스트

손바닥뼈사이근 I의 분리는 엄지모음근의 매우 강한 협력 작용 때문에 가능하지 않다. 그러나, 다른 네 손가락은 테스트될 수 있다. 검지, 약지 및 새끼 손가락을 중지로 붙여라(opposition). 테스트에 관여되지 않은 손가락은 환자에 의해서 함께 고정되어 남아 있는다.

자주 발견되는 연관 장애

근육은 C8/T1 척추사이 디스크 병소에 의한 C8-뿌리 운동 기능을 위한 지표근육으로 사용될 수 있다.

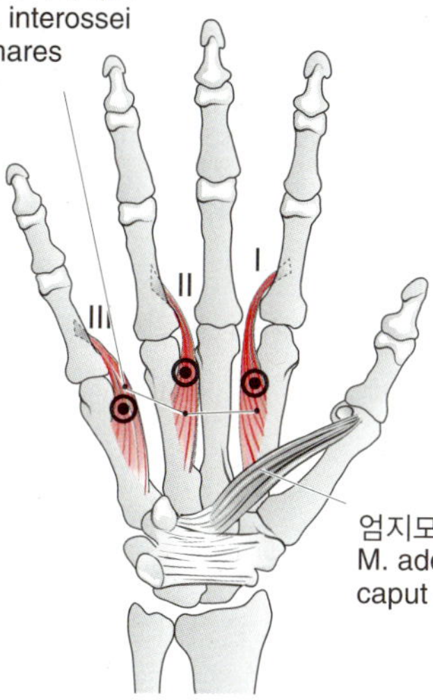

운동 기능 신경지배: 자신경(C8, T1)

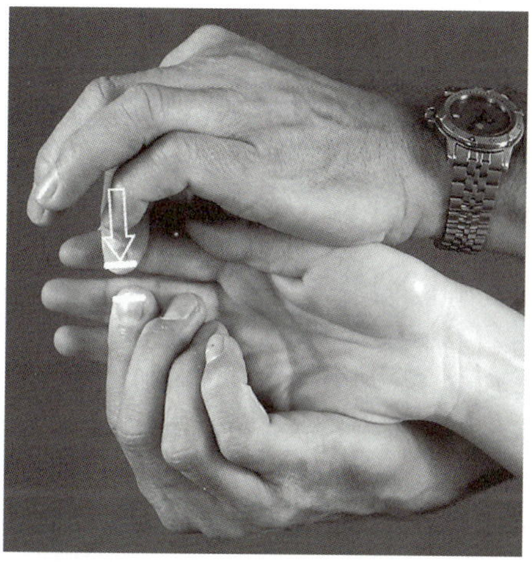

손바닥뼈사이근 I

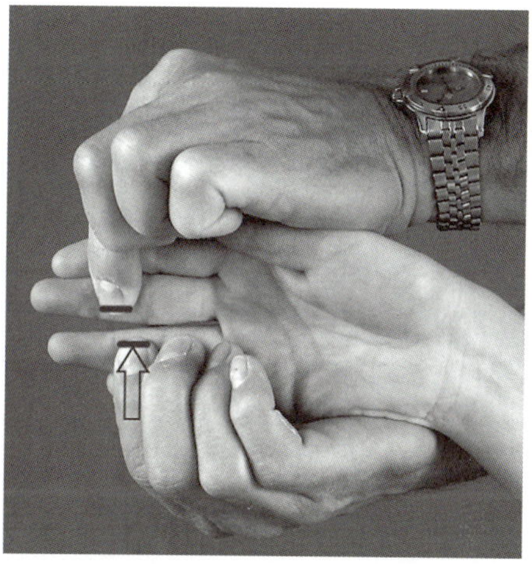

손바닥뼈사이근 II

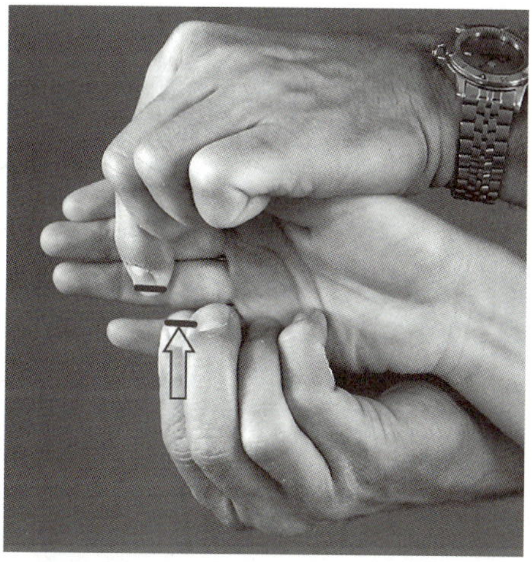

손바닥뼈사이근 III

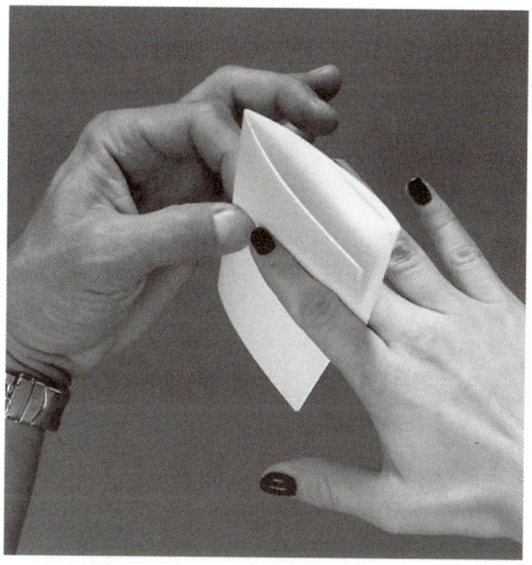

손바닥뼈사이근 IV 및 손등뼈사이근 II

벌레근(Mm. lumbricales)

해부

기시: 벌레근 I, II; 검지 및 중지 건의 노쪽면에.
벌레근 III, IV; 중지와 약지 그리고 약지와 새끼의 깊은손가락굽힘근 건의 정면 쪽.

경유: 손바닥근육의 중간 부분에 놓여서, 몸쪽 기시부터 먼쪽 종지로.

종지: 뼈사이근과 마찬가지로, 그것들은, 비록 아주 조금 먼쪽이지만, 손가락의 등쪽에 종지한다. 그것들의 건은 1~5번째 손가락 몸쪽 손가락뼈대 높이에서 등쪽 건막 안으로 퍼져 나간다.

동작

2~5번째 손가락에서 중간과 끝 손가락뼈의 폄 그리고 몸쪽 손가락뼈의 굽힘.

허약의 징후: 병리학적으로 약할 때, 결합된 기형이 생겨서 2~5번째 손가락 몸쪽 손가락뼈의 과다폄과 함께 중간 및 끝 손가락뼈의 과다폄을 만든다. '갈퀴-손' 과 같은 종류의 기형이 보일 수도 있다. 보통, '손끝-집기(tip-pinch)' 기능이상을 만든다. 손끝 집기 장애는 작은 물체를 집어 올릴 때 엄지와 검지 끝을 마주하기가 힘든 상황이다. 전형적으로, 한 손으로 신문을 잡기가 힘들거나 전혀 불가능할 것이다.

테스트

자세: 엄지는 테스트에서 제외시켜 놓고서, 손가락은 손허리손가락관절에서 굽히고, 손가락뼈사이 관절은 펴서 있는다. 손을 손목에서 펴는 것은 내재근을 용이하게 해서 테스트자가 강함과 약함 사이를 구분하기 쉽게 해 줄 것이다.

고정: 손과 손가락의 고정. 손가락은 편 채로 있고 손은 손목에서 펴져 있어야 한다.

테스트 접촉: 각 몸쪽 손가락뼈의 손바닥쪽 및 먼쪽 면에.

환자: 편 손가락을 몸쪽 손가락뼈에서 가능한 많이 굽힌다.

테스트 오류, 예방책: 손가락을 먼쪽 손가락뼈에서 굽히게 되면 짧고 긴손가락 굽힘근을 동원한다.

근막통증후군

스트레칭 테스트: 2~5번째 손가락의 몸쪽 손가락뼈를 정상 범위를 넘어가게 펴는 동안 중간과 끝 손가락뼈를 최대로 굽힌다.

PIR: 스트레칭 자세에서 환자는 천천히 몸쪽 손가락뼈를 굽히면서 중간과 끝 손가락뼈를 편다. 이완 단계에서, 테스트자는 손가락을 스트레칭 자세로 되돌리고 약간 넘어가서 근육을 더 늘린다.

자주 발견되는 연관 장애

압박 허약: 뼈사이근(손가락 벌림)은 T1 뿌리 병소를 위한 지표근육이다(Patten 1998).
벌레근 I, II; 손목터널 증후군 그리고 목갈비근, 갈비빗장근, 갈비가슴근 및 원엎침근 부위의 다른 모든 몸쪽 압박 부위.
벌레근 III, IV; 가슴출구, 자뼈고랑 증후군 및 콩모양갈고리뼈 증후군의 압박.

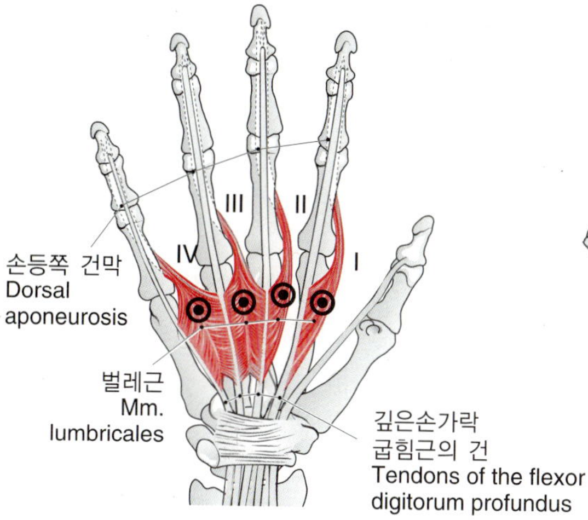

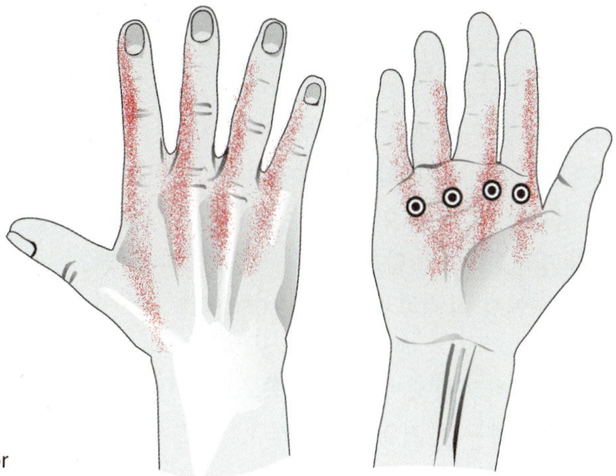

통증유발점 및 연관통(벌레근에서 오는)

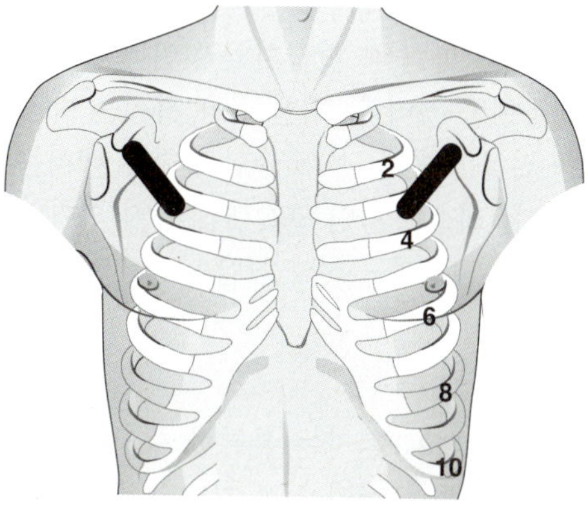

뼈사이근 및 벌레근의 NL

운동 기능 신경지배:
벌레근 I 및 II: 정중신경, C(6, 7), C8, T1
벌레근 III 및 IV: 자신경, C(7), C8, T1

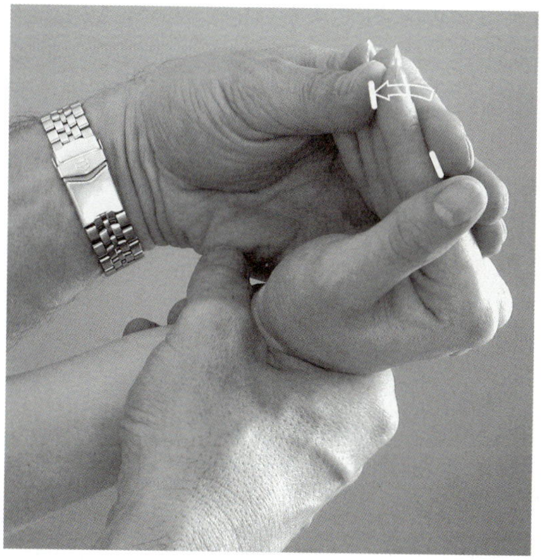

벌레근 테스트

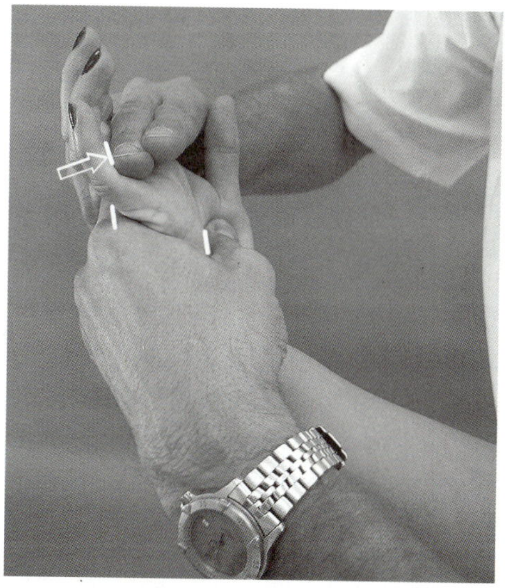

벌레근의 스트레칭과 PIR

넓은등근(광배근)(M. latissimus dorsi)

해부

기시: 다른 한 근육보다 넓은 부위에서, 그것은 엉덩뼈 능선, 엉치뼈 및 넓은 건막에서 기시하며, 그것은 허리뼈 및 아래 여섯 흉곽 척추의 가시돌기 모두를 망라한다. 또 다른 기시는 아래 셋 또는 네 개 갈비뼈에서 그리고 어깨뼈의 아래각에서 기시한다.

경유: 위팔뼈를 향해서 위쪽 가쪽으로 모아진다. 가장 위쪽 섬유는 거의 수평으로 달리고 아래쪽 섬유는 가파르게 올라간다.

종지: 몸쪽으로, 안쪽 및 앞쪽 위팔뼈 결절사이 고랑에. 건은 큰원근 및 큰가슴근의 건과 섞인다.

동작

어깨를 내리고 뒤로 당긴다. 위팔뼈의 폄, 모음 및 안쪽 회전. 팔이 머리 위에 있어서 체중이 그것들에 의해서 매달릴 때, 이 파워풀한 근육은 어깨뼈가 몸통에서 당겨져서 떨어지는 것을 막는다. 팔을 머리 위로 두는 것은 근육의 양측성 수축을 만들어서 흉곽 척추의 폄을 늘리고 허리 전만(lordosis)을 증가시킨다.

허약의 징후: 서있을 때, 올려지고 약간 내민 어깨를 약한 쪽에서 볼 수 있다. 손바닥은 약간 더 가쪽으로 돌아간 것처럼 보이는데, 그러나 흔히 볼 수는 없다.

테스트

자세: 팔꿈치를 완전히 펴고 위팔뼈는 안쪽 회전으로 완전히 가게 한다. 어깨를 내밀어서는 절대 안 되는데, 그렇지 않으면 협력작용의 내회전근이 테스트에 들어갈 것이다. 시작 자세에서 환자의 손은 넙다리뼈 큰돌기 약간 뒤로 두어야 하는데, 앞쪽에 놓으면 원하지 않는 어깨 굽힘을 유도할 것이다. 그 다음 팔을 몸에서 10°(또는 대략 한 손 폭) 벌려라.

고정: 자유 손은 어깨에 대서 어깨를 들어 올리는 것을 막고 몸통이 테스트 받는 쪽으로 기울어지지 않게 한다.

테스트 접촉: 먼쪽 앞팔의 등쪽 가쪽으로, 손목에 가깝다.

환자: 팔꿈치를 편 채로, 몸의 축 정중선 약간 뒤의 점을 향해서 손을 당긴다. 이 방향에서 벗어나게 되면 허약을 나타내기 때문에, 환자가 올바르게 당길 때까지 테스트를 반복해야 한다.

테스트자: 주로 팔을 벌리고 팔을 약간 굽히면서 저항한다. 저항 벡터를 너무 뒤로 가게 하면, 앞쪽 협력근이 자동적으로 개입해서, 분명한 소견을 만들지 못한다.

테스트 오류, 예방책: 팔꿈치의 어떤 굽힘은 두갈래근을 동원할 것이다. 최선의 팔 자세는 바지 주름 약간 뒤일 것이다. 어깨 굽힘을 하게 해서는 절대 안 된다. 테스트 동안 두갈래근 종지 주위의 통증은 보통 넓은등근 허약을 잘 나타낸다.

근막통증후군

스트레칭 테스트: 환자는 튼튼한 등받이를 가진 의자에 앉고, 팔을 머리 뒤로 보내서 반대쪽 뺨과 귀에 대라고 시킨다. 이 자세를 만들려고 머리를 굽혀서는 안 된다.

PIR: 스트레칭 자세에서, 깊게 숨을 들이 마시고 10초 동안 머무르면서 팔꿈치를 부드러운 저항에 맞서서 머리에서 멀리 움직인다. 이완이 뒤따르며 거기서 팔을 다시 시작 자세로 옮기면서 환자는 천천히 숨을 내 쉰다.

자주 발견되는 연관 장애

췌장 기능이상 및 흉곽 미세-가동제한.

압박 허약: 앞쪽 목갈비근 증후군.

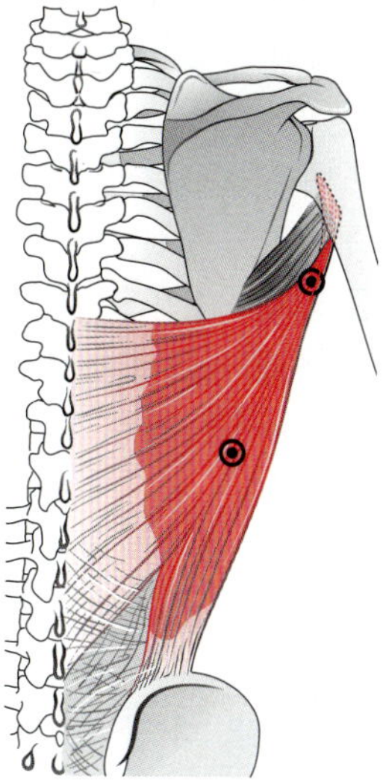

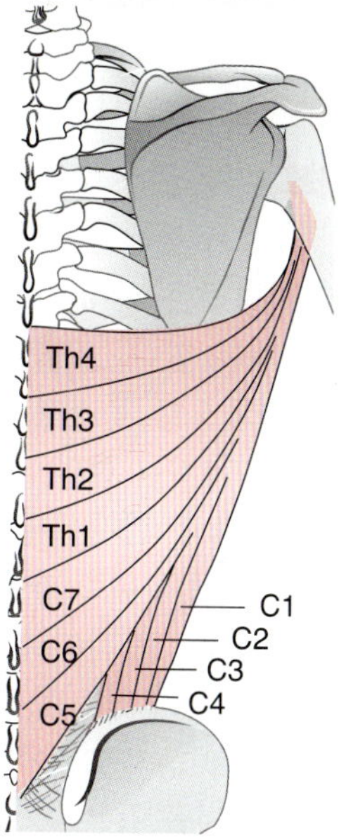

척추생성반사 부위

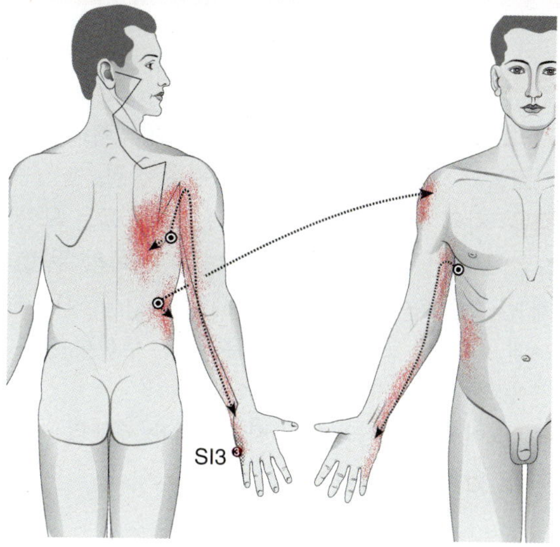

통증유발점, 연관통, 연관있는 원점

운동 기능 신경지배: 가슴등신경, C6, C7, C8
내장체성 분절, TS선: T6
갈비뼈 펌프: 갈비사이 공간, 갈비가로돌기 관절 3, 6, 8
장기: 췌장
경락: 비경
영양: 비타민 A, B3, Zn, Se, Cr, Mg, PUFA, 췌장 효소

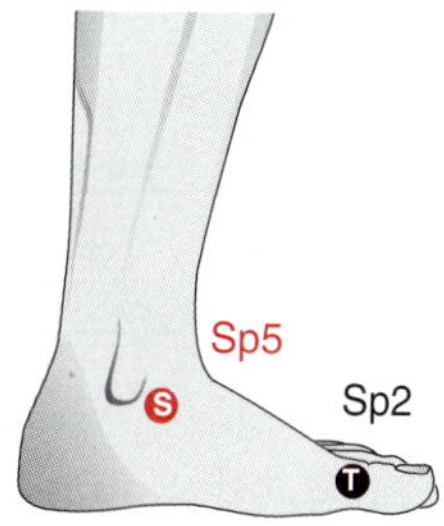

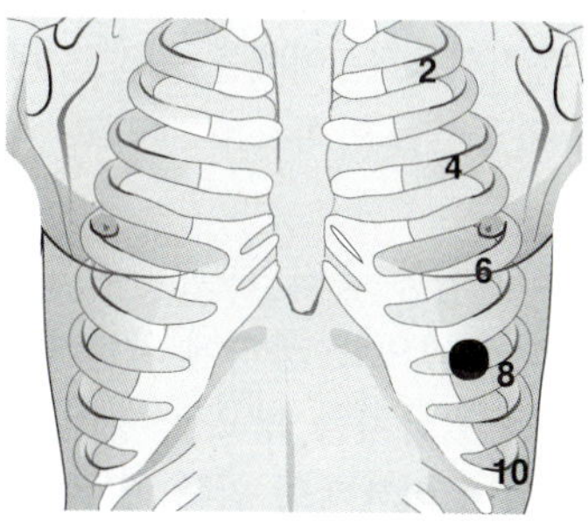

앞쪽 NL

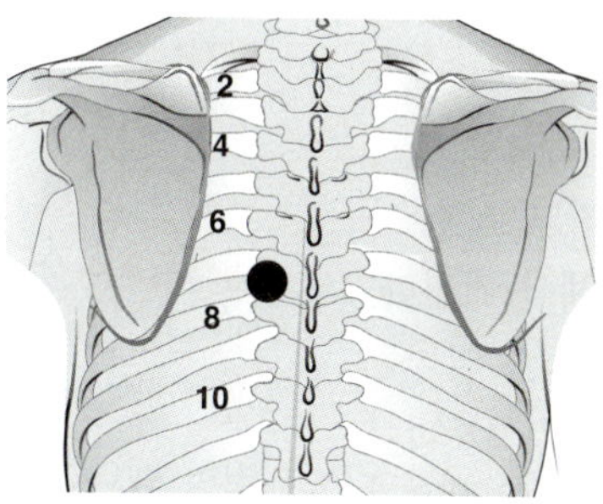

뒤쪽 NL

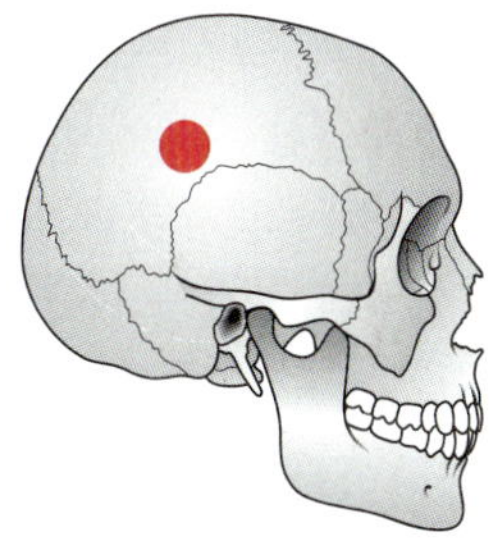
NV

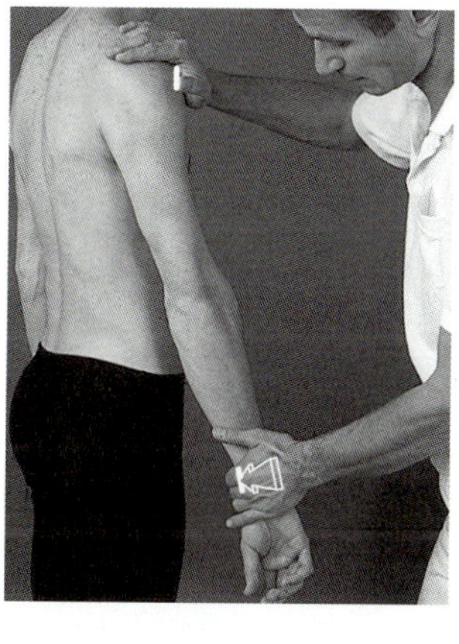

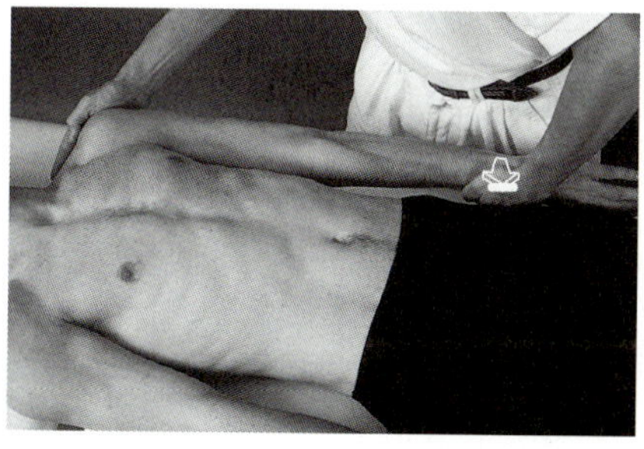
넓은등근 테스트

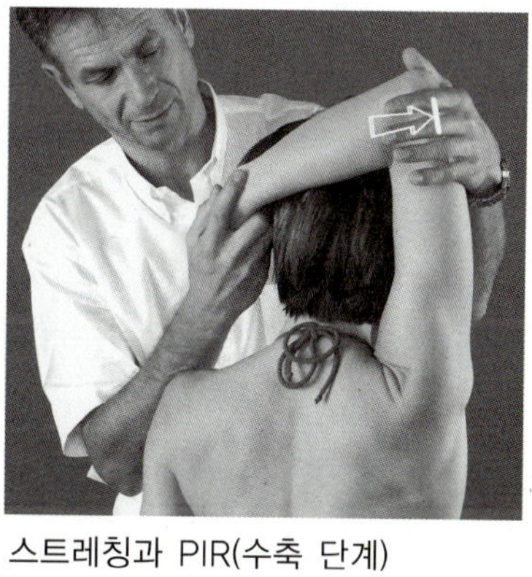
스트레칭과 PIR(수축 단계)

어깨올림근(견갑거근)(M. levator scapulae)

해부

기시: 고리뼈(1번 목뼈)와 중쇠뼈(2번 목뼈)의 가로돌기 및 C3/C4 가로돌기의 뒤쪽 결절.

경유: 각각 기시에서 오는 섬유는 로프 같은 모양으로 꼬여서 아래 방향으로 모여든다. 목의 두 번째 근육층 속에서, 그것은 등세모근 밑을 지나가는데, 거기서 그것을 촉진할 수 있다. 부신경은 근육 꼭대기를 지나간다.

종지: 어깨뼈 가시와 위각 사이에서 어깨뼈의 위쪽, 안쪽 가장자리에.

동작

어깨뼈의 안쪽, 위각을 올리고 가쪽 회전을 지원해서 아래각이 안쪽으로 움직이고 관절와 공간이 밑으로 내려간다. 근육은 어깨뼈 회전에 관해서 상부 등세모근의 길항근이지만, 어깨뼈와 어깨를 올리는데 있어서 등세모근을 보조한다.

어깨뼈에 고정되어 있을 때, 수축하게 되면 경추를 같은 쪽으로 돌리고 가쪽으로 굽히게 한다. 양쪽이 동시에 수축할 때, 경추를 펴고 경추가 고정되어 있을 때, 그것은 어깨 올림을 보조한다.

허약의 징후: 선 자세에서 볼 때, 어깨뼈의 위각은 떨어져 있는 것처럼 보이며 아래각과 척추 사이의 정상적인 공간은 다른 쪽에 비해서 커진다. 벌려진 팔을 내릴 때, 어깨뼈의 갑작스런 이동은(홱 틀기; swerve라고 불림) 마름근과 어깨올림근 사이의 조화되지 않는 협력에 기인한다. 위팔뼈가 내려가는 동안 어깨올림근은 어깨뼈를 고정시키지 못하며 마름근 및 다른 어깨 고정근이 연합해서 당기고 있는 동안 팔은 부드러운 전환을 할 수 없다.

테스트

자세: 마름근과 구분하기가 매우 힘들어서, 정확한 테스트 자세는 극도로 중요하다. 또한, 올림근과 마름근은 상부 등세모근의 협력작용으로부터 분리돼야 한다. 위팔뼈는 몸통에 가깝게 놓여져서, 가쪽으로 돌려서 편다. 팔꿈치는 훨씬 더 등 뒤로 지나가야 한다. 팔꿈치를 이 시작 자세로 유지시키고서, 환자에게 어깨를 들어 올리라고 시키면, 어깨뼈의 위쪽 가쪽 각이 더 이상 올라가는 것을 자동적으로 막아 준다. 이 자세는 어깨뼈의 위쪽 안쪽 각에 있는 올림근의 작용을 더 잘 분리시키며 상부 등세모근에 의한 어떤 협력작용 영향을 줄이는 것을 돕는다. 안쪽 어깨뼈 가장자리를 척추에 가깝게 하는 것은 마름근을 수축되어 있게 한다.

테스트 접촉: 한 손은 어깨뼈의 위쪽, 안쪽 각에 가까운 상부 등세모근 부위를 덮는다. 다른 손의 손바닥은 팔꿈치머리 돌기를 컵 모양으로 모아 쥐고 손가락은 안쪽 팔꿈치를 잡기 위해서 주위로 만다.

환자: 하나의 합동 움직임으로, 어깨를 올리고 펴 있게 하면서 동시에 팔꿈치를 안쪽으로 그리고 약간 뒤로 당긴다.

테스트자: 역시 하나의 합동 움직임으로, 어깨를 밑으로 밀면서(가급적 안쪽으로) 동시에 위팔뼈를 벌리고 굽히기 위해서 팔꿈치를 밖으로 당긴다. 저항 벡터는 가급적 많이 어깨뼈의 위쪽, 안쪽 각으로 향해져야 한다. 위팔뼈가 가쪽으로 움직이고 어깨뼈의 위각이 내려가면서 가쪽으로 움직일 때, 허약이라고 결론을 내린다.

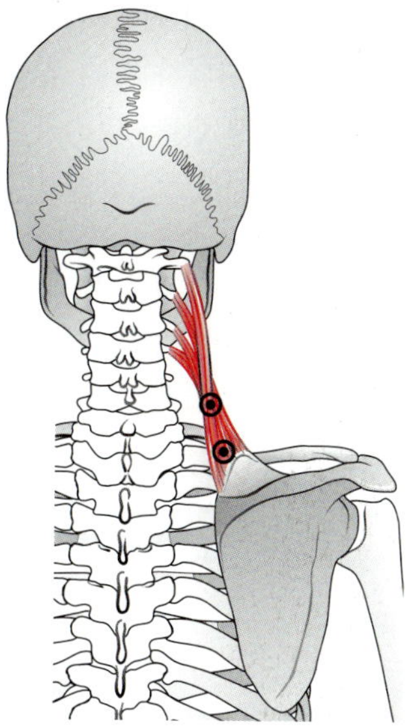

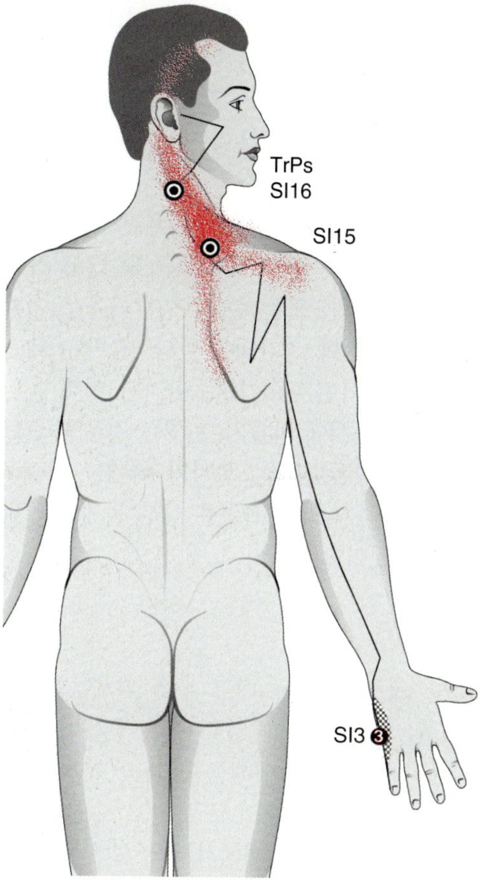

통증유발점, 연관통, 및 연관있는 원점

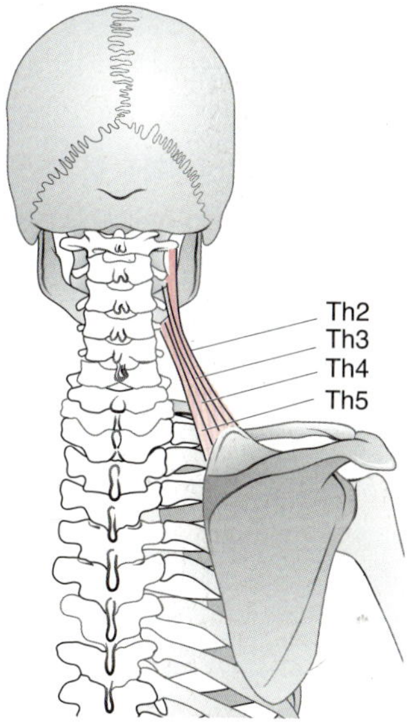

척추생성반사 부위

운동 기능 신경지배: 등쪽어깨신경, C3, C4, C5
갈비뼈 펌프: 갈비사이 공간, 갈비가로돌기 관절 2, 6, 7, 10
장기: 부갑상선
영양: Ca, Mg, 비타민 D 및 칼슘 대사의 다른 인자
경락: 폐경

테스트 오류, 예방책: 어깨올림근 테스트 전에 마름근의 강도를 테스트 해야 한다. 마름근은 테스트 동안 어깨뼈의 안정근으로서 작용을 하므로, 그것들이 약하다면, 어깨올림근은 테스트 될 수 없다.

또한 전반적인 어깨 안정근이 온전해야 한다. 이것들은 큰가슴근, 중간 등세모근 및 크고 작은 원근을 포함하지만, 모든 주요 어깨 근육은 어깨올림근 테스트 전에 평가되야 한다. 올바른 테스트 자세에서의 어떤 편차 또는 환자가 어깨 올림과 팔 고정을 동시에 만들지 못하는 것은 테스트를 효과 없이 만든다. 테스트자가 어깨를 내리려고 할 때 정확하지 않은 접촉은 상부 등세모근 활동을 허락할 것이다.

근막통증후군

스트레칭 테스트: 등을 대고 누운 자세; 환자의 팔과 어깨는 밑으로 당겨지고 팔은 궁둥이 밑에 고정된다. 테스트자는 어깨를 잡고 있으면서, 머리를 들어 올려서, 반대쪽으로 돌리고 기울인다.

PIR: 위의 스트레칭 자세에서부터, 환자는 머리를 되돌리면서, 펴는 동시에 머리를 반대쪽인 가쪽으로 굽힌다. 이 움직임은 약간의 저항에 맞서서 만들어진다. 이완 단계가 뒤따르며 테스트자는 머리와 목을 스트레칭 자세로 되돌리고 나서 약간 더 간다.

등받이가 튼튼한 의자에 앉아서 자가-치료가 시행될 수 있다. 치료 쪽의 손은 의자 다리 밑을 잡아서 어깨를 밑으로 내려 있게 한다. 머리와 목을 앞쪽으로 굽히고 난 다음, 반대쪽을 향해서 돌리면서 기울인다.

다른 방법으로, 환자는 등을 대고 누워서, 팔을 최대 높이로 올린다. 이것은 어깨뼈의 위쪽 안쪽각을 돌리고 내려가게 만든다. 팔과 어깨는 이 자세로 고정되어 유지된다. 테스트자는 머리를 받혀서 반대쪽으로 굽히고 돌린다. 어깨올림근은 이제 틀림없이 스트레칭 되고 있다(Dvorak 1991).

자주 발견되는 연관 장애

아주 많은 경우에서, 근육은 통증유발점이 벌집을 만들듯이 많으며, 그것은 대부분에 있어서, '경추 증후군' 을 발전시킨다. 근육 안의 통증유발점의 형성은 다음에 있는 많은 문제로 기인될 것이다; 주로 심신성 요인으로부터, 정서적 스트레스부터 무거운 짐을 옮기는 것 같은 과도한 힘쓰기 또는 운전을 할 때 이상스러운 자세에서부터. 감염 및 다른 대사성 장애 또한 근육 안에 통증유발점 발달을 좋아한다. 넓은등근(일차 어깨 내림근)의 만성 허약은 어깨올림근의 기능적 단축과 통증유발점의 형성을 만들 수 있다.

압박 허약: 어깨갈비 증후군 및 흉곽 출구 증후군 (Leaf 1996).

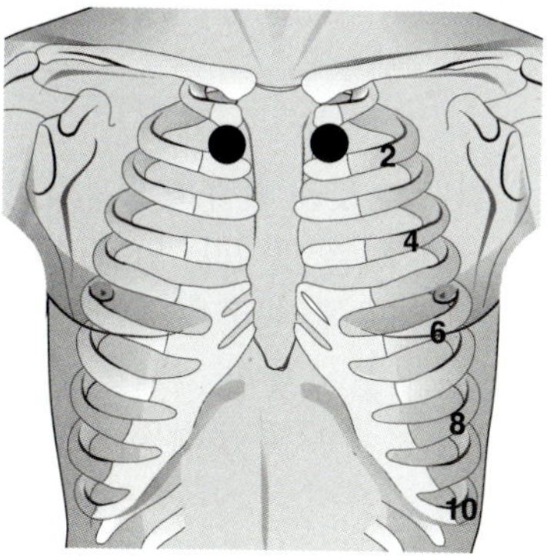

앞쪽 NL

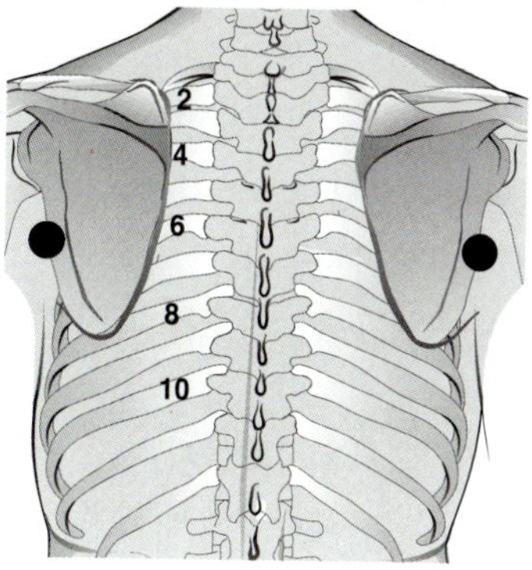

뒤쪽 NL

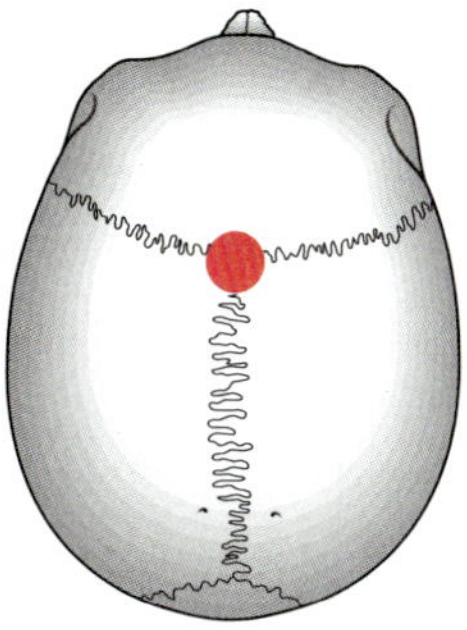

NV

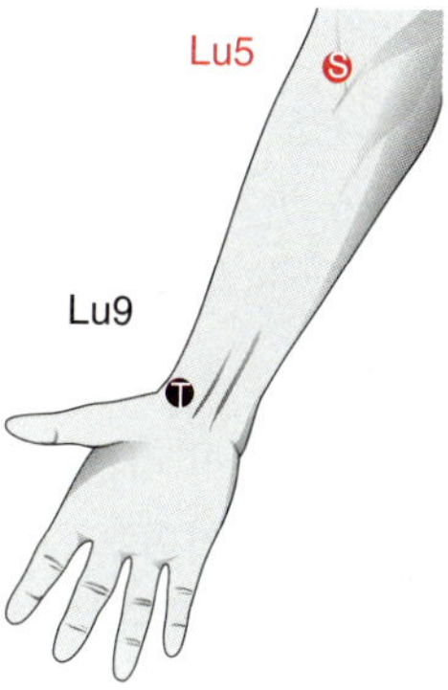

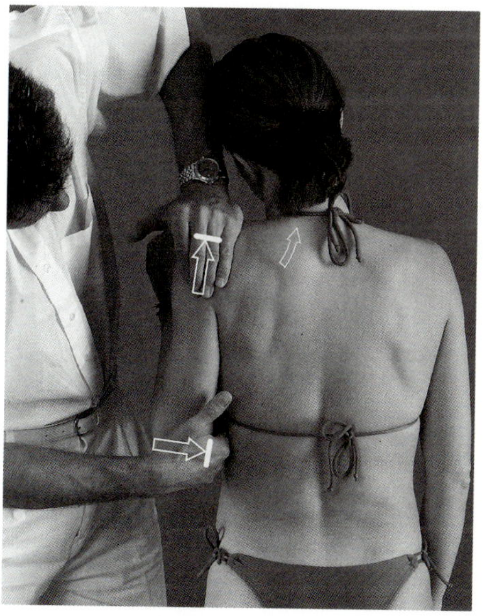

어깨올림근 테스트

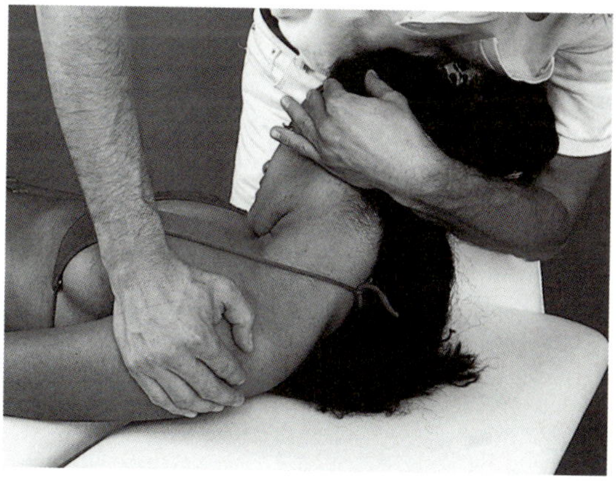

스트레칭과 PIR

목 폄근(Neck extensor muscles)

해부

기시: 머리널판근; C7~T3 가시돌기.
목널판근; T3~T6 가시돌기.
머리반가시근; C7~T8 가로돌기 및 C3~C6 관절돌기.
목반가시근; T2~T5 가로돌기.

경유: 널판근; 안쪽, 꼬리쪽에서 가쪽, 머리쪽으로.
반가시근; 가쪽, 꼬리쪽에서 안쪽, 머리쪽으로.

종지: 머리널판근; 꼭지돌기와 가쪽 목덜미선.
목널판근; C1~C4 가로돌기.
머리반가시근; 정중선 옆에 있는 뒤통수뼈의 비늘 부분에.
목반가시근; C2~C5 가시돌기. 근건의 각각은 그것들의 기시에서 6~7 척추 높이에 종지한다.

동작

양측성 수축에서, 경추와 머리의 폄. 편측 수축은 머리와 경추를 같은 쪽인 가쪽으로 굽힌다.

허약의 징후: 양측 허약은 앞쪽 머리 자세를 만들기 쉬울 것이다. 편측 허약은 같은 쪽에 있는 뒤통수를 약간 올리고, 반대쪽으로 돌아가게 만든다.

테스트

자세: 가장 간단한 것은 환자를 엎드리게 하고 팔을 몸 옆에 두게 하는 것이다. 먼저 경추를 펴고, 다음으로 머리를 편다. 양쪽을 함께 테스트할 때, 머리는 돌아감이 없이 중립 자세로 있어야 한다. 약 45°의 머리 회전은 한 쪽에 있는 근육을 테스트할 때 만들어진다.

고정: 자유 손은 이마 밑에 두는데, 이마에 닿지 않게 해서 허약이 있을 때 머리가 갑자기 떨어져서 테이블에 부딪히는 것을 막기 위해서다.

테스트 접촉: 넓게 손을 펴서 아프지 않게 뒤통수에 댄다.

환자: 머리를 할 수 있는 만큼 세게 뒤쪽 위쪽으로 민다.

테스트자: 먼저 머리 뒤를 위쪽으로 밀고, 그 다음 굽히는데, 머리를 정상적으로 굽히고 펴는 동안 만드는 동작의 아크를 따른다.

앉거나 선 자세에서 테스트를 할 때, 테스트자는 한 손을 환자의 복장뼈에 대서 환자를 고정시켜야 한다. 선 자세는 환자의 고정이라는 면에서 훨씬 더 까다롭기 때문에 이것을 고려해야 한다. 올바른 저항 방향의 유지는 상당히 중요한데 그 이유는 머리가 몸통에서 앞쪽으로 움직이면 벡터 각도가 드라마틱하게 바뀌기 때문이다.

테스트 오류, 예방책: 어떤 부정확한 접촉 또는 저항, 두피를 과도하게 스트레칭 시키는 것, 또는 두개 봉합 및 경추 관절면의 압박에 의해서 만들어 질 수 있다. 엎드린 테스트 동안 팔꿈치로서 몸을 받히는 것은 협력작용 동원을 이끌므로 피해야 한다.

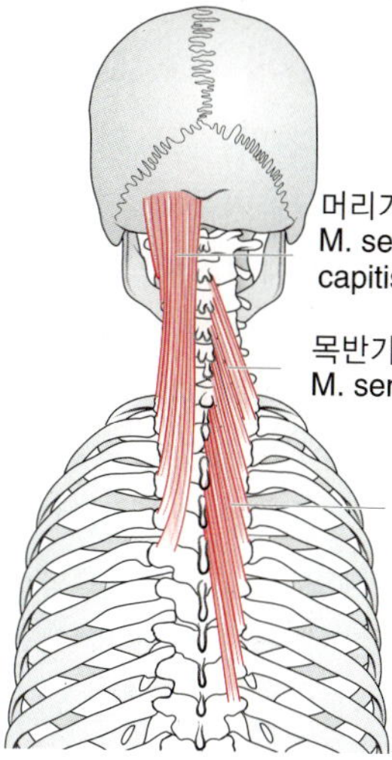

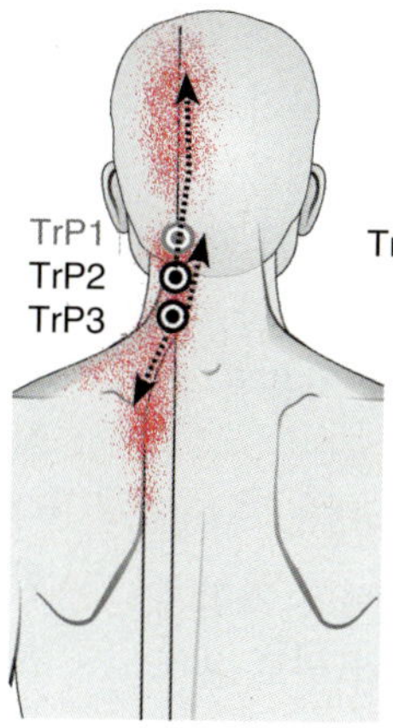

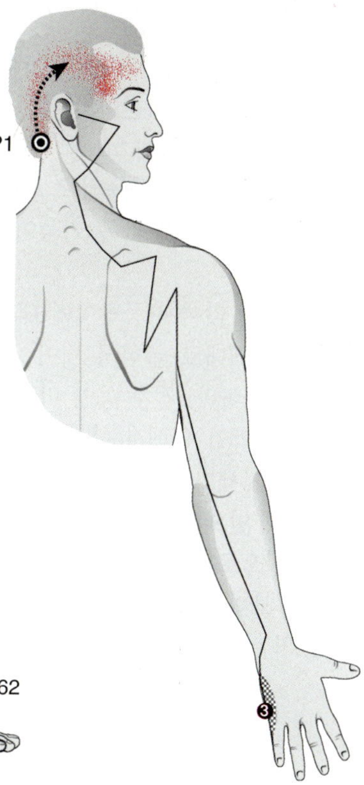

TrP1: 뭇갈래근
TrP2: 목반가시근
TrP3: 머리반가시근

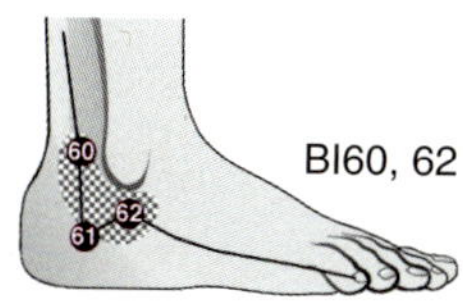

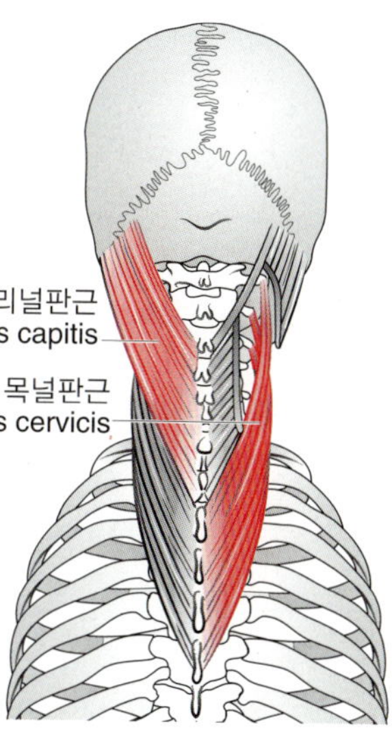

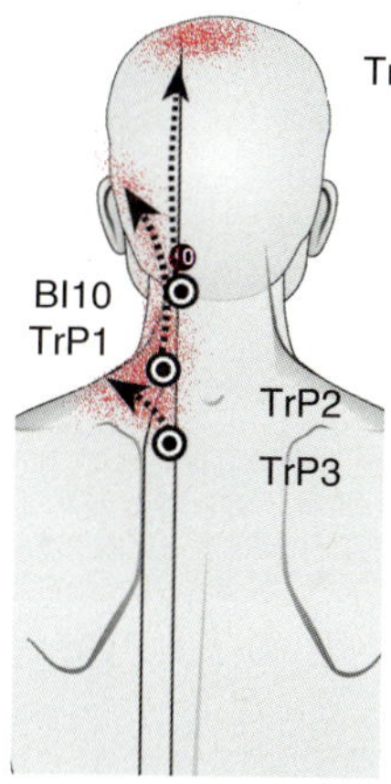

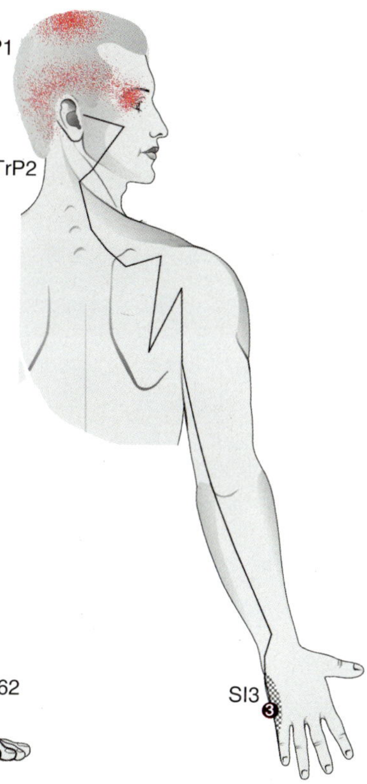

TrP1: 머리널판근
TrP2와 3: 목널판근

SRS 머리/목널판근: C7

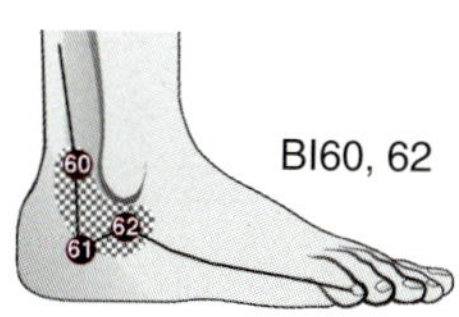

SRS: '8-법칙'에 따라, 자극점 위의 8 척추 레벨에서 발견되는 근건(myotenone)은 근육경화증을 형성할 것이다.
근건 T8: SRS L4
근건 T7: SRS L3, 등등

통증유발점, 연관통, 연관있는 원점.
임상에서, 통증유발점이 가깝게 위치해 있기 때문에 구분하기가 까다롭다.

근막통증후군

스트레칭 테스트: 분리된 스트레칭은 불가능한데, 모든 후방 목 폄근이(등세모근, 어깨올림근 및 짧은뒤통수밑근) 테스트에 포함될 것이기 때문이다. 한 쪽에 있는 근육의 스트레칭을 원할 때, 반대쪽으로 회전 및 가쪽 기울이기가 사용될 수 있다.

PIR: 환자는 앉아서 등받이에 대고 있는다. 머리와 경추를 최대로 굽혀서 턱이 복장뼈에 가깝게 가도록 만들어라. 절차 동안 머리 뒤가 위로 움직이는 것을 막기 위해서 머리 뒤를 밑으로 잡아서 스트레칭 자세가 유지된다. 환자는 숨을 들이 마시고 참고 있으면서, 위를 쳐다보면서 머리와 목을 최소한으로 편다. 이완 단계에서, 환자에게 밑을 쳐다 보면서 숨을 내 쉬라고 시키고, 그 동안 테스트자는 부드럽게 머리 굽힘을 늘린다.

자주 발견되는 연관 장애

양측을 함께 테스트할 때 발견되는 목 폄근의 기능성 허약은 허리 척추의 미세-가동제한의 한 지표일 수 있다. 한 쪽이 테스트에서 약하고 다른 쪽이 강하다고 테스트될 때, 허약한 쪽에 있는 SI 관절의 미세-가동제한의 가능성이 있다. 양쪽을 각각 테스트할 때, 양쪽 근육이 테스트상 약하지만, 함께 테스트할 때는 강하다면, 양 SI 관절에 영향을 주고 있는 엉치 가동제한이 보여진다. 감춰진 경추 디스크 병소가 종종 목 폄근을 전체 그룹으로라기 보다는 각각의 분절의 기능이상을 일으킬 것이다.

목 폄근은 일반적으로 경추염좌(과다-폄/굽힘) 부상의 후유증에 관여되고, 증가된 장력과 통증유발점의 발달을 이끈다.

압박 허약: 근육 안에서 발견되는 통증유발점에 의해서 C4 또는 C5 높이에서 큰뒤통수신경이 압박을 받을 수 있다. 통증유발점은 신경이 머리반가시근에서 나오는 점 1~2cm 밑에서 자주 발달한다.

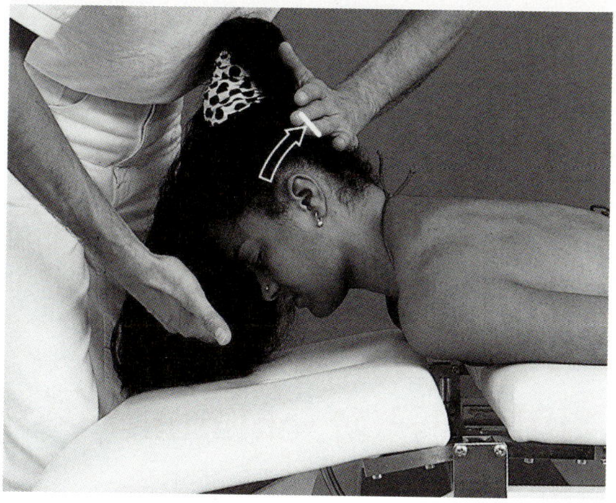

양쪽 목 폄근 테스트

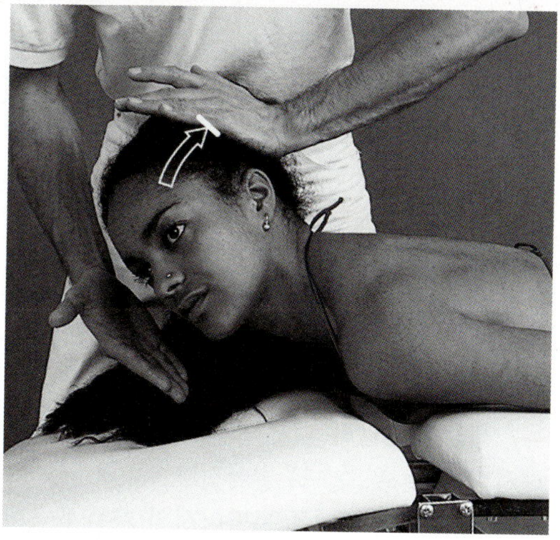

왼쪽 목 폄근 테스트

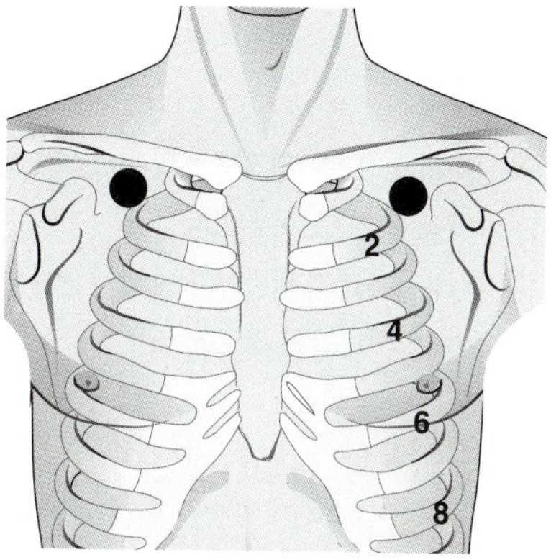

앞쪽 NL

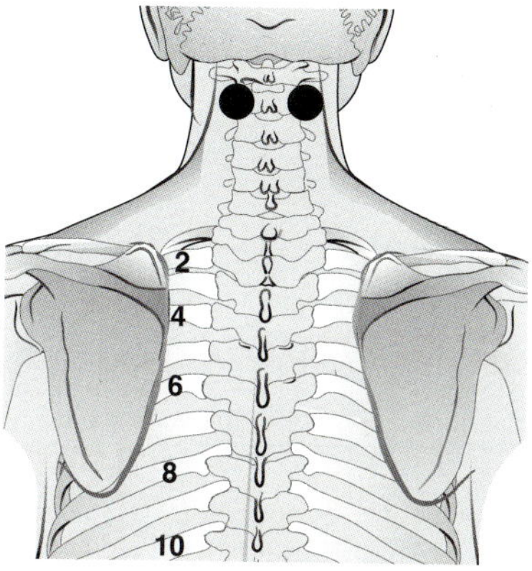

뒤쪽 NL

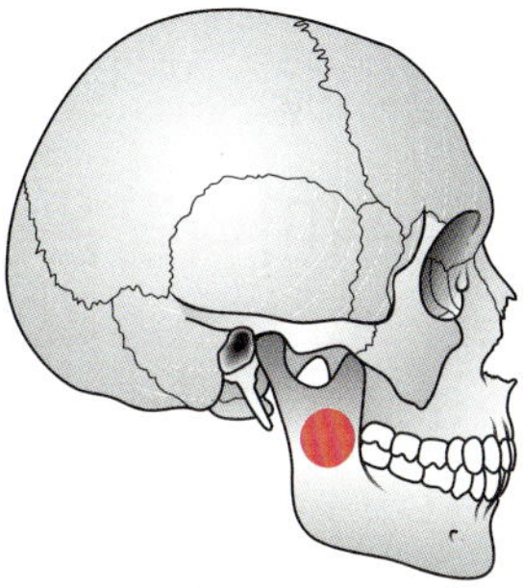

NV

운동 기능 신경지배:
머리널판근: C4~C6
목널판근: C5~C8
머리반가시근: C1~C6
목반가시근: C6~C8
갈비뼈 펌프: 갈비사이 공간, 갈비가로돌기 관절 3, 4, 8
경락: 위경
장기: 부비강, 머리 림프계
영양: 비타민 B6, B3, 요오드

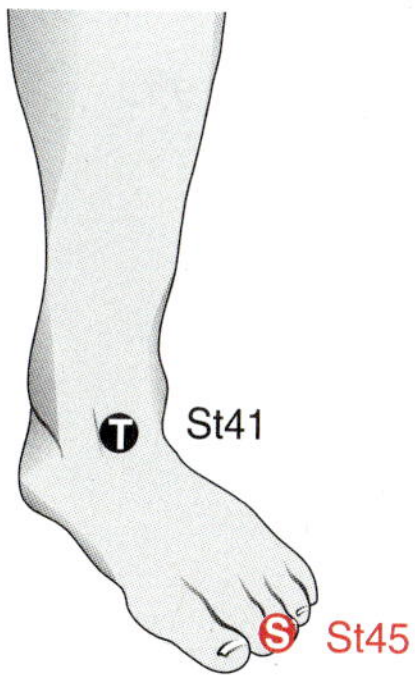

목 폄근: 깊은뒤통수밑근
(Neck extensor: deep suboccipital muscles)

주목; 다음의 근육은 도수 근육 테스트 방법을 사용해서 직접적 또는 간접적으로 평가할 수 없다.

큰뒤머리곧은근(M. rectus capitis posterior major)

해부

기시: 중쇠뼈의 가시돌기.

경유: 안쪽에서 달리는 앞쪽 섬유와 함께 종지를 향해서 밖으로, 위쪽으로 벌어진다.

종지: 뒤통수뼈의 아래쪽 목덜미선의 가쪽 반.

동작

한쪽 동작: 수축하는 근육 쪽으로 머리의 가쪽 기울이기와 회전.

양쪽 동작: 머리뼈를 중쇠뼈를 향해서 밑으로 회전시켜서 생기는 머리의 약한 폄.

작은뒤머리곧은근(M. rectus capitis posterior minor)

해부

기시: 고리뼈 뒤쪽 아치의 결절.

경유: 등세모근과 머리반가시근 밑으로.

종지: 뒤통수뼈의 아래쪽 목덜미선의 안쪽 1/3. 중요하게, 경막(dura meter)으로 깊게 부착한다(Hack 등. 1995).

동작

한쪽 동작: 머리의 가쪽 기울이기.

양쪽 동작: 머리뼈를 고리뼈의 뒤쪽 아치를 향해서 뒤쪽 밑으로 돌려서 머리를 편다. 머리엉치 기전의 관점에서 중요하게, 그것 역시 수축 동안 경막을 긴장시킨다.

위머리빗근(M. obliquus capitis superior)

해부

기시: C1의 가로돌기.

경유: 위쪽 뒤쪽으로 종지를 향해서 진행한다.

종지: 아래쪽 목덜미선의 가쪽 1/3 약간 위.

동작

한쪽 동작: 수축 반대쪽으로 머리의 회전 그리고 같은 쪽으로 가쪽 기울이기를 돕는다.

양쪽 동작: 뒤통수뼈를 고리뼈를 향해서 내려서 아래쪽 회전을 만들어서 머리를 편다.

아래머리빗근(M. obliquus capitis inferior)

해부

기시: 중쇠뼈의 가시돌기의 끝.

경유: 가쪽 그리고 약간 위쪽으로.

종지: 고리뼈의 가로돌기.

동작

근육 수축 쪽으로 머리를 돌림.

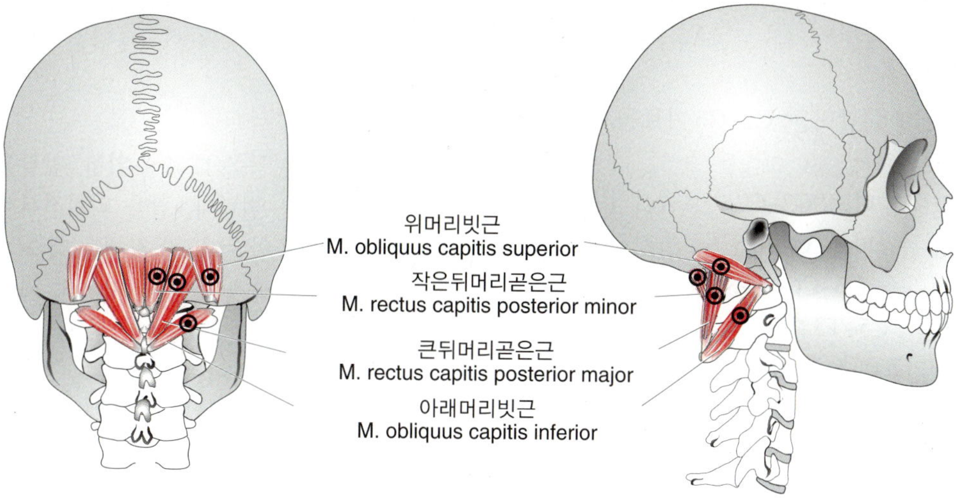

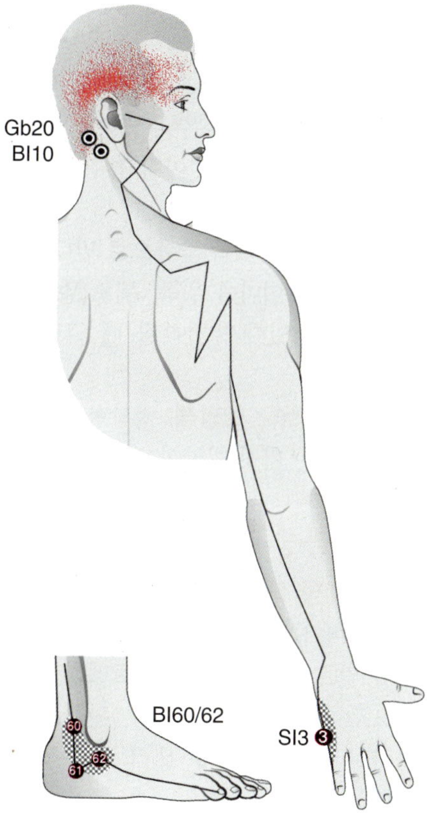

통증유발점, 연관통, 연관있는 원점.

운동 기능 신경지배: 척추신경 C1과 C2의 등쪽 가지
장기: 부비강, 머리 림프계
영양: 비타민 B6, B3, 요오드
SRS:
큰뒤머리곧은근: SI 관절
작은뒤머리곧은근: L5
위머리빗근: SI 관절
아래머리빗근: SI 관절

깊은 목 굽힘근(Neck flexor muscles: deep)

해부

기시: 전방 목갈비근; C2~C6 가로돌기의 앞쪽 결절.

중간 목갈비근; C2~C7 가로돌기의 뒤쪽 결절.

후방 목갈비근; C4~C6 가로돌기의 앞쪽 결절.

긴머리근; C3~C6 가로돌기의 앞쪽 결절.

긴목근; C5~T3 척추 몸체.

앞머리곧은근; 고리뼈의 가로돌기.

경유: 모두 올라가서 척추의 정중선을 향해서 모아진다. 중간 층은 목빗근과 상부등세모근 사이에 끼워져 있다. 깊은 층은 긴머리근과 긴목근에 의해서 구성되며 척추 기둥과 직접 접촉을 하고 있는 목 근막의 척추앞 층 밑에 놓인다. 위팔얼기는 전방목갈비근과 중간목갈비근 사이의 목갈비 공간을 통해서 달린다. 어깨목뿔근은 같은 부위을 건너가지만, 보다 위쪽으로 지나 가므로 과다긴장성일 때 위팔얼기를 자극할 수 있다.

종지: 전방 목갈비근; 1번째 갈비뼈의 머리쪽 면에 있는 목갈비결절.

중간 목갈비근; 1번째 갈비뼈의 머리쪽 면.

후방 목갈비근; 2번째 갈비뼈의 가쪽 면

긴머리근; 뒤통수뼈 기저부분의 아랫면.

긴목근; C2~C4 몸체.

앞머리곧은근; 뒤통수뼈의 기저 부분.

동작

근육은 경추를 굽히고, 머리를 간접적으로 굽힌다. 긴머리근과 앞머리곧은근은 머리를 직접 굽힌다. 편측 수축에서, 경추를 가쪽으로 굽히고 반대쪽으로 돌린다. 목이 고정되어 있을 때, 전방과 중간 목갈비근은 1번째 갈비뼈를 올리고 후방 목갈비근은 2번째 갈비뼈를 올린다. 그것들은 보조적인 호흡 근육의 일부를 구성한다.

허약의 징후: 한쪽이 약할 때, 경추와 머리의 약간의 회전이 같은 쪽에서 생긴다. 환자는 등을 대고 누워 있을 때 머리를 들어 올리기가 힘들 수 있다.

테스트

자세: 환자는 등을 대고 누워서, 앞팔을 90° 로 굽힌 다음 팔을 벌린다. 팔을 외회전시켜서 테이블에 붙어 있게 만든다. 팔 자세는 테스트 동안 복부의 동원을 피하게 돕는다. 마지막 테스트 자세는 경추를 굽혀서 만들고, 이어서 머리를 목에서 굽힌다(고개를 끄덕이는 동작).

양쪽을 동시에 평가하기 위해서 머리는 중립 자세로 유지되며 편측 테스트를 위해서는 반대쪽으로 10° 돌린다.

고정: 목 굽힘근은 환자가 서거나 앉아서 비슷한 방식으로 테스트될 수 있다. 테스트자는 뒤에서부터 자유 손으로 상부 흉곽을 고정하는데 사용한다.

테스트 접촉: 한 손으로 환자의 이마에 넓은 접촉을 만들고 자유 손은 두드러진 근육 허약이 있을 때 머리가 갑자기 떨어질 경우, 머리를 받히기 위한 자세로 둔다.

환자: 머리를 위쪽 앞쪽으로 민다.

테스트자: 이마를 위쪽, 뒤로 밀어서 저항하는데, 머리가 펴있다가 굽혀질 때 그것의 동작 아크를 따른다.

테스트 오류, 예방책: 정확한 저항 벡터를 따르지 않는다면, 거짓 허약이 생길 수 있다.

근막통증후군

스트레칭 테스트(부정적인 긴장의 평가): 환자는 등받이가 튼튼한 의자에 앉는다. 테스트자는 어깨를 밑으로 잡고 있고, 스트레칭 될 근육의 반대쪽으로 머리를 펴서 돌린다. 환자는 의자 좌석을 잡아서 어깨를 밑으로 내리고 있는 것을 도울 수 있다.

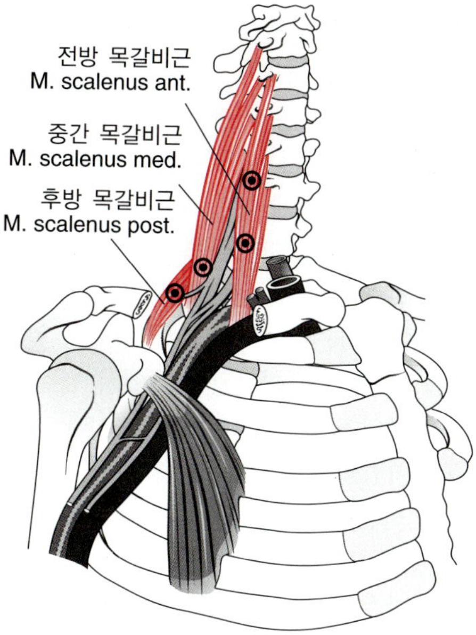

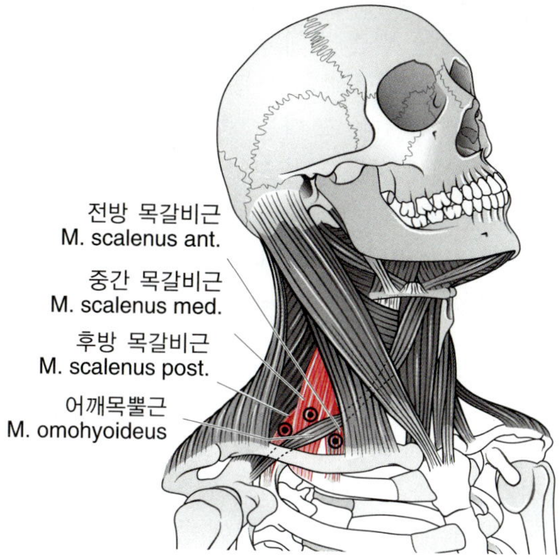

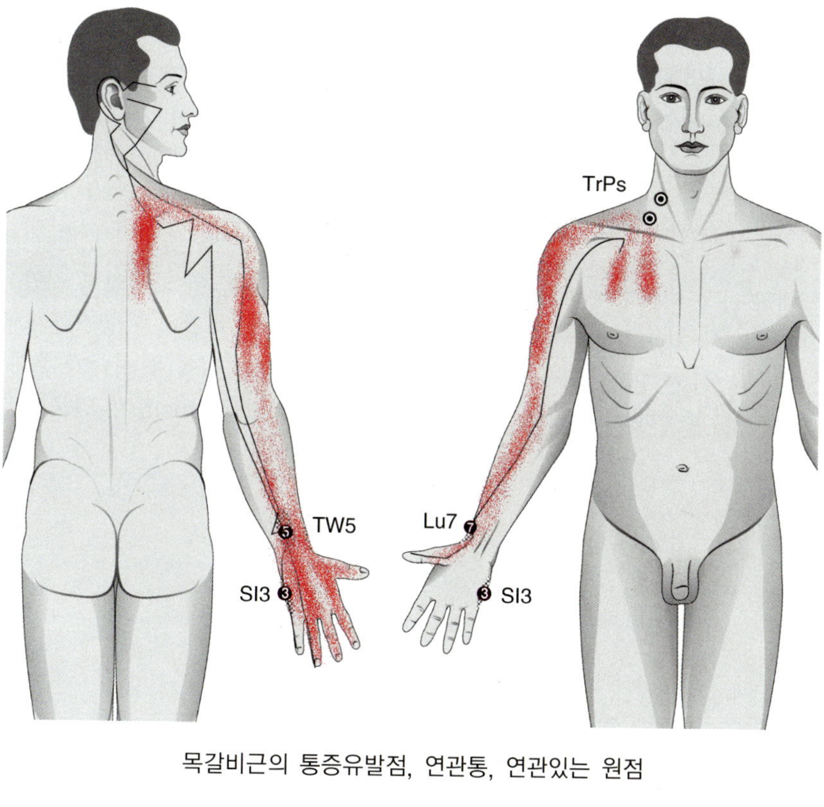

목갈비근의 통증유발점, 연관통, 연관있는 원점

PIR: 숨을 깊게 들이 마시고 머물고 있는 동안 테스트자는 머리를 뻗은 자세로 잡는다. 환자에게 스트레칭 근육쪽을 먼저 쳐다 본 다음 똑바로 밑을 쳐다보라고 시킨다. 그 다음, 숨을 천천히 내쉬는 동안 환자에게 위를 올려 보고 나서 치료 근육과 반대쪽을 보라고 시키며, 그 동안 테스트자는 스트레칭을 부드럽게 증가한다.

압박의 원인: '목갈비근 증후군', 아래를 보라.

자주 발견되는 연관 장애

목 굽힘근은 거의 모든 경추염좌 부상에 뒤따라서 부정적인 영향을 받는다. 결과로 생긴 통증유발점 및 근육 장력은 목갈비근 포착장애 증후군을 이끌 수 있어서 관련 통증 및 상지의 마비를 볼 수 있다.

목 굽힘근은 상지의 말초 압박 증후군을 위한 가장 몸쪽에 있는 장소를 형성한다. 목갈비근 증후군의 진단을 위한 많은 테스트가 문헌에 기술되어 왔다. Adson 테스트(Winkel 등, 1985), 목갈비-경련 테스트(Travell과 Simons 1983), Wright 테스트(Winkel 등. 1985) 및 Eden 테스트(Winkel 등. 1985). Garten은(2004) 위 테스트의 요약을 기술했다.

AK를 사용한 목갈비근 증후군의 진단

1. 환자는 등을 대고 몸을 이완시켜서 누워서, 조사중의 신경에 의해서 지배를 받는 적절한 팔 근육이 테스트된다. 심한 경우에서 허약이 이미 명백할 때 조차도, 팔 근육은 강하다고 발견될 가능성이 크다.
2. 이완된 자세에서 강하다고 발견된 팔 근육에서, 환자에게 목갈비근 테스트에서처럼 머리를 들어 올리라고 시킨다. 이것은 신경이 통해서 지나가는 공간을 좁게 만든다. 머리를 테스트 받는 팔쪽으로 돌리는 것은 목갈비근을 겹쳐지게 하고 층을 이루게 하기 쉬울 것이다. 반대쪽으로 돌리는 것은 그것들을 수축시킬 것이다. 자세 중의 하나가 팔 근육의 억제를 이끈다면, 거기에 목갈비근 압박 또는 포착장애가 있다.
3. 동일한 방식으로, 이완된 자세에서 적절한 팔 근육이 이미 약하다는 것을 알았을 때, 강함으로 되돌아감을 유발시키기 위해서 머리 자세의 변화가 만들어진다. 진단학적으로, 결론은 동일하다; 유일한 차이는 출발점이 강한 것부터가 아니라 약한 것부터라는 것이다.

작은가슴근 증후군의 감별진단

팔 근육이 테스트상 '약하고' 위에서 기술한 머리와 목 변화의 어떤 것도 강함을 만들지 않는다면, 테스트자는 등을 대고 누운 환자의 어깨를 테이블에서 들어 올린다. 작은가슴근의 장력은 줄어들고 갈비빗장 공간의 속박감은 줄어든다. 환자는 어깨를 들어 올리는데 보조해서는 절대 안 되는데 왜냐하면 이것은 작은가슴근을 수축하게 만들어서 공간 내의 장력을 줄이기 보다는 아마도 늘릴 것이기 때문이다. 어깨 굽힘이 허약을 없애지 못하는 경우에서, 목갈비근 공간에서 압박 가능성이 있거나 또는 동시에 두 상태가 존재할 수 있는 '이중 으깸(double crush)' 이 있을 수 있다.

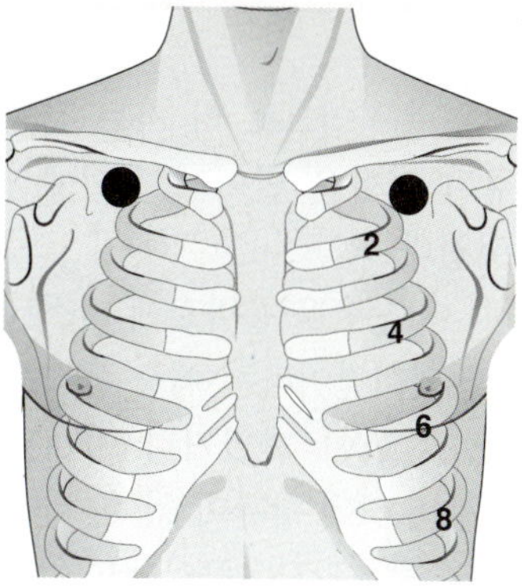

앞쪽 NL

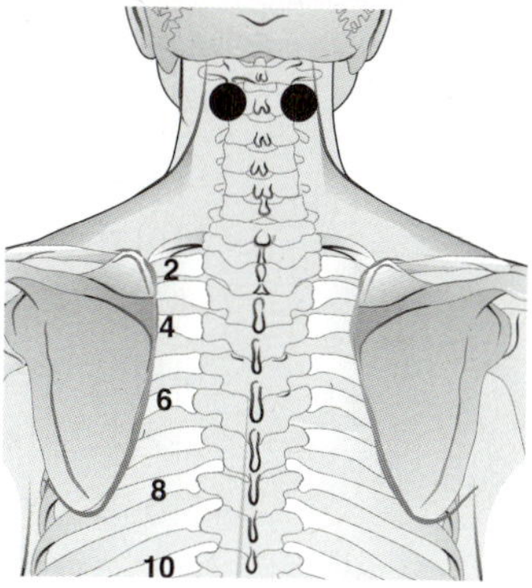

뒤쪽 NL

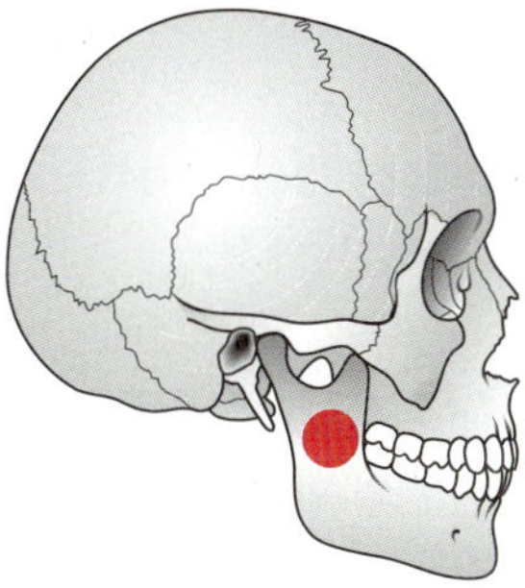

운동 기능 신경지배:
전방 목갈비근: C5~C8
중간 목갈비근: C3~C4
후방 목갈비근: C3~C8
긴머리근: C1~C4
긴목근: C2~C8
갈비뼈 펌프: 갈비사이 공간, 갈비가로돌기 관절 3, 4, 8.
경락: 위경
장기: 부비강, 머리 림프계
영양: 비타민 B6, B3, 요오드
SRS:
목갈비근, 긴머리 및 긴목근: 중간 등 척추

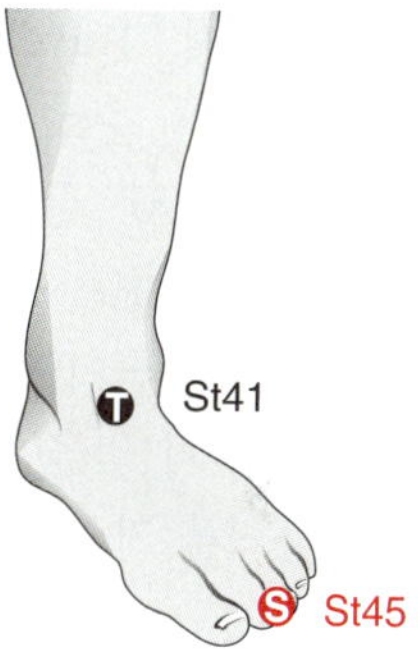

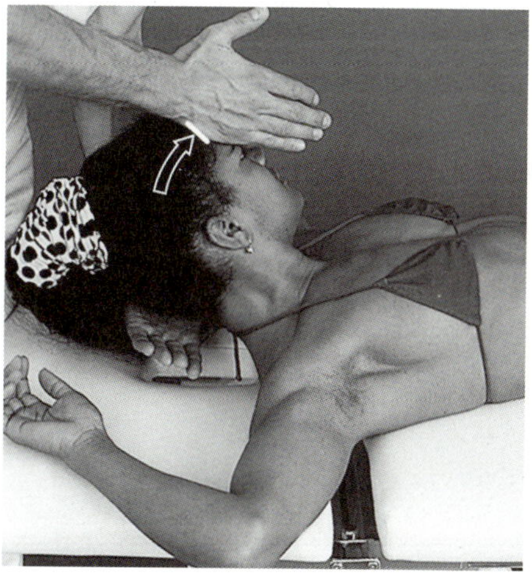

오른쪽 깊은 목 굽힘근의 테스트

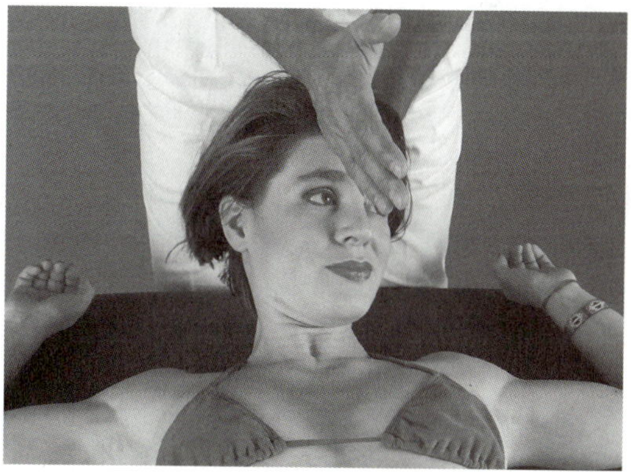

오른쪽 깊은 목 굽힘근의 테스트

속폐쇄근(M. obturatorius internus)

해부

기시: 폐쇄구멍을 둘러싸는 골반의 안쪽면을 따라 그리고 폐쇄막에서.

경유: 근육은 작은(아래쪽) 골반의 앞쪽-가쪽 근육벽을 형성한다. 폐쇄근막은 근육을 덮고 항문올림근 건의 한 아크에 의해서 부가적으로 강화된다.

종지: 넙다리뼈 돌기 오목에.

동작

힙이 펴 있을 때, Travell과 Simons(1992)에 따르면, 속폐쇄근은 주로 힙의 외회전근이지만, 그러나 힙이 위로 90° 굽혀있을 때, 그것의 동작은 일차적으로 벌림이다. 근육은 힙이 100°를 너머 굽혀질 때 외회전근이라는 그것의 기능을 되찾는다. 힙 관절이 펴 있을 때 근육은 모음을 돕는데 보조적인 능력을 가질 수 있다고 Frick(1992a)는 말한다.

테스트

자세: 환자는 등을 대고 눕고, 테스트 다리를 무릎에서 자연적으로 굽게 만든다. 넙다리는 그때 힙에서 약 110° 굽혀지고 외회전 되어서 발은 몸의 정중선을 향해서 움직인다. 힙의 다른 짧은 외회전근은 모두가 함께 테스트될 것이다. 이것의 예외는 궁둥구멍근이다. 이 자세에서 그것은 오직 힙을 벌리고 내회전 시킨다.

테스트 접촉: 한 손은 무릎의 가쪽면에 대고 다른 손은 먼쪽 다리의 안쪽 부분에 대는데, 안쪽 복숭아뼈에 가깝다.

환자: 연결된 움직임으로, 동시에 발을 안쪽으로 당기고 무릎을 가쪽으로 민다. 그러나, 발의 안쪽 움직임에 더 중점을 두어야 한다.

테스트자: 무릎이 가쪽 움직임으로 더 가는 것을 막아서 고정한다. 주된 저항은 발이 중심선에서 멀어지게 당겨서 얻어진다.

테스트 오류, 예방책: 이 근육을 올바르게 테스트하려면 다리의 벌림과 외회전이라는 이중 동작을 따르는 것이 중요하다. 힙이 펴있거나 아니면 110°를 너머 굽혀져 있는 지에 상관이 없이, 바깥패쇄근과 넙다리네모근 둘 다 모음근이 된다. 이와 같이, 속폐쇄근만 이 테스트 동안 힙의 벌림근이자 외회전근이라고 말할 수는 없다. 마찬가지로, 쌍둥이근 역시 테스트에서 제외될 수 없다.

힙이 거의 최대로 굽혀질 때, 궁둥구멍근은 회전하는 능력을 갖지 못하므로 이 각도에서 테스트에서 배제될 수 있으며, 그것은 오로지 벌릴 수 있다.

근막통증후군

스트레칭 테스트: 최대로 굽혀진 넙다리를 모으고 내회전 시켜서 몸의 정중선에서 발이 멀어지고 무릎이 가까워지도록 한다.

PIR: 스트레칭 자세에서, 환자에게 깊은 숨을 마시고 10초 동안 참고 있으라고 시킨다. 그 때 발을 몸의 정중선을 향해서 천천히 움직이고 그것은 자동적으로 무릎을 정중선에서 멀어지게 움직일 것이다. 뒤따르는 이완 단계에서, 환자가 점차적으로 숨을 내쉬는 동안 테스트자는 발과 무릎을 스트레칭 자세로 부드럽게 다시 되돌리고 나서 약간 더 보낸다.

압박의 원인: 모음근 및 바깥폐쇄근은 패쇄신경의 지배를 받는다. 패쇄근의 과다긴장성은 신경을 조일 수 있는데 왜냐하면 그것이 폐쇄공을 나오기 때문이며 결과 모음근은 약해진다.

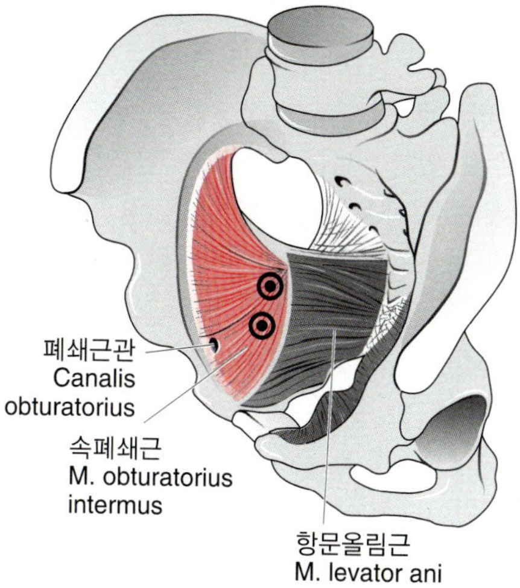

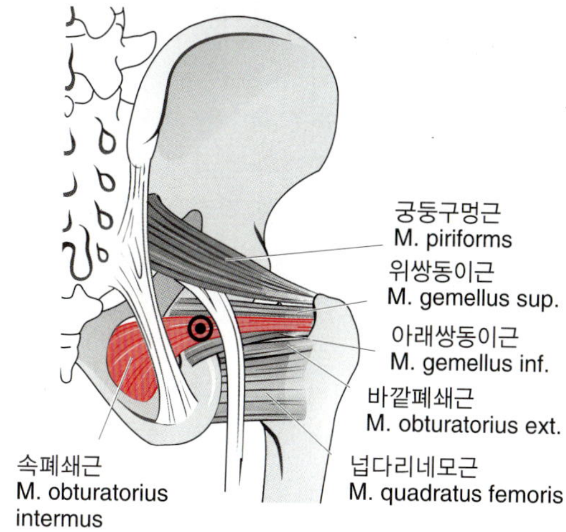

운동 기능 신경지배: 엉치얼기, L4, L5, S1, (S2)
내장체성 분절(TS선): L5
장기: 생식선
영양: 비타민 A, B3, C, E, PUFA, Zn, Se, Mg
경락: 심포
SRS: T12

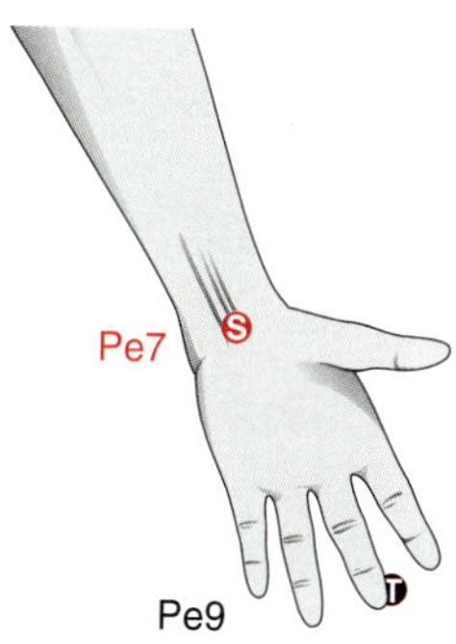

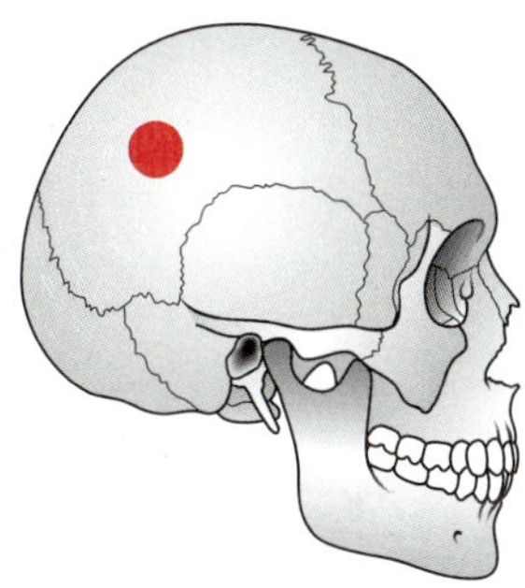
NV

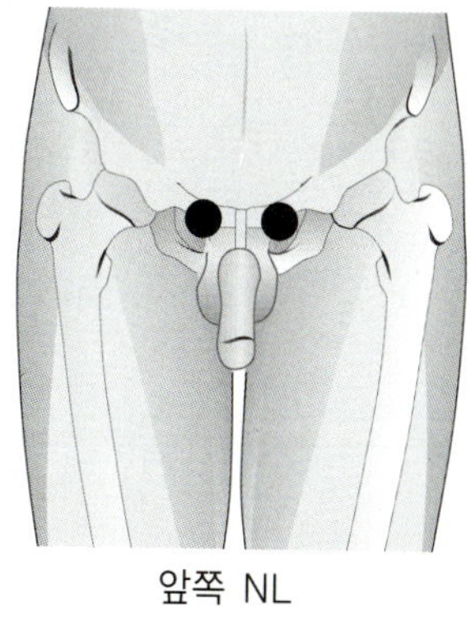
앞쪽 NL

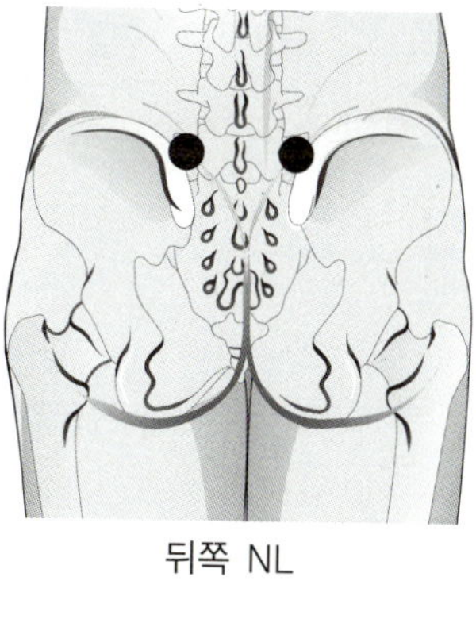
뒤쪽 NL

자주 발견되는 연관 장애

힙의 다른 외회전근과 함께(쌍둥이근, 바깥폐쇄근 및 넙다리네모근), 근육은 특수한 중요성을 갖는데, 작은 골반에 있는 장기와 가깝게 있기 때문이다. 골반 바닥 근육의 출산 후 장력은 골반 내장을 붙들어 매는 인대의 장력과 함께, 근육의 좋지 않은 수축을 만들 수 있어서 재발성 및 만성 문제를 만든다.

위에서 지적한 것처럼 속폐쇄근의 보상성 수축은 폐쇄신경을 포착하게 만들어서, 차례로, 모음근을 약하게 만들어서 훨씬 더 커진 힙 관절 불균형을 만든다.

넙다리뼈 목 골절 및 힙 교체술을 포함한 근육에 대한 손상 또는 그것의 파열은 폐쇄막에 부정적인 영향을 줄 수 있어서 작은 골반에 있는 다른 근막 구조의 기능장애를 만든다. 이것은 바람직하지 않은, 보상성 결과의 폭포를 만들기 쉬워서 방광, 자궁 및 전립선에 부정적인 영향을 준다.

힙의 외회전근 각각 사이의 조화롭지 않은 관계 또한 볼 수 있다. 여러 근육의 기시 또는 종지 안의 미세-병소로 인해서 비정상적인 상호 억제가 유발될 수도 있다. 척추 제한 또한 힙 외회전근의 하나 이상에 허약을 만들 수 있다. 결과로, 과긴장-역긴장 병소가 협력근 안에서 발달하기가 쉬울 것이다.

가장 까다로운 경우에서, 거울상인 맞은 편 근육 역시 근육근막 병소를 만들고 반사적으로 단축된다. 이것은 길항적 근육그룹 사이에서 생기는 빈번한 소견이다.

압박 허약: 때때로, 속폐쇄근으로 가는 신경은 아래볼기신경에서 갈라져서 궁둥구멍근에서 나오는 그것의 출구를 따라가므로 궁둥구멍근 증후군으로 이미 고통을 받고 있는 것들 안에서 압박될 수 있다.

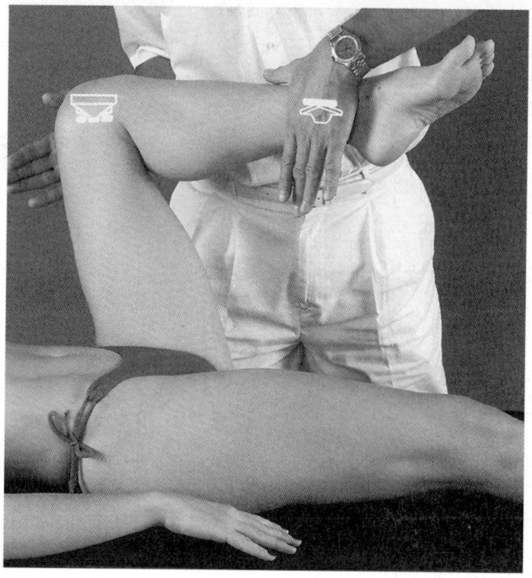

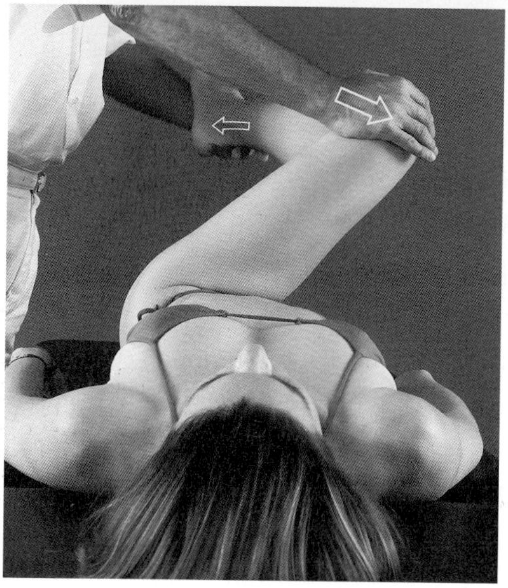

속폐쇄근에 중점을 둔 스트레칭과 PIR

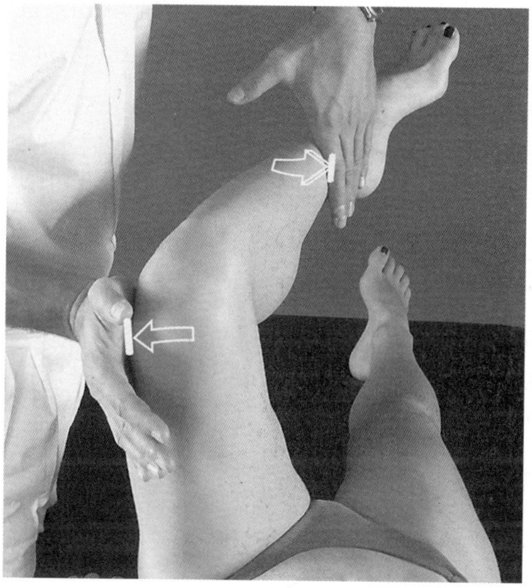

두 그림은 속폐쇄근(및 외회전근) 테스트를 나타냄. 110° 힙 굽힘은 궁둥구멍근을 배제한다.

새끼손가락맞섬근(소지대립근) (M. opponens digiti minimi)

해부

기시: 갈고리뼈 고리와 굽힘근 지지띠에서.

경유: 보다 몸쪽 노쪽 부위에서 먼쪽 자쪽 종지로.

종지: 5번째 손허리뼈 자쪽면 전체 길이.

동작

5번째 손허리뼈를 엄지두덩면 쪽으로 움직여서 그것과 맞서기 위해서 손허리뼈를 맞서고, 굽히고, 노쪽으로 모으고, 안쪽으로 돌린다. 두 맞섬근의 결합된 동작은 손바닥을 컵 모양으로 만들게 한다.

허약의 징후: 손바닥으로 컵 모양을 만들지 못하고, 새끼손가락 볼의 위축.

테스트

자세: 새끼 손가락을 움직여서 엄지와 맞선다.

고정: 손과 엄지 손바닥면에서 1~3번째 손허리뼈 부위에.

테스트 접촉: 5번째 손허리뼈의 먼쪽 면에.

환자: 손바닥과 엄지를 향해서 새끼 손가락의 움직임을 더 만들려고 한다.

테스트자: 손바닥을 열려고 하듯이 안쪽 움직임에 능동적으로 저항한다.

테스트 오류, 예방책: 테스트 압력은 새끼 손가락 또는 1번째 손가락뼈사이 관절 위로 만들어져서는 절대 안 된다.

근막통증후군

스트레칭 테스트: 새끼의 먼쪽 손가락뼈에 대고, 5번째 손허리뼈를 벌리고 편다. 이것은 또한 새끼손가락굽힘근을 스트레칭한다.

PIR: 스트레칭 자세에서, 환자에게 손바닥을 모으고 맞서게 하는 방향으로 천천히 누르라고 시킨다. 뒤따르는 이완단계는 시작 자세로 부드럽게 되돌린 후 약간 더 가서 근육 늘림을 증가시킨다.

압박의 원인: 손바닥 부상으로 인한 손목에서 자신경의 포착장애가 흔하다.

압박 허약: 콩모양뼈와 갈고리뼈로 형성된 자쪽터널 안에서 압박이 생길 수 있으며, 자쪽터널 증후군을 만든다; 콩모양뼈-갈고리뼈 증후군으로도 알려져 있다. 터널에서의 신경포착장애로 인해서, 새끼손가락굽힘근, 벌레근 및 엄지모음근은 기능적으로 약화된다.

자신경이 팔꿈치를 지나가므로 그것의 압박은 기능성 새끼손가락맞섬근 약함을 만들 것이다. 몸쪽 포착장애는 손목으로 가기 전 앞팔에 위치한 노쪽손목굽힘근과 깊은손가락굽힘근을 약하게 만들 것이다.

근육은 C7/T1에 위치한 목-등 연결부 디스크 병소를 위한 지표근육으로도 사용될 수 있다.

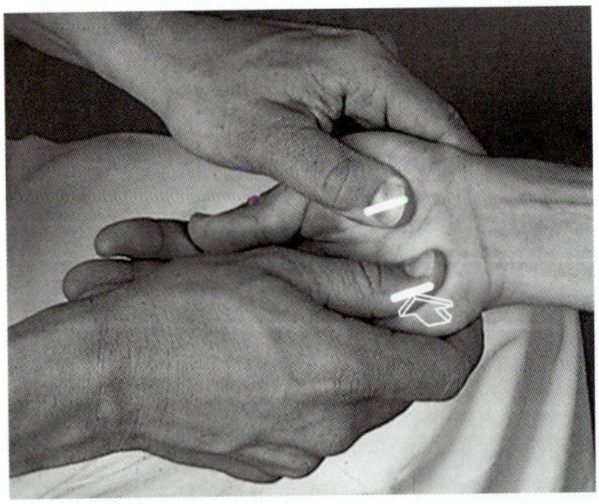

새끼손가락맞섬근 테스트

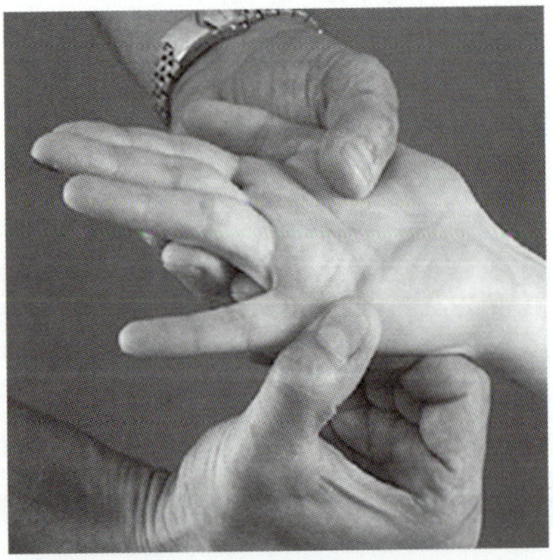

새끼손가락맞섬근의 스트레칭과 PIR

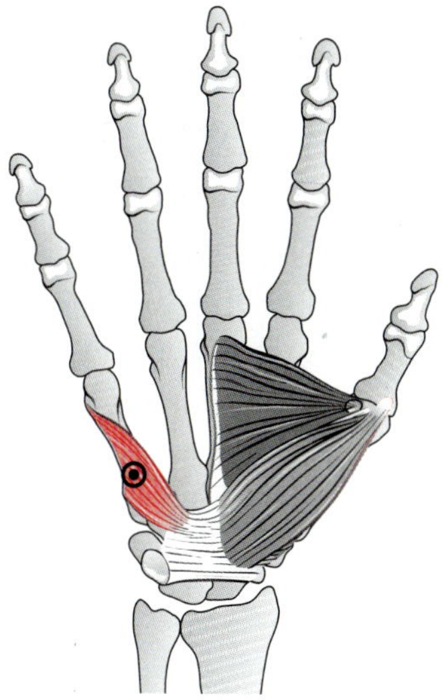

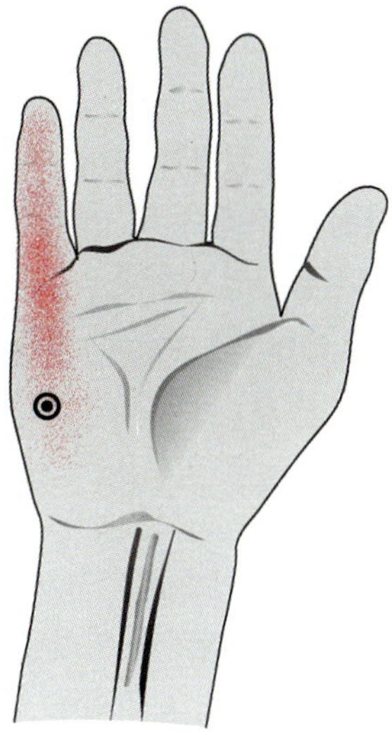

운동 기능 신경지배: 자신경, C8, T1
갈비뼈 펌프: 갈비사이 공간, 갈비가로돌기 관절 10
영양: Ca, Mg, Fe, 인산염, 비타민 B5, PUFA
경락: 위경

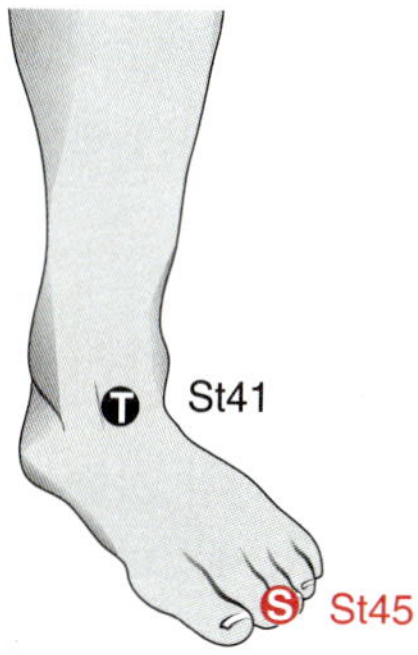

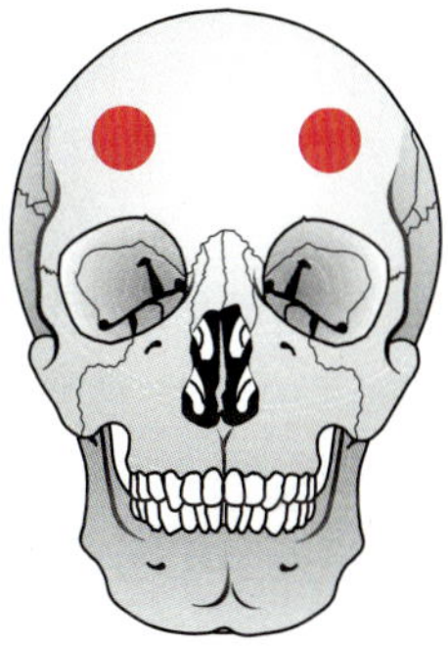

NV

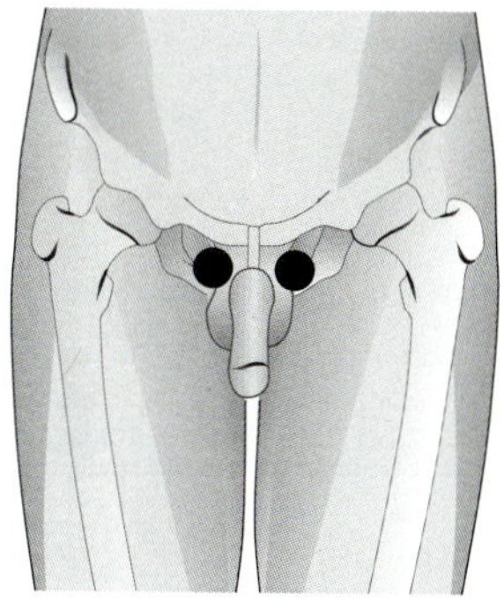

앞쪽 NL

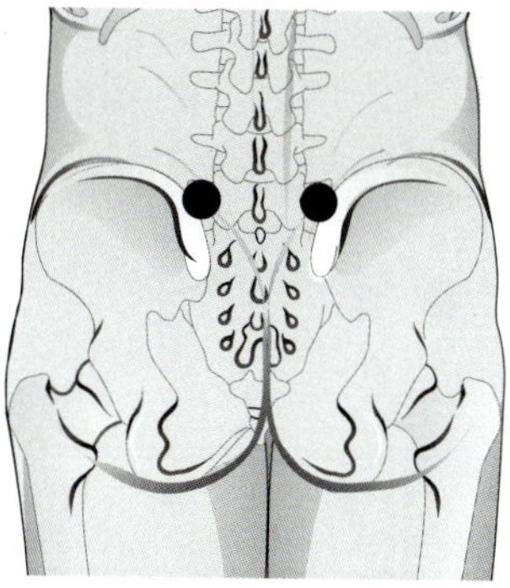

뒤쪽 NL

엄지맞섬근(무지대립근)(M. opponens pollicis)

해부

기시: 큰마름뼈의 결절과 굽힘근 지지띠.
경유: 손목의 안쪽에서 첫 번째 손허리뼈의 가쪽으로. 그것은 짧은엄지벌림근 깊숙이 놓여 있다.
종지: 1번째 손허리뼈 노쪽의 전체 길이를 따라.

동작

굽히고, 손바닥쪽으로 모으고, 약간 돌려서 1번째 손허리뼈를 새끼손가락에 맞서게 한다.
허약의 징후: 펜을 잡기가 어려움, 새끼 손가락과 맞서게 할 때 약함. 만성 약함은 위축을 일으킬 것인데, 엄지 볼이 빈약하게 보인다.

테스트

자세: 엄지의 모든 관절을 편 채로, 새끼손가락 쪽으로 움직인다.
고정: 손과 손바닥의 가쪽면.
테스트 접촉: 엄지 1번째 손허리뼈 머리.
환자: 엄지를 새끼손가락을 향해서 움직이려고 한다.
테스트자: 1번째 손허리뼈를 손바닥에서 멀리 펴고, 벌리고 가쪽으로 돌리는 방향으로 당겨라.
테스트 오류, 예방책: 테스트 압력은 엄지 자체에 가해지는 것이 아니라, 1번째 손허리뼈 머리로 가해져야 한다. 테스트자가 짧은 지렛대를 사용해야 하므로, 위에서 기술한 것처럼, 저항 벡터를 매우 정확하게 따라야 한다. 테스트 동안, 통증을 일으킬 정도로 큰 저항력을 가해서는 안 된다. 테스트 동안, 짧은엄지굽힘근의 협력 작용이 있다는 것을 알아야 한다. 두 개의 머리를 갖고 있는데, 하나는 정중신경에 의해 신경지배되고 다른 것은 자신경에 지배된다. 정중신경에 지배되는 머리가 테스트에 게재되게 허락한다면, 그것은 자신경 약함을 보상할 수도 있다. 짧은엄지모음근을(자신경) 테스트 해서 그것을 엄지맞섬근(정중신경)과 비교해서 감별을 할 수 있다.

근막통증후군

스트레칭 테스트: 엄지를 손바닥에서 벌려서 편다.
PIR: 스트레칭 자세에서 그리고 테스트자는 가쪽 손바닥을 고정시키고, 환자에게 엄지를 손바닥 쪽으로 모으고, 굽히고, 맞서는 방향으로 천천히 밀라고 시킨다. 이완 단계 동안 테스트자는 엄지를 스트레칭 자세로 다시 옮겨서 근육을 부드럽게 늘린다.

자주 발견되는 연관 장애

손목굴 증후군에서 근육의 기능성 허약이 분명하며 결과적으로, 위축이 생긴다.
압박의 원인: 일반적으로 손목굴 증후군.

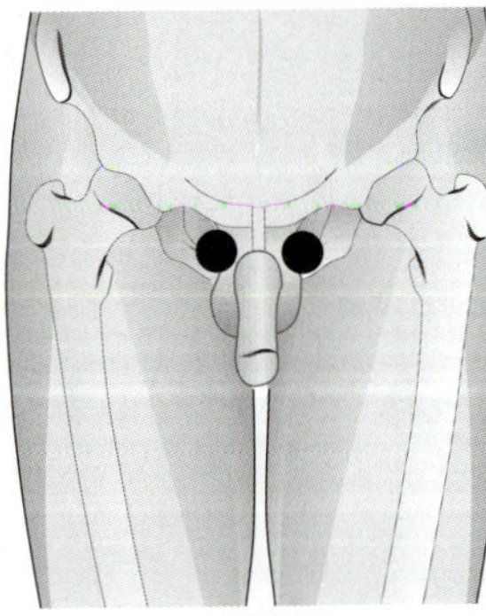
앞쪽 NL

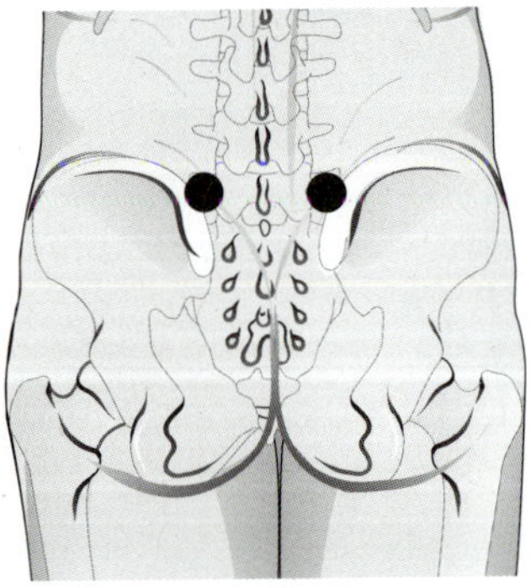
뒤쪽 NL

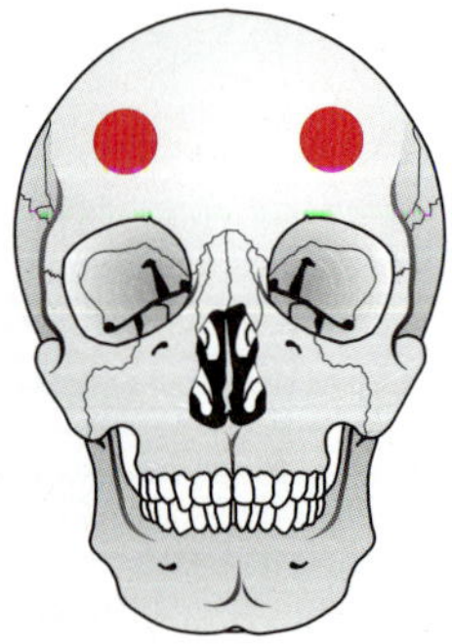
NV

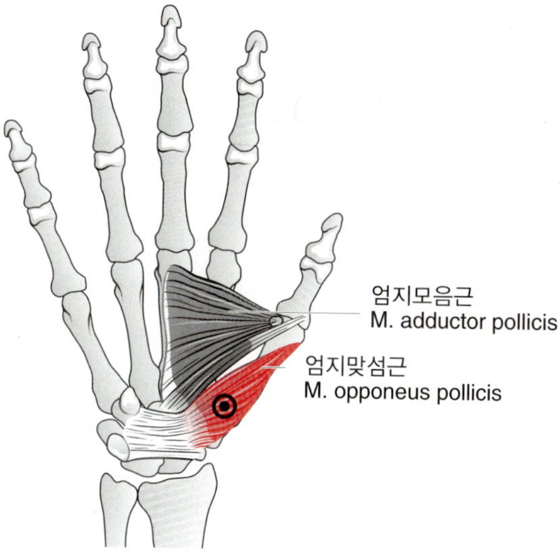

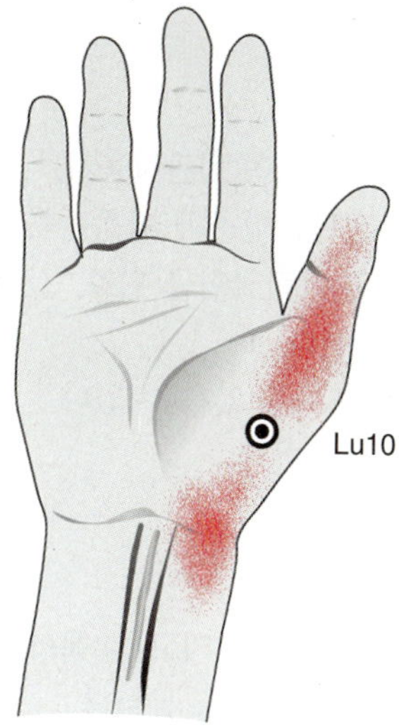

운동 기능 신경지배: 정중신경, C6, C7
갈비뼈 펌프: 갈비사이 공간, 갈비가로돌기 관절 10
영양: Ca, Mg, Fe, **인산염, 비타민** B5, PUFA
경락: 위경

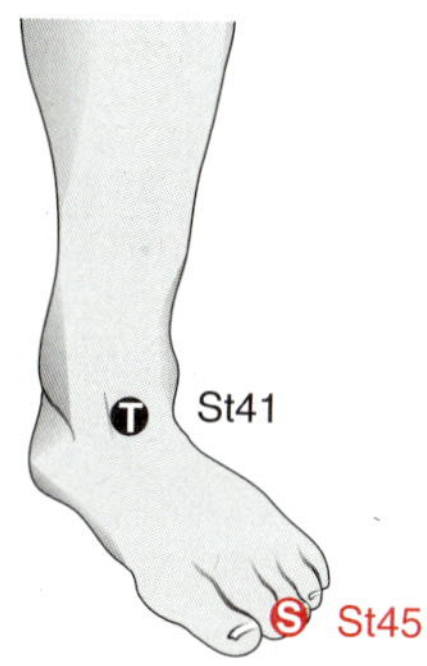

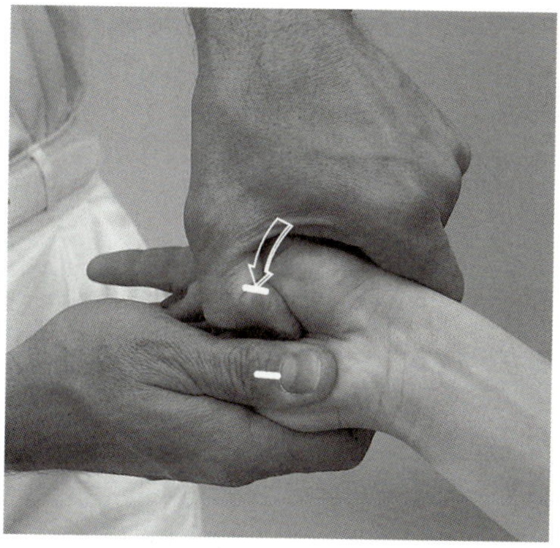
엄지맞섬근 테스트

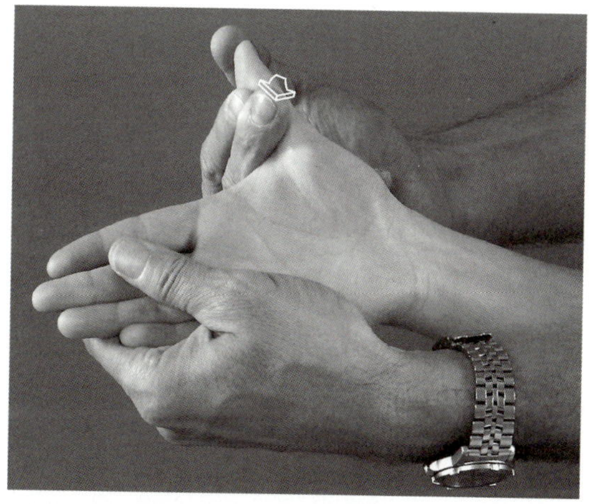
폄과 PIR(엄지맞섬근의 장력 단계)

긴손바닥근(장장근)(M. palmaris longus)

해부

기시: 위팔뼈의 안쪽 위관절융기.

경유: 노쪽손목굽힘근과 자쪽손목굽힘근 사이에 그리고 얕은손가락굽힘근 위로. 건은 굽힘근 지지띠를 넘어 달린다.

인구의 20%까지 없을 수 있다.

종지: 손바닥 건막에.

동작

손바닥 건막을 긴장시키고, 손목에서 손바닥 굽힘 및 손의 컵 모양을 돕는다.

테스트

자세: 환자는 손을 컵 모양으로 만들고 손목을 굽힌다.

테스트 접촉: 손바닥에 넓은 접촉을 한다. 손가락은 접촉되지 않는다.

환자: 손가락을 모아서 손을 굽힌다.

테스트자: 손목에서 손을 펴려고 해서 저항한다.

테스트 오류, 예방책: 부적절한 테스트 벡터 및 통증 유발.

근막통증후군

스트레칭 테스트: 모든 손가락 및 손허리뼈 뿐만 아니라 손목을 편다.

PIR: 스트레칭 자세에서 시작해서, 환자에게 숨을 들이 마시고 멈추고 있으면서 손을 가볍게 굽혀서 컵 모양을 만들라고 시킨다. 이완 단계가 뒤따르며, 환자가 천천히 숨을 내쉬는 동안 스트레칭 자세로 부드럽게 되돌린다.

자주 발견되는 연관 장애

듀프이트렌 구축의 발달은 긴손바닥근 안의 통증유발점과 연관이 있을 수 있는데 그렇다고 하더라도 인과관계는 증명되지 않았다(Travell and Simons 1983).

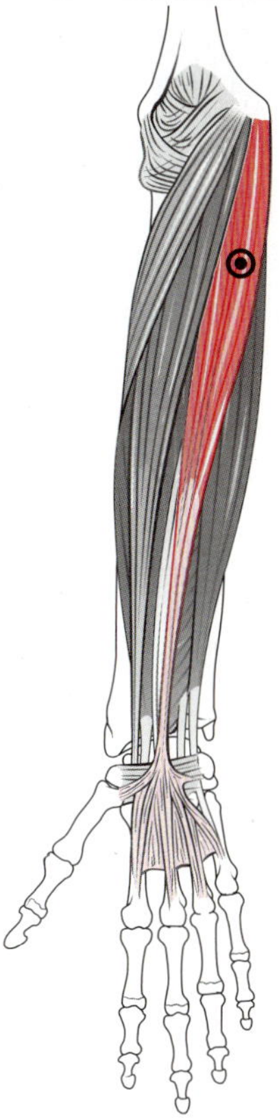

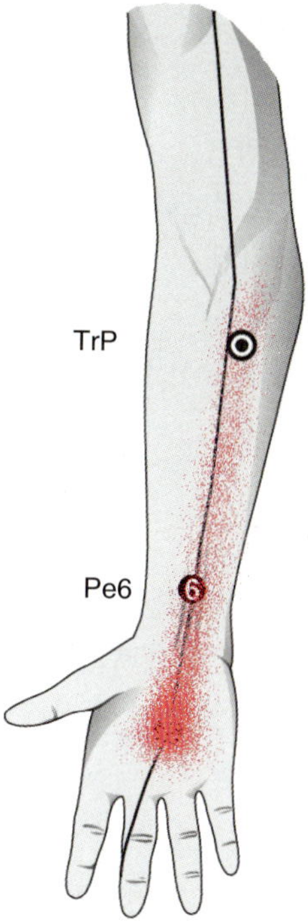

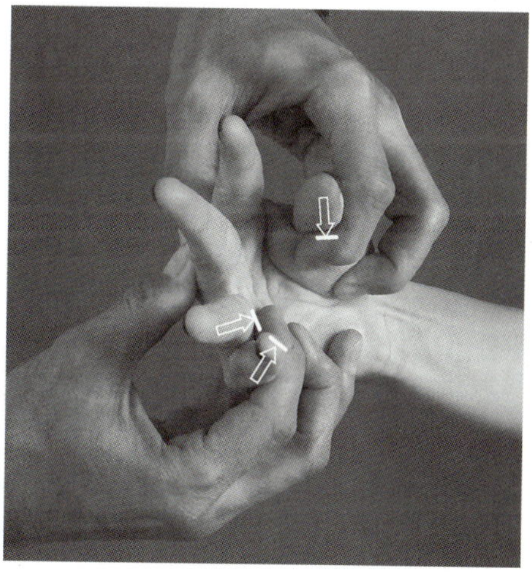

긴손바닥근 테스트

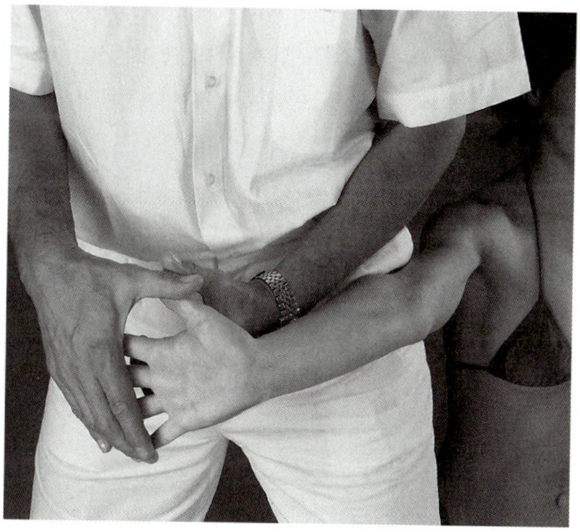

긴손바닥근의 스트레칭

큰가슴근 빗장부(대흉근 쇄골부)
[M. pectoralis major; (pars clavicularis); (PMC)]

해부

기시: 빗장뼈의 안쪽 반

경유: 안쪽에서 가쪽으로 그리고 약간 아래쪽으로 뻗어가며, 섬유는 합쳐지고, 복장과 갈비가슴근의 위로 건너간다.

종지: 위팔뼈의 큰결절 능선 및 두갈래근구의 가쪽 가장자리

동작

위팔뼈의 굽힘, 모음 및 안쪽 회전

허약의 징후: 위팔뼈 및 어깨뼈의 뒤당기기. 어깨는 몸쪽 및 반대쪽 어깨에 비해서 증가된 뒤쪽 틀어짐을 가질 수 있다.

테스트

자세: 등 대고 눕거나, 서거나 앉은 자세에서, 앞팔을 안쪽으로 회전시켜 엄지가 밑을 보고 팔은 몸통에서 90° 로 올려서 몸과 직각이 되게 한다.

테스트 접촉: 먼쪽 앞팔의 등쪽 면 손목에 가깝게.

고정: 맞은 편 어깨를 고정시킨다. 앉거나 서서 테스트를 할 경우, 몸통을 고정시키고 테스트 동안 생기는 회전을 피하기 위해서 테스트 받는 쪽의 어깨에 추가적인 고정을 만든다.

환자: 팔꿈치를 편 채로 팔은 가슴을 약간 위쪽으로 가로질러 당긴다.

테스트자: 팔을 벌리기 위해서 주로 가쪽 방향으로 저항하지만, 저항을 근육섬유의 주행에 선을 맞추기 위해서 약간 아래쪽으로(약 15°) 저항한다.

양쪽에 있는 근육을 함께 테스트 할 경우, 맞은편 어깨의 고정은 필요치 않다. 테스트자는 두 앞팔의 먼쪽 등쪽 면에 대고 환자에게 뻗은 양 팔을 당기라고 시킨다. 저항은 벌리는 방향으로 약간 아래쪽으로 동시에 만들어진다. 일부는 테스트를 할 때 테스트자가 팔을 교차시켜서 하는 것이 제일 좋다고 생각할 수도 있는데, 그러나 테스트자가 팔을 짧게 해서 긴 팔의 환자를 테스트하는 것은 현명한 선택은 아닐 수 있다.

테스트 오류, 예방책: 환자가 테스트 동안 팔꿈치를 구부리게 하는 것은 두갈래근을 동원하게 만들어서 소견을 변조할 수 있다. 환자는 어깨를 들어올려서는 안 되고, 테스트자는 손목을 넘어서 손등을 덮도록 너무 많이 먼쪽으로 접촉을 해서는 안 된다.

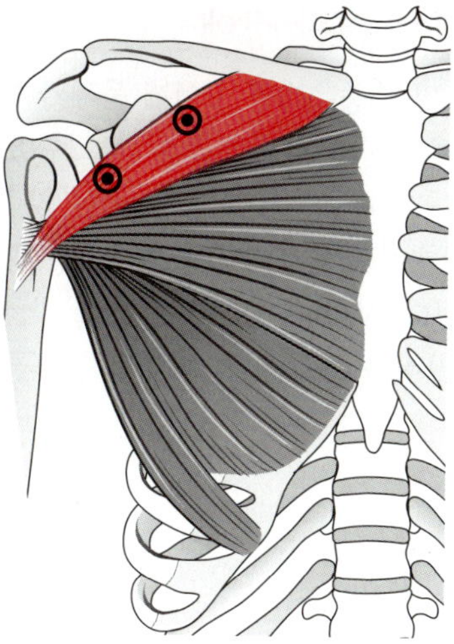

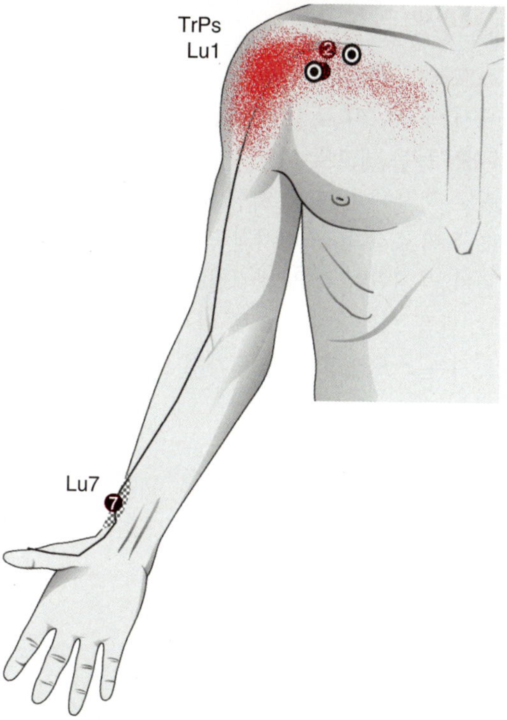

통증유발점 및 연관있는 원점

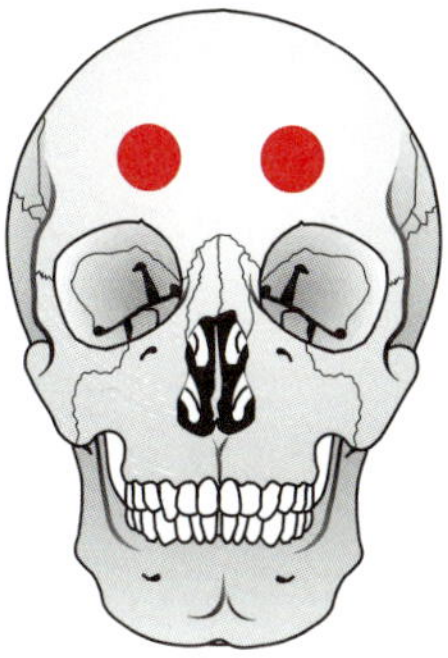

NV

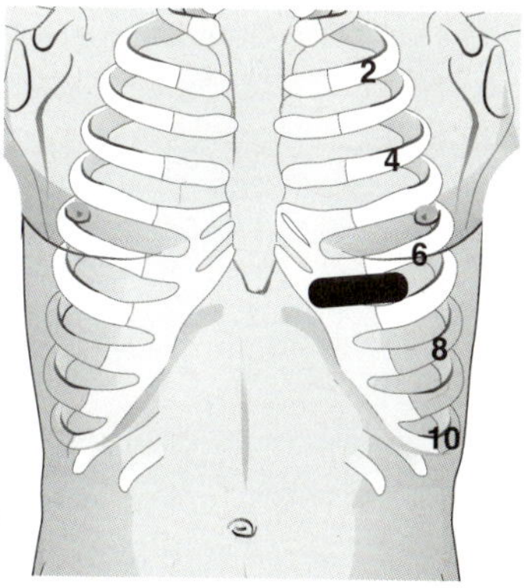

앞쪽 NL

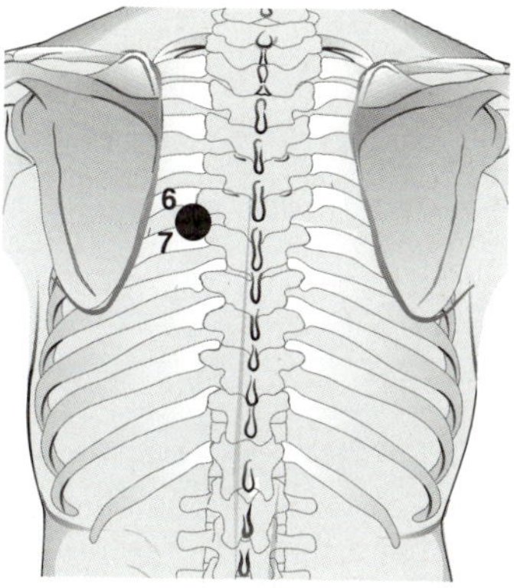

뒤쪽 NL

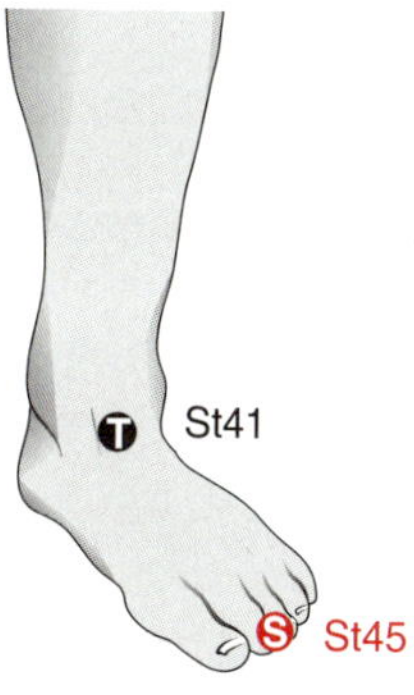

운동 기능 신경지배: 가슴신경, C5, C6, C7
내장체성 분절(TS선): T5
갈비뼈 펌프: 갈비사이 공간, 갈비가로돌기 관절 8, 9
장기: 위
영양: 편측 허약에 비타민 B1(티아민). 양측 허약에 아연 및 베타인 염산
경락: 위경

근막통증후군

스트레칭 테스트: 팔을 가쪽으로 돌려서, 어깨에서 약 60~70° 로 벌려서 뻗는다.

PIR: 등을 대고 누운 환자는, 스트레칭 된 자세의 팔로 시작하며, 팔을 저항 없이 들어 올리면서 10초 동안 숨을 들이 마셔서 멈춘다. 이완 단계에서, 환자는 천천히 숨을 내쉬면서 오직 팔 무게 만으로 팔을 스트레칭 자세로 다시 떨어뜨린다. 테스트자는 스트레칭 자세로 가게 팔을 안내할 수 있다.

자주 발견되는 연관 장애

근육근막 장애 및 통증유발점이 어깨 문제와 병행된다. 양측성 허약은 위장 장애를 나타낼 수 있는데, 일반적으로 저산증이다. Goodheart는 양측성 허약을 머리 덮개뼈의 잠정적 돌출 병소(사이드벤딩)와 연관 지었다(Walther 1988).

압박 허약: 목갈비근 증후군, 갈비빗장 증후군.

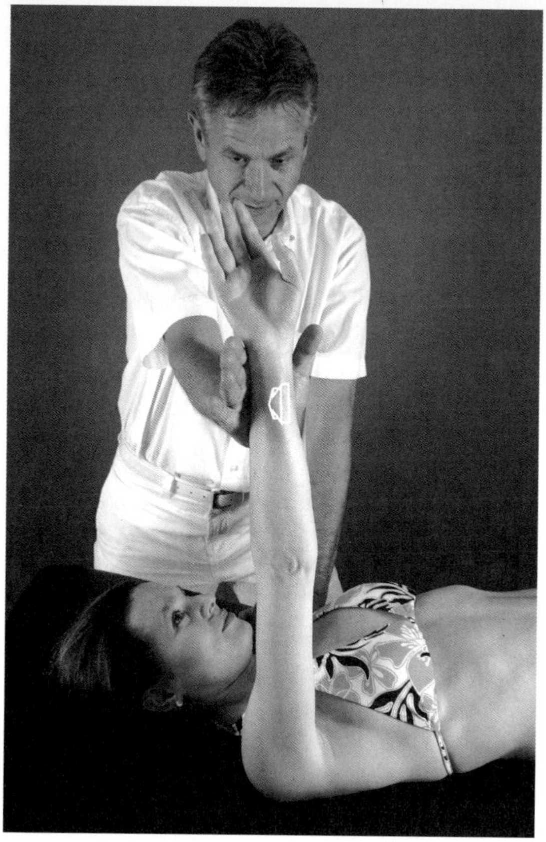

빗장 큰가슴근 테스트

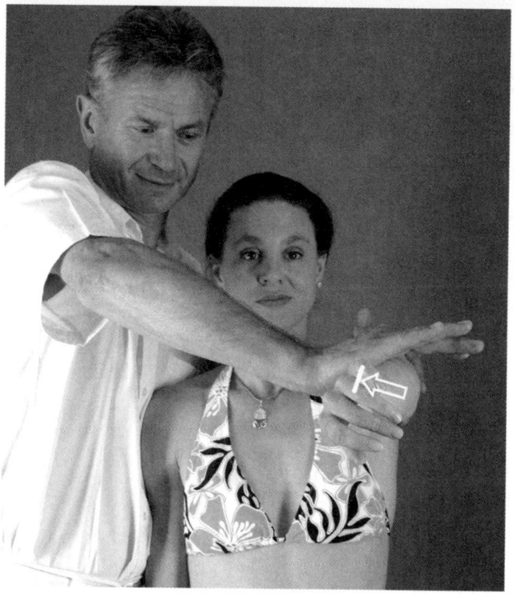

빗장 큰가슴근의 선 테스트. 주목: 힘이 센 환자에서, 반대편에서 몸통을 고정시키고, 테스트 팔을 뻗어서 움직임을 맞서게 하는 것이 추천된다.

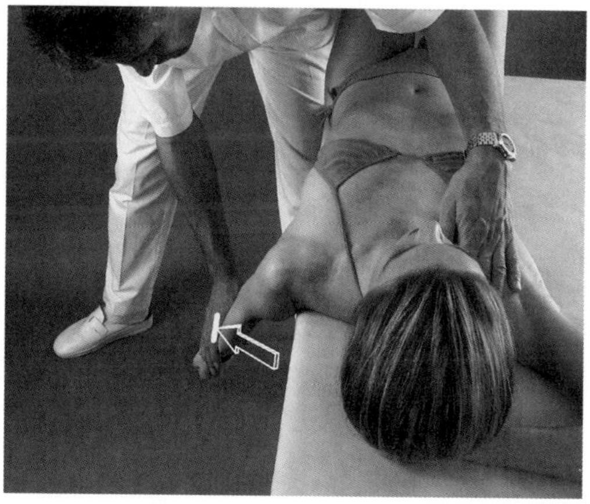

등을 대고 누운 자세에서 스트레칭 및 PIR

큰가슴근 복장갈비부(대흉근 흉골늑골부)
[M. pectoralis major; (pars sternocostalis); (PMS)]

해부

기시: 복장뼈 가장자리, 2번째부터 7번째 갈비뼈까지의 연골 및 배빗근의 건막에서 기시한다. 나중 두 섬유 부분은 일반적으로 갈비큰가슴근 및 배큰가슴근으로 분류된다. 간편함을 위해서, 복장큰가슴근이라는 하나의 이름으로 모든 섬유가 포함될 것이다.

경유: 위쪽, 가쪽으로 모아지는 큰가슴근 섬유는 서로 서로를 둘러서 아래쪽 섬유는 빗장큰가슴근 밑으로 들어가게 된다.

종지: 위팔뼈 두갈래근구의 가쪽 가장자리에 있는 위팔뼈 큰 결절의 능선. 두르는 영향으로 인해서, 아래쪽 섬유는 큰 결절에서 더 위쪽 종지를 만들면서 끝이 난다.

동작

팔을 굽히고(아래 기술된 테스트 자세처럼), 모음과 안쪽 회전을 만든다. 또한 보다 꼬리쪽 섬유가 수축함에 따라 위팔뼈의 경미한 폄을 볼 수 있다. 팔이 고정되어 있을 때 어깨의 내밀기와 내리기가 생긴다.

허약의 징후: 어깨 및 어깨뼈의 뒤당기기. 관찰에 의하면, 어깨는 그것의 몸통에 대한 정상적 관계와 비교해서 더 뒤쪽, 약간 더 위쪽에 있는 것처럼 보일 것이다.

테스트

자세: 등 대고 눕거나, 서거나 앉은 자세에서, 팔꿈치는 펴고 팔은 완전히 안쪽으로 회전시킨다, 팔은 최소 90° 그리고 최대 110°까지 몸통에서 뻗는다(힘이 센 사람은 120°).

테스트 접촉: 먼쪽 앞팔의 노뼈에 댄다.

고정: 갈비 섬유는 맞은 편 앞쪽 엉덩뼈가시가 고정되며, 복장 섬유를 테스트 할 때는 맞은 편 어깨가 고정된다. 선 자세로 테스트 때는 환자의 몸통이 돌아가는 것을 막기 위해서 필요할 경우, 자유로운 손을, 또는 심지어 몸까지, 사용해서 고정시킨다.

환자: 위쪽 복장 섬유 경우, 환자는 팔을 맞은 편 어깨 쪽으로 당기고, 반면에 아래쪽 섬유 경우, 맞은 편 팔꿈치를 향해서 당겨라. 갈비 섬유는 맞은 편 엉덩뼈 능선을 향해서 팔을 당기게 시켜서 테스트 된다.

테스트자: 각 테스트에 맞는 정확한 방향을 따라서 저항 벡터를 바꿔라.

테스트 오류, 예방책: 환자가 팔꿈치를 구부리게 놓아둔다면, 두갈래근이 동원된다. 수축된 근육 섬유 다발의 방향에서 몸을 너무 멀리 넘어가는 자세가 된다면 테스트를 시작해서는 절대 안 된다. 팔을 약간 벌리지 않을 경우, 환자는 빗장부를 수축시켜서 테스트를 변경할 수 있다.

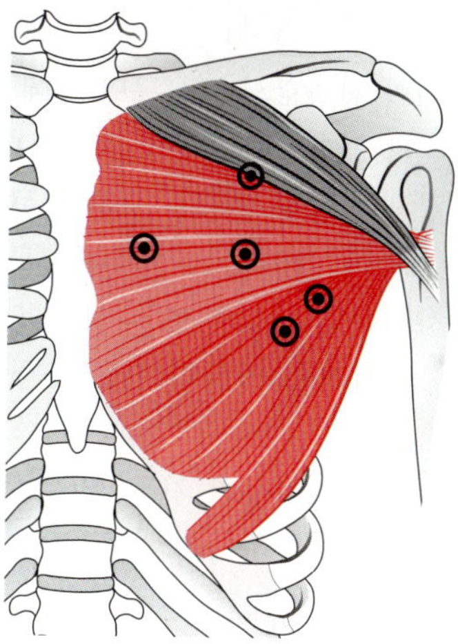

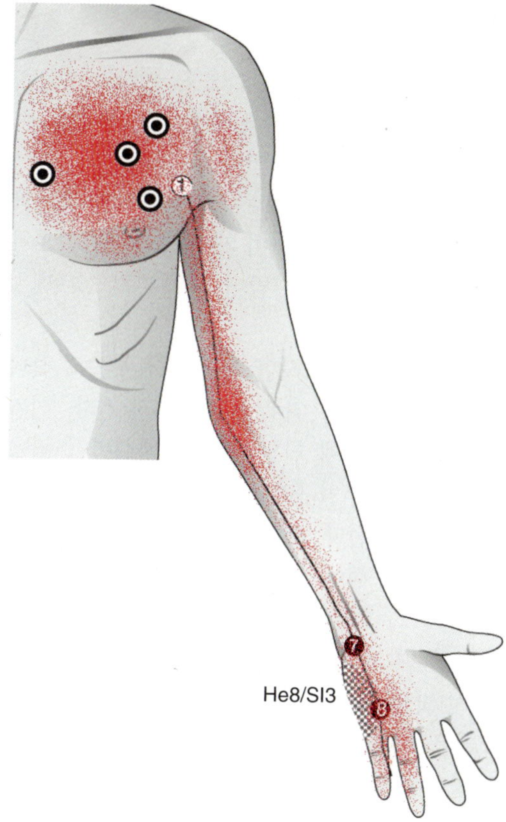

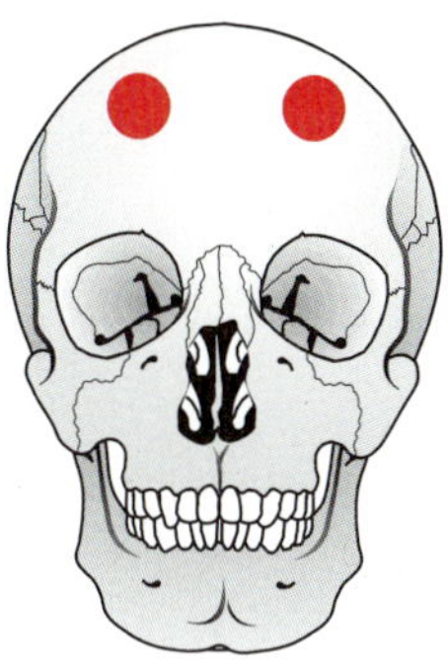

NV

통증유발점 및 연관있는 원점

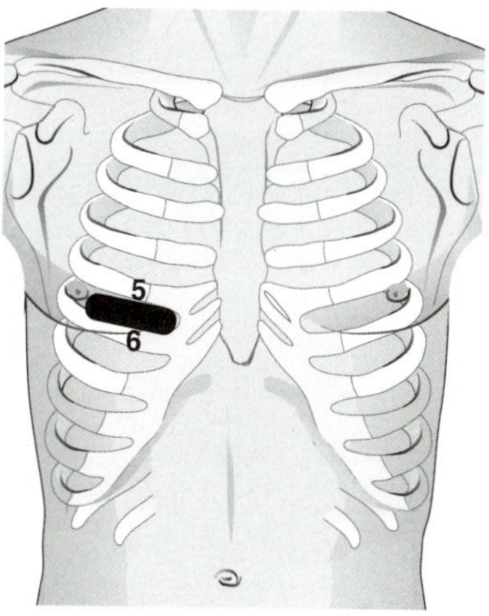

앞쪽 NL

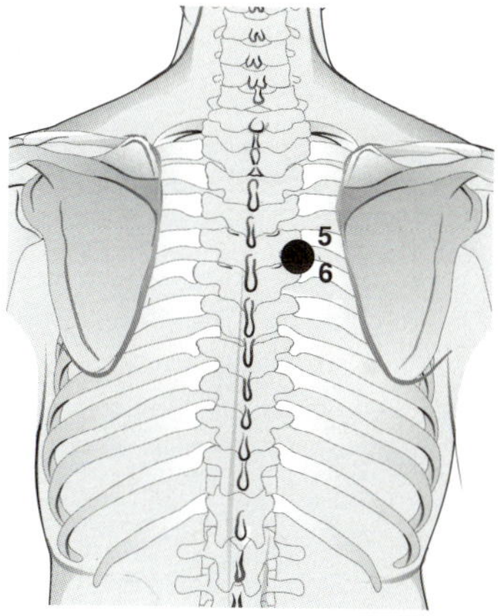

뒤쪽 NL

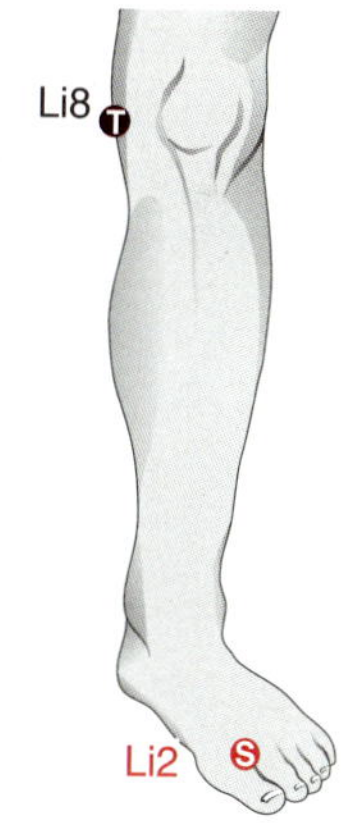

운동 기능 신경지배: 가슴신경, C6, C7, C8, T1
내장체성 분절(TS선): T8
갈비뼈 펌프: 갈비사이 공간, 갈비가로돌기 관절 6
장기: 간
영양: 비타민 A, 지방분해촉진 인자(콜린, 이노시톨, 메티오닌, 비타민 B복합체, 지느러미엉겅퀴, 시호
경락: 간경

근막통증후군

스트레칭 테스트: 팔은 가쪽으로 돌리고 벌려서 등쪽으로 가게 한 다음, 스트레칭 되는 섬유에 따라서 펴는 각도를 달리 한다.

PIR: 환자가 등을 대고 누워서 극단적인 스트레칭 자세에서 시작하는 것이 제일 좋다. 팔 각도를 바꿈으로써 다른 섬유 다발이 더 특별히 스트레칭 될 수 있다.

지속된 들숨을 유지하면서, 환자에게 중력 하나만에 대항해서 팔을 위로 올리라고 시킨다. 이완 단계에서, 환자에게 천천히 숨을 내쉬면서 팔을 출발점으로 다시 떨구라고 시키는데, 다시 팔 자체만의 무게로 한다. 테스트자는 자연스러운 스트레칭의 마지막 점에서 매우 약간 스트레칭을 늘릴 수 있다.

압박의 원인: 림프관은 젖가슴 조직 주위에서 기시 해서 빗장밑 림프절로 흘러 간다. 여성의 경우, 이것들은 가슴근을 관통해서 압박, 부종 및 젖가슴의 증가된 민감성을 만든다.

자주 발견되는 연관 장애

만성 어깨 기능장애의 결과로서 근육근막 장애 및 통증유발점 발달은 거짓 협심증의 증상을 만든다.

체성내장 및 내장체성 통증 반사는 오른쪽 큰가슴근 안의 통증유발점에 기인될 수 있는데, 특히 5, 6번째 갈비뼈 사이이며 심실위 또는 심실 수축외(extrasystolic) 부정맥을 만든다(Travell and Simons 1983).

특히 큰 젖가슴을 가진 여성의 경우, 가슴근육의 단축은 둥근 어깨 그리고 더 나가서 근육의 단축을 만들 수 있다.

압박 허약: 목갈비근 증후군, 갈비빗장 증후군과 함께 생길 수 있다.

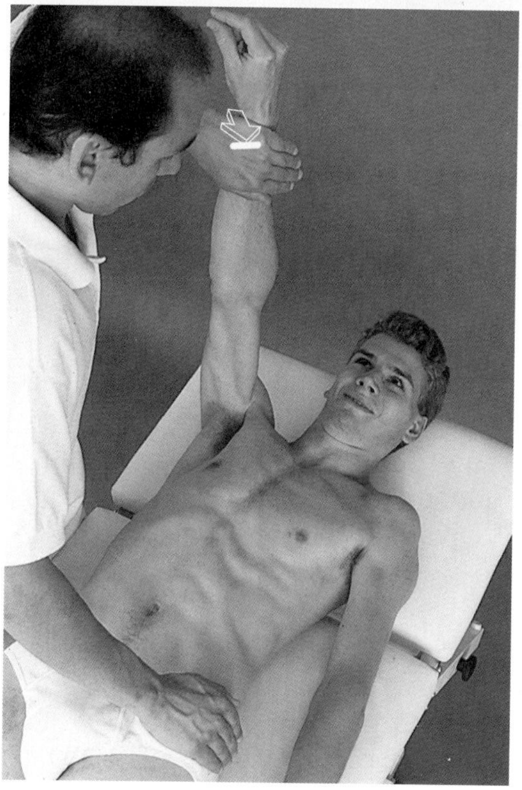

큰가슴근 갈비부 테스트. 맞은 편 골반의 고정

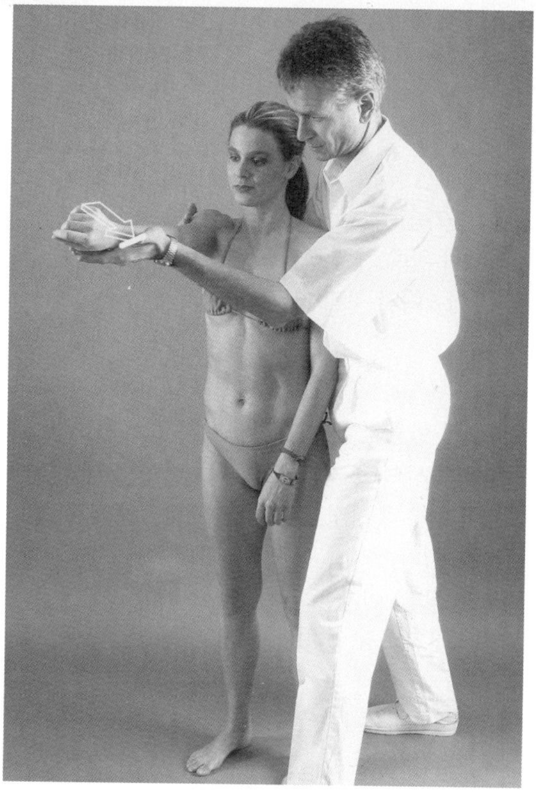

서서 복장 큰가슴근 테스트. 힘이 매우 센 환자에서, 테스트자는 테스트 받는 쪽의 반대편에 서는 것이 추천된다.

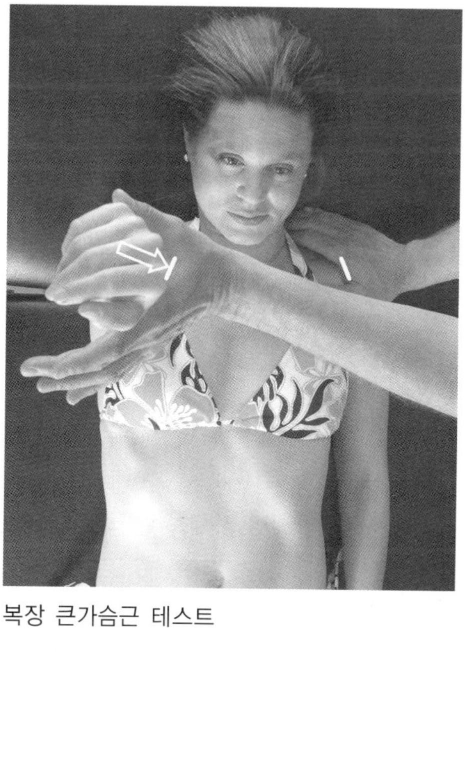

복장 큰가슴근 테스트

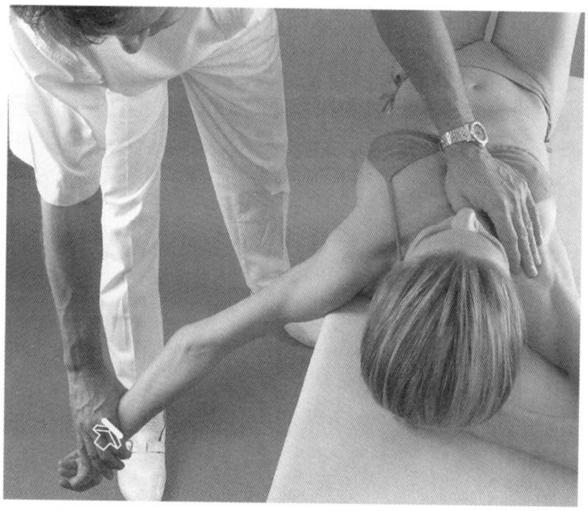

복장 큰가슴근의 스트레칭과 PIR. 수축 단계

작은가슴근(소흉근)(M. pectoralis minor)

해부

기시: 갈비연골 경계에 가까운 3, 4, 5번째 갈비뼈에서.

경유: 큰가슴근 밑을 지나간다. 섬유는 갈비뼈에서부터 위쪽 가쪽 방향으로 모아진다.

종지: 어깨뼈의 부리돌기

동작

어깨뼈를 앞으로 돌리고 어깨를 내밀게 한다.

위팔뼈 상의 종지가 고정 점이라면, 3에서 5번째 갈비뼈를 올려서 보조 호흡 근육으로서 작용을 할 수도 있다.

허약의 징후: 어깨는 뒤쪽으로 변위되고 약간 올려진 것처럼 보인다.

테스트

변형된 테스트(Beardall 1993)

자세: 등을 대고 누운 환자는 팔꿈치를 완전히 펴고 팔은 최대 외회전으로 둔다. 그 다음 팔을 모아서 앞팔이 배꼽 위로 위치하게 만드는데, 몸이 가늘고 유연한 환자는 훨씬 더 모으도록 한다. 가장 중요한 것으로, 어깨를 앞으로 말아야 하는데 그래서 테이블 면에서 들어올려지게 해라. 손바닥이 거의 앞쪽을 가리키도록 충분한 팔 회전을 만들어야 한다.

테스트 접촉: 앞팔의 등쪽 면에 댄다. 다른 손은 테스트되는 쪽의 앞쪽 어깨에 놓아진다.

환자: 앞팔을 배꼽 쪽으로 당기면서 어깨를 계속 내밀려고 한다.

테스트자: 앞쪽-위쪽 방향으로 복부에서 멀어지는 정확한 동작으로 앞팔을 움직이기 위해서 앞팔을 당긴다. 동시에 그는 테이블 면을 향한 위쪽 뒤쪽으로 어깨를 민다. 테이블 면을 향해서 어깨를 밀어 어깨를 펴면서 뒤로 당긴다고 마음을 먹어라.

테스트 오류, 예방책: 테스트자는 위팔뼈를 완전히 외회전으로 확실히 가게 해야 하는데, 그렇지 않으면 복장 큰가슴근의 협력 작용이 아주 두드러져서 테스트를 효과 없게 만든다.

Kendall(1983) 고전 테스트

환자는 등을 대고 누워서 어깨를 테이블 면에서 들어 올리는데, 흉곽에서 어깨뼈를 내민다.

테스트 하는 손으로 어깨의 앞면에 접촉 시키고 환자에게 어깨를 가능한 세게 위쪽으로 내밀라고 시킨다. 테스트자는 어깨를 뒤당기기로 밀어서 저항한다.

이 테스트는 극히 까다로운데 매우 짧은 지렛대 때문이며 강한 복장 큰가슴근의 협력 작용 때문이다. 이와 같이, 기능적 허약을 충분하게 찾아내지 못하기 때문에 특히 임상적으로 유용하다고 볼 수가 없다. 오직 병리적으로 두드러진 허약만 알 수 있다.

근막통증후군

스트레칭 테스트: 선 자세에서, 위팔 혈관 및 신경 다발의 부리-가슴 포착장애를 시연하기 위해서 팔의 올림과 과다벌림을 사용하는 Wright 테스트에서(Garten 2012, Winkel et al. 1985) 기술한 대로 스트레칭이 만들어진다.

환자는 등을 대고 누워서, 팔을 가쪽으로 돌리고, 120° 벌려서 편다. 어깨의 모든 근육은 이완된 상태로 유지되어야 한다. 이 자세는 흉곽 상에서 어깨뼈를 뒤로 당길 것이다. 팔이 가쪽 회전으로 유지되어야 하기 때문에, 큰가슴근의 양 부위는 동시에 스트레칭 된다.

단축의 징후: 어깨는 앞쪽 아래쪽으로 당겨지고, 팔은 약간 몸 앞으로 매달려 있는 경향이다.

PIR: 팔을 스트레칭 자세로 두고서, 환자에게 숨을 들이 마시고 멈추라고 시킨다. 숨을 멈춘 채로, 환자는 팔과 어깨를 테스트자의 저항에 맞서서 굽히면서 모으는 방향인 앞으로 움직이라고 시킨다. 이완 단계에서 환자는 천천히 숨을 내쉬는 동안 테스트자는 팔을 스트레칭 자세로 부드럽게 되돌린다.

압박의 원인: 작은가슴근 증후군, 이것은 팔을 머리 위로 두고 일을 하는 사람에게서 매우 자주 생긴다.

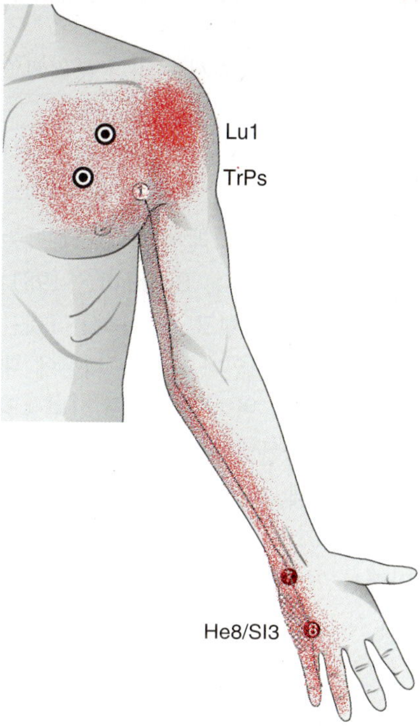

통증유발점 및 연관있는 원점

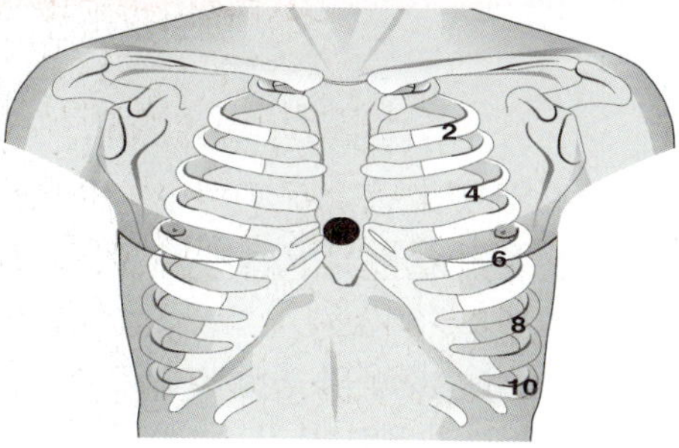

NL 반사

운동 기능 신경지배: 안쪽가슴신경, C6, C7, C8, T1
영양: 아연, 구리, 항산화제

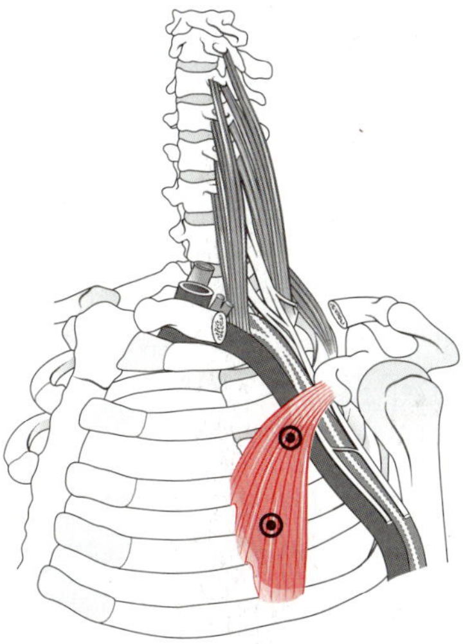

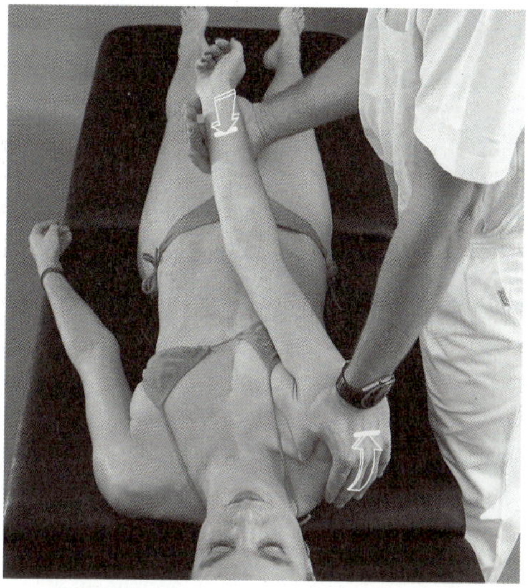

작은가슴근의 테스트

자주 발견되는 연관 장애들

근육의 증가된 긴장 및 단축을 만드는 성향이 있는 조건은 이완을 만드는 그것보다 더 흔하다. 흔히 이것들은 나쁜 자세에 기인한다(과다척추후만; hyperkyphosis, 청소년기 척추후만 및 둥근 어깨).
압박 허약: 목갈비근 증후군, 갈비빗장 증후군.

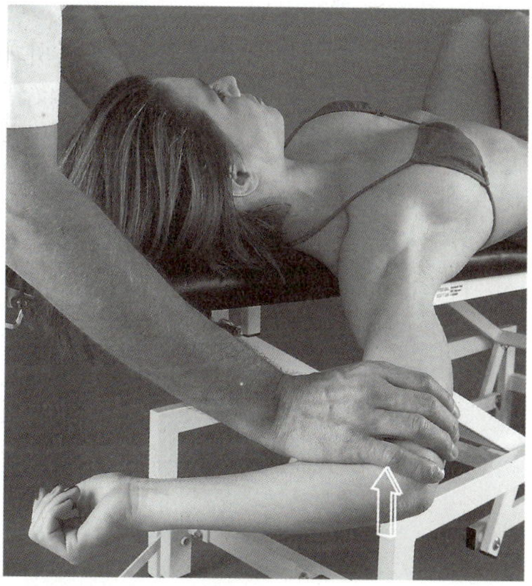

스트레칭과 PIR: 들숨 및 수축

골반 바닥 근육: 두덩꼬리근(치골미골근)
(Pelvic floor muscles: M. pubococcygeus)

해부

기시: 두덩뼈의 내면.

경유: 뒤쪽, 약간 안쪽 및 아래쪽 방향으로 달린다.

종지: 안쪽 섬유는 회음의 중앙건 그리고 남성에게서 전립선(전립선 올림근) 근막 안으로 또는 여성에게서 질벽에 종지한다.

아래쪽 섬유의 다발은 두덩곧창자근처럼 직장을 싸고 있으며 맞은 편 섬유와 함께 고리를 형성한다.

가쪽 다발은 꼬리뼈와 엉치뼈에 종지한다.

동작

그것은 골반 바닥을 들어 올리기 위해서 항문올림근을 일부를 형성하고, 방광과 직장의 닫음을 보조한다. 또한 그것은 하수증에 맞서서 골반 장기를 고정시키는 것을 돕는다.

테스트

자세: 엎드린 환자에게 무릎을 90°로 굽히고 다리를 테이블 면 위로 약 5~10cm 들어 올리라고 시킨다. 그 다음 발을 몸의 정중선에서 멀리 가게 가쪽으로 움직여서 넙다리뼈를 대략 40°가 되게 안쪽으로 돌린다.

고정: 맞은 편 무릎의 안쪽면.

테스트 접촉: 테스트 받는 다리는 컵 모양 손바닥으로 무릎 덮개 약간 위의 무릎 밑을 받혀서 지탱되어서, 테이블에서 5cm 거리가 유지된다. 손가락은 위쪽으로 말아서 무릎 안쪽 면에 댄다.

환자: 다리를 가능한 강하게 다른 무릎 쪽으로 당겨서 다리를 모은다.

테스트자: 무릎을 벌리게 당겨서 다리가 분리되도록 저항한다.

주목: 이 동작은 다리의 모음 기능을 테스트한다. 근육은 넙다리뼈에 부착되어 있지 않기 때문에 다리의 모음근은 아니며 그래서 다리 자체에는 직접적인 영향을 갖지 않는다. Beardall은(1981) 이 테스트를 처음으로 기술했고, 임상에서 그것은 약간 믿을 만한 것처럼 보인다. 두덩꼬리근에 대한 치료를 한 다음, 강도 변화의 결과가 신뢰성의 적용을 마무리 짓게 만들었다. 근육이 기능적 허약이 있다고 여겨질 때, 테스트된 허약은 기시-종지 테크닉(Garten 2012의 10장 참조)이나 근육의 림프 반사(아래를 보라)를 자극을 적용함으로써 거의 확실하게 사라질 것이다. 명백하게, 다리 모음근의 정상 기능은 골반 바닥 근육의 협력 작용에 의존한다.

테스트 오류, 예방책: 모음근의 기능적 허약은 제거되어야 한다. 테스트자는 두덩꼬리근을 테스트하기 전에 모음근이 허약한 지를 테스트 해야 한다. 대신에, 모음근은 양성 테스트 다음에 테스트되어야 한다.

근막통증후군

PIR: 근육은 효과적으로 스트레칭 될 수 없다. 그럼에도 불구하고, 아래에 있는 Lewit의 테크닉은 (1992) 약간의 치료적 이점을 가진다.

환자는 엎드린 자세로 누워서 양 손으로 궁둥이를 잡아서 서로 떨어지게 당긴다. 부드러운 저항 그리고 지속된 들숨과 함께, 환자는 배변을 참는 것처럼 엉덩이와 골반 바닥을 수축시킨다. 이완 단계 동안 그리고 대략 10초간 숨을 내쉬는 동안, 근육을 이완시키면서 손으로 엉덩이를 밖으로 잡아 당긴다.

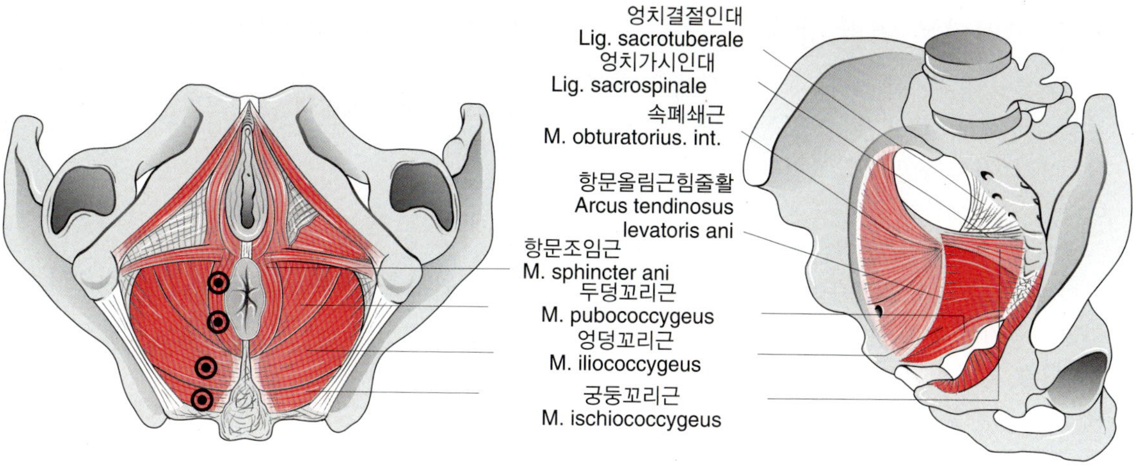

골반 바닥 근육

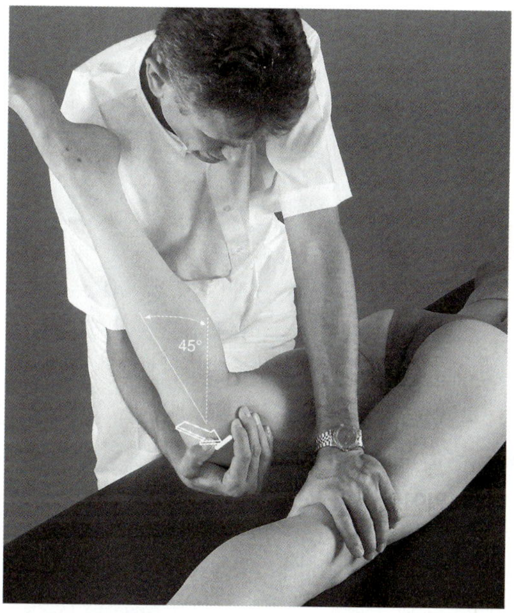

두덩꼬리근 테스트

운동 기능 신경지배: S(4), S5
경락: 대장경
영양: 비타민 E, 코엔자임 Q10,
생균제(락토바실러스, l-글루타민)
SRS: 두덩결합 병소(꼬리부)

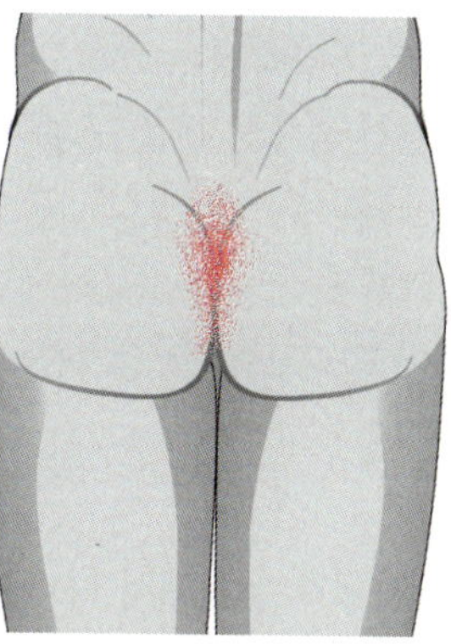

골반 가로막에서 온 통증유발점과 연관통

자주 발견되는 연관 장애

꼬리뼈통의 경우에서 그리고 여성에서 성교 동안 통증 경험에서, 특히 첫 삽입 동안, 볼 수 있다. 남성에서, 사정 동안 회음 부위의 통증이 증상이다.

개인이 긴급히 쌀 것 같은 느낌을 갖게 하는 실금의 증상 및 외음 절개술과 연관이 있거나 또는 없거나 골반 바닥과 연관된 어떤 출산 후 증상. 또한, 탈출 복부 장기 및 골반 병소가 흔하다. 인체의 가로 평면을 따라 가로지르는 모든 근육, 골반을 포함해서, 상부 및 중간 등 가로막은 한 단위체로서 간주되고 치료되어야 한다.

엉덩꼬리근(장골미골근) (M. iliococcygeus)

해부

기시: 두덩뼈의 내면 또는 궁둥가시까지 가는 궁둥뼈에서, 항문올림근의 건성 아치에서.
경유: 두덩꼬리근 뒤에 놓여서, 앞쪽에서 뒤쪽 및 안쪽으로 진행한다.
종지: 꼬리뼈 가쪽 가장자리에 그리고 항문과 꼬리뼈 사이의 질긴 섬유성 길을 구성하는 인대에.

동작

골반 바닥을 들어 올리고 골반 장기를 지탱한다.

테스트

자세: 엎드린 환자에게 무릎에서 다리를 구부리고 테이블 면에서 다리를 약 10cm 들어 올리라고 시킨다. 넙다리뼈의 회전은 만들지 않는다.
고정: 뒤에서부터 맞은 편 다리를 잡기 위해서 테스트 받는 다리 위로 지나가서 무릎 높이에서 다리의 안쪽 면.
테스트 접촉: 한 손으로 무릎 덮개 바로 위의 무릎 뒤에 놓고서 테스트 받는 다리를 지탱하며, 다리의 안쪽 면에 접촉하기 위해서 손가락을 주위로 위쪽으로 만다.
환자: 무릎을 다른 다리 쪽으로 모으도록 당긴다.
테스트자: 다리를 벌리려고 가쪽으로 당겨서 벌리면서 저항한다.
테스트 오류, 예방책: 두덩꼬리근에서 기술한 것과 같다.

근막통증후군

PIR: 위의 두덩꼬리근에서 기술한 것과 같다.

꼬리근(미골근), 궁둥꼬리근(좌골미골근)(M. coccygeus), (M. ischiococcygeus)

해부

기시: 두덩뼈 가시의 내면.
종지: 먼쪽 엉치뼈와 꼬리뼈의 앞면에.

동작

근육은 종종 수축성 섬유보다 더 많은 건성을 가지며 엉치결정 인대 속으로 모아지고 지탱시킨다.

테스트

자세: 엎드린 환자에게 아래 다리를 90°로 굽힌 다음 발을 몸의 정중선을 향해서 움직여서 넙다리뼈를 약 45° 가쪽으로 돌리라고 시킨다.
고정: 맞은 편 다리 무릎 높이에서.
테스트 접촉: 무릎덮개 바로 위에서, 밑에서부터 다리를 지탱하게 손을 위치시킨다.
환자: 무릎은 다른 다리 쪽으로 모으도록 당긴다.
테스트자: 다리를 벌리도록 가쪽으로 당겨서 저항한다.
테스트 오류, 예방책: 위의 두덩꼬리근에서 기술한 것과 같다.

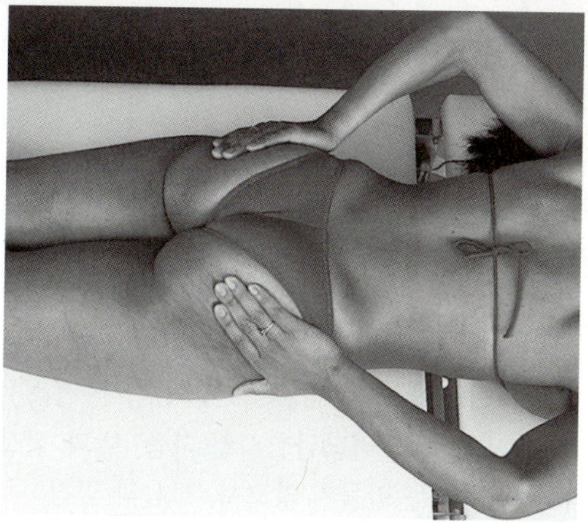

볼기근과 골반 바닥의 PIR: 지속된 들숨과 함께 한 수축 단계

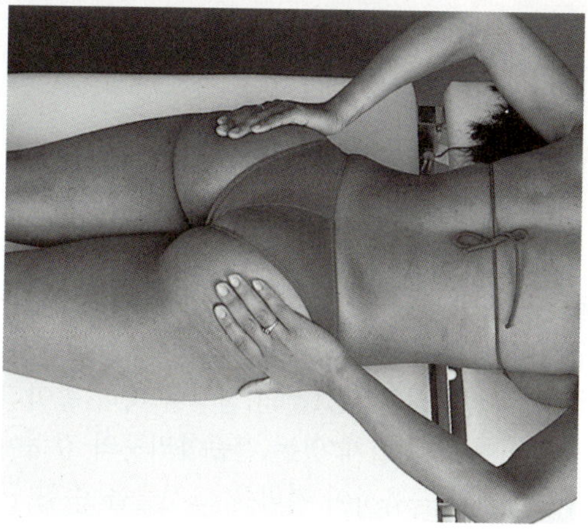

볼기근과 골반 바닥의 PIR: 느린 날숨과 함께한 이완 단계

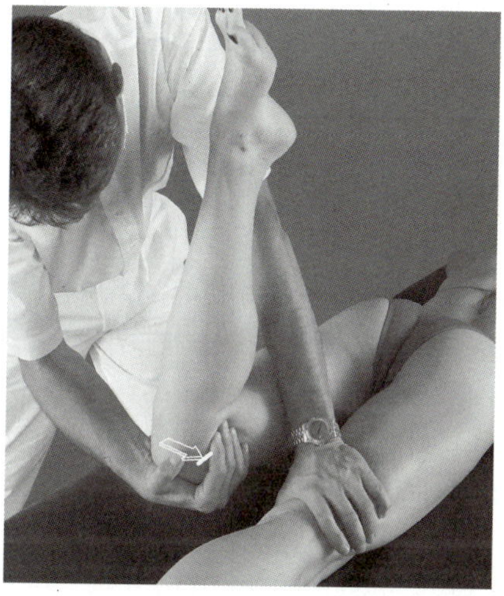

엉덩꼬리근 테스트

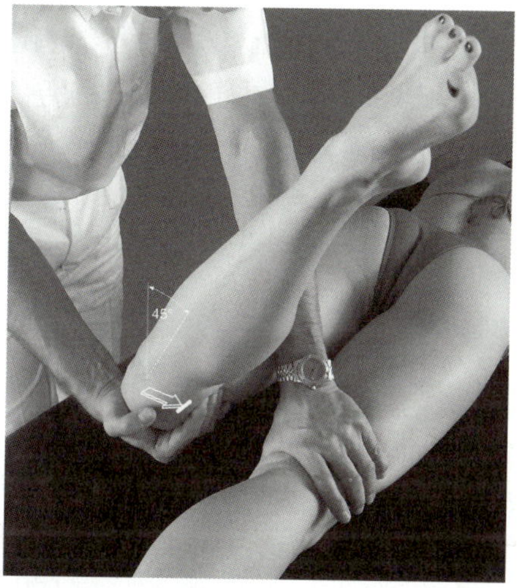

궁둥꼬리근 테스트

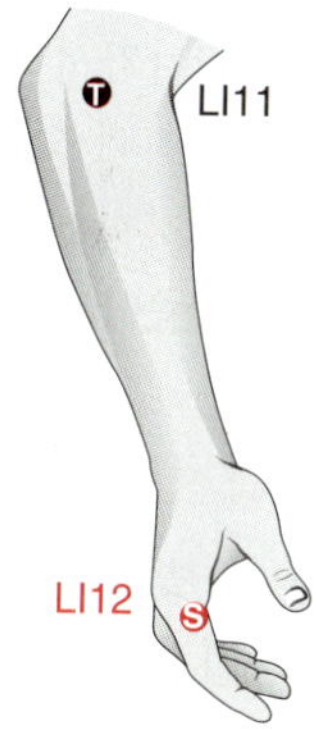

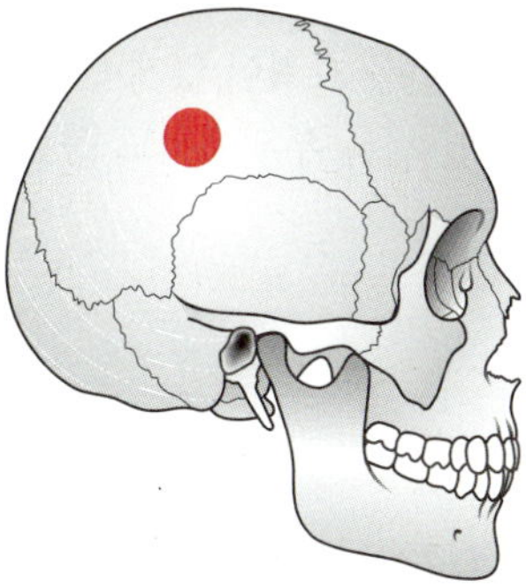

NV

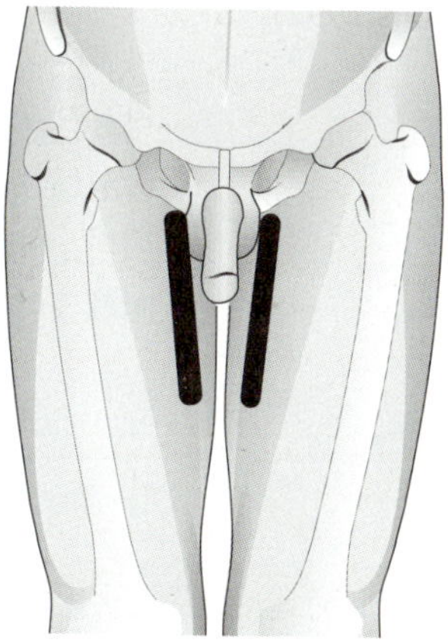

앞쪽 NL

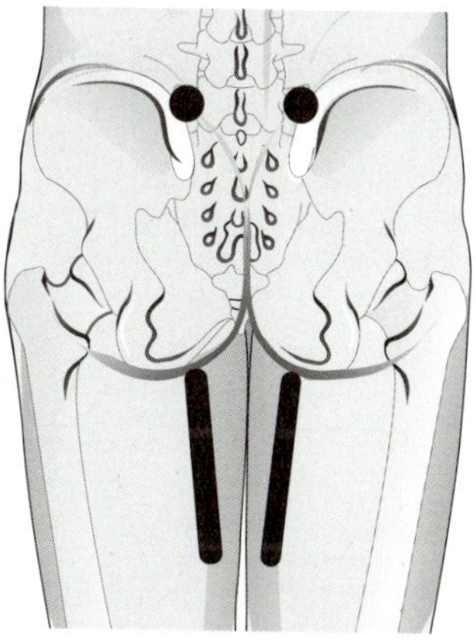

뒤쪽 NL

짧고/긴 종아리근(비골근) (Mm. peronei; brevis and longus)

해부

기시: 긴종아리근: 정강뼈과두의 가쪽부, 종아리뼈 머리 및 가쪽면의 몸쪽 2/3, 근육사이 격막 및 다리의 깊은 근막.

짧은 종아리근: 종아리뼈 가쪽면의 먼쪽 2/3와 근육사이 격막 가장자리.

경유: 짧은종아리근은 그것의 전장을 따라 종아리뼈에 놓이며 보다 얕게 있는 긴종아리근의 깊숙이 있다. 두 개의 근육사이 격막은 그것들을 주위 근육에서 분리한다. 한 격막은 더 앞에 있으면서 발가락폄근과 앞정강근을 덮으며, 반면에 다른 것은 보다 뒤에 있으면서 가자미근과 장딴지근을 덮고 있다.

종지: 긴종아리근: 그것의 긴 건은 가쪽 복숭아뼈 뒤를 지나가서, 발의 가쪽면 밑으로 휘어져서 1번째 발허리뼈 의 기저 및 안쪽 쐐기모양뼈에 종지한다.

짧은 종아리근: 5번째 발허리뼈의 거친면.

동작

둘 다 발을 발바닥굽힘 및 엎침(pronate)(evert; 가쪽번짐) 시키는 작용을 한다. 또한 그것들은 몸의 가쪽 균형을 유지하는 것뿐만 아니라, 걷은 동안 발의 안정을 돕는다. 그것들은 걸을 때 밀어 올리는(push-off) 단계 동안 우선적으로 활성화된다고 Travell은 말한다. 그러나, 그것들은 지면에서 다리를 추진하는데 사용된다기보다 주로 미세한 발 조절을 위해서 있다(Travell and Simons 1992).

허약의 징후: 걸을 때 발의 안쪽번짐

테스트

자세: 오른쪽 길고/짧은 종아리근 테스트.

환자는 등을 대고 눕고 테스트자는 테이블 발쪽 끝에 선다. 왼손으로 환자의 발앞을 잡는데 엄지가 발에 있고 손가락이 발바닥면에 있게 한다. 엄지 웹으로 발허리발가락 관절 바로 밑에 있는, 5번째 발허리뼈의 먼쪽, 가쪽부 상의 점에 접촉시킨다. 우선 발을 발바닥굽힘시킨 다음, 발과 정강뼈의 어떤 회전을 만들지 않고서, 모음과 엎침으로 가게 한다.

위의 것에 대한 한 변형은, 테스트자는 테스트 받는 발의 맞은 편에 서거나 앉는다(주목: 테스트 받지 않는 다리는 구부려서 발이 테스트 부위에서 비켜나게 하는 것이 필요하다). 테스트하는 손바닥은 발바닥을 덮고, 엄지는 등쪽에 그리고 손가락은 5번째 발허리뼈를 감싸라. 첫 번째 테스트에서와 같이, 발은 최대 발바닥굽힘, 모음 및 엎침으로 둔다.

테스트 접촉: 5번째 발허리뼈의 먼쪽 가쪽면에.

고정: 오른손은 뒤꿈치뼈를 고정시키기 위해서 뒤꿈치 밑에 둔다.

환자: 발의 발바닥굽힘을 유지한 채, 가급적 세게 발을 벌리려고 한다.

테스트자: 저항은 우선적으로 모으려고 하지만, 그러나 발을 약간 뒤굽힘되게 당긴다.

테스트자의 손 자세는 왼쪽 길고/짧은 종아리근 테스트를 할 경우 서로 바뀐다.

테스트 오류, 예방책: 테스트 벡터는 매우 정확해야 한다. 짧은 지렛대와 발 근육의 매우 강한 협력작용으로 인하여, 어떠한 다리 회전 또는 발의 뒤굽힘(폄)이 어떤 양성 소견을 효력이 없게 만들 것이다. 테스트 동안, 어떤 접촉 부위에서도 통증은 피해져야 한다.

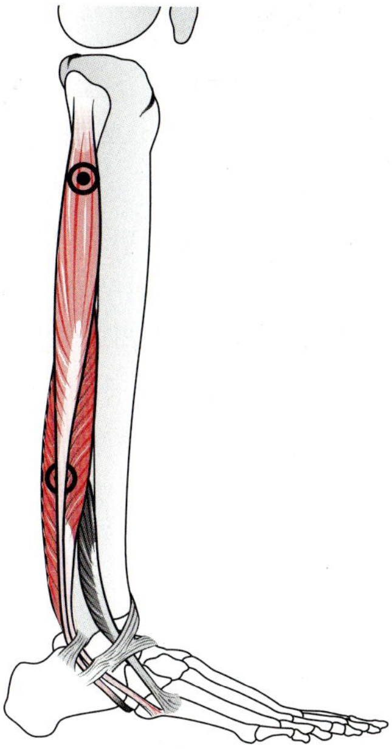

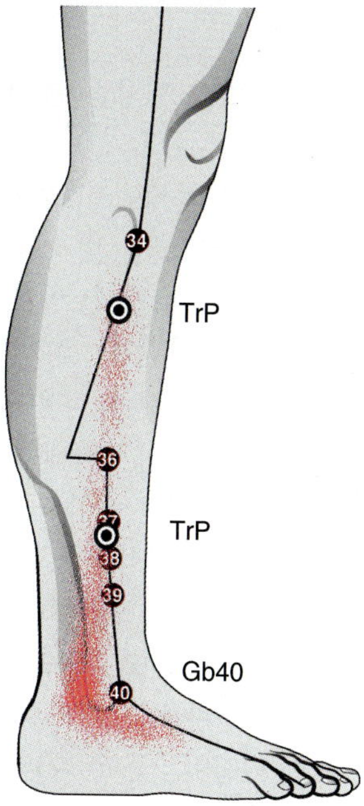

연관통 및 연관있는 원점

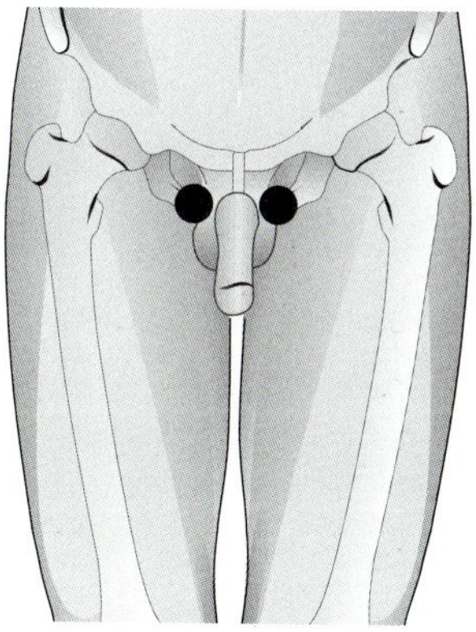

앞쪽 NL

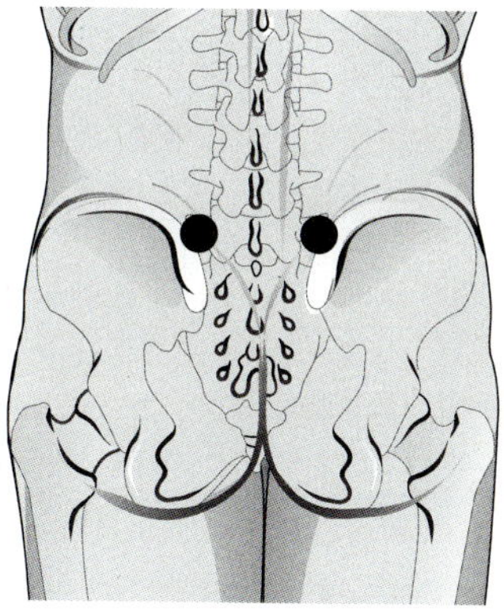

뒤쪽 NL

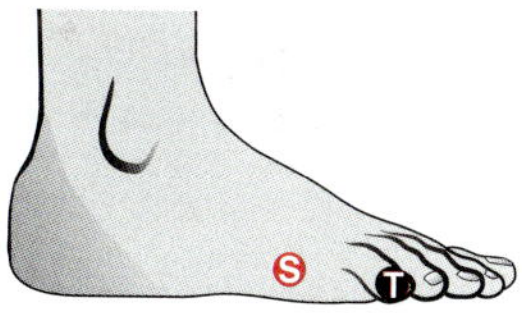

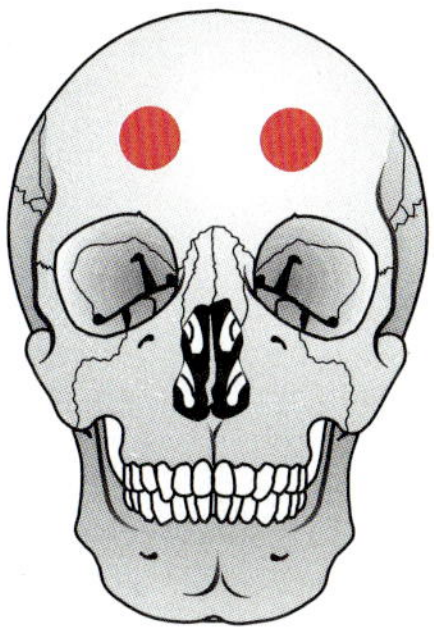

NV

운동 기능 신경지배: 얕은 종아리신경, L4, L5, S1
갈비뼈 펌프: 갈비사이 공간, 갈비가로돌기 관절 3, 4, 8, 9
장기: 방광
영양: 비타민 A, B1을 강화한 비타민 B 복합체, 칼륨
경락: 방광
SRS: L5

근막통증후군

스트레칭 테스트: 발을 뒤굽힘(폄) 및 뒤침(안쪽번짐)되게 둔다.

PIR: 위의 스트레칭 자세에서, 환자는, 7~10초 간격 동안, 발을 발바닥굽힘 및 가쪽번짐되게 천천히 민다. 그 다음, 테스트자는 발을 시작 자세로 부드럽게 옮겨간 다음 약간 더 옮긴다. 근육이 아주 먼쪽에 있기 때문에 호흡 패턴은 필요치 않다.

압박의 원인: 종아리터널에서의 포착장애(entrapment). 긴종아리근 및 짧은 종아리근으로 가는 얕은종아리신경, 그리고 앞정강근, 긴발가락폄근, 긴엄지폄근, 셋째종아리근 및 짧은발가락폄근으로 가는 깊은종아리신경 둘 다 종아리뼈의 머리 및 긴종아리근 건의 바로 먼쪽에 있는 점을 돌아서 구부러진다. 긴종아리근에 대한 증가된 긴장 및 단축은 위 근육 모두에 기능이상을 만들 뿐만 아니라, 1, 2번째 발허리뼈 사이의 발등에 지각이상 증상을 만든다.

자주 발견되는 연관 장애

뒤침 외상의 경향을 가진 발목의 가쪽 불안정이 가장 자주 보인다. 두 근육의 허약은 정강종아리인대결합의 부상과 관련이 있는데, 거기서 정강뼈와 종아리뼈는 분리 외상을 겪게 만들어져 왔다. 그런 경우라면, 도수로 인대결합을 맞추는 것(approximation)이 근육을 강화시킬 수 있다.

압박 허약: 엉덩허리 인대 증후군, 궁둥구멍근 증후군, 및 위에서 말한 종아리굴 증후군.

L5/S1 디스크에서 온, S1 뿌리의 병소는 두 근육의 허약을 만든다.

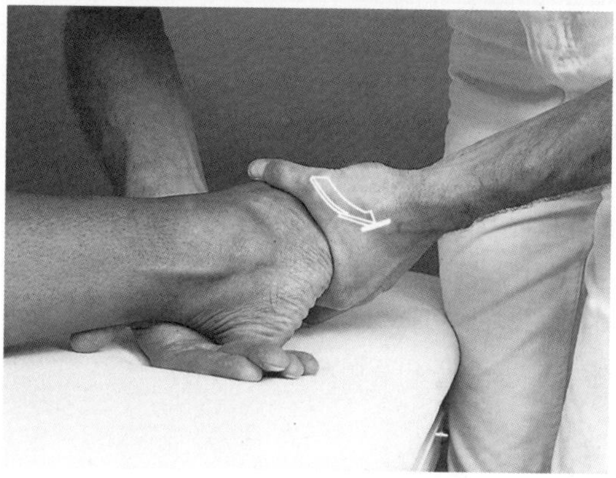

짧고/긴 종아리근 테스트

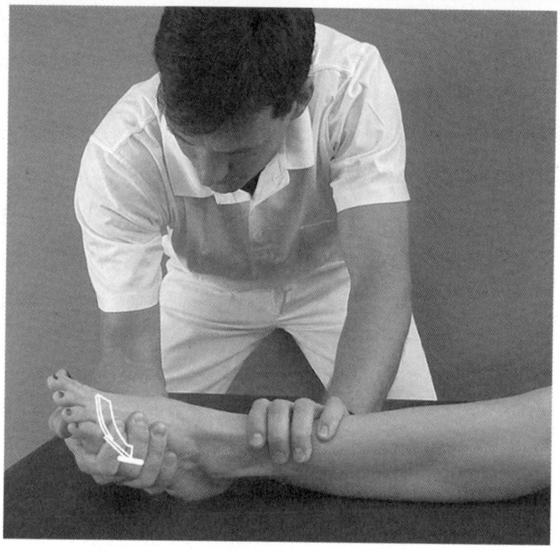

짧고/긴 종아리근의 변형 테스트 자세

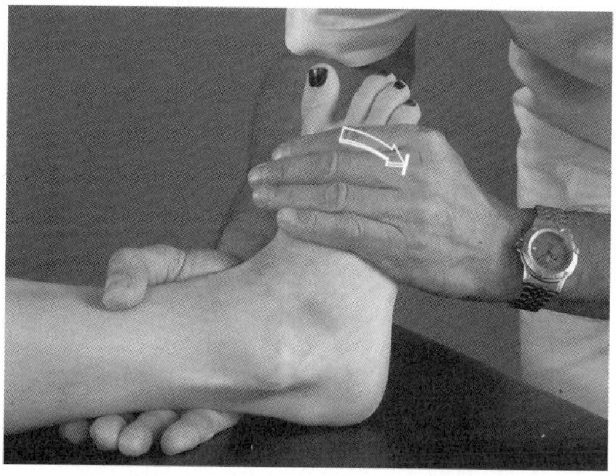

짧고/긴 종아리근스트레칭과 PIR: 수축 단계

셋째 종아리근(제3비골근)(M. peroneus tertius)

해부

기시: 종아리뼈 앞면의 먼쪽 1/3, 뼈사이 막 및 근육사이 격막의 경계.

경유: 긴발가락폄근의 일부로 간주 될 수 있다. 그것은 전방 근육 구획 내에 놓이며 그것의 건은 다른 등쪽 폄근처럼 바깥 복숭아뼈의 앞으로 달린다.

종지: 5번째 발허리뼈 기저의 등쪽 면.

동작

발의 엎침과 등쪽 폄. 걸을 때 그것은 뒤꿈치 들기에 이어서 발을 가쪽으로 안정시킨다.

허약의 징후: 걸을 때 발을 안쪽번짐을 만들면서 떨어뜨리는 경향.

테스트

자세: 테스트자는 환자의 발을 잡기 편하게 테이블 발 쪽에서 앉거나 선다.

테스트 접촉(오른발): 왼손의 손바닥과 두덩면을 사용해서, 테스트자는 발 가쪽면에 넓은 접촉을 만든다. 손가락은 발바닥면을 잡기 위해서 주위를 싸고, 반면 콩모양뼈 접촉은 새끼발가락 바로 몸쪽에서 만들어진다.

고정: 다른 손은, 발 안쪽에서, 컵 모양을 만들어서 뒤꿈치를 잡는다.

환자: 발의 가쪽면을 위로 당기는데, 가급적 등쪽으로 편다.

테스트자: 먼쪽, 가쪽 발을 발바닥굽힘 되게 그리고 약간 가쪽에서 안쪽 방향으로 밀어서 저항한다.

왼쪽 셋째종아리근은 손 위치가 바뀐다.

테스트 오류, 예방책: 발은 움직여지거나 돌아가서는 절대 안 되며 정확한 테스트 벡터를 엄격히 따라야 한다. 또한 테스트 동안이나 손으로 고정시킬 때 통증을 만들어서는 안 된다.

근막통증후군

스트레칭 테스트: 발은 발바닥굽힘 및 안쪽번짐(뒤침)된다.

PIR: 위의 스트레칭 자세에서 시작하며, 깊은 들숨을 약 10초간 멈추는 동안, 환자는 발을 위쪽으로 부드럽게 당겨서 발등 폄 및 가쪽번짐(엎침) 시킨다. 그 다음 환자에게 숨을 내쉬게 하는 동안 테스트자는 천천히 발을 시작점을 약간 넘어가는 점까지 뒤로 보내는데 근육 스트레칭을 약간 과장하기 위함이다.

자주 발견되는 연관 장애

가쪽 발목 불안정. 근육의 허약은 입방뼈에 가쪽 병소가 동반될 때 볼 수 있다.

근육을 테스트 하는 동안 지속적인 손가락 압력(안쪽 테스트)이 입방뼈에 만들어질 수도 있다. 그 둘 사이의 부정적인 관계는 도수 동작이 허약을 없앴을 때 확인된다.

압박 허약: L5 또는 S1 뿌리, 엉덩허리 인대, 궁둥구멍근 및 종아리굴 증후군.

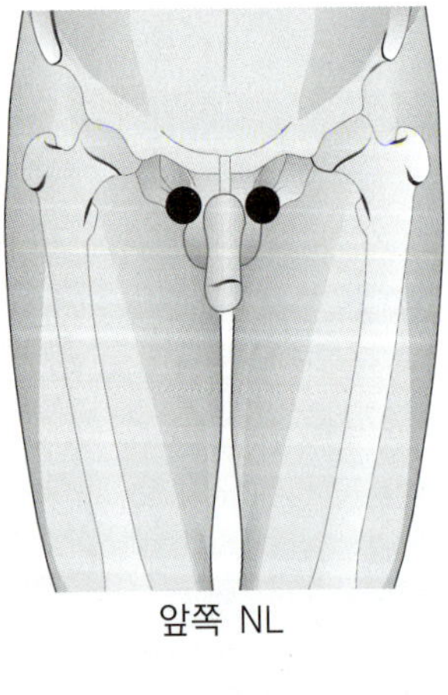

앞쪽 NL

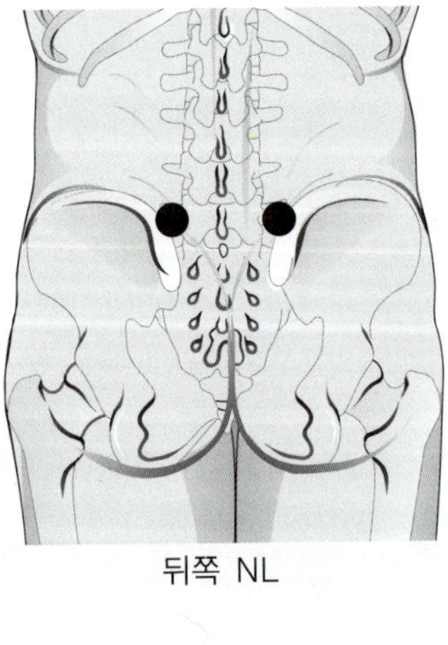

뒤쪽 NL

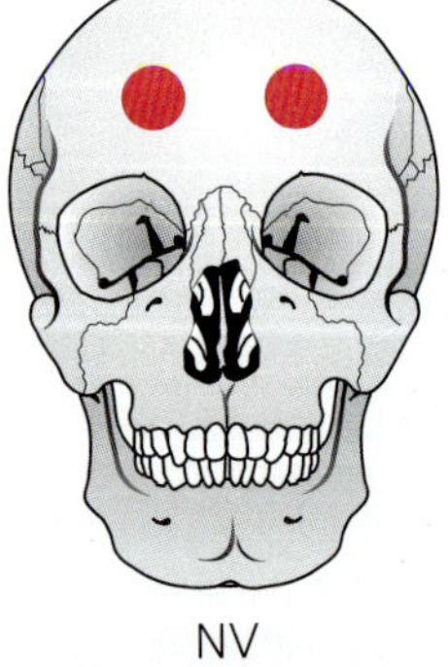

NV

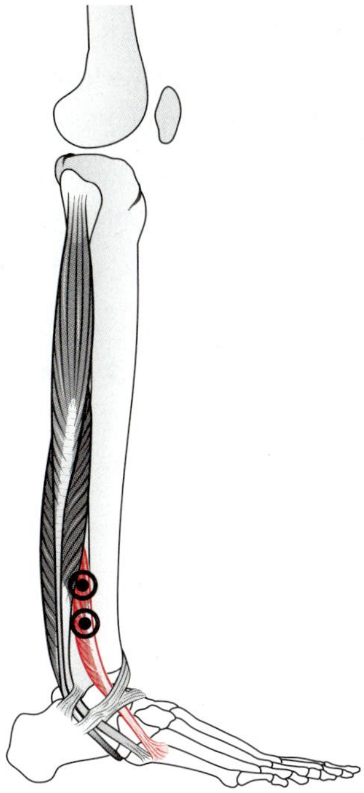

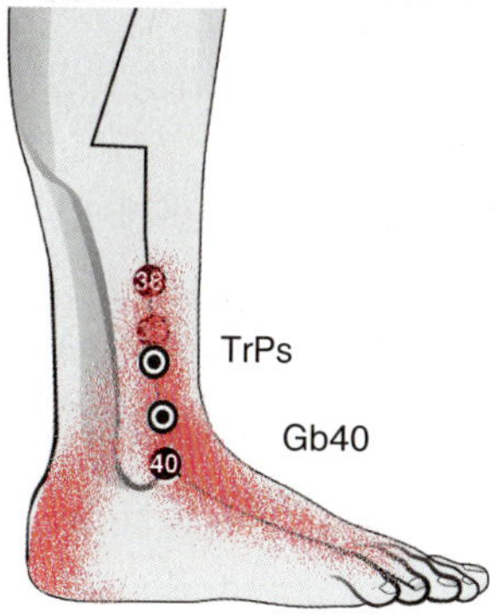

연관통 패턴, 국소 및 원점

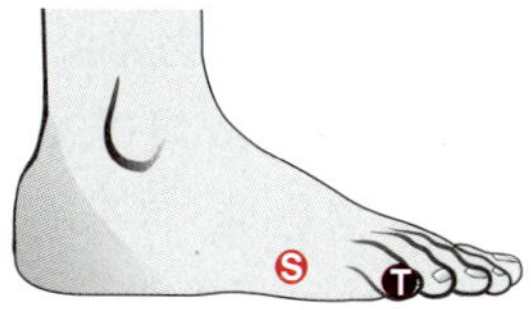

운동 기능 신경지배: 얕은 종아리신경, L5, S1
갈비뼈 펌프: 갈비사이 공간, 갈비가로돌기 관절　3, 4, 8, 9
장기: 방광
영양: 비타민 A, B1을 강화한 비타민 B 복합체, 칼륨
경락: 방광
SRS: L1 , L3

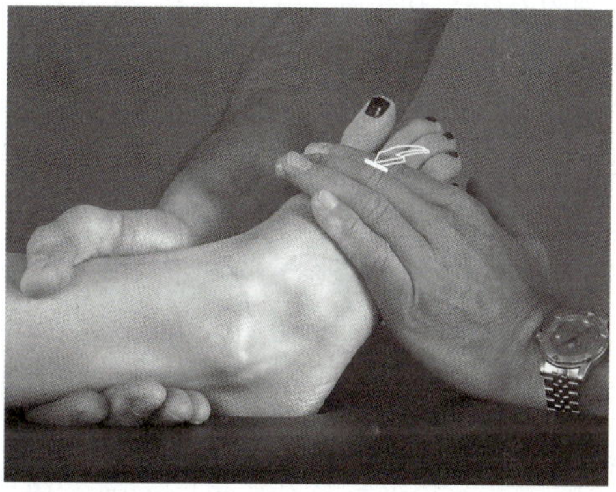
셋째 종아리근 스트레칭과 PIR: 수축 단계

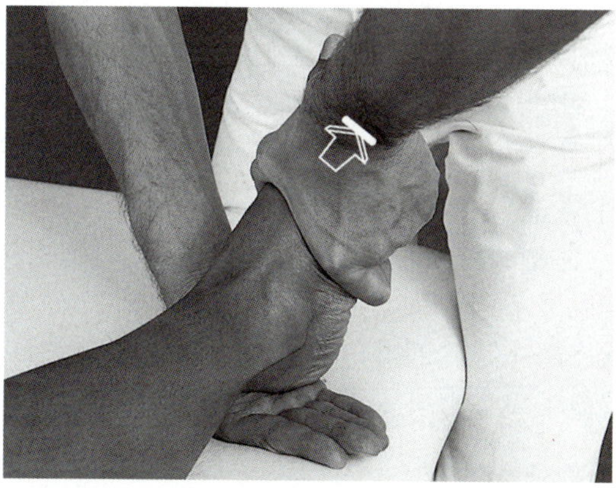
셋째 종아리근의 테스트

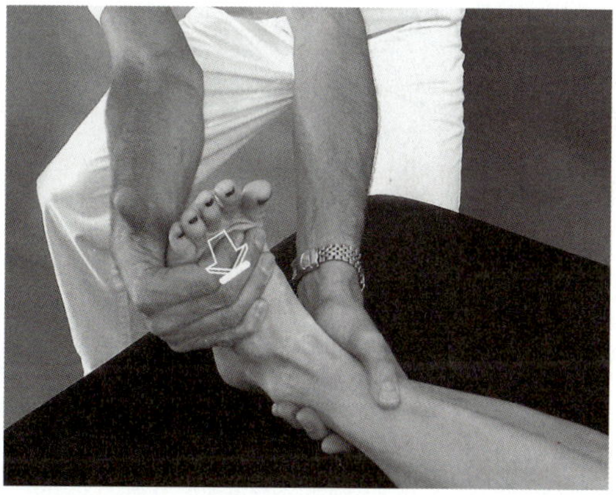
셋째 종아리근의 변형 테스트 자세

궁둥구멍근(이상근)(M. piriformis)

해부

기시: 엉치뼈의 앞면(1~4번째 엉치뼈 분절), SI 관절의 낭 및 엉치가시인대에서.

경유: 엉치뼈에 있는 넓은 기시에서 가쪽 방향으로 궁둥구멍을 통과해서 큰돌기로.

종지: 큰돌기 뒤-가쪽, 위쪽 면에.

동작

다리가 몸과 일직선일 때, 넙다리뼈의 가쪽(외) 회전이 가장 두드러진다. 다리가 회전에 맞서서 고정되어 있다면, 그것은 그것의 벌림을 돕는다. 힙이 굽혀있을 때, 근육은 다리의 벌림근이 된다. 힙 굽힘이 110°를 넘을 때, 그것은 내회전근이 된다(Travell과 Simons 1992).

Travell과 Simons(1992)에 의하면, 궁둥구멍근은 본질적으로 외회전근이고, 특히 다리가 펴있을 때, 그리고 Frick 등(1992)에 따르면, 90° 굽혀있을 때, 주로 벌림근이다. 또한 Frick이 지적하고 있는 것은 서 있을 때 궁둥구멍근은 다리 벌림에서 보조 기능을 갖는다는 것이다. 궁둥구멍근은 엉덩엉치 관절의 강력한 고정근이며 그것은 걸을 때 넙다리뼈가 안쪽으로 돌아가는 것을 막아준다. 어깨의 회선건개 근육처럼, 그것은 볼기뼈 절구 안에 넙다리뼈 머리를 고정하는 것을 돕는다. 또한 그것은 다리를 초기에 펴는 것에 기여를 한다.

허약의 징후: 넙다리뼈의 내회전, 특히 걸음에서 흔드는 단계 동안 볼 수 있다.

테스트

엎드린 자세에서 고전 테스트 (Kendall and Kendall 1983)

엎드린 자세는 궁둥구멍근이 넙다리뼈를 외회전시키는 능력을 주로 테스트한다. 기타 힙의 짧은 외회전근은, 거기에서 궁둥구멍근은 분리될 수 없어서, 동시에 테스트된다.

자세: 무릎을 90°로 굽히고 넙다리뼈는 약 30° 벌려서외회전시킨다(환자의 발은 정중선을 향해서 움직인다).

고정: 손으로 무릎의 가쪽면을 고정한다.

테스트 접촉: 테스트 손은 안쪽 복숭아뼈와 가까운 아래 다리에 접촉한다.

환자: 발을 테스트자의 손을 향해 안쪽으로 민다.

테스트자: 먼쪽 아래 다리에서 안쪽에서 가쪽으로 저항하는데, 발을 정중선에서 멀리 보내려고 한다.

등을 대고 누운 자세에서 연결된 움직임

이것은 다리가 중간 정도 굽혀있을 때, 외회전 및 벌림에 대한 연결된 움직임을 테스트 한다.

주목: '중간 정도 굽힘'이란 테이블 면에서 쉬고 있는 자세에서 측정을 해서 힙 굽힘이 약 45~70°로(약간 유동적인 특정한 자세이다) 있을 때를 말한다. 이 테스트는 보다 정확하다고 여겨지는데 왜냐하면 그것은 근육의 이중 동작을 평가하므로 기타 외회전근에서 오는 협력작용을 없애는데 도움이 되기 때문이다.

자세: 등을 대고 누워서, 넙다리뼈를 90° 이하로 굽혀서 약 30~45°로 벌린다. 엎드린 테스트처럼, 무릎은 90°로 굽힌다.

테스트 접촉: 한 손은 무릎의 가쪽에, 다른 손은 아래 다리 먼쪽 안쪽에.

고정: 이 테스트에서 실제 고정은 없는데 왜냐하면 둘 다 환자의 연결된 움직임을 저항하는데 사용되기 때문이다. 둘 다 고정 역할과 둘 다 움직이는 역할을 한다.

환자: 연결된 움직임에서, 무릎을 가쪽으로 밀어서 한 손의 저항에 맞서서 벌어지게 하고 발은 다른 손 안으로 안쪽으로 민다. 벌림으로 가는 움직임은 주된 테스트 성분이어야 한다.

테스트자: 테스트자 저항은 넙다리뼈의 회전보다 무릎의 모음에 더 신경을 써야 한다.

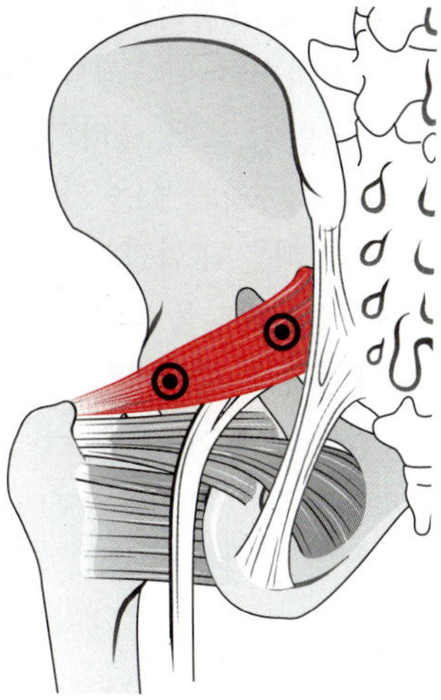

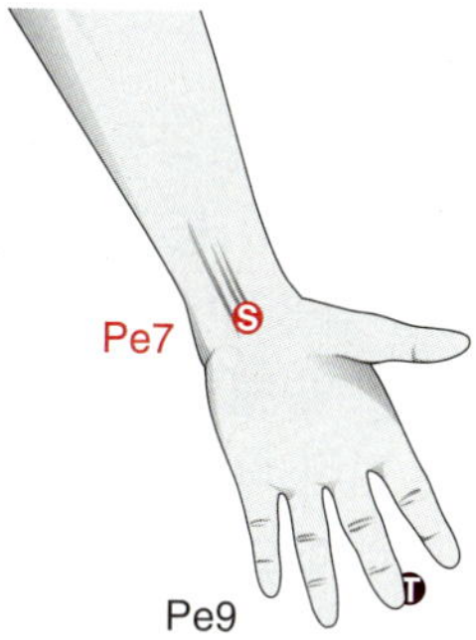

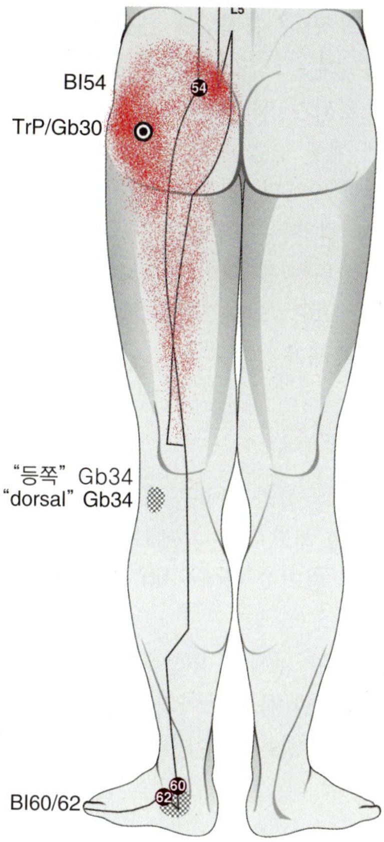

통증유발점 및 연관있는 원점

운동 기능 신경지배: 엉치얼기, L5, S1, S2
내장체성 분절(TS선): L5
장기: 생식선
영양: 비타민 A, B3, C, E, PUFA, Se, Zn, Mg
경락: 심포
SRS: L5

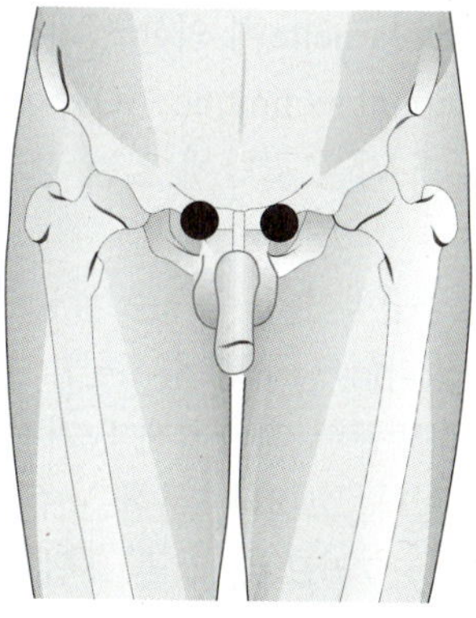

앞쪽 NL

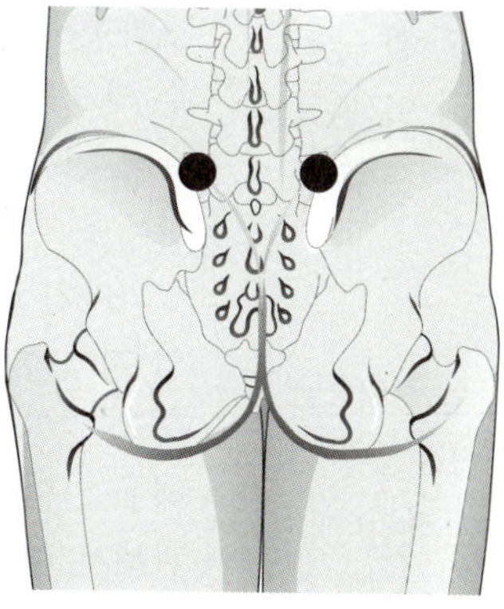

뒤쪽 NL

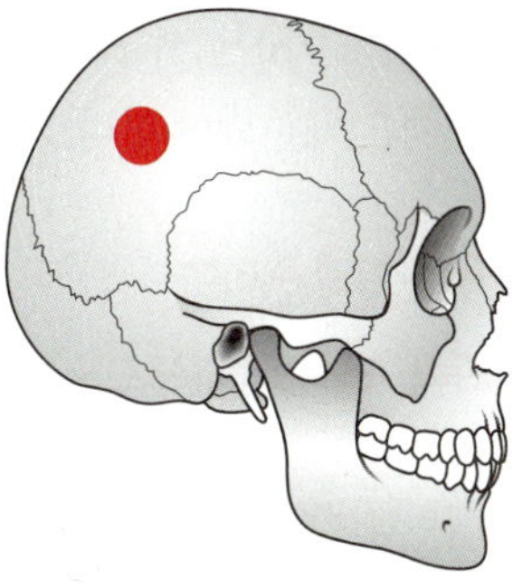

NV

아래 다리의 안쪽 움직임에 대한 맞서는 압력은 그냥 고정인데, 그렇지 않다면 힙의 다른 외회전근이 테스트되기 때문이다. 실제 근육 테스트를 하기 전에 예행 연습을 한다면 근육 테스트 정확도가 증진할 것이다. 복잡한 이중 움직임 패턴 때문에, 일부 환자는 움직임을 1~2번 예행 연습을 함으로써 이득을 볼 것이다. 근육 테스트에 최고의 격언이 있다; '의심스러울 때, 만족할 때까지 여러 번 반복해라'.

앉아서 테스트

다리의 자세는 힙과 무릎을 90°로 구부리는 것에 있어서, 등을 대고 누운 자세와 동일하다. 넙다리뼈를 약 30° 벌리고 힙에서 90° 이상 굽히지 않는 것이 중요하다.

테스트 동안 가장 중요한 것은 무릎의 벌림이다. 테스트 동안 몸이 돌아가지 않도록 환자를 고정하는 것에 신경을 써야 한다.

테스트 접촉: 테스트 손을 먼쪽 아래 다리의 안쪽에.

고정: 자유 손은 가쪽 무릎을 고정한다.

환자: 가능한 세게 테스트자의 손에 맞서서, 발을 안쪽으로 그리고 무릎을 가쪽으로 민다.

테스트 오류, 예방책: 궁둥구멍근을 다른 외회전근에서 구분하는 가장 중요한 요소는 힙이 굽혀있을 때 외회전 잠재력을 갖지 않는 것이다. 테스트 동안, 테스트자에 의한 회전적 성분은 최소화 돼야 하는데, 그렇지 않으면 테스트는 궁둥구멍근보다 다른 외회전근을 선호할 수 있다. 등을 대고 누운 자세에서, 넙다리뼈를 60~70° 이상 굽혀서는 안되는데 왜냐하면 궁둥구멍근이 약 110° 힙 굽힘일 때 내회전근이 되기 때문이다. 환자에 의한 골반의 회전은 제한돼야 한다.

근막통증후군

스트레칭 테스트: 엎드린 자세에서, 무릎을 90°로 굽히고 넙다리뼈를 그것의 자연적인 끝점까지 안쪽으로 돌린다(발과 아래 다리는 가쪽으로 움직인다).

또한 등을 대고 누운 자세로도 테스트를 할 수 있다. 넙다리뼈를 90° 굽힌다. 테스트자는 무릎과 넙다리뼈를 테이블 쪽으로(뒤쪽으로) 밀고 무릎에서 뒤쪽 압력을 유지하면서 넙다리를 모은다. 이것은 테스트 동안 골반이 들어 올라가는 것을 막아 준다. 동시에, 아래 다리와 발을 가쪽으로 움직이는데 그것은 넙다리뼈를 내회전시켜서 궁둥구멍근의 부가적인 스트레칭을 더해준다.

PIR: 스트레칭 자세에서 시작해서, 환자에게 발과 아래 다리를 안쪽으로 하고 무릎을 가쪽으로 밀어서 궁둥구멍근을 천천히 수축하라고 시킨다. 근육을 수축하는 동안 환자는 지속된 들숨을 유지한다. 환자가 숨을 내 쉬는 동안, 다리는 스트레칭 자세로 부드럽게 다시 보내지고 다음 스트레칭 효과를 나타내기 위해서 약간 더 간다. 치료적 수축과 늘림의 방향은 등을 대거나 엎드린 자세에서 동일하다.

압박의 원인: 근육 장력은 궁둥구멍 부위에 압박을 만들 수 있다. 위와 밑 볼기신경, 궁둥신경 및 음부신경이 영향을 받을 수 있다. 큰볼기근, 중간볼기근, 작은볼기근 및 넙다리근막긴장근의 허약을 이끌 수 있다. 이에 더하여, 뒤넙다리근, 앞뒤정강근, 전체적으로 얕고 깊은 종아리근 그룹 및 발의 내재근도 영향을 받을 것이다.

큰볼기근의 만성적 허약은 같은 쪽에 있는 궁둥구멍근의 증가된 수축을 이끌 수 있다. 그러한 허약의 영향은 체인을 이뤄서, 포착장애, 하지 허약 및 걸음 장애가 영속적인 기능장애라는 해로운 사이클을 야기한다.

자주 발견되는 연관 장애

궁둥구멍근의 불균형은 항상 카테고리 1 골반 병소와 함께 발생한다(DeJarnette에 의한 엉치-뒤통수 테크닉<sacro-occipital technique; SOT>). 양측성 기능적 허약은 더 작은 골반에 있는 장기의 장애를 자주 나타낸다.

과다긴장성 및 궁둥구멍근의 수축은 궁둥신경의 자극을 이끌 수 있다(궁둥구멍 증후군). 증후군의 원인으로 궁둥구멍근이 지나치게 당겨진 상태를 기술한 일부가 있다. 그러나, 문헌은 주제에 관해서 명확하지 않다. 그러므로, 접골 요법 테스트는 스트레칭에서부터 통증을 유발시키기 위해서 궁둥구멍근의 수축까지 다양하다. 또한, 문헌은 그것을 드물게 생기는 현상에서부터 감춰진 빈도까지 자꾸 바뀐다. 이것은 아마도 '어디서, 언제 그리고 어떻게'에 대한 진정한 합의가 없기 때문일 것이다. AK 테스트는 이 진단학적 과정에 다른 차원을 더한다. 그럼에도 불구하고, 두 경우에서 증후군은 허리 디스크 문제와 흔히 혼동된다. 자주 증후군은 허리 디스크 문제의 결과다. 볼기신경 및 음부신경의 압박 또한 생길 수 있다(위를 보라).

압박 허약: L5/S1 척추사이구멍에서 온 S1 뿌리 증후군 및 엉덩허리인대 증후군. 엉덩허리인대 증후군에서, L5 뿌리가 자극되는데, 그것이 허리 엉치 굴을 통해서 지나가기 때문이다.

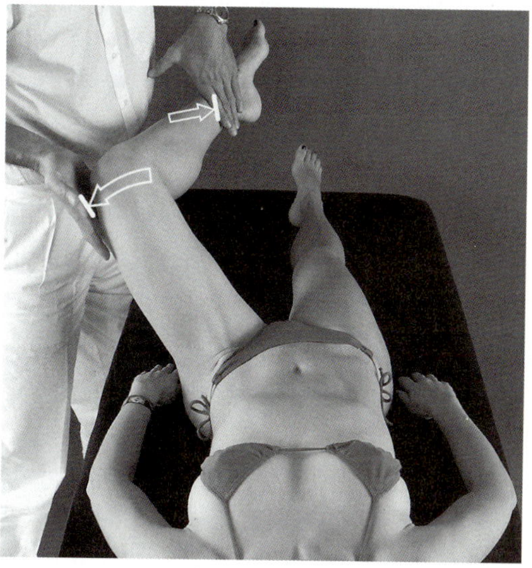

등을 대고 누운 자세에서 궁둥구멍근 테스트

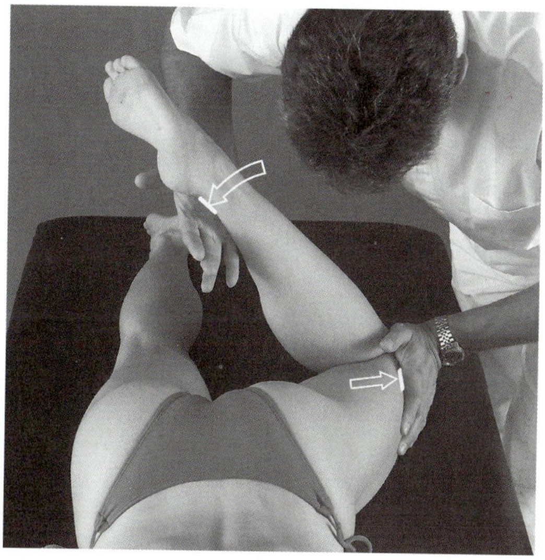

엎드린 자세에서 궁둥구멍근 테스트

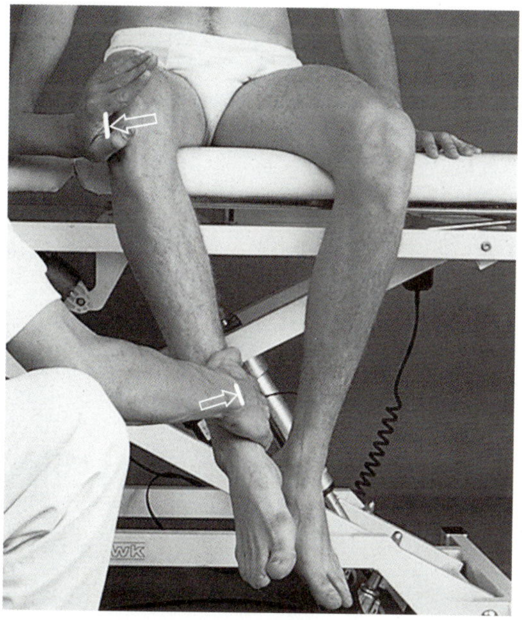

앉은 자세에서 궁둥구멍근 테스트

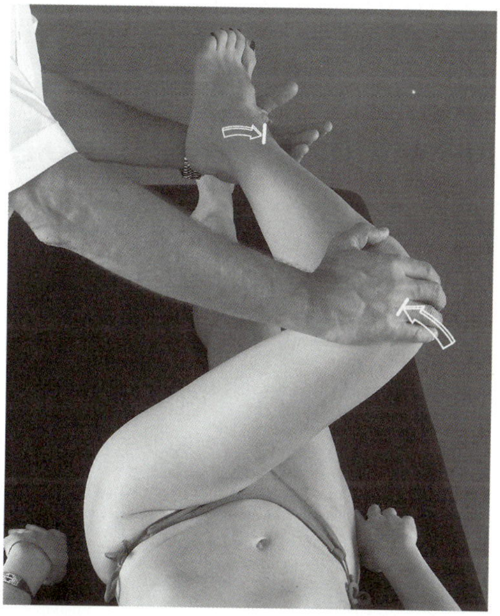

스트레칭과 PIR: 수축 단계

오금근(슬와근)(M. popliteus)

해부

기시: 넙다리뼈 가쪽 위관절융기 먼쪽 부분, 무릎의 뒤쪽 낭, 가쪽 메니스쿠스 및(일부 교과서에서) 종아리뼈 머리에서 나온다.

경유: 기시의 건은 넙다리뼈 가쪽 위관절융기에서부터 얕게 관절낭으로 그리고 가쪽 곁인대 밑으로 달린다.

종지: 정강뼈의 뒷면으로, 가자미선의 위쪽 반에.

동작

넙다리뼈가 굽혀있을 때, 정강뼈를 안쪽으로 돌린다. 서서 아래 다리가 고정되어 있을 때, 그것은 넙다리를 가쪽으로 돌린다. 그것은 무릎 굽힘근으로서 작용을 하며 서있을 때 무릎을 두드러진 과다폄에서 벗어나게 당길 뿐만 아니라, 무릎의 가쪽면을 고정한다. 무릎이 굽혀있을 때 그것은 가쪽 메니스쿠스를 뒤쪽으로 당긴다. 걷는 사이클에서 뒤꿈치가 지면을 치는 동안, 근육은 무릎의 안정을 돕고 충격력의 흡수를 돕는다.

허약의 징후: 무릎의 과다폄.

테스트

자세: 환자는 앉거나, 등을 대고 눕거나 아니면 엎드린 자세에서, 무릎을 90°로 굽히고 최대한으로 안쪽으로 돌려서 발의 발가락이 정중선을 향해서 움직이게 한다. 또, 발은 굽힘/폄 및 안쪽번짐에 관해서 중립 자세로 두어서 발목 관절을 밑으로 고정시킨다.

테스트 접촉: 환자 앞발의 안쪽면, 엄지에 가깝게.

고정: 가쪽 발꿈치뼈 및 가쪽 복숭아뼈를 덮는 넓은 부위.

환자: 앞발을 가능한 세게 내회전 되도록 민다.

테스트자: 외회전 방향으로 저항한다. 테스트 동안 발이 정중선에서 멀리 움직이고 정강뼈 결절이 가쪽으로 돌아가는 것이 보인다면, 오금근은 약하다고 간주된다. 정강뼈 결절의 외회전은 결정 짓는 요인이다. 그러나, 발이 움직이지 않고, 정강뼈 결절도 그렇다면, 근육은 강하다고 간주될 수 있다.

정강뼈 결절의 움직임이 보이지 않지만, 테스트 동안 발이 바깥번짐 되고 가쪽으로 돌아간다면, 발의 고정 부족이 발목에서 있다는 것이어서, 교정될 때까지 오금근 테스트는 만들어질 수 없다. 오금근에 대한 평가를 더 하기 전에 앞 뒤 정강근이 테스트돼야 한다.

테스트 오류, 예방책: 발목 안정성이 부족할 때 정강근에 대한 감별 테스트를 시행해야 한다. 발뒤꿈치 또는 발목 부위에서 통증을 만들면 안 된다. 또, 테스트자가 앞발을 너무 세게 잡아서는 안 되는데 왜냐하면 이것이 통증을 만들어서 거짓 약함 소견을 만들 수 있기 때문이다.

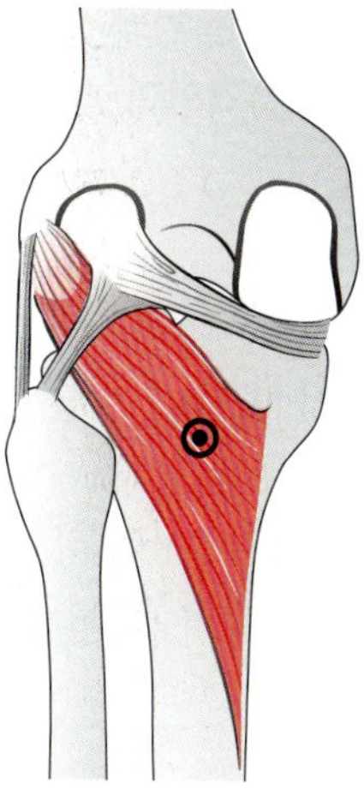

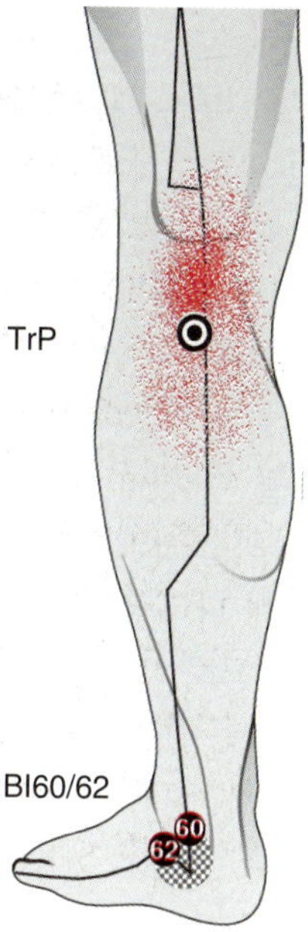

연관있는 원점

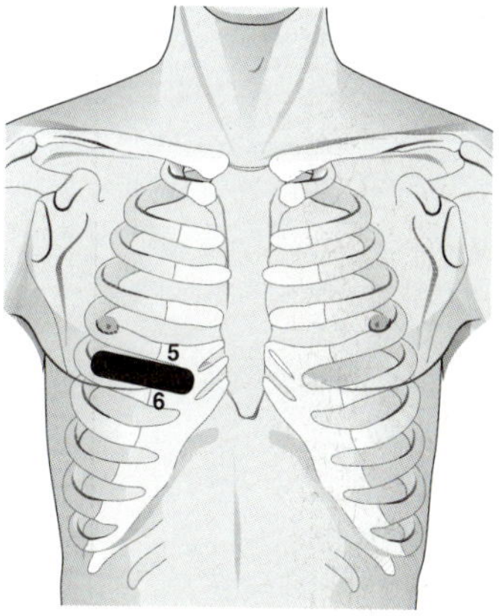

앞쪽 NL

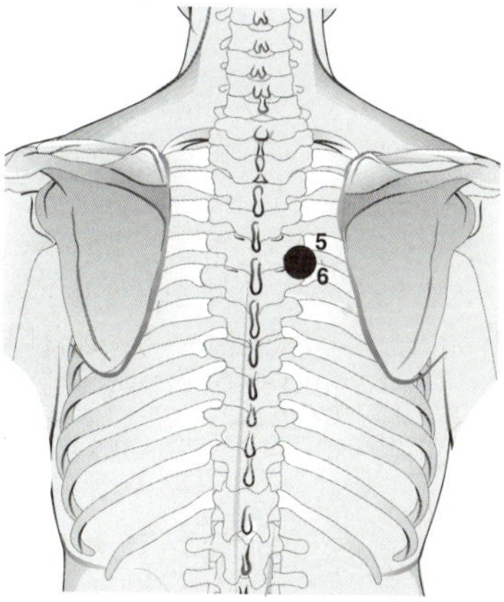

뒤쪽 NL

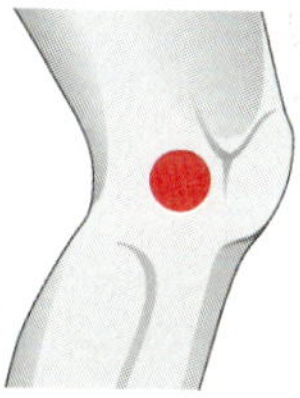
NV

운동 기능 신경지배: 정강신경, L4, L5, S1
내장체성 분절(TS 선): T4
갈비뼈 펌프: 갈비사이 공간, 갈비가로돌기 관절 4
경락: 담경
장기: 담낭
영양: 비타민 A, 필수지방산(PUFA)
SRS: L4

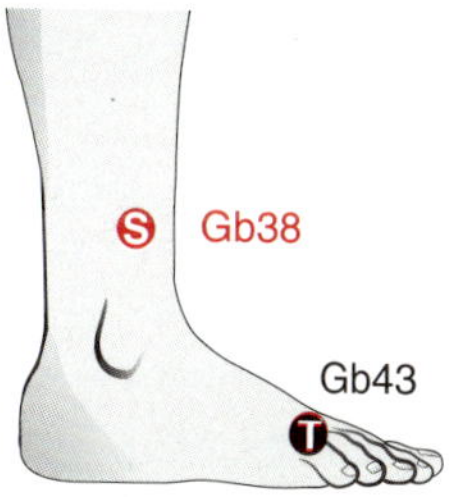

근막통증후군

스트레칭 테스트: 등을 대고 누운 자세에서, 환자의 무릎을 펴고 발뒤꿈치를 테이블에서 들어 올린다. 그 다음 아래 다리를 할 수 있는 만큼 가쪽으로 돌린다. 이것은 무릎 및 힙 관절 모두 외회전을 극대화시킬 것이다.

힙 관절의 외회전 수준은 무릎 관절의 전반적인 외회전과 비교될 수 있다. 무릎에서 다리가 돌아가는 정도는, 힙의 그것과 대조적으로, 무릎을 90° 로 구부리고 아래 다리의 외회전을 반복해서 얻어질 수 있다. 그러므로, 힙 관절에서의 외회전의 실제 정도를 결정하는 것은 훨씬 쉽게 만들어진다.

PIR: 스트레칭 자세에서 시작해서, 환자는 아래 다리를 안쪽으로 천천히 돌리고 동안 지속된 들숨을 멈추고 있는다. 환자가 숨을 내 쉬는 동안, 테스트자는 다리를 스트레칭 자세로 다시 보내기 위해서 그것을 가쪽으로 돌린다. 스트레칭을 조금 더 증진하기 위해서 움직임의 자연스러운 끝점에서 약간 더 돌린다.

자주 발견되는 연관 장애

만성적 무릎 불안정 및 무릎 수술에 뒤이은 재활의 어려움.

압박의 원인: L4/L5 척추사이구멍에서 온 L5 뿌리 증후군, 궁둥구멍 증후군, 엉덩허리인대 증후군.

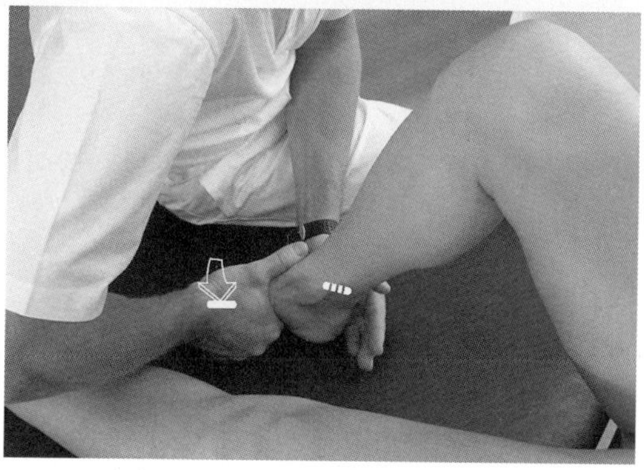

등을 대고 누운 자세에서 오금근 테스트

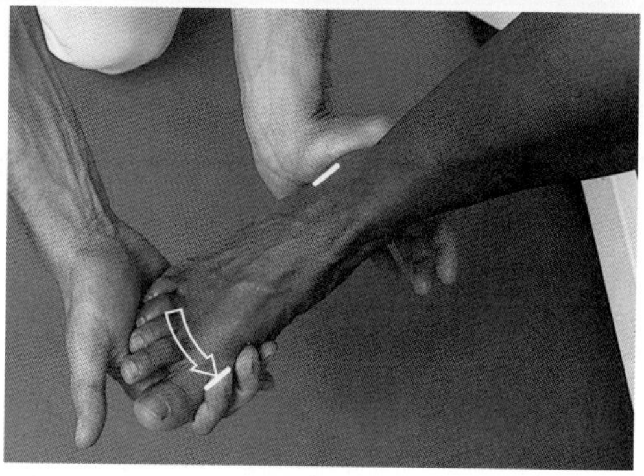

앉은 자세에서 오금근 테스트

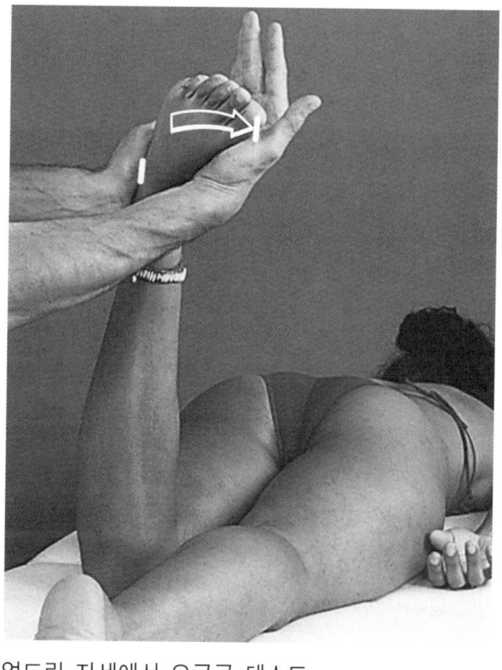

엎드린 자세에서 오금근 테스트

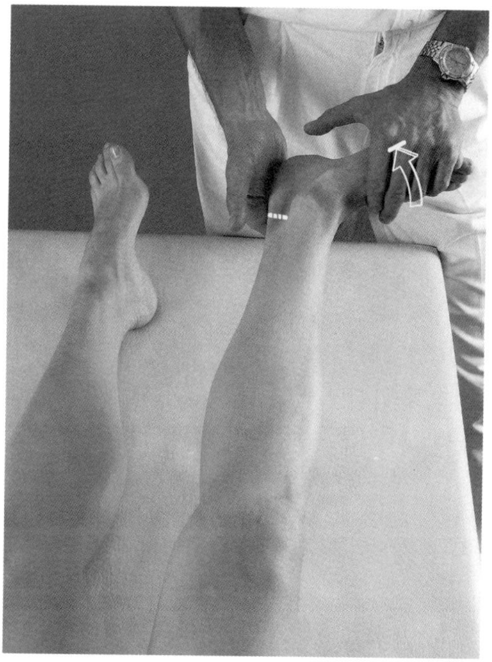

PIR: 들숨과 함께 수축 단계

네모엎침근(방형회내근)(M. pronator quadratus)

해부

기시: 자뼈의 먼쪽 1/4과 자뼈의 손바닥면.
경유: 앞팔 손바닥면의 가장 깊은 근육 층 안에서, 안쪽에서 가쪽으로 나아 간다.
종지: 노뼈의 먼쪽 1/4과 노뼈의 손바닥쪽 면.

동작

원엎침근과 함께 앞팔을 엎친다.
허약의 징후: 팔이 이완돼서 매달려 있을 때, 손에서 증가된 뒤침을 볼 수 있다.

테스트

자세: 앞팔을 팔꿈치에서 완전히 굽히고 난 다음 엎친다.
테스트 접촉: 한 손으로 먼쪽 앞팔에. 먼쪽 앞팔은 저항을 하기에 매우 약한 접촉을 제공한다. 어느 정도의 상당한 힘을 써야 하므로, 테스트자가 양 손의 손가락을 겹쳐서 환자의 먼쪽 앞팔과 주먹을 싼다면, 통증을 일으키지 않을 정도의 넓고 강한 테스트 압력을 줄 수 있다. 힘이 센 환자에서는 양손으로 환자 주먹 주위를 싸서 넓게 접촉을 해라. 부위의 어떤 경혈에 접촉하지 않도록 주의해야
한다.
고정: 저항을 위해 양 손을 사용하지 않는다면, 자유 손은 팔꿈치 부위의 위팔뼈를 고정 시킨다.
환자: 앞팔을 가능한 많이 엎침 시킨다.
테스트자: 손목과 앞팔을 뒤침 시키려고 해서 저항한다.
테스트 오류, 예방책: 손 접촉으로 인한 통증. 원엎침근의 협력 작용을 완전히 없애기가 불가능하다.

근막통증후군

스트레칭 테스트, PIR: 원엎침근과 함께 만들어진다.

자주 발견되는 연관 장애

굽힘근 지지띠를 비정상적으로 늘리게 만드는 근육 허약은 안쪽정중신경 포착장애 및 손목굴 증후군을 일으킬 수 있다. 국소적 기시-종지 테크닉으로 치료한다(Garten 2012, 10장을 보라).
압박의 원인: 손목굴 증후군.

압박 허약

원엎침근 증후군으로 정중신경이 포착되는데 신경은 원엎침근의 자쪽 및 노쪽 머리를 지나가기 때문이다. 원엎침근의 먼쪽에서 발견되는 다른 근육 안에서 보여지는 약한 패턴으로 진단이 확정된다. 이것들은 긴엄지굽힘근, 깊은손가락굽힘근(2, 3번째 손가락), 네모엎침근 및 엄지 볼의 근육을 포함하는데, 엄지모음근 및 짧은엄지굽힘근의 깊은 머리는 포함되지 않는다.

C7/ T1척추사이구멍에서 온 C8 뿌리 증후군. 목갈비근 같은 보다 몸쪽 포착장애에 기인한 장애, 갈비빗장근 및 작은가슴근 증후군뿐만 아니라 겨드랑이의 정중신경은 모두 네모엎침근의 허약을 일으킬 수 있다.

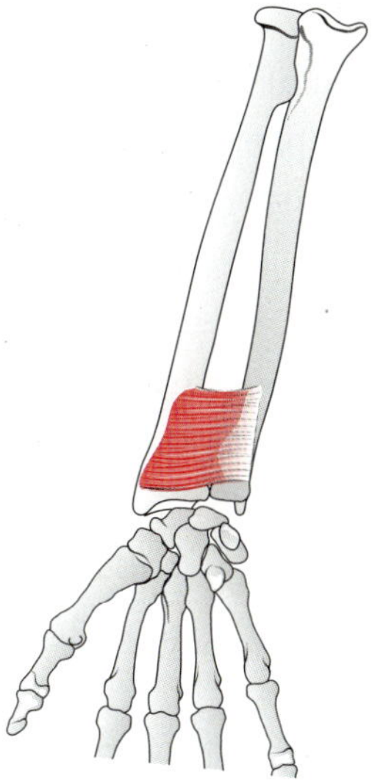

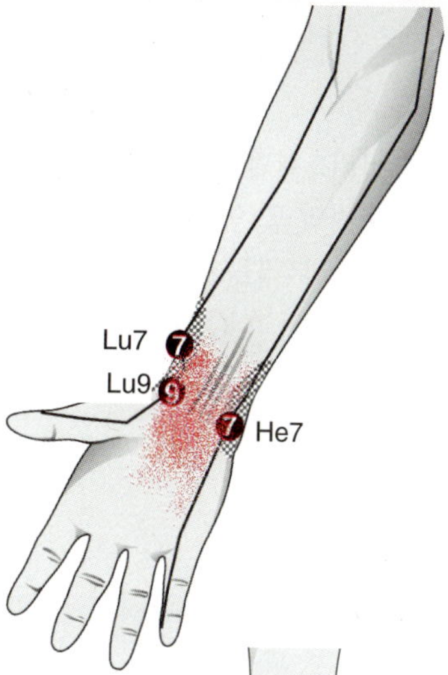

운동 기능 신경지배: 정중신경, C7, C8, T1
경락: 위경
장기: 위장
영양: Ca, Mg, Fe, 인산염(예, 생감자), 비타민 B5, PUFA

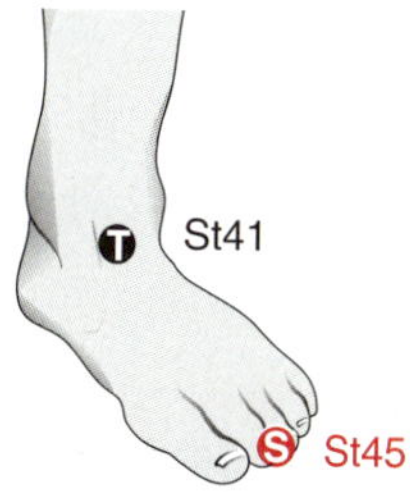

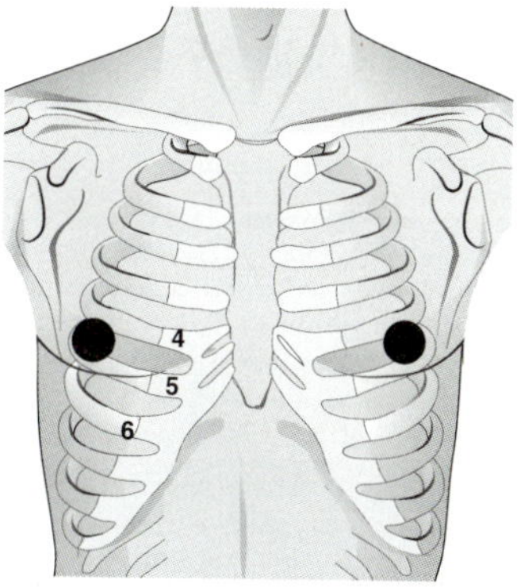

앞쪽 NL

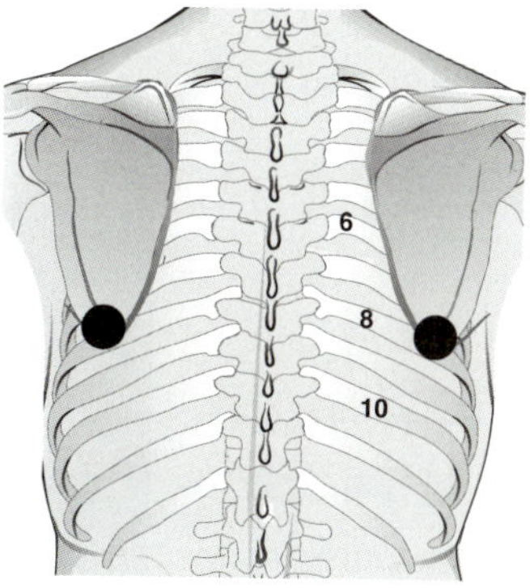

뒤쪽 NL

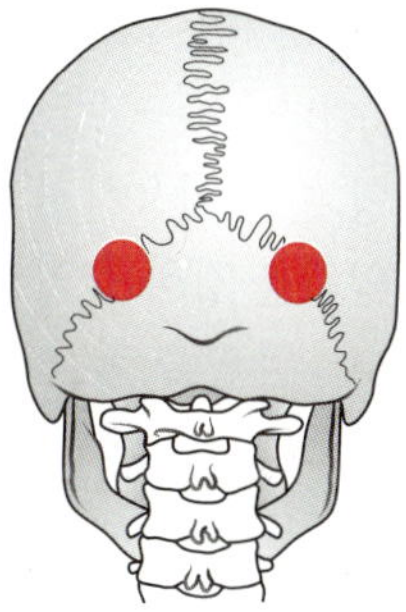
NV

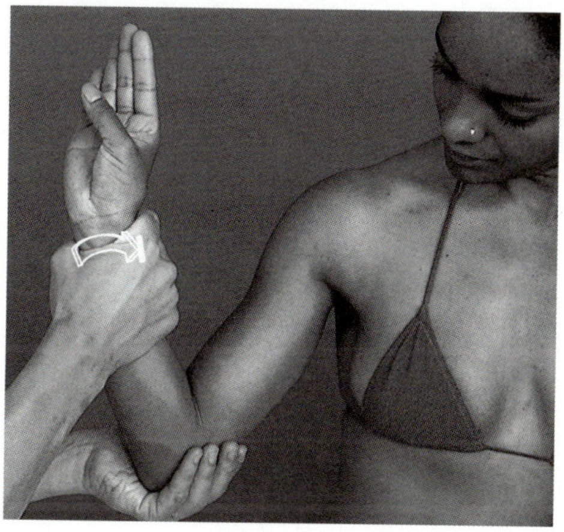

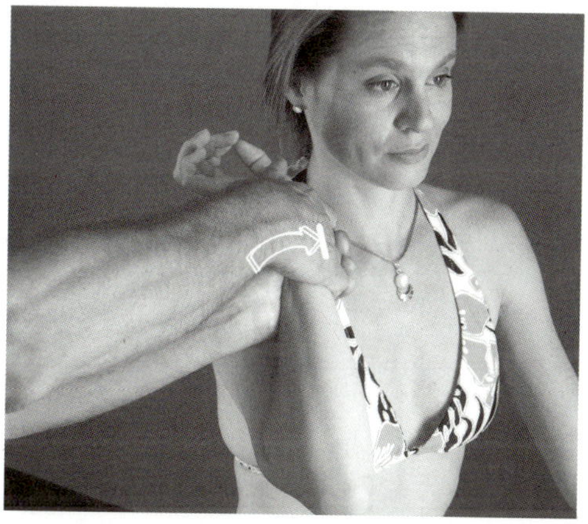
네모엎침근 테스트

원엎침근(원회내근)(M. pronator teres)

해부

기시: 위팔뼈 머리: 위팔뼈 안쪽 위관절융기의 앞면, 근육사이 격막 및 앞팔 근막에서 나온다.

자쪽 머리: 자뼈 부리돌기의 안쪽면.

경유: 노쪽손목굽힘근과 같은 층 안에서 발견되나, 약간 가쪽이다.

종지: 노뼈 자쪽 면의 중간.

동작

네모엎침근과 함께 앞팔을 엎치고, 굽히는 것을 약간 보조한다.

허약의 징후: 팔을 밑으로 매달려 있게 할 때, 손의 증가된 뒤침을 볼 수 있다.

테스트

자세: 앞팔을 45° 로 굽히고 완전히 엎침시킨다.

테스트 접촉: 환자의 앞팔 또는 주먹 쥔 손이 손목에서 굽히거나 펴지지 않게 해서 그것의 먼쪽 부분에 댄다.

고정: 양 손을 사용하지 않는 경우 팔꿈치에.

환자: 앞팔을 강하게 엎침시킨다.

테스트자: 앞팔을 뒤침시킨다.

테스트 오류, 예방책: 테스트 손이 통증을 만들어서는 안 된다. 두 손 접촉이 통증을 만들지 않고 더 꽉 잡을 수 있다. 허약을 위한 흔한 보상은 테스트 동안 팔꿈치를 몸통에서 벌리는 것이다. 이 경향을 막는 것이 중요하다.

근막통증후군

스트레칭 테스트: 앞팔을 뒤침 시키고 팔꿈치를 편다. 근육 단축이 흔해서 스트레칭시키는 것이 잠재 통증유발점을 활성화시켜서, 연관통을 만들 수 있다.

PIR: 환자는 스트레칭 자세에서 앞팔을 테스트자의 저항에 맞서서 엎침되게 돌린다. 이완 단계에서, 테스트자는 부드럽게 뒤침 시켜 스트레칭을 하며 약간 넘어 간다.

압박의 원인: 원엎침근 증후군은 네모엎침근에서 기술한 것처럼 정중신경 자극을 만든다. 원엎침근 먼쪽 근육의 허약으로서 진단이 확정된다: 긴엄지굽힘근, 깊은손가락굽힘근(2, 3번째 손가락), 네모엎침근 및 엄지 볼 근육. 노신경 지배를 받는 모음근 따위 및 엄지굽힘근의 깊은 머리는 포함되지 않는다.

원엎침근 증후군은 결과적으로 그 다음의 네모엎침근 방해로 인한 손목터널 증후군을 유발해서 정중신경을 이중 압착하게 만든다.

자주 발견되는 연관 장애

압박 허약: C6/ C7 척추사이구멍에서 온 C7 뿌리 증상, 목갈비근 증후군, 갈비빗장 증후군 및 작은가슴근 증후군.

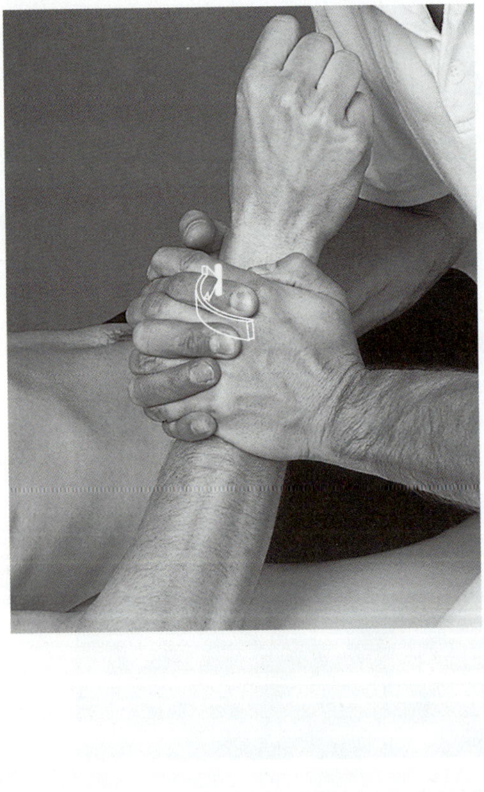

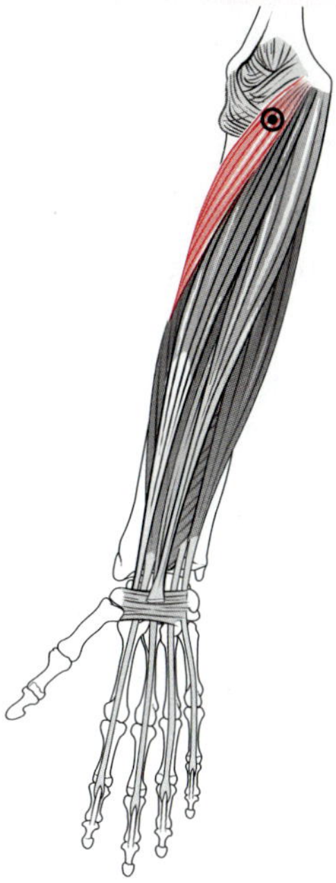

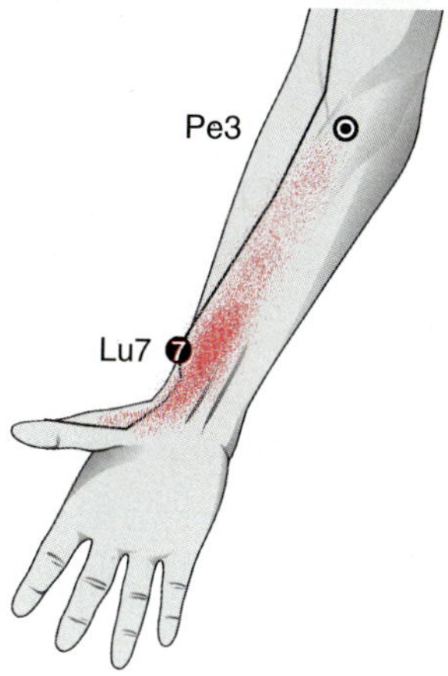

운동 기능 신경지배: 정중신경, C6, C7
경락: 위경
장기: 위장
영양: Ca, Mg, Fe, 인산염, 비타민 B5, PUFA

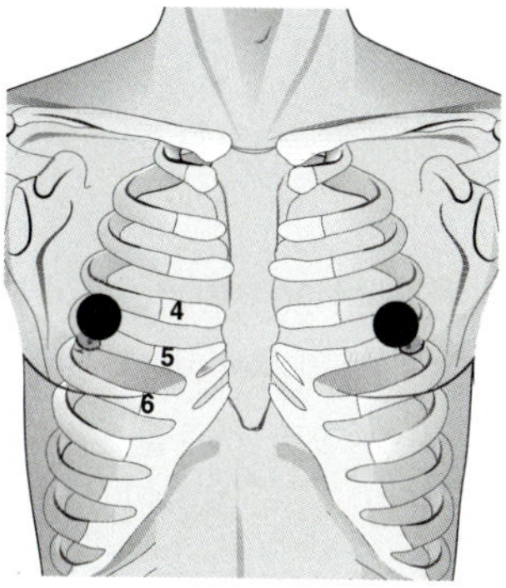

앞쪽 NL

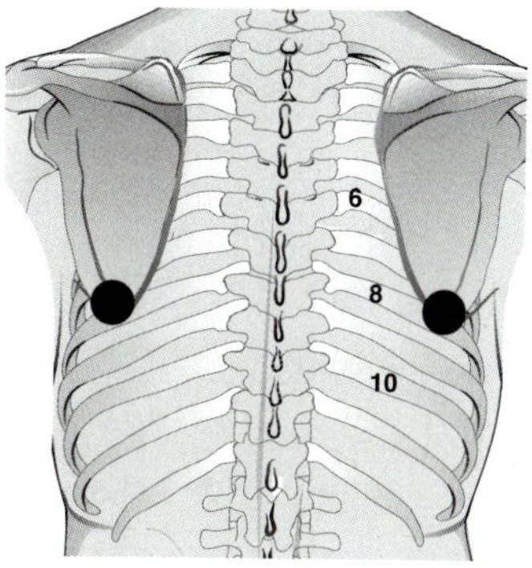

뒤쪽 NL

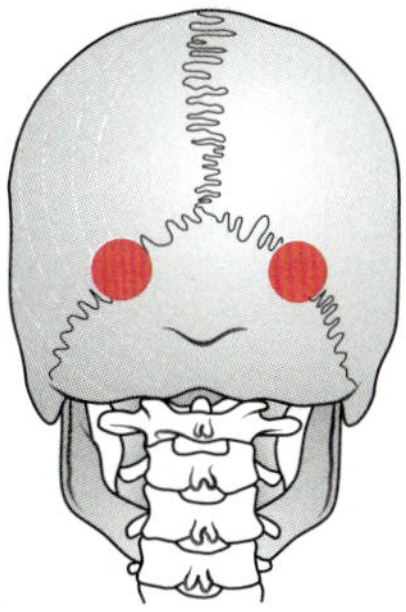
NV

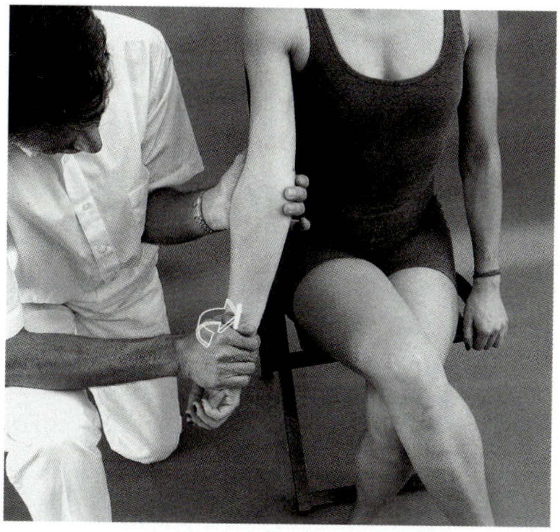
원엎침근의 PIR

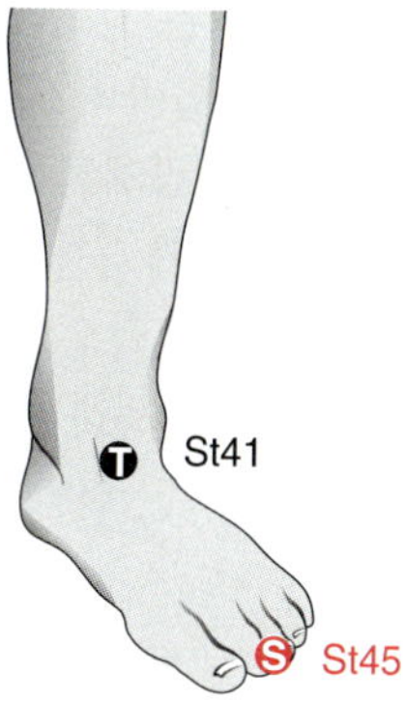

허리근(요근)(M. psoas)

해부

기시: 척추 몸체 및 T12~L5 척추사이 디스크, 또, L1~ L5의 가로돌기에서.

경유: 위에서 아래쪽으로 그리고 약간 앞쪽과 가쪽으로 진행한다. 허리근과 엉덩근은 콩팥을 위한 근육성 등쪽 쿠션을 형성하고 오른쪽 맹장과 왼쪽 S자 결장의 부착을 위한 근막면을 제공한다.

종지: 엉덩근과 함께 넙다리뼈 작은돌기 뒤쪽 안쪽면에서 같이 종지를 한다.

동작

넙다리뼈의 굽힘과 모음 그리고, 힙을 중립 자세로 두고서, 약간의 안쪽 회전이 가능하다(Palastanga 등, 1989, Schiebler 등, 1999). 힙을 굽혀서 벌리고 있을 때, 약간의 가쪽 회전 요소가 눈에 띈다(Walther 2000, Kendall과 Kendall 1983, Travell과 Simons 1992). 이것은 피벗점에 대한 종지 각도가 바뀐다는 사실에 기인한다(엉덩근을 보라).

서서 넙다리를 고정점으로 둔 자세에서, 양쪽 동시 수축은 골반을 뒤쪽으로 돌리고 허리 척추를 전만시킬 것이다. 한쪽 수축은 엉덩뼈를 뒤쪽으로 기울이고, 허리척추를 옆으로 구부려서 수축쪽으로 볼록하게 만들면서 수축 반대쪽으로 그것을 돌린다.

허약의 징후: 짧아진 발걸음 그리고 걸을 때 아래 다리의 두드러진 '튀기기' 또는 '차기'가 명백해질 수 있다. 허약한 쪽의 골반은 앞쪽으로 굽혀지고 안쪽으로 돌아서 반대쪽 골반의 보상성 뒤쪽 굽힘과 가쪽 회전을 만든다. 잠재적으로 해로운 전체 척추의 보상성 틀기 및 되틀기가 생긴다.

편측 허약: 허리 측만 및 기능적으로 긴 다리와 병합된 엉덩뼈이 앞쪽 굽힘이 가능하다.

양측 허약: 허리 척추의 감소된 전만.

테스트

등을 대고 누운 자세

다리를 무릎에서 펴고 가쪽으로 돌린다. 이 점에서 다리는 힙에서 대략 40° 굽혀지고 약 30° 벌려진다. 테스트 자세에 도달하자마자, 환자에게 다리 무게를 지탱하고 있으라고 시킨 다음 아래에서 기술된 대로 테스트를 곧바로 실행한다.

고정: 접촉이 불편함을 만들지 않나를 확인하면서 반대 골반에.

테스트 접촉: 다리를 테스트 자세로 옮긴 손은 안쪽 복숭아뼈 바로 위인 먼쪽, 안쪽 다리로 빨리 옮긴다. 접촉은 넓어야 하고 통증을 만들어서는 안 된다.

환자: 테스트자의 손에 맞서서 위쪽 그리고 약간 정중선을 향해서 눌러서, 다리를 굽히고 약간 모아지게 보낸다. 실제 테스트 전에 1~2번의 예행 연습을 해서 환자가 요구되는 정확한 움직임을 이해하는 것을 확인한다. 환자가 다리를 테스트 자세로 두는 것이 어렵다는 것을 본다면, 허약은 이미 의심될 수 있다. 힘이 약한 환자에게서 접촉 손은 무릎과 가깝게 움직일 수 있다.

앉은 자세

앉아서 힙을 90° 굽히고 나서 20° 벌려라. 이 점에서 넙다리뼈는 가쪽으로 돌려져서 발이 정중선을 향해서 움직인다. 환자는 허리 척추를 중립 자세로 유지해야 하는데 굽힘 또는 전만의 어떠한 증가를 막기 위함이다.

고정: 몸통의 앞쪽 변위를 막기 위해서 맞은 편 어깨에 댄다.

접촉: 먼쪽, 약간 안쪽 넙다리에, 무릎과 가깝게.

환자: 맞은 편 어깨를 향해서 무릎을 위쪽 사선으로 당겨라.

테스트자: 다리를 아래쪽 사선으로 그리고 약간 가쪽으로 밀면서 저항한다.

주목: 허리 척추의 기능성 측만이 있다면, 근육의 여러 가지 섬유를 테스트하는 것이 현명하다. 측만이 상부 허리 척추에 있다면, 위쪽 섬유를 주로 분리하기 위해서 다리를 약 20°까지 벌린다. 측만이 하부 허리 척추에 한정되어 있다면, 아래쪽 섬유들은 다리를 30° 넘게 벌릴 때 제일 잘 분리된다.

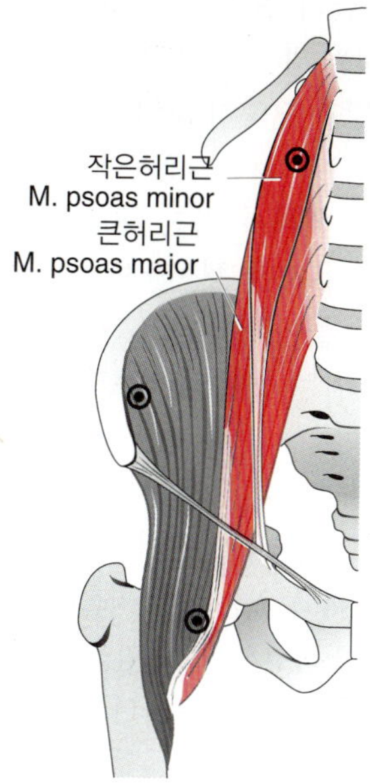

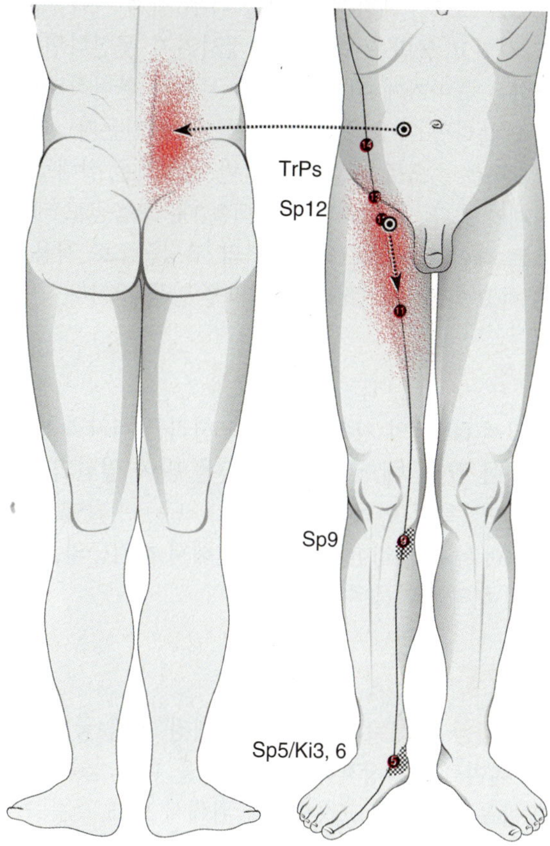

연관통 및 연관있는 원점

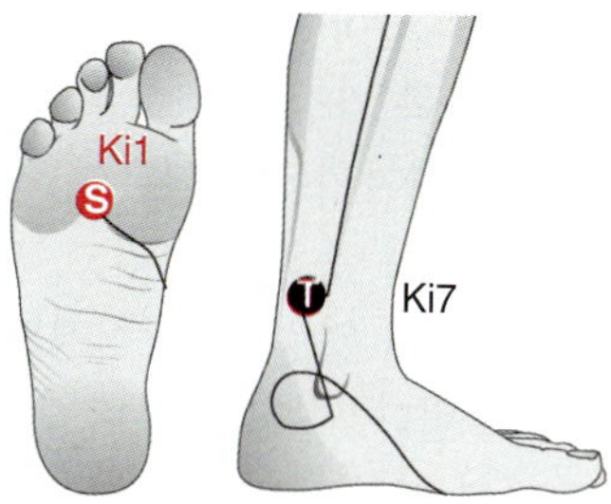

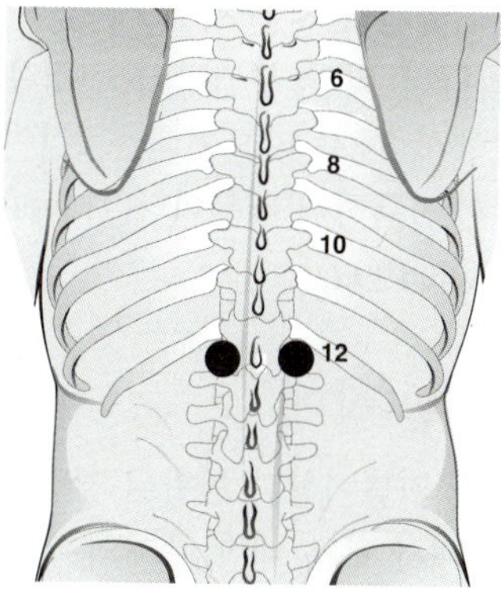

앞쪽 NL

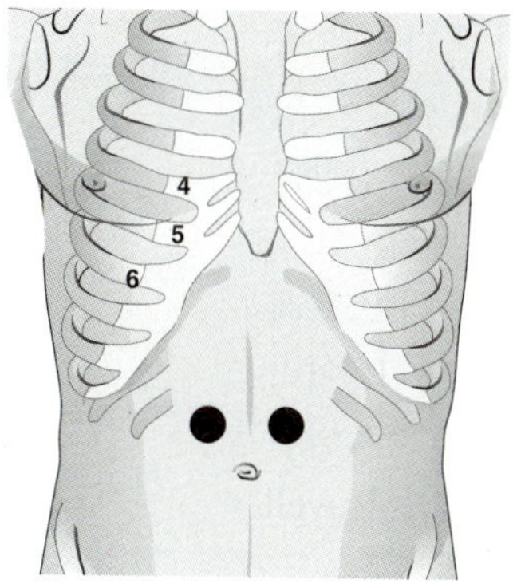

뒤쪽 NL

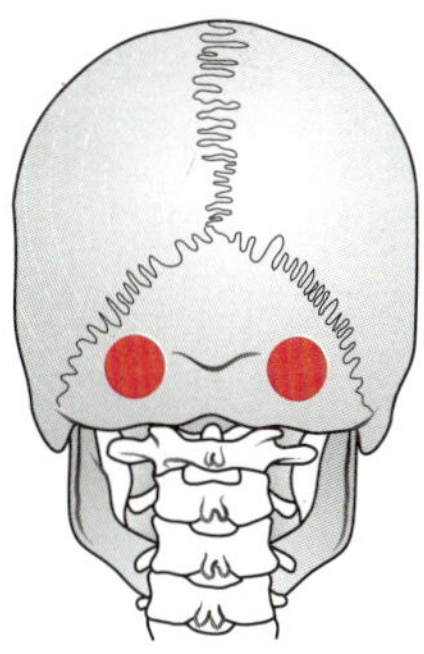

NV

운동 기능 신경지배: 허리얼기, L1, L2, L3, L4
내장체성 분절(TS 선): T11~T12
갈비뼈 펌프: 갈비사이 공간, 갈비가로돌기 관절 4, 7, 12
장기: 신장
영양: 비타민 A, E, 물
경락: 신장
SRS: L1~L5

테스트 오류, 예방책: 다리를 너무 적게 가쪽 회전 시키고 골반을 충분히 고정시키지 못한다면, 골반은 돌아가게 된다. 환자가 무릎을 완전히 펴지 않는다면 거짓 음성 테스트를 자주 만든다. 테스트하는 손으로 아픈 접촉을 만드는 것은 절대로 피해야 한다. 근육 허약이 명백할 때, 모음근도 테스트 해야 한다. 모음근은 힙의 고정근으로 작용을 하고 약할 때 거짓-양성 허약을 만들 것이다.

자주 발견되는 연관 장애

목말뼈(talus)의 가쪽 아탈구는 허리근 허약과 연관되어 왔다. 테스트 손으로 발을 많이 엎침되게 만들면, 특히 만곡족(club foot) 또는 평발에서, 발목에서 온 불리한 자극으로 인해서 허리근의 거짓 허약을 만들 수 있다.

근막통증후군

스트레칭 테스트: 환자는 스트레칭 쪽의 궁둥이를 테이블의 가장자리에 두고 등을 대고 눕는다. 골반을 뒤쪽으로 고정시키기 위해서 반대 무릎을 잡아서 복부를 향해서 위로 당긴다. 그 다음 환자에게 무릎을 굽힌 채로, 테스트 다리를 테이블 옆 바깥으로 떨구라고 시킨다.

넙다리가 테이블 면 밑으로 떨어지지 않을 때, 엉덩허리근의 단축을 알 수 있다. 아래 다리가 바닥과 거의 수직으로 보이지 않는다면, 이것은 넙다리곧은근의 단축 때문이다. 짧아진 근막긴장근 또한 원인일 수 있다.

통증유발점이 존재할 때, 엉덩허리근의 스트레칭은 SI 관절 부위에 연관통을 만들 것이다. 이러한 경우에서 다리를 완전히 안쪽 회전과 30° 벌림으로 두게 해서 스트레칭이 증가될 수 있다(Travell과 Simons 1992).

PIR: 스트레칭 자세에서 지속된 들숨과 함께 환자는 무릎을 매우 약간 들어 올린다. 아래 다리는 무릎에서 굽힌 채로 남아 있고, 원치 않는 넙다리곧은근의 협력작용 수축을 막기 위해서 절차 내내 아래쪽으로 느슨하게 매달려 있어야 한다. 이완 단계에서 날숨을 하고 있는 동안 다리는 자체의 무게에 의해서 떨궈져 있는다. 이완 단계 동안 힙의 안쪽 회전을 더 만들기 위해서 테스트자의 다리는 환자의 아래 다리를 밀 수도 있다.

넙다리곧은근의 상당한 단축이 보일 때, 그것을 먼저 이완시켜야 한다. 까다로운 경우에서, 무릎과 다리는 테스트자에 의해서 펼친 채로 지탱될 수 있다. 다리를 펴서 유지한 채, 환자에게 숨을 들이 마시면서 다리를 들어 올리라고 시킨다. 곧바로 환자가 숨을 내 쉬는 동안 테스트자는 다리를 부드럽게 낮춘다.

허리근 이완을 위한 또 다른 방법으로 환자는 등을 대고 눕고 테스트자는 뭉친 허리근을 촉진하는 것이다. 테이블에 대고 있는 발꿈치를 테이블 위에서 앞뒤로 미끄러뜨리면서 힙을 힘을 주지 말고 굽혔다가 펴라고 시킨다. 필요하다면 이것을 자주 반복시켜라.

압박의 원인: 엉덩아랫배, 엉덩샅고랑, 가쪽넙다리피부 및 넙다리 신경의 압박이 흔하다. 이 신경은 모두가 큰허리근의 가쪽 가장자리 또는 패쇄신경의 경우에서, 안쪽 가장자리에서 나온다. 음부넙다리 신경은 근육 복부를 통해서 그리고, 일부 개인에게서, 엉덩아랫배 및 엉덩샅고랑신경도 복부를 통해서 통해서 달린다. 샅고랑 부위 안, 고환, 대음순 주위 그리고 앞쪽 넙다리의 감각 이상과 통증을 자주 볼 수 있다.

샅고랑구획 뒤 근육 공간 안의 포착 역시 볼 수 있는데, 구획에서 넙다리 및 음부넙다리 신경은 허리근과 함께 골반에서 빠져 나오는데, 그것이 여전히 이 부위 내에서 불룩하기 때문이다(Travell과 Simons 1992, Lewit 1992).

자주 발견되는 연관 장애

허리근 허약 또는 콩팥 기능이상과 연관된 저반응성이 흔하다. 콩팥의 대사 또는 내장 문제의 경우에서, 근육은 자주 약하다고 테스트 된다. 어떤 종류의 허리 장애 또한 허리 허약 패턴에 기여를 한다. 허리 문제가 의심되는 경우에서, 테스트 하는데 약간의 주의사항이 있다. 단독으로 시행된 허리근 테스트는 부정확하게 시행된 '싯업'에서의 디스크 증상과 유사한 그것의 증가를 만들 수 있다. 다리는 너무 무거워서 긴 지렛대는 이미 약해

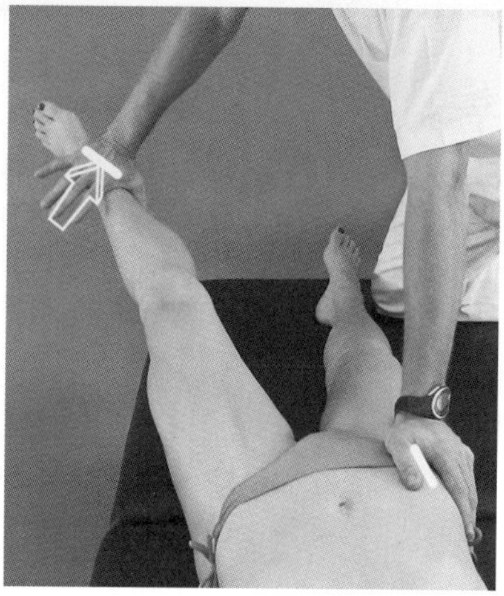

등을 대고 누운 허리근 테스트

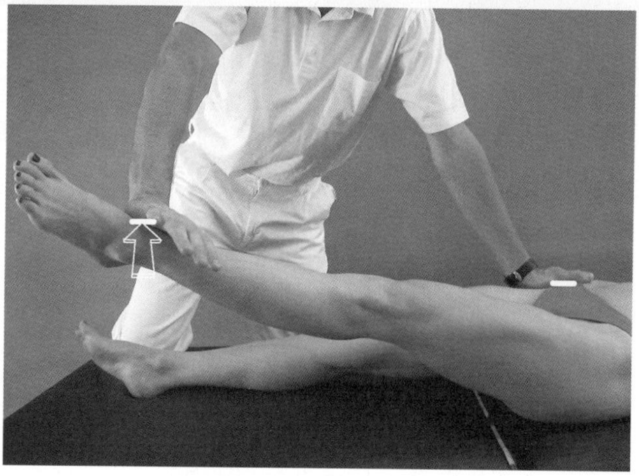

등을 대고 누운 허리근 테스트

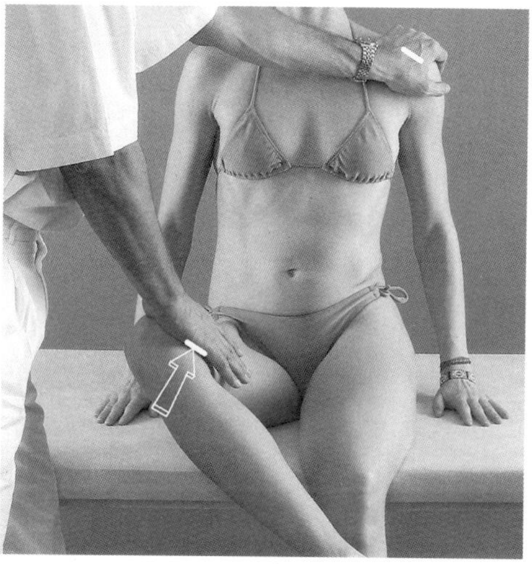

앉은 허리근 테스트

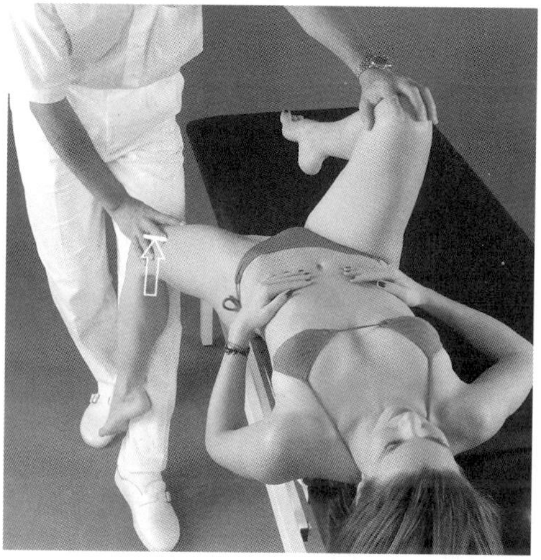

PIR: 수축 단계

지고 염증이 생긴 디스크에게 부가적인 부하를 준다. 이러한 경우, 환자는 통증 때문에 종종 시작 테스트 자세를 유지하거나 만들 수 없다. 양측성 허리근 허약은 임상적으로 뒤통수-고리뼈 미세-가동제한과 연계되어 왔다.

허리근 과다긴장은 흔하며 콩팥, 오른쪽 맹장 및 왼쪽 S자 결장의 장애와 종종 연관된다. 허리근 과다긴장은 편측 또는 양측 샅고랑 통증을 일으킬 수도 있다.

과다긴장성 허리근은 결과적으로 엉덩뼈 후방 변위를 만드는데, 이유는 근육이 SI 관절 축의 전방을 지나가서 그것을 앞쪽에서 안정시키기 때문이다(Travell과 Simons 1992). 위에서 보았듯이, 목말뼈 아탈구는 기능적인 허리근 허약과 관련이 있다.

넙다리네모근(대퇴방형근)(M. quadratus femoris)

해부

기시: 궁둥뼈 결절의 가쪽 가장자리.

경유: 안쪽에서 가쪽으로. 그것은 힙에서 가장 아래쪽에 놓인 가쪽 돌림근이다.

종지: 넙다리뼈돌기사이 능선.

동작

힙 관절의 가쪽 돌림 및 힙이 굽혀져 있을 때 벌림이 보여진다. 힙이 중립 자세일 때 근육은 작은 모임과 폄 기능을 갖는다(Frick 등. 1992a).

테스트

다음 테스트는 넙다리네모근에 가장 특정하게 사용될 수 있다. 등을 대고 누운 어떠한 테스트라도 힙의 다른 가쪽 돌림근의 어떤 것에서 넙다리네모근을 분리할 수 없다.

자세: 엎드려서, 무릎을 90°로 굽히고, 다리는 모아져서 가쪽으로 30° 돌리는데 발은 몸의 정중선을 향해서 안쪽 방향으로 움직여진다.

고정: 무릎의 가쪽면.

테스트 접촉: 환자 아래 다리의 먼쪽 부분의 안쪽.

환자: 발을 안쪽 방향으로 민다.

테스트자: 발을 가쪽으로 밀어서 저항한다.

테스트 오류, 예방책: 엎드린 자세에서, 너무 적은 모음. 이유는 그것이 다른 가쪽 돌림근, 특히 궁둥구멍근과 구분이 안되기 때문이다.

근막통증후군

스트레칭 테스트: 환자가 등을 대고 누워서, 넙다리를 최대한으로 굽히고, 모으고 안쪽으로 돌린다. 넙다리네모근만을 분리해서 스트레칭하는 것은 가능하지 않다.

PIR: 스트레칭 자세에서, 환자는 들숨을 멈추고 다리를 천천히 벌려서 가쪽으로 돌린다. 다음 이완 단계가 뒤따르는데, 거기서 환자가 숨을 내 쉬는 동안 테스트자는 근육을 다시 스트레칭 자세로 가게 해서 부드럽게 늘린다.

자주 발견되는 연관 장애

힙의 가쪽 돌림근의 밀접한 관계는 그것들이 아주 흔하면서 동시에 생기는 병소를 갖고 있는 것을 뜻한다. 그것들은 전형적으로 국소적 기시-종지 문제 또는 척추 병소의 하나 또는 짝으로 방해를 받는다.

그것들 모두는 협력작용을 하기 때문에, 그것들은 과긴장-역긴장 타입인, 과다긴장성 패턴을 만들 수 있다.

반대쪽에서 그것들과 짝을 이룬 상대방은 기능 이상의 결과로서, 근육근막 병소를 발달시키는데 그것은 다른 길항근 그룹에서 볼 수 있다.

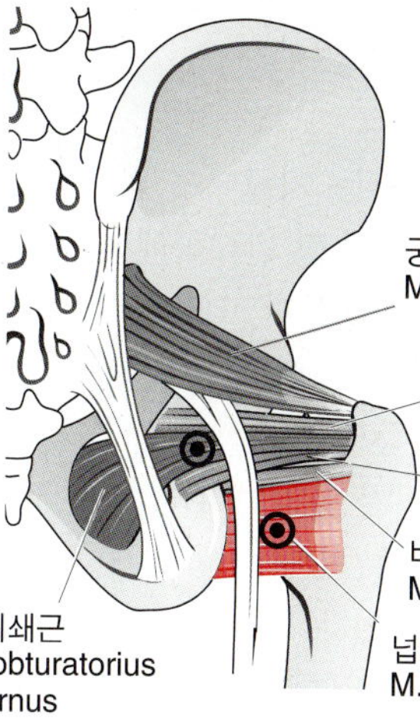

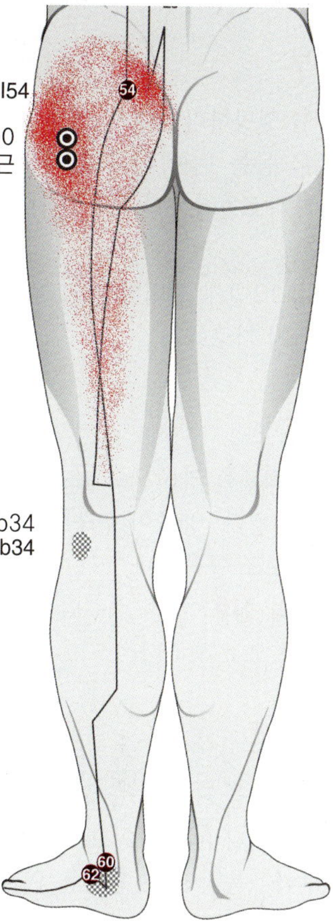

통증유발점 및 연관있는 원점

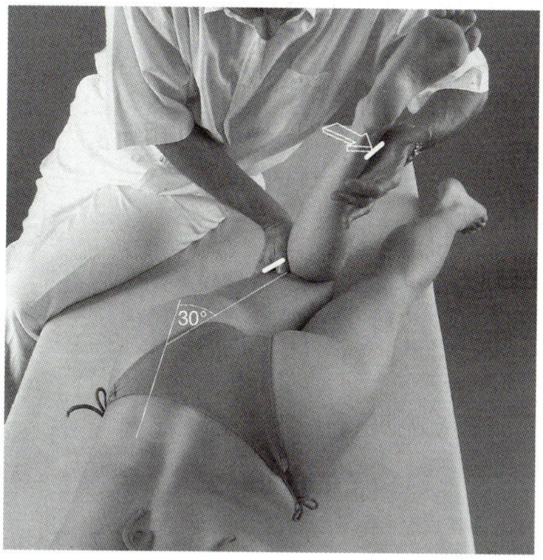

넙다리네모근 테스트

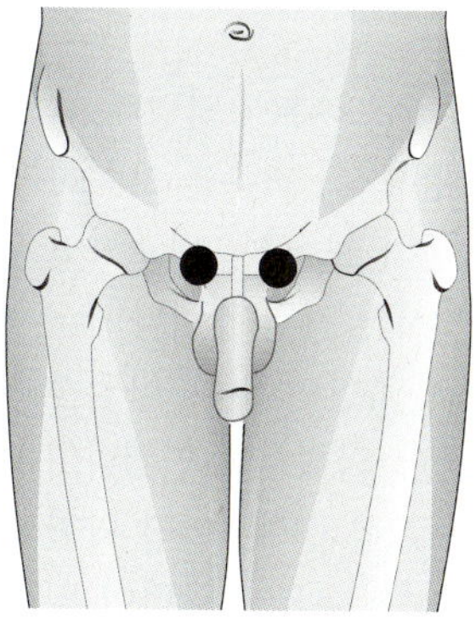

앞쪽 NL

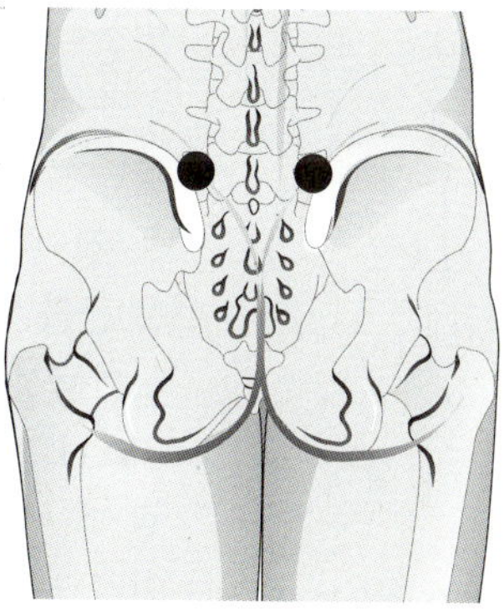

뒤쪽 NL

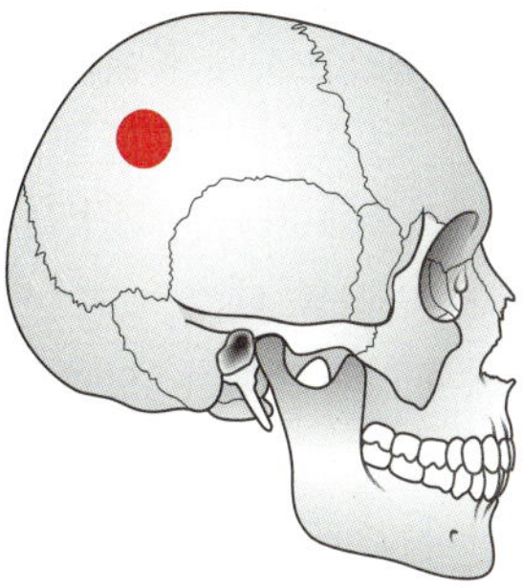

NV

운동 기능 신경지배: 엉치얼기, L5, S1, S2
내장체성 분절(TS 선): L5
장기: 생식선
영양: 비타민 B3, E, PUFA, Zn, Se, Mg
경락: 심포
SRS: L5

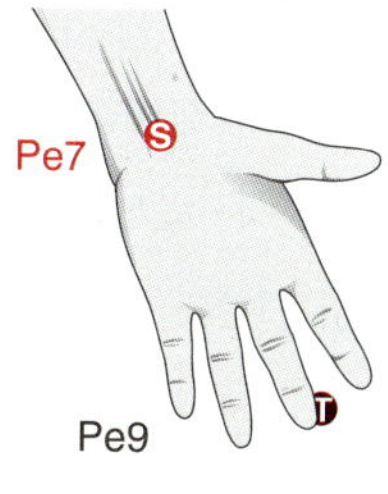

허리네모근(요방형근)(M. quadratus lumborum)

해부

기시: 엉덩허리인대 및 엉덩뼈 능선의 안쪽 입술.

경유: 몸통 뒤쪽 근육의 가장 깊은 층으로, 허리 척추 가로돌기사이 근육의 가쪽 연속인 것처럼 보임.

종지: 12번째 갈비뼈의 아래 가장자리 및 L1에서 L4까지 가로돌기.

동작

허리 척추를 가쪽으로 굽히고 뒤쪽 몸통을 골반에 결합시킨다. 양쪽이 수축할 때 힘을 준 날숨을 위한 보조 근육이다.

허약의 징후: 허리 척추의 회전과 가쪽 굽힘이 반대쪽으로 생긴다.

테스트

자세: 등을 대고 누운 환자는 양 손으로 테이블을 잡는다. 다리는 붙이고 테스트 받는 쪽을 향해서 30~45° 움직인다. 환자는 이제 활 모양을 만들게 되어서 테스트 받는 쪽으로 몸이 오목하게 된다.

테스트 접촉: 테스트자는 테스트 쪽의 맞은 편에 선다. 앞팔을 양다리 먼쪽 부분 밑으로 넣어서 손은 말아서 테스트자에서 제일 먼 다리의 가쪽면을 잡아라.

고정: 테스트자에게 제일 가까운 볼록한 쪽에서, 자유 손을 넙다리뼈 큰돌기 근처에 댄다. 이 자세는 회전축에 가까운 고정을 하게 해 준다.

환자: 다리를 테스트자에서 멀리, 테스트 근육을 향해서 당긴다.

테스트자: 테스트 손과 고정 손 모두를 동시에 저항한다.

테스트 오류, 예방책: 환자 몸통 고정을 잘 못해서 테스트 동안 몸이 움직이거나 미끄러지는 것 그리고 환자가 테이블 면에서 다리를 위로 들어 올리게 해서 배빗근의 뒤쪽부를 테스트 안으로 개입시키는 것. 골반 회전이 생겨서는 절대 안 된다.

근막통증후군

스트레칭 테스트: 환자는 치료대에 앉고 테스트자는 뒤에 선다. 스트레칭 할 반대쪽에서, 무릎 하나를 환자의 골반 옆에 놓는다. 테스트 쪽의 팔을 머리 위로 들어 올리고서, 환자는 몸통을 테스트자의 넙다리 위로 가쪽으로 기울인다. 이것은 골반이 테이블에서 떨어져 올라가지 않게 고정시키는 것을 돕는다. 몸통을 더 굽히게 해서 추가적인 스트레칭이 얻어질 수 있다.

PIR: 스트레칭 자세에서 환자에게 숨을 들이 마시고 나서 들숨을 멈추고 있으면서 위를 올려 보라고 시킨다. 이러한 눈 자세는 허리네모근을 최소한으로 수축하게 만든다. 환자가 숨을 내쉬면서 시선을 아래로 움직이는 동안, 테스트자는 팔을 지렛대로 사용해서 스트레칭 자세를 더 부드럽게 가게 한다.

자주 발견되는 연관 장애

큰볼기근 안에서 발견되는 허약의 결과로 근육 단축, 과다긴장성 및 통증유발점이 종종 생긴다. 편측 허약은 기능성 측만을 일으킬 수 있으며 척추사이 디스크 및 뒤쪽 소관절면 관절에 부정적인 기계적 스트레스를 줄 뿐만 아니라, 보상성 골반 병소를 유발할 수 있다.

큰볼기근 허약은 앞으로 나온 엉덩뼈, 높아진 골반 및 같은 쪽에 있는 허리 척추를 오목하게 만들 것이다. 허리네모근의 보상성, 비교적인 단축은 큰볼기근 허약 쪽에서 발견될 것이다.

기능성, 보상성 허리 측만이 SOT 타입 카테고리 I 또는 II 골반 병소에 의해서 기인됐다고 여겨질 때, 어떤 기계적인 교정 전에, 어떤 약한 골반 안정근을 치료하기 위해서 AK 접근법이 있을 것이다.

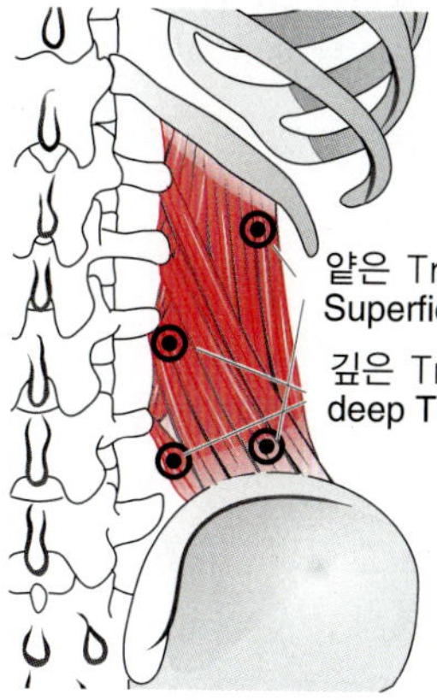

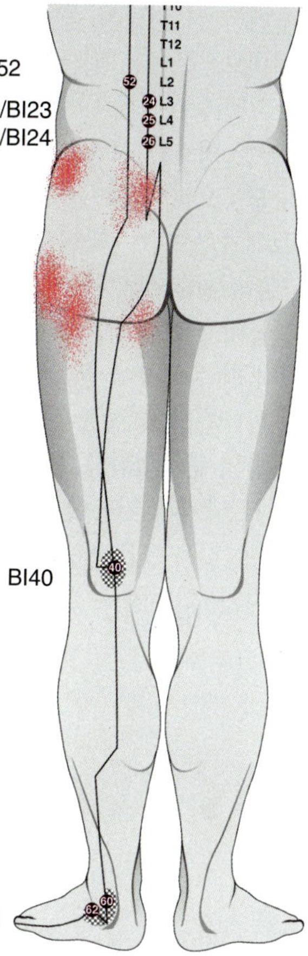

연관통 및 연관있는 원점

운동 기능 신경지배: 허리얼기, T12~L3
내장체성 분절(TS선): L2
갈비뼈 펌프: 갈비사이 공간, 갈비가로돌기 관절 11
장기: 대장
영양: 비타민 A, C, E
SRS: 등척추, SI 관절

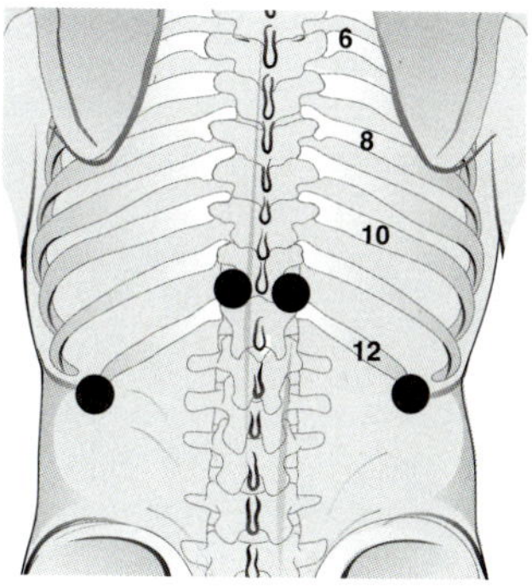

NL

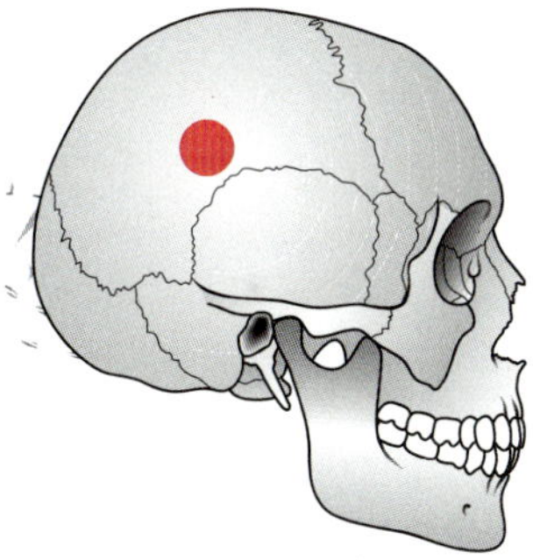

NV

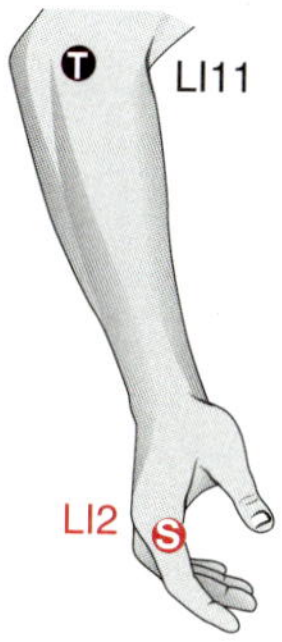

이 경우에서 뒤 엉덩뼈 쪽에 있는 기능적으로 약한 허리네모근은 치료될 것이다. 기능성 근육 허약 또는 저반응성근은 내장체성 시스템의 일곱 인자 및 골반 병소를 교정하도록 디자인된 근육 테크닉의 도움으로 제일 잘 치료된다. 이 프로토콜을 따르지 않는다면, 과다긴장성인, 반대쪽 허리네모근은 이완되지 않을 것이어서 몇몇 통증유발점은 활동성으로 남아있을 것이다.

만성적 편측 허약에서, 반대쪽 허리네모근은 보상성 과다긴장 및 통증유발점을 만들기가 쉽다.

근육 안의 근육경화증 장애는 같은 쪽의 엉덩뼈를 앞으로 당겨서 기능성 다리 길이 차이를 만들 수 있다. 이것은 높은 골반과 관련된 기전으로 인해서 자기-영속 될 수 있다.

해부학적인 다리 길이 차이는 SI 관절에 지나친 스트레스를 준다. SI 관절에 불안정 및/또는 자극이 있을 때, 12번째 갈비뼈에 있는 근육의 종지 가까이에 압통점을 만든다.

다리 차이가 교정된 다음에만 어떤 영구적인 해결책이 가능하다는 것이 그 경우 일 것이다. AK 호환성 테스트 이후, 짧은 다리 쪽 신발 안에 발뒤꿈치 리프트가 끼워질 수 있다. 기능적인 테스트는 매우 중요하다. 거기에 고정된, 구조적 측만이 있을 때 다리 길이를 맞추려고 노력하는 것은 더 큰 악화로 갈 수 있다. 인체의 중심축은 대칭성 균형으로 되돌아 가기 보다 정중선에서 훨씬 더 벗어날 수 있다. Travell과 Simons(1983)에 따르면, 이런 방식으로 척추를 똑바로 펴려고 하는 것은 증가된 구조적 스트레스를 척주 속으로 실제로 부과할 수 있다.

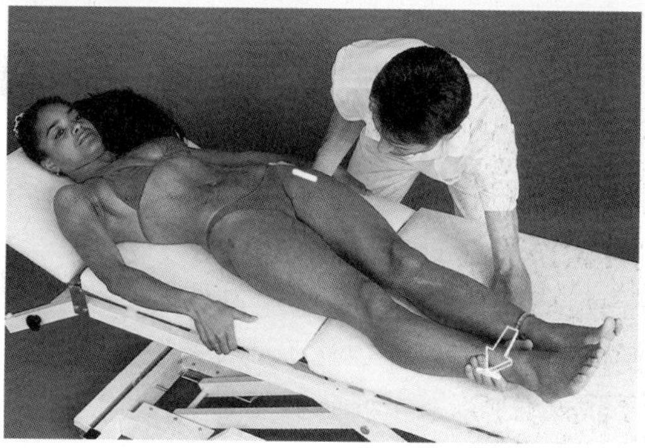

허리네모근 테스트

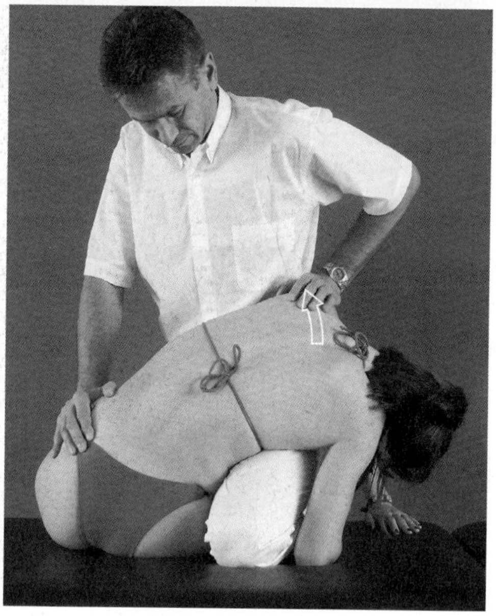

허리네모근의 PIR: 수축 단계, 들숨

넙다리네갈래근(대퇴사두근)(M. quadriceps femoris)

해부

기시: 넙다리곧은근: 아래앞엉덩뼈가시.
중간넓은근: 넙다리 앞에 있는 돌기사이선 밑.
가쪽넓은근: 큰돌기 기저와 거친면의 가쪽부.
안쪽넓은근: 돌기사이선의 먼쪽부와 거친면의 안쪽부.

경유: 모든 근육은 위에서 아래로 가고 그것들은 넙다리의 앞쪽 윤곽을 만든다. 중간넓은근은 넙다리곧은근으로 완전히 덮여 깊숙이 있다.

종지: 모든 부위들은 공통건으로 모아져서 슬개골 및 슬개골인대 위로 종지해서, 정강뼈결절에서 끝을 맺는다.

동작

힙을 구부리고 무릎 관절을 편다. 발의 볼(ball)이 지면을 밀어 올린 다음, 다리가 여전히 펴져 있을 때, 넙다리곧은근은 넙다리뼈 전방 운동의 주된 주동근(시작근)이다. 이 각도에서 허리근은 두덩뼈 위에서 신장되어 허리근으로 만들어진 당김이 바뀌게 되어서 강한 당김 효과를 갖지 않을 것이다.

안쪽, 중간 및 가쪽 넓은근과 함께, 그것은 무릎을 편다. 중간넓은근 특히, 보다 먼쪽에 있는 안쪽넓은빗근부는 슬개골을 안쪽으로 안정시키고 가쪽넓은근은 슬개골을 가쪽으로 안정시킨다.

허약의 징후: 허약한 쪽의 낮은 골반은 엉덩뼈의 뒤쪽 회전때문이다. 짧아진 걸음걸이를 볼 수도 있지만, 그러나 보다 자주 골반과 다리가 함께 걸어나갈 것이다. 다리가 부드럽게 옮겨지지 않으며 그것이 골반에 고정된 것처럼 보인다. 계단을 올라가거나 내려갈 때, 앉은 자세에서 일어설 때 또는 선 자세에서 앉을 때도 힘이 든다. 몸은 이러한 움직임을 만들기 위해서 앞쪽으로 기울여야 하며 팔은 관행적으로 지탱을 위해서 사용된다.

테스트

앉은 자세에서 넙다리곧은근

이것은 힙의 굽힘 능력을 평가한다. 이 자세에서 넙다리곧은근과 허리근 둘 다 강한 작용을 갖는데 반하여, 넙다리곧은근의 작용은 힙이 90° 굽혀있을 때, 허리근이 힙을 굽히고, 모으고, 외회전 시키는 벡터와는 명백히 다른 벡터를 갖는다. 힙을 굽히는 각도에 세심한 주의가 필요하다.

자세: 넙다리를 치료대에서 한손 폭 이하로 들어 올린다.

고정: 일부 경우, 테스트 동안 몸통이 앞쪽으로 틀어지는 것을 막기 위해서 같은 쪽 어깨를 잡아서 몸통을 안정시키는데 각별히 주의를 해야 한다.

테스트 접촉: 먼쪽 넙다리의 꼭대기, 무릎에 가깝다.

환자: 무릎을 같은 쪽 어깨를 향해서 당긴다.

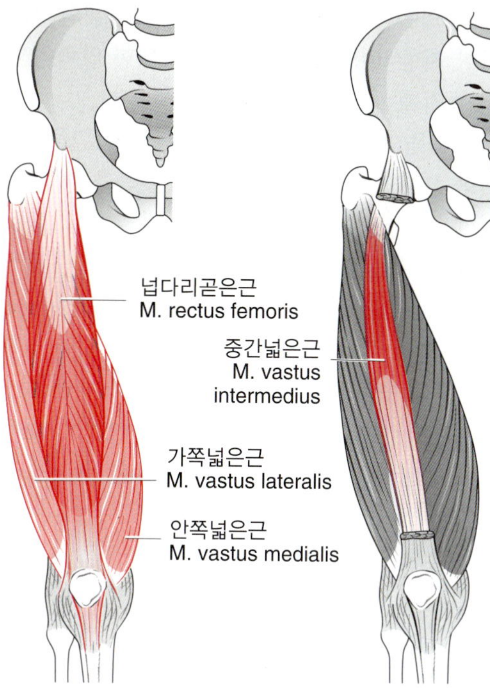

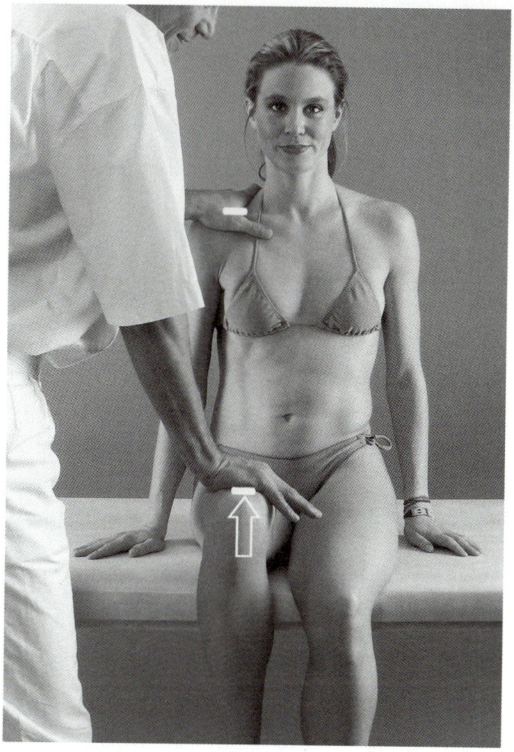

앉아서 넙다리곧은근 테스트

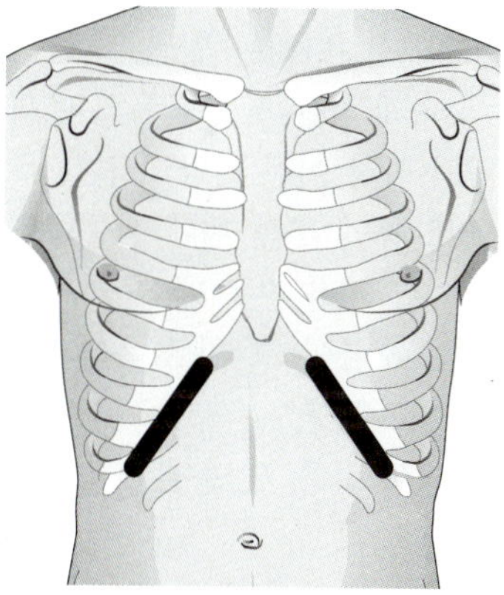

앞쪽 NL

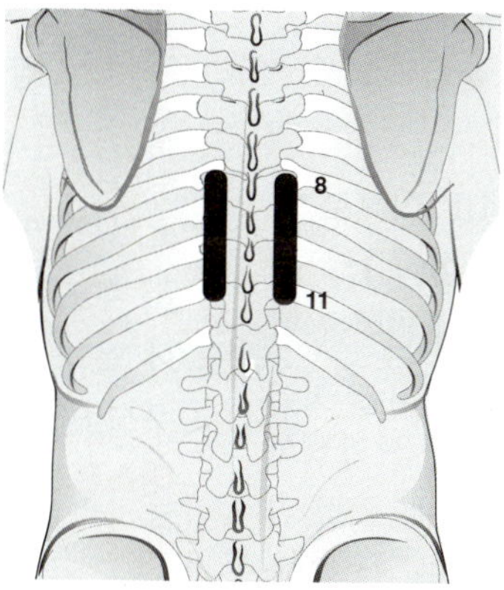

뒤쪽 NL

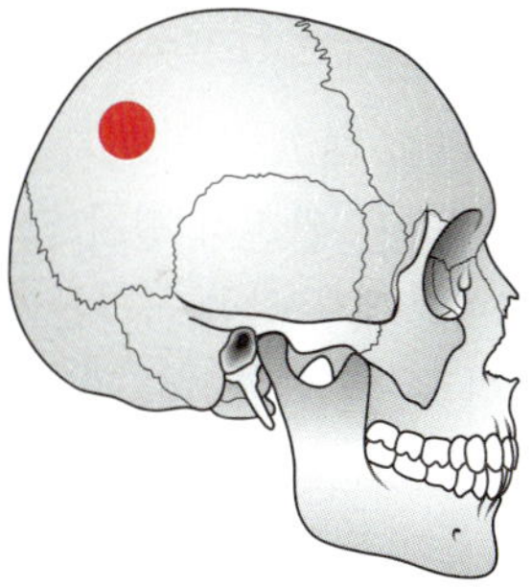

NV

운동 기능 신경지배: 넙다리신경, L2, L3, L4
내장체성 분절(TS선): T10
갈비뼈 펌프: 갈비사이 공간, 갈비가로돌기 관절 1, 4, 6, 7, 8
장기: 소장
영양: Ca, 비타민 B 복합체, 비타민 D, 생균제, 코엔자임 Q10
경락: 소장경
SRS:
넙다리곧은근: L1
가쪽/안쪽 넓은근: L2
중간넓은근: L3

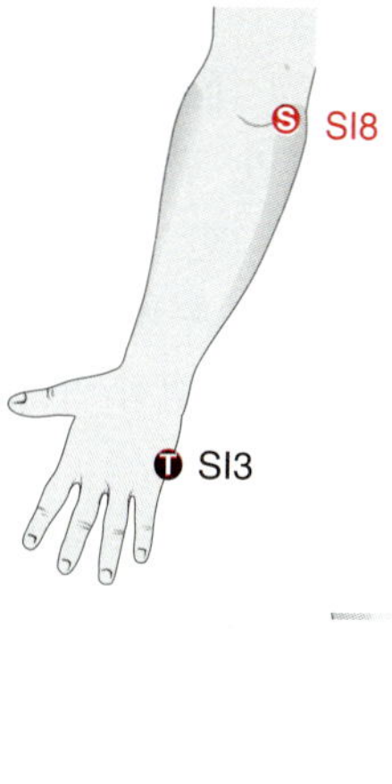

고전 테스트: 등을 대고 누운 넙다리곧은근(힙관절에 대한 영향)

자세: 무릎을 90° 굽히고 가급적 힙을 굽히는데, 특히 힘이 센 환자에서 70°까지 굽히지만 90°를 넘지 않는다.

테스트 접촉: 무릎의 몸쪽인, 먼쪽 넙다리에.

고정: 일반적으로 이것은 대단히 중요하지 않은데 몸통이 비교적 이 자세에서 안정되기 때문이다. 번드르한 표면을 가진 테스트대에서, 테스트자가 만든 강한 저항의 결과로 몸이 미끄러질 수 있다. 자유 손을 반대쪽 다리 위에 대거나 아니면 환자에게 한 손 또는 양손으로 테이블을 잡으라고 시켜서 환자를 안정시킬 필요가 있다.

환자: 테스트하는 같은 쪽 어깨를 향해서 무릎을 당긴다.

테스트자: 다른 무릎을 향해서 무릎을 밑으로 내리는 방향으로 저항하는데, 넙다리뼈가 테이블을 향해서 내려가는 동안 무릎의 움직임 아크를 따른 벡터를 따라간다.

변형, 등을 대고 누운 넙다리곧은근 테스트

자세: 등을 대고 누운 환자는 힙을 10° 이하로 굽히고 무릎은 완전히 뻗지 않는다. 굽힘이 15° 보다 클 때, 매우 강한 허리근이 테스트에 관여를 할 것이다. 무릎을 완전히 펴거나 '고정' 시키는 것은 안쪽넓은빗근 뿐만 아니라, 다른 넓은근을 활성화시킬 것이다. 몇몇 반응근 패턴 또는 무릎 관절 기능장애는 근육을 반사적으로 약하게 할 수 있다; 이와 같이 무릎을 완전히 펴지 않고 유지하는 것이 중요하다.

고정: 정확한 테스트를 위해 양 손을 사용하는 것이 최선이지만, 필요하다면, 다른 쪽 골반에.

테스트 접촉: 한 손은 먼쪽 다리에 그리고 다른 손은 살짝 굽힌 무릎 바로 위에.

환자: 무릎을 완전히 펴지 않은 채로 다리를 위로 민다.

테스트자: 올라가는 다리에 저항한다. 지렛대가 매우 길어서 다리에 과한 힘을 쓰기가 쉽기 때문에 주의를 요한다. 또한, 무릎 바로 위의 접촉에 과한 저항이 전해지고 먼쪽으로 덜한 압력이 전해지는 지를 보아라.

무릎을 완전히 펴서 위의 테스트가 만들어져서 안쪽 넓은근이 수축이 있다면, 무릎을 펴는 안정성에 대한 전반적인 테스트가 만들어질 것이다. 따라서, 무릎을 약간 굽히고 한 테스트가 정상이나, 무릎을 완전히 펴서는 약하다면, 그것은 전체 무릎 폄에 약간의 기능장애가 있다는 것을 암시한다. 무릎 수용기 문제, 관절에 작용하는 근육 사이의 반응근 상호작용, 또는 다른 어떤 안정 문제가 허약 반응을 만들 수 있다. 이 테스트 절차에 관한 더 자세한 논의는 아래에서 볼 수 있다.

테스트는 그것과 넓은근 그룹을 위한 기본 테스트와의 비교에 의해서 확인하는 것이 최선이다.

앉은 그룹 테스트: 가쪽/중간/안쪽넓은근 및 넙다리곧은근 (무릎관절에 대한 영향)

자세: 무릎을 테이블 모서리 위에서 약 45° 굽힌다. 매우 힘이 센 환자에서, 다리는 훨씬 더 굽혀질 것이다. 너무 많이 펴게 하는 것은 근육의 내재된 힘으로 인해서 거의 항상 어떤 허약 소견을 무효화할 것이다. 테스트 동안 무릎 뒤에서 통증을 볼 수도 있다. 테스트자는 자유 손을 테이블 면 위에 올려 놓아서 다리의 오금이 그 위로 올라가서 쿠션 역할을 하게 할 수도 있다.

테스트 접촉: 아래 다리의 먼쪽, 앞면에.

고정: 같은 쪽 어깨의 앞면에.

환자: 테스트자의 저항에 맞서서 발을 위로 당긴다.

등을 대고 누운 그룹 테스트: 가쪽/중간/안쪽넓은근 및 넙다리곧은근 (무릎관절에 대한 영향)

이 테스트는 환자가 극도로 힘이 세거나 테스트 동안 테스트자의 앞팔이 저항 압력을 견디도록 튼튼하지 않을 때에는 추천되지 않는다.

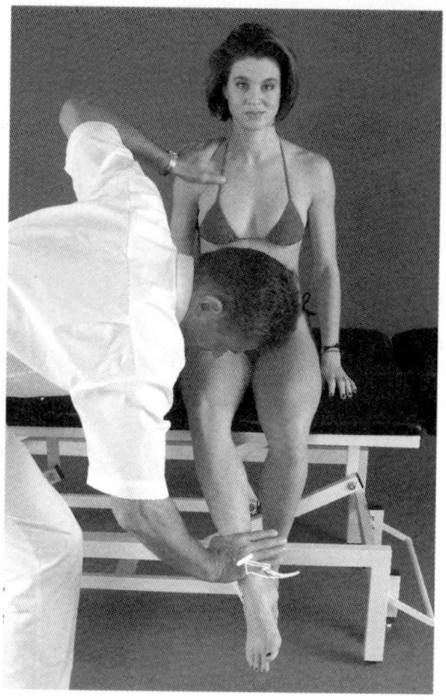

가쪽넓은근 테스트.
테스트 벡터를 관찰해라: 테스트자는 무릎을 굽힘되게 그리고 넙다리를 외회전되게 잡아라.

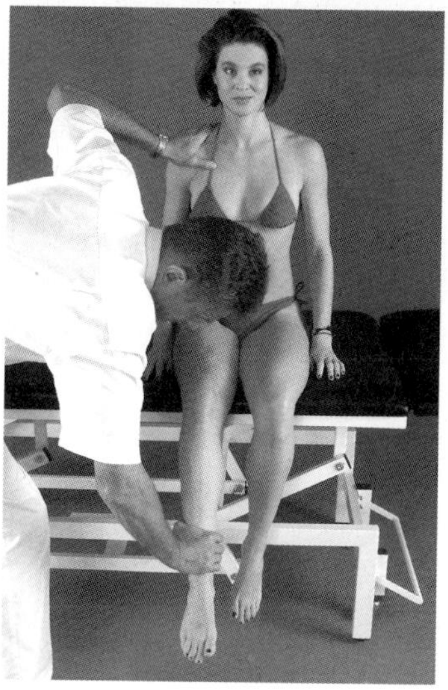

넙다리네갈래근 테스트

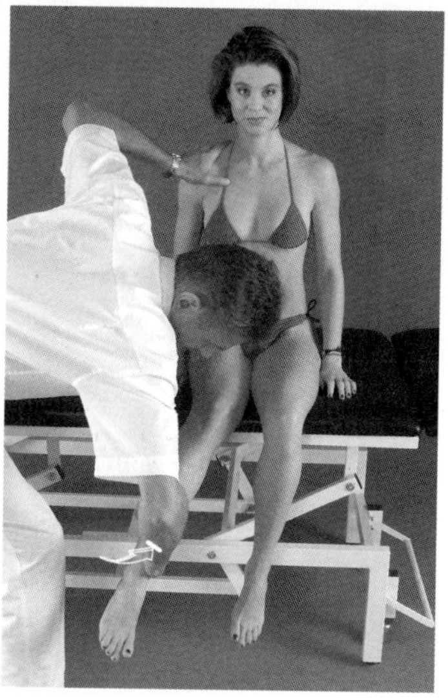

안쪽넓은근 테스트.
테스트 벡터를 관찰해라: 테스트자는 무릎을 굽힘되게 그리고 넙다리를 더 내회전되게 잡아라.

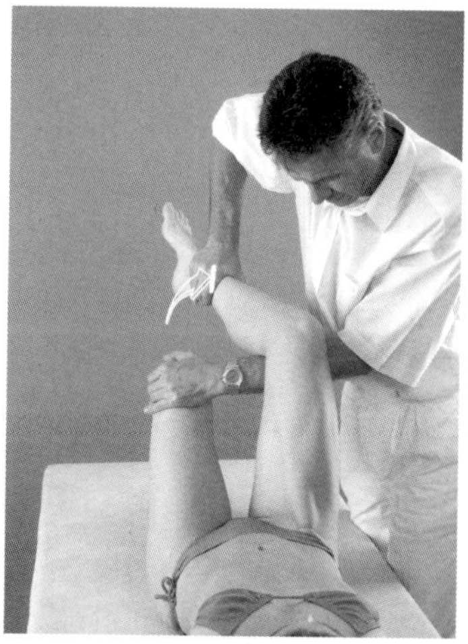

가쪽넓은근 테스트.
테스트 벡터를 관찰해라: 테스트자는 무릎을 굽힘되게 그리고 넙다리를 외회전되게 잡아라.

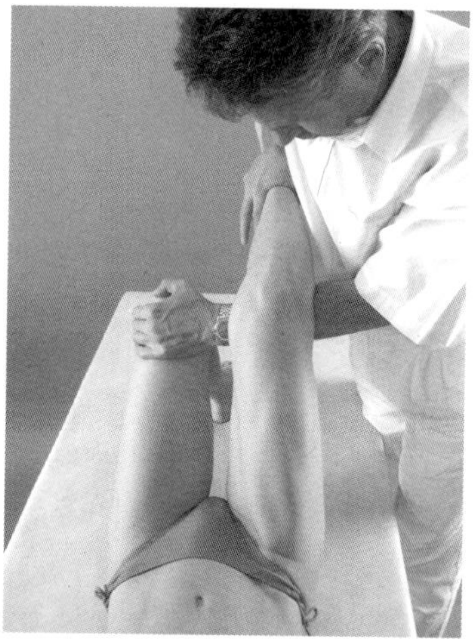

넙다리네갈래근 테스트

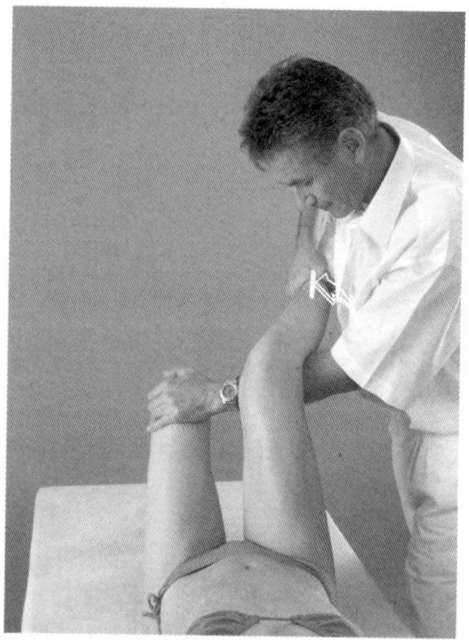

안쪽넓은근 테스트.
테스트 벡터를 관찰해라: 테스트자는 무릎을 굽힘되게 그리고 넙다리를 내회전되게 잡아라.

자세: 테스트 않는 힙을 약 45° 굽혀서 발바닥을 테이블 면에 꽉 붙인다. 테스트자는 한 손으로 무릎을 꽉 잡아서 앞팔을 다리처럼 만든다. 테스트 다리의 무릎을 약 45°로 굽혀서 오금을 앞팔 위로 둔다.

환자: 테스트자의 저항하는 손에 맞서서 발을 위로 밀어라.

안쪽넓은근 테스트(앉거나 등대고 누워서)

위에 있는 시작 자세 중의 어떤 것에서부터, 힙을 약 15° 안쪽으로 돌려서 발이 가쪽으로 움직이고, 정중선에서 멀어지게 한다. 먼쪽 다리에 있는 테스트 접촉은 바뀌어져서 안쪽 복숭아뼈 앞면 위로 둔다. 테스트자는 무릎을 더 굽히는 방향으로 그리고 환자가 무릎을 펴기 위해서 아래 다리를 위로 미는 동안 약간 가쪽 방향으로 저항한다.

가쪽넓은근 테스트

힙은 가쪽으로 15° 돌려진다(발은 안쪽으로 움직인다). 가쪽 복숭아뼈 앞면에 접촉을 한다. 테스트자는 무릎을 더 굽히기 위해서 저항하는데 환자가 무릎을 펴기 위해서 아래 다리를 위로 미는 동안 약간 안쪽 방향으로 저항한다.

테스트 오류, 예방책: 하나의 힙 굽힘근으로서 넙다리곧은근을 환자가 등을 대고 누워서 테스트할 때, 슬개골의 위쪽 가장자리에 있는 공통건에 과도한 압력을 주게 되면 통증을 일으키고, 건 수용기를 자극할 수 있는데 둘 다 근육에 동반되는 허약을 일으킬 수 있다. 또한 힙을 굽히는 동안 무릎에 의해 그려진 움직임 아크를 따르지 않는 어떤 테스트 벡터를 사용할 때 이것이 생길 수 있다.

안쪽넓은근 빗근부 (Vastus medialis pars oblique; VMO)

특히 슬개넙다리 증후군의 경우를 다룰 때, 안쪽넓은근 먼쪽부(빗근부; VMO)의 정상적 기능은 매우 중요하다. 무릎을 완전히 펼 때 슬개골의 안쪽 안정은 VMO가 약해져 있거나 방해받고 있을 때 심각하게 줄어든다. VMO는 직접적으로 테스트하기가 거의 불가능한데, 곧은근과 넓은근들의 강한 협력작용 때문이다. 몇몇 간접적이고 변형된 테스트 절차가 유익할 수 있다.

절차는 무릎을 완전히 펼 때 넙다리곧은근 반응을 사용한다. VMO는 무릎을 완전히 펴는 동안 안쪽 무릎 안정성에 대단히 중요하다. VMO의 허약이나 과다긴장성은 무릎 관절 외상수용기들을 자극하고 결과 곧은근을 약화시킬 것이다. 여기서 지적해야 하는 것은 절차는 무릎을 펴는 안정성을 평가하는 것으로, 거기에 VMO가 한 원인이 되는 것, 그러나 그것은 안정성을 위한 한 가지 독립체는 아니라는 것이다. 전체 무릎 폄 테스트는 VMO의 병합된 활동을 평가할 뿐만 아니라, 다른 네갈래근 부위도 평가한다. 비록 넓은근들이 무릎을 펴더라도, 그것들은 힙에 직접적인 영향은 가지지 않는다. 그러나 부위들 사이의 반응성 패턴들은 넙다리곧은근 허약을 만들 수 있다. 방해의 원인은 무릎 관절 위에 TL을 하고 근육들이 그것에 대해 작용하는 것을 통해서 찾아질 수 있다. 한 부위에 대한 TL이 허약을 제거한다는 것은 양성 테스트에 책임이 있다고 간주될 수 있다.

1 단계: 정상적인 넙다리곧은근 기능의 평가. 거의 완전히 뻗은 다리를 테이블 면 위로 약 10~15° 올려라. 무릎은 완전히 펴지 않는다. 만약 강하다고 밝혀진다면(정상반응성; normoreactive), 2 단계를 진행해라. 약하다면, 근육은 2 단계로 가기 전에 평가되고 치료되어야 한다.

2 단계: 위의 테스트를 반복하는데, 그러나 이번에는 무릎을 최대로 펴서 한다. 이 테스트를 위해서, 한 손으로 먼쪽 다리에 접촉을 만들고 다른 손으로 무릎 바로 위를 가볍게 접촉한다. 이것은 또한 VMO의 수축을 촉진할 수 있게 해준다. 약 60~70%의 저항 압력을 가진 손으로 무릎 위를 누르고, 나머지 30~40%는 먼쪽 손으로 만들어진다. 이것은 테스트자가 근육에 힘을 과도하게 쓰지 못하게 막는다.

테스트 동안 환자는 무릎을 완전히 펴는 것이 매우 중요하다. 1~2° 정도의 허용은 종종 몇몇 허약을 무효화시키기에 충분할 것이다. 환자가 완전히 펴는 데서 입증된 어떤 문제가 있다면, 완전한 폄

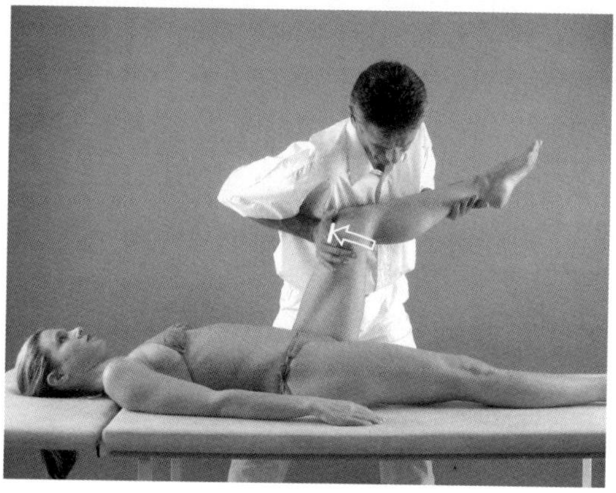

등 대고 누운 넙다리곧은근 테스트. 주목: 넙다리곧은근은 매우 강하다. 체중을 이용할 때 상당한 저항이 요구될 수 있다.

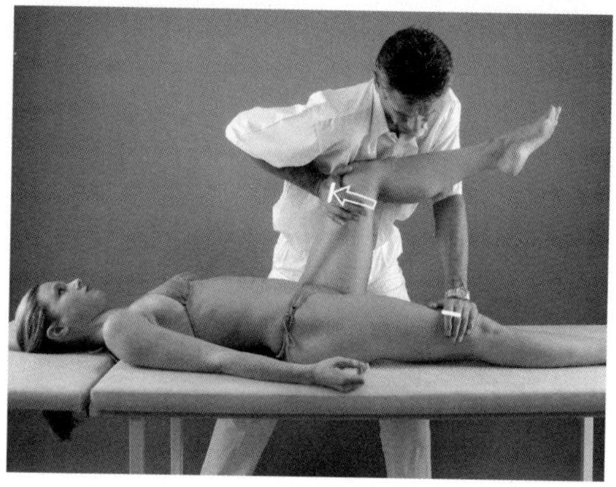

정확한 저항 벡터가 몸의 미끄러짐을 줄일 것이다. 미끄러짐은 다른 손으로 반대쪽 다리를 고정시켜서 막을 수 있다.

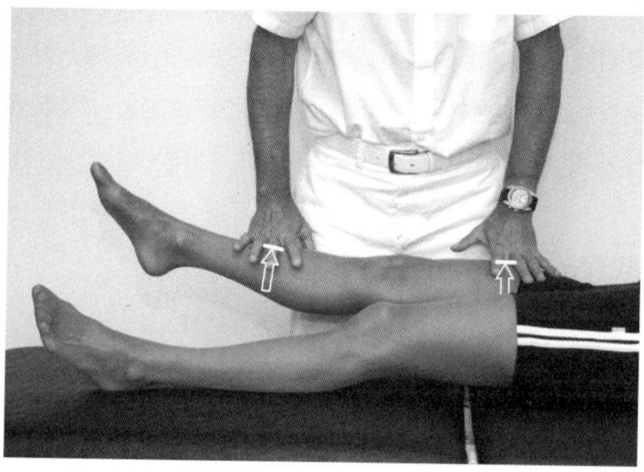

무릎 관절에 대한 폄근 테스트을 함께한 넙다리곧은근 테스트

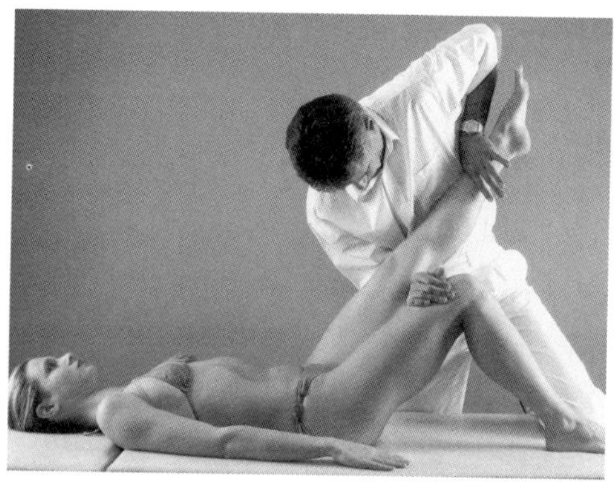

슬개골 압박 테스트를 함께한 넙다리네갈래근 테스트

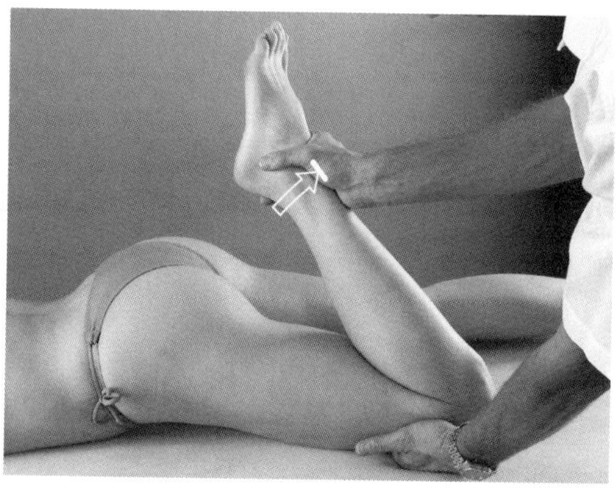

넙다리곧은근을 위한 스트레칭 테스트와 PIR의 수축 단계

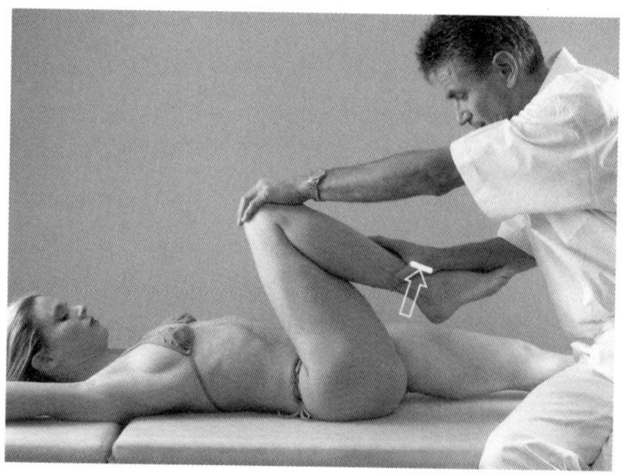

넓은근 그룹의 PIR: 수축 단계

을 유지하는 능력은 줄어들어 있거나 거의 상실되어 있다. 그러므로, 환자들은 매우 약간 무릎을 굽히는 경향일 것이어서, 그것이 저항력을 증진할 것이라고 무의식적으로 느낀다. 테스트자는 테스트 절차 동안 고정 손으로 근육을 촉진해서 VMO가 수축하는지를 끊임없이 모니터 해야 한다.

근막통증후군

스트레칭 테스트: 환자가 등을 대고 누운 자세에서 무릎을 최대로 굽혔을 때 넙다리곧은근은 선택적으로 분리된다. 무릎 관절 제한이 없는 경우에, 넙다리곧은근의 긴장(tone)과 길이가 정상이라면, 발꿈치는 환자의 궁둥이에 쉽게 닿아야 한다.

넓은근 그룹: 환자가 엎드려 누운 자세에서 힙을 90° 로 굽히고, 다리는 무릎에서 완전히 굽힌다. 넙다리곧은근은 테스트에서 효과적으로 제거되는데 이유는 힙을 굽히기 때문에 곧은근은 무릎에서 더 늘어나기 때문이다. 위에 있는 테스트에서처럼, 환자의 발꿈치는 궁둥이에 쉽게 닿을 수 있어야 한다.

스트레칭 테스트 동안 통증유발점들은 고전적인 통증 증상들과 함께 활성화될 수 있다. 통증유발점들이 있을 때, 네갈래근 그룹은 정상적 테스트 또는 스트레칭 동안 약하다고 밝혀질 것이다. 또한 서있거나 걸을 때 무릎이 갑자기 구부러지거나 유발 없이 무너지는 것으로 허약이 밝혀질 수 있다. 안쪽 넓은근 및 가쪽넓은근은 넙다리슬개골 관절면을 따라 슬개골의 비대칭 주행을 만들 것이다.

PIR: 환자가 등을 대고 누워서 힙을 펴고 있는 이완 단계 동안, 허리근은 넙다리곧은근에서 분리될 수 없다. 위에서 기술한 것처럼, 넙다리곧은근은 환자가 엎드려 누워 있을 때 선택적으로 늘려질 것이다. 통증을 일으킴이 없이, 발꿈치는 테스트자에 의해서 궁둥이를 향해서 가능한 많이 옮겨진 다음 거기서 유지된다. 지속된 들숨 동안, 환자는 테스트자의 부드러운 저항에 맞서서 아래 다리를 가볍게 밀어서 편다. 환자가 숨을 내쉬는 동안, 테스트자는 다리를 다시 시작 자세로 보내고 다리를 처음 조직 저항점을 살짝 넘어가게 해서 스트레칭을 향상시킬 수 있다. 또한 환자는 이 운동을 혼자서 할 수 있다.

넓은근 그룹은 등을 대고 누워서 힙을 90° 로 굽히고 무릎을 최대로 굽혀서 치료된다. 환자는 다리의 먼쪽을 궁둥이에 대거나 또는 가능한 가깝게 해서 잡는다. 다시 지속된 들숨을 유지한 채, 환자는 다리를 풀고 발을 테스트자의 손으로 가볍게 점차적으로 밀어서 무릎을 편다. 이완 단계 동안, 환자는 천천히 숨을 내쉬면서 무릎을 부드럽게 스트레칭 자세로 되돌린다.

자주 발견되는 연관 장애

골반 불안정, 무릎 불안정, 걸음걸이 장애, 앉은 자세에서 일어나고 계단을 올라가는 것의 어려움. 슬개골뒤 관절증 및 넓은근 그룹의 방해는 잘못된 슬개골 주행 때문에 흔히 연관된다.

압박 허약: 사타구니인대 엉덩허리 증후군, L3 뿌리 및 넙다리곧은근과 허리근 모두의 허약을 포함한 L2/3에서의 허리 디스크 병소. 이것은 힙 굽힘에서 대부분 바로 알 수 있을 것이다. 슬개골건 반사 방해는 오로지 L4에 의해서만 생긴다(Patten 1998).

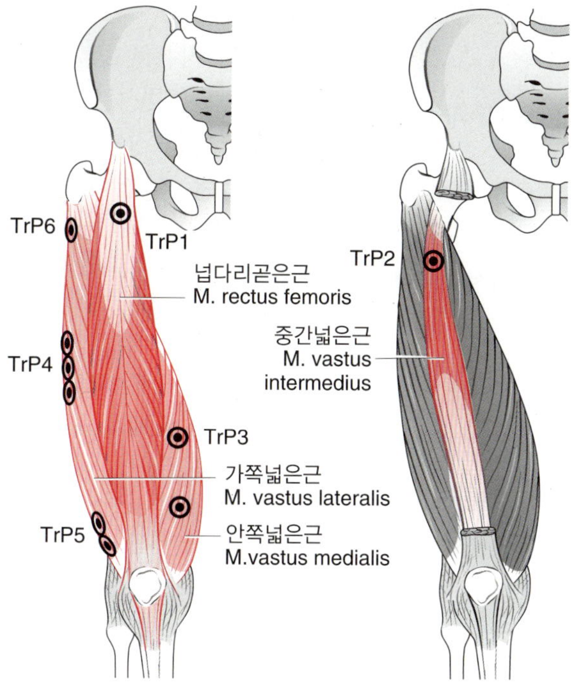

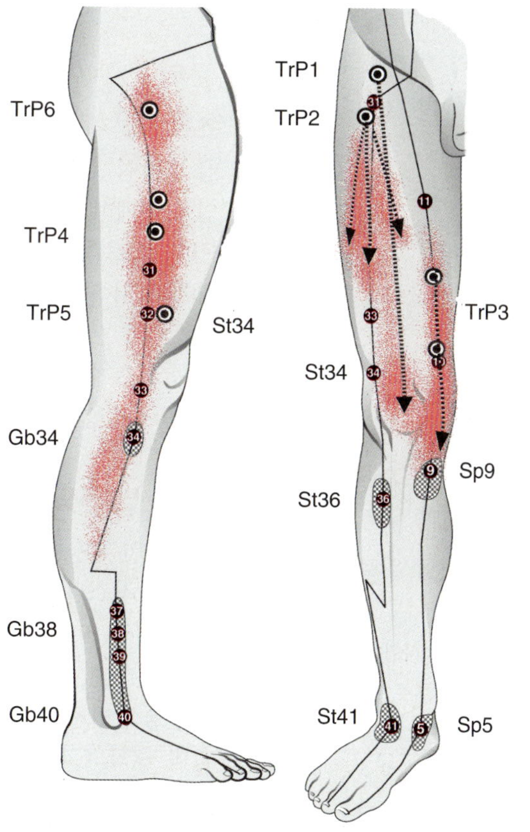

통증유발점, 연관통 패턴 및 연관있는 원점

마름근(능형근)(Mm. rhomboidei)

해부

기시: 작은마름근: 목덜미 인대, C7과 T1의 가시돌기.

큰마름근: T2~T5의 가시돌기 및 가시위근 인대에서.

경유: 가쪽 및 약간 아래쪽으로 가서 어깨뼈 안쪽 가장자리로.

종지: 작은마름근: 어깨뼈 가시돌기 높이의 어깨뼈 안쪽 가장자리.

큰마름근: 어깨뼈 가시돌기에서 꼬리쪽으로 어깨뼈 안쪽 가장자리.

동작

두 근육은 어깨뼈를 돌리고, 뒤당기고, 모은다. 또한 그것들은 어깨뼈의 안쪽 가장자리를 올리는 것과 어깨뼈의 안쪽 가장자리를 척추와 흉곽에 고정 시키는 것을 돕는다. 어깨뼈를 안쪽으로 움직이면 관절와 공간은 아래쪽으로 돌아간다.

허약의 징후: 척추의 가시돌기와 어깨뼈의 안쪽 가장자리 사이의 공간이 커지면서 어깨가 내밀어져 있다. 팔을 벌리는 동안, 어깨뼈의 안정 부족이 보인다. 팔을 들어 올리거나 내릴 때, 팔을 40~120° 사이로 벌릴 때, 팔이 약간 앞뒤로 움직이는 것을 볼 수 있다.

테스트

자세: 앞팔을 뒤침 시켜서, 팔꿈치를 적어도 90° 굽히고, 흉곽 정중선 약간 뒤의 몸통 옆에 둔다. 이것은 어깨를 뒤로 당겨 있게 하는 것을 돕는데, 환자에게 어깨뼈의 안쪽 가장자리를 척주 쪽으로 보내라고 시키는데, 즉, 어깨를 뒤로 위로 당기는 것이다.

테스트 접촉: 테스트 손바닥은 팔꿈치에 대고 손가락은 말아서 그것의 안쪽면 주위로 댄다.

주목: 접촉은 환자에 대하여 손의 가장 앞부분으로 만들어져야 하는데, 이것은 자동적으로 약간 앞쪽 저항 벡터를 만들 것이기 때문이다.

고정: 자유 손을 위팔뼈 머리 위쪽 및 가쪽에 대서 어깨를 고정시킨다.

환자: 팔꿈치를 몸통에 붙이고 어깨를 척주 방향인 뒤로 당긴다.

테스트자: 팔꿈치를 팔꿈치를 가쪽 그리고 약간 앞 위 방향으로 몸에서 떨어지게 당겨라.

테스트 오류, 예방책: 테스트 초기에 어깨뼈의 뒤당기기 및 올림의 부족. 환자에게 팔꿈치를 앞쪽으로 당기게 하는 것은 어깨 굽힘근을 테스트에 끼워 들게 해서 테스트자는 틀림없이 저항 벡터를 따르지 못한다. 이 테스트는 어깨올림근의 그것과 매우 유사하다. 그러므로, 근육이 허약하다는 것을 나타내는 것은 오직 어깨뼈 움직임 패턴일 것이다. 예를 들어, 척추와 안쪽 어깨뼈 가장자리 사이의 공간이 커지지 않고서 어깨뼈의 위쪽, 안쪽 각이 내려간다는 것은 어깨올림근 허약을 나타낸다. 안쪽 각이 내려가고 공간이 커지는 것은 마름근 허약을 나타낸다.

근막통증후군

스트레칭 테스트: 위팔과 어깨는 몸 앞쪽으로 가급적 많이 옮겨지고 어깨는 최대로 내려진다.
안쪽 어깨뼈 가장자리는 척주에서 떨어져야 한다.

PIR: 스트레칭 자세에서, 환자에게 어깨를 뒤로 당기고 지속된 들숨 동안 그것을 뒤로 위로 끌어당기라고 시킨다. 날숨 동안 테스트자는 팔과 어깨를 스트레칭 자세로 부드럽게 되돌리고 그 다음 약간 더 시행한다.

자주 발견되는 연관 장애

직접적인 부상에 따르거나 넘어지는 동안 팔과 어깨로 갑작스런 충격을 흡수하는 것으로 인하여 생긴 괴긴장-억긴장 및 반응근(reactive muscle) 병소가 흔하며, 어깨에 대한 하부 목뼈 반사로 인한 척추생성 반사 패턴 또한 흔하다.

압박 허약: C4 뿌리 증후군(추간공 C3/C5) 및 목갈비근 증후군.

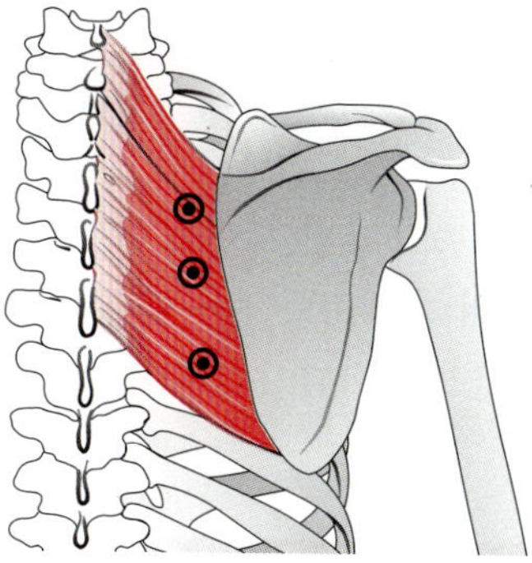

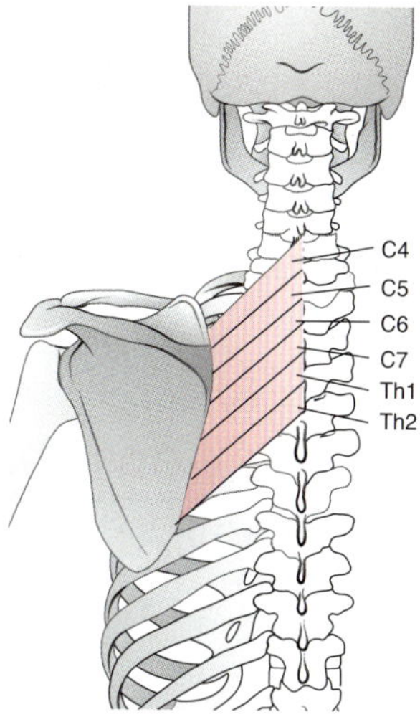

척추생성반사 부위

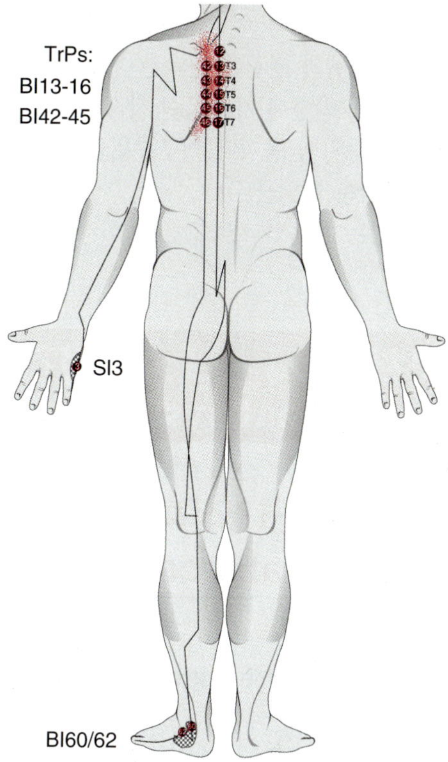

통증유발점 및 연관있는 원점

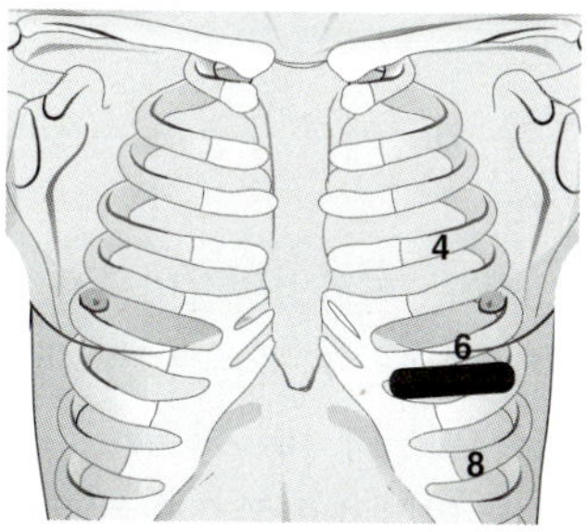

앞쪽 NL

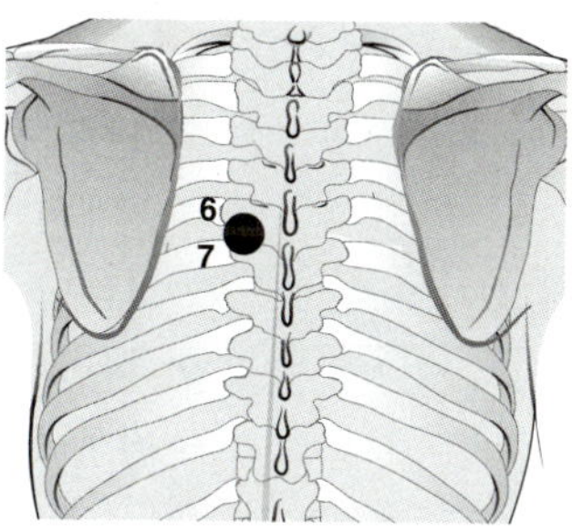

뒤쪽 NL

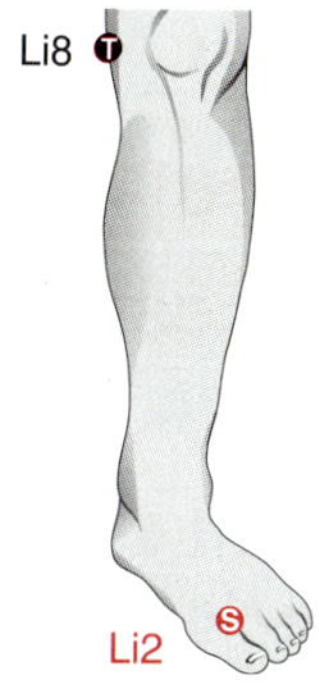

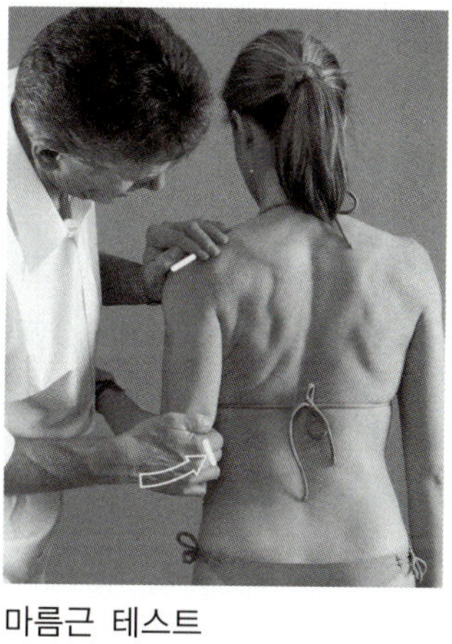

마름근 테스트

운동 기능 신경지배: 등쪽어깨신경, C4, C5
장기: 간
경락: 간경
영양: 비타민 A, 지방분해촉진 인자 (콜린, 이노시톨, l-메티오닌, 글루타티온), 그리고 유황 제공물질 (시스테인; 해독 대사작용)
SRS: C4~T2

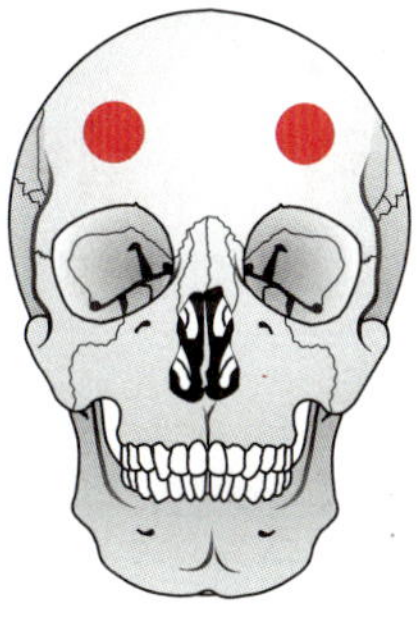

NV

엉치척주 및 가로척주 시스템 (Sacrospinal and transversospinal system)

엉치척주 시스템과 관련된 근육은 가장긴근과 엉덩갈비근이며, 반면에 가로척주 시스템과 관련된 근육은 척추주위 근육이다(척추주위근육; 뭇갈래근 및 길고 짧은 돌림근).

안쪽에 있는 근육인 가장긴근은 허리가장긴근, 등가장긴근, 머리가장긴근 및 목가장긴근으로 구성된다.

엉덩갈비근은 척주주위근(엉치척주근)의 가쪽 부분을 나타내며 허리엉덩갈비근, 등엉덩갈비근 및 목엉덩갈비근으로 나뉠 수 있다.

엉치척주 시스템: 엉덩갈비근(장륵근) [(Sacrospinal system): (M.iliocostalis)]

목엉덩갈비근(경장륵근) (M. Iliocostalis cervicis)

해부

기시: 3번째부터 7번째 갈비뼈 갈비각의 안쪽면에.

경유: 목 및 머리 가장긴근의 가쪽으로, 후방 및 중간 목갈비근의 안쪽으로, 그리고 어깨올림근의 안쪽으로 달린다.

종지: 목가장긴근과 함께 3~6번째 경추 가로돌기의 뒤쪽 결절에.

등엉덩갈비근(흉장륵근) (M. Iliocostalis thoracis)

해부

기시: 7~12번째 갈비뼈 안쪽 갈비각에.

경유: 목 및 머리 가장긴근의

종지: 1~7번째 갈비뼈 갈비각의 가쪽 및 위쪽 가장자리 그리고 때때로 C7의 가로돌기의 뒤쪽 부분으로.

허리엉덩갈비근(요장륵근) (M. Iliocostalis lumborum)

해부

기시: 가장긴근과 함께 엉치뼈 및 엉덩뼈 결절의 배가쪽면에.

경유: 등가장긴근의 가쪽으로 달린다.

종지: 4~12번째 갈비뼈 각의 아래쪽 가장자리에.

엉덩갈비근(모든 부) [(M. Iliocostalis); (all divisions)]

동작

양쪽의 수축은 척주를 편다.

편측수축은 척주를 같은 쪽 가쪽으로 굽힌다.

테스트

위 근육 중의 하나를 등 펌근에서 구분하는 것은 하늘에서 별 따기와 같다.

그러나 Beardall(1980)은 허리엉덩갈비근을 위한 하나의 테스트를 기술한다. 환자는 등을 대고 누워서 상체를 테스트쪽으로 약 10° 가쪽으로 굽힌다. 몸통 굽힘쪽 다리를 완전히 안쪽으로 돌린다.

환자의 자세는 배빗근 및 배가로근을 위한 자세와 유사하게 되며, 테스트자는 테스트 반대쪽에 앉거나 선다. 한 손으로 테스트자와 가까운 골반의 가쪽 가장자리에 대고 고정시킨다. 테스트 팔은 양다리 밑으로 미끄러뜨려서, 가급적 먼쪽으로, 손가락을 위로 말아서 안쪽으로 돌아간 다리 주위를 잡는다. 자세를 잡았을 때, 환자에게 양다리를 테스트자에게서 멀리 당기라고 시키고 그 동안 테스트자는 맞서는 저항을 가한다.

근막통증후군

스트레칭 테스트(하나의 그룹으로서 등 폄근): 환자는 다리를 어깨 너비로 벌려서 서고 몸통을 가쪽으로 구부리는데 한 번은 한 쪽, 그 다음 다른 쪽을 한다. 어느 한 쪽이 대칭 움직임에서 벗어나는지를 시각적으로 비교를 해라.

PIR: 위에서처럼 다리를 벌리고 시작하는데, 환자는 서서 상체를 앞으로 굽혀서 척추를 가급적 편안하게 휘게 해라. 이것은 뒤넙다리근 수축을 평가하기 위해서 손가락을 지면에 대는 것과 매우 흡사하다.

이 스트레칭 자세에서 있는 동안, 숨을 깊게 들이 마시고 10초간 멈춘다. 들숨은 등 폄근을 긴장하게 만든다. 이완 단계를 위해서 몸을 동일한 자세로 두고 있으면서 환자는 천천히 숨을 내쉰다. 체중만으로 근육을 늘려야 한다.

원하면, 이완 단계 동안 치료효과를 늘리기 위해, 환자는 몸을 한 쪽 또는 다른 쪽으로 약간 굽힐 수 있다. 이것은 반대쪽 폄근의 늘림을 유리하게 만들 것이다.

또한, 앞으로 굽힌 자세에서 PIR을 실행하기 위한 다른 방법으로, 위의 '스트레칭' 항목에서 기술한 대로 가쪽 기울이기 '스트레칭' 자세에서 PIR을 시행할 수 있다. 이것은 한쪽에 있는 근육을 분리할 것이다. 들숨을 유지하고 있는 동안, 환자는 똑바로 선 자세로 천천히 되돌아간다. 환자가 숨을 내쉬는 동안 몸통을 시작 자세로 천천히 되돌리는 것으로 이완 단계가 만들어진다.

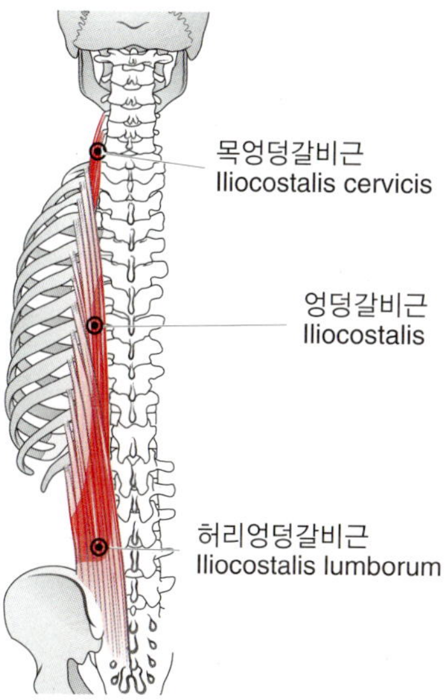

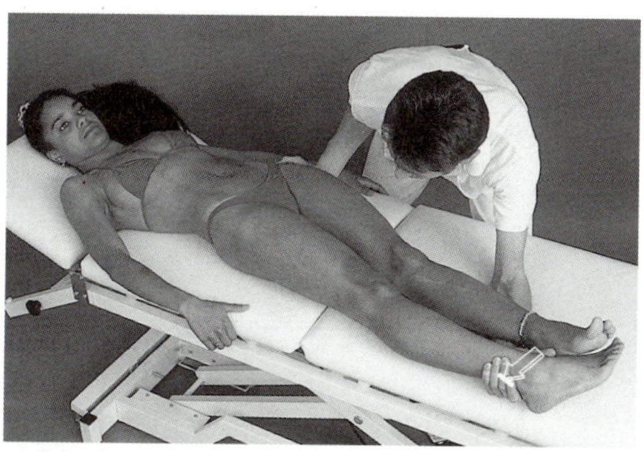

엉덩갈비근을 위한 Beardall 테스트. 테스트 받는 쪽의 다리는 안쪽으로 돌려져야 한다.

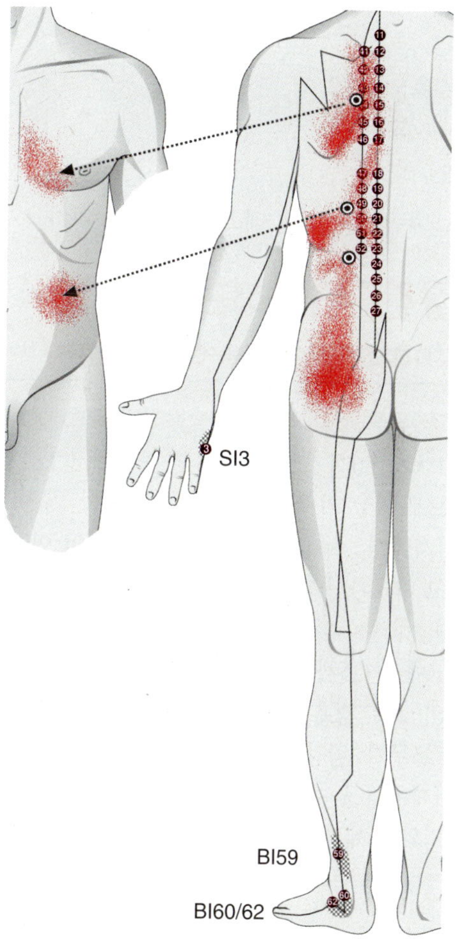

엉덩갈비근의 통증유발점 및 연관있는 원점. 통증은 보다 꼬리 및 배쪽 방향에 있는 분절로 연관된다.

엉치척주 시스템: 가장긴근(최장근) [(Sacrospinal system): (M. longissimus)]

머리가장긴근(두최장근) (M. Longissimus capitis)

해부

기시: C5~C7까지(T1~T3까지)의 가로돌기에서.

경유: 기시부터 위쪽 방향에서, 그것은 목가장긴근에 의해서 안쪽으로 그리고 머리반가시근에 의해서 가쪽으로 경계를 갖는다.

종지: 꼭지돌기의 뒤쪽 가장자리에서 꼭지돌기의 끝까지의 약 1.5cm 부위에 그리고 머리널판근과 목빗근 모두의 깊숙이.

동작

한쪽 수축: 수축되는 쪽을 향해서 머리의 기울이기와 돌리기.

양쪽 수축: 머리의 폄.

테스트

목 폄근 모두의 일반적인 테스트만이 가능하다.

목가장긴근(경최장근) (M. Longissimus cervicis)

해부

기시: T1에서 T6까지 그리고 일부 경우에서 T8까지 밑으로 가는 가로돌기에서.

경유: 기시에서, 아래쪽 반은 등가장긴근의 안쪽에 놓이고 머리가장긴근의 가쪽에서 목 종지로 올라간다.

종지: C2에서 C5까지의(일부 경우에서, C1에서 C7까지의 모든 경추) 가로돌기의 뒷면과 뿌리에. 종지는, 무두가 임상적으로, 목엉덩갈비근, 목널판근, 어깨올림근, 후방 목갈비근 및 머리가장긴근의 종지와 함께 발견된다.

동작

한쪽 수축: 수축되는 쪽을 향해서 경추의 기울이기.

양쪽 수축: 경추의 폄.

테스트

목 폄근 모두의 일반적인 테스트만이 가능하다.

등가장긴근(흉최장근) (M. Longissimus thoracis)

해부

기시: 허리가장긴근 및 허리엉덩갈비근과 함께, 엉치뼈의 등, 안쪽 및 가쪽 능선 그리고 허리 척추의 척추돌기.

경유: 가쪽으로는 가시근 그리고 안쪽으로 엉덩갈비근 사이에 끼워져 있다.

종지: 안쪽 종지는 등 척추의 가로돌기에 있는 반면, 가쪽 종지는 결절과 갈비각 사이의 면에 있다.

동작

한쪽 수축: 수축되는 쪽을 향해서 척주의 기울이기.

양쪽 수축: 척주의 폄.

테스트

허리가장긴근을 보라.

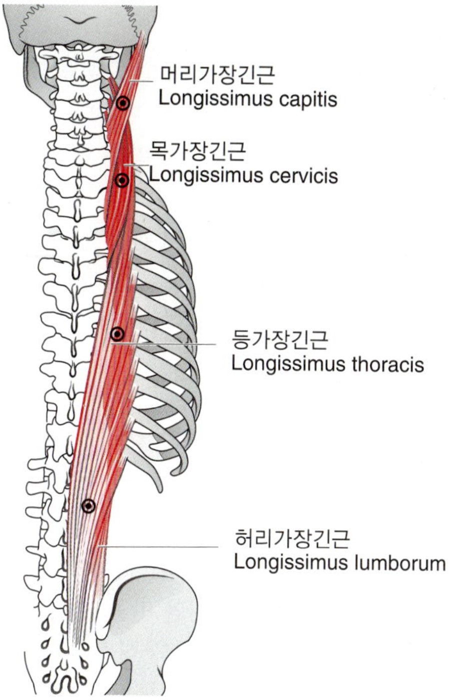

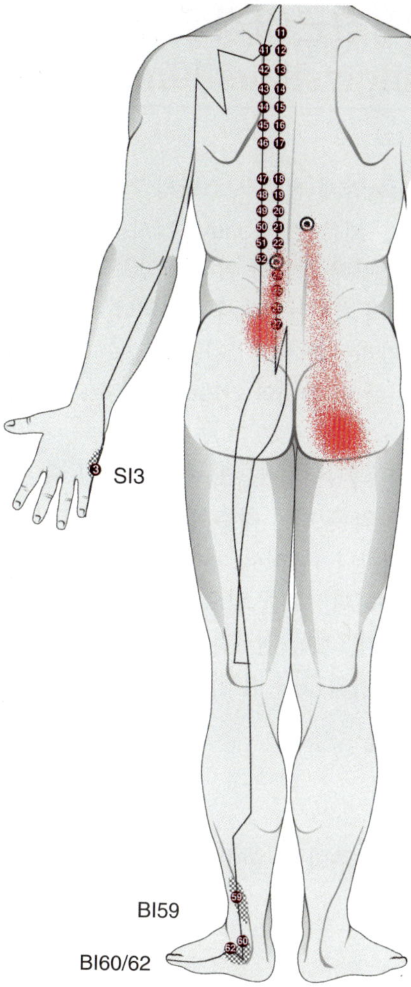

가장긴근의 통증유발점, 연관통 및 연관있는 원점

허리가장긴근(요최장근) (M. Longissimus lumborum)

해부

기시: 근육은 얕게 척주 시스템의 건막에서 기시한다. 건막은 넓은 뼈성(bony) 기시를 갖고 있는데 그것은 엉덩뼈 결절의 위쪽과 앞쪽 면, 엉치뼈 및 허리척추의 가시돌기에서 유래된다.

경유: 엉덩갈비근과 등가장긴근의 깊숙이 놓이고, 그것은 뼈사이 SI 인대와 긴밀하게 연관되어 있다.

종지: 근육은 두 개의 가늘고 긴 조각으로 된 종지를 갖는데 각각은 허리 척추의 젖꼭지 돌기 및 부돌기에 종지한다. 합해서, 종지는 하나의 인대성 다리를 형성하며, 그것 밑으로 척추신경의 등쪽 가지가 달린다. 가쪽 섬유는 더 깊숙이 시작해서 허리 척추 돌기의 등쪽 면에 종지하기 위해서 빠져 나온다.

동작

한쪽 수축: 척주의 기울이기. 양쪽 수축: 척주의 폄.

테스트

근육을 분리하기 위한 어떤 시도도 불가능한데 다른 근육과의 복잡한 협력작용 관계 때문이다. 그럼에도 불구하고, 허리가장긴근은 환자가 등을 대고 누어서 몸통의 가쪽 기울기를 다리 및 편 허리척추에 비해서 약 20˚로 만들어서 테스트 될 수도 있다. 이것은 Goodheart의 (Walther 2000에서) 허리네모근과 상응한다. TL과 함께 한 근육의 촉진 및 SIM(Strong Indicator Muscle)의 사용은 보다 분별 있는 선택으로 보인다.

근막통증후군

스트레칭 테스트: 환자는 무릎을 구부리고 앉아서 뒤넙다리근 근육이 짧아지게 만든다. 그 다음 환자에게 대칭성 및 부정적인 장력을 확인하기 위해서 허리에서 앞으로 굽히라고 시킨다. 선 환자에게 가쪽 기울이기를 실행하게 해서 만든 평가는 보다 완전한 그림을 줄 수 있다. 두 개의 옆 기울이기는 움직임의 대칭에 관한 어떤 제한을 비교하게 해 준다.

PIR: 환자는 다리를 어깨 너비로 벌리고 서서 손가락을 발가락에 대려고 하듯이 상체를 앞으로 굽힌다. 환자에게 깊은 숨을 들이 마시고 10초 동안 참고 있으라고 시킨다. 숨을 들이 마시는 행동은 등 폄근을 긴장시킬 것이다. 이 다음 느린 날숨이 뒤따르는데 그것은 근육 이완을 만들 것이다. 근육 폄과 스트레칭이 체중만으로 충분히 만들어진다.

필요 시, 한 쪽 또는 다른 쪽으로 약간 회전 시키면 반대쪽에 있는 폄근의 스트레칭을 증가시킬 것이다.

다른 방법으로, 위에서 기술한 것처럼 가쪽 기울기 자세에서 시작할 수 있다. 똑같이, 깊은 들숨은 스트레칭된 근육을 긴장시킬 것이고, 척추를 세우면서 날숨을 쉬는 것은 근육을 이완시켜서 몸통을 시작 자세로 되돌아가게 한다.

압박의 원인: 건(tendon) 다리의 부위에서 압박이 생길 수 있는데, 거기서 척추신경의 등쪽 가지가 자극될 수 있어서, 피부의 감각과민, 감각장애 또는 감각저하를 만든다(Travell과 Simons 1992).

자주 발견되는 연관 장애

해부학적 또는 기능적인 다리 길이 차이가 보이고 적응성 측만이 존재한다면, 등 폄근은 자세성 부하로 인해서 지나지게 쓰게 될 수 있다. 상응하게, 몇몇 근막통증후군이 생길 수도 있다. 고정된, 특발성 측만은 항상 등 폄근의 불균형과 관련된다.

표 1 척추생성반사 증후군

장력을 받는 근육긴장 기시	장력을 받는 근육긴장 종지	질환 분절
머리가장긴근		
C3	꼭지돌기	C7
C4	꼭지돌기	T1
C5	꼭지돌기	T2
C6	꼭지돌기	T3
C7	꼭지돌기	T4
T1	꼭지돌기	T5
T2	꼭지돌기	T6
T3	꼭지돌기	T7
T4	꼭지돌기	T8
T5	꼭지돌기	T9
목가장긴근		
T2	C2	C7
T3	C2	T1
T4	C3	T2
T4	C4	T3
T5	C5	T4
T6	C6	T5
등가장긴근 V		
L1	T1	T5
L2	T2	T6
L3	T3	T7
L4	T4	T8

장력을 받는 근육긴장 기시	장력을 받는 근육긴장 종지	질환 분절
등가장긴근 I		
L3	T5	L1
L4	T6	L2
L5	T7	L3
엉치뼈	T8	L4
엉치뼈	T9	L5
등가장긴근 II		
엉치뼈	T5	T9
엉치뼈	T6	T10
엉치뼈	T7	T11
엉치뼈	T8	T12
등가장긴근 III		
엉덩뼈	T8	L1
엉덩뼈	T9	L2
엉덩뼈	T10	L3
엉덩뼈	T11	L4
엉덩뼈	T12	L5
허리가장긴근		
엉치뼈	L1~L3	SI관절
엉덩뼈		
엉치뼈	L1~L5	C7~T4
엉덩뼈		

가장긴근의 척추생성 반사. '장력을 받는 근육긴장(myotones)'의 기시와 종지는 '질환' 안에 있는 것으로 결론지어진 하나의 척추 분절에 연결된다.

엉치척주 시스템: 뭇갈래근(다열근)
[(Sacrospinal system): (M. multifidus)]

해부

이 근육은 등의 깊은 층 또는 등의 '자소성' 근육으로 구성된다. 또한 척추의 내재근육으로 불리며, 그들은 척추와 갈비뼈의 뼈 구조에서 그들의 기시와 종지를 갖는다.

기시: 엉치뭇갈래근: 엉치의 등, 뒤위엉치뼈가시의 안쪽면 및 SI 인대의 뒤쪽 부분.

허리뭇갈래근:허리 척추의 젖꼭지골기.

등뭇갈래근: 등 척추의 가로돌기 및 C4~C7의 관절돌기.

경유: 사선으로 위쪽 및 안쪽. 근육 덩어리는 가로 및 가시 돌기 사이의 고랑을 채운다.

종지: 깊은 섬유다발은 기시 위쪽 두 척추 레벨 그리고 얕은 섬유다발은 3~5 척추 레벨 위에. 모든 섬유는 상응하는 척추의 가시돌기에 종지한다.

동작

뭇갈래근은 척추를 뻣뻣하게 만드는 것을 돕고 뒤쪽 관절의 조기 퇴행을 막는다.

양측 수축은 척주를 편다.

편측 수축은 척주를 반대쪽으로 돌린다.

테스트

Kendall은 이 근육을 위한 특정 테스트를 전혀 기술하지 않았다. Beardall (1980)은 허리엉덩갈비근 테스트와 매우 유사한 허리뭇갈래근을 위한 테스트를 개발했는데, 단 하나의 차이는 넙다리뼈의 회전 성분에 있다. 엉덩갈비근에서, 넙다리뼈 회전은 안쪽이고 허리뭇갈래근에서는 가쪽이다. 등을 대고 누운 환자는 평가하는 쪽으로 상체를 약 10° 가쪽으로 굽힌다. 넙다리뼈는 테스트 쪽에서 가쪽으로 돌려진다.

허리네모근에서처럼, 테스트자는 테스트 쪽 맞은 편에 앉거나 서서 한 손으로 가쪽 골반을 고정한다. 다른 손과 팔은 양다리 밑으로 먼쪽으로 지나가서, 손가락을 위로 말아서 가쪽으로 돌아간 다리를 잡는다. 다른 방법으로, 테스트자는 비슷한 방식으로 위에서부터 잡을 수도 있다.

환자에게 양다리를 테스트자에서 멀어지게 테스트 쪽을 향해서 당기라고 시킨다.

테스트자: 가쪽 굽힘 자세에서 벗어나게 다리를 당겨서 저항한다.

테스트 오류, 예방책: 테스트 변수는 엄격히 따라야 한다. 테스트는 많은 협력작용 근육의 정상 기능에 달려있는데, 특히 허리네모근, 배가로근 및 배빗근이다. 어떤 근육이 약해져 있다고 결정적인 결론을 짓기 전에 협력작용 근육의 테스트를 고려하는 것이 현명할 것이다.

근막통증후군

스트레칭 테스트: 가능하지 않다.

PIR: 척주 시스템을 하나의 그룹으로 보아라.

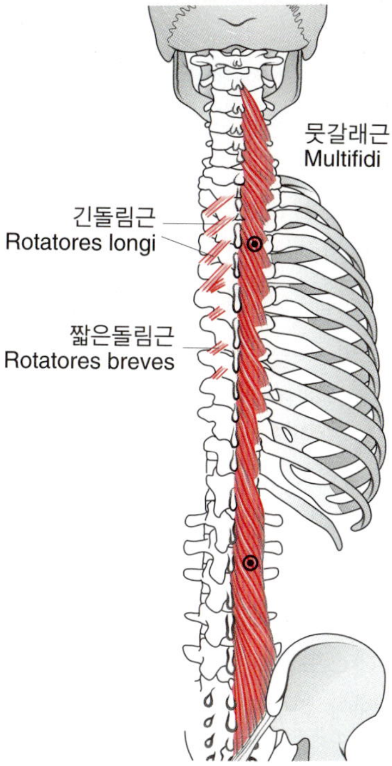

운동 기능 신경지배: 척추신경의 등쪽 가지

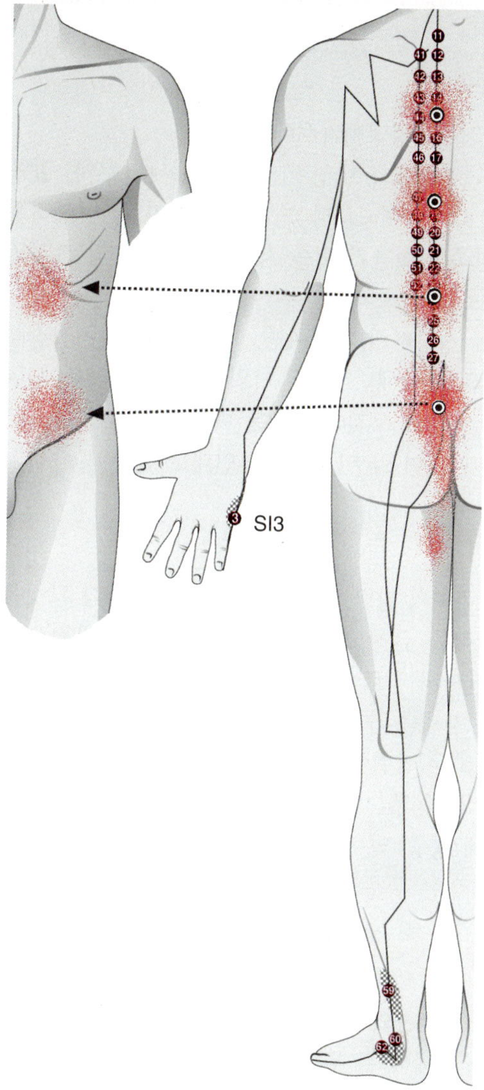

통증유발점, 연관통 및 연관있는 원점

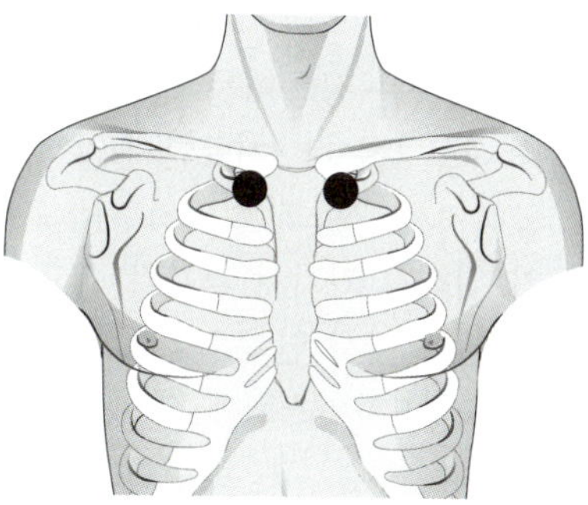

앞쪽 NL: 뭇갈래근을 포함한 모든 자소성 근육을 위해서

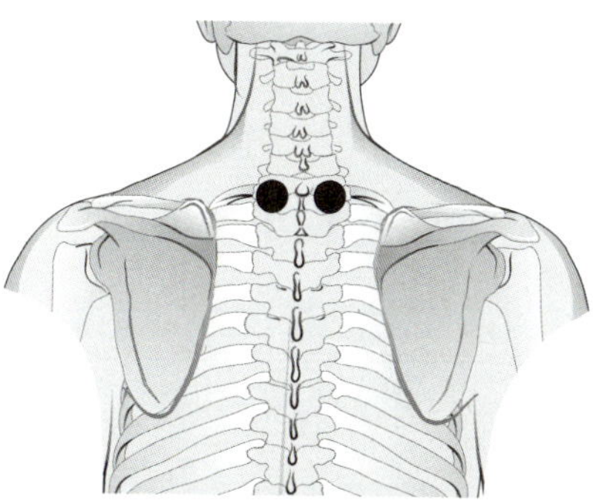

뒤쪽 NL: 뭇갈래근을 포함한 모든 자소성 근육을 위해서

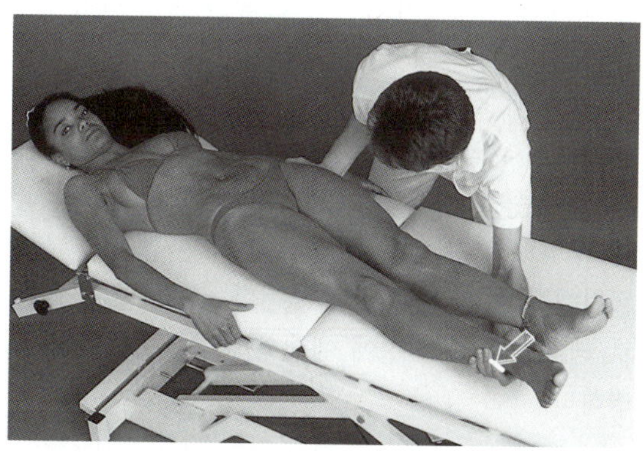

허리뭇갈래근을 위한 Beardall 테스트. 테스트 쪽의 다리의 가쪽 회전을 주목해라.

넙다리빗근(봉공근)(M. sartorius)

해부

기시: 위앞 엉덩뼈가시에.

경유: 기시에서 나선형 경로로 지나가는데, 앞쪽으로 내려가며 그 다음 안쪽 넙다리로, 넙다리뼈의 안쪽 관절융기 뒤를 지나 무릎 바로 밑 그것의 종지로.

종지: 정강뼈의 앞안쪽면, 거위발에 있는 정강뼈 결절의 안쪽에. 그것은 거위발의 가장 앞쪽에 위치한 건으로 그것의 섬유는 다리의 깊은 근막으로 뻗어 나가며 일부는 슬개골 인대로 간다.

동작

넙다리뼈의 벌림, 굽힘 및 가쪽 돌림. 또한 그것은 정강뼈를 굽히고 안쪽으로 돌려서, 일반적으로 '재단사의 시트' 라고 알려져 있는 다리를 꼬아서 앉은 자세를 하게 해 준다. 근육 이름의 첫 부분인 'sarto' 는 라틴어로 재봉사다.

허약의 징후: 엉덩뼈의 뒤쪽 변위, 근육의 먼쪽 1/3에 통증 및 불편함. 'X자형 다리' 와 함께 할 수도 있는 무릎의 안쪽 고정의 부족.

테스트

자세: Faber와 Patrick 테스트에서와 같은 동일한 시작 자세이다. 무릎을 대략 90° 로 굽히고, 넙다리는 벌려 굽혀서 발뒤꿈치가 반대쪽 무릎과 같은 높이 또는 약간 밑으로 가게 해라.

테스트 접촉: 왼쪽 다리 경우(오른 다리를 위한 손 자세는 반대이다). 오른 손을 무릎의 가쪽면에 대고 왼손은 아래 다리를(발목의 안쪽 복숭아뼈 가까이) 더 잘 잡기 위해서 위에서부터 손가락을 말아서 주위와 밑을 잡아라.

환자: 무릎을 바깥 밑으로 밀고 발뒤꿈치를 궁둥이를 향해서 당겨라. 합쳐진 동작은 환자와 테스트자 모두에게 까다로울 것이다. 그러므로, 실제로 테스트를 하기 전에 예행 연습을 하는 것이 현명하다.

테스트를 올바르게 실행하기 위해서, 무릎과 아래 다리에 테스트자에 의한 동일한 저항 압력이 동시에 만들어져야 한다. 안쪽 압력이 무릎에 가해지는 동안 발과 다리는 아래쪽으로 당겨진다. 특히 힘이 센 환자에서, 테스트자의 팔을 고정시키고 팔꿈치는 몸통과 가까이 해서 테스트를 하는 것이 최선이다. 테스트자의 강한 다리 근육으로 상체와 사지를 올려서 안쪽 토크가 만들어진다.

테스트 오류, 예방책: 테스트를 위한 파워는 양손으로 동일하게 동시에 써야 한다. 무릎을 저항하는 손이 넙다리뼈를 모으고 안쪽으로 돌리는 방향으로 너무 적은 힘을 낸다면, 발에 만들어진 아래쪽 당김은 넙다리빗근이 아닌 안쪽 뒤넙다리근을 대부분 테스트할 것이다. 발목 부근에 접촉을 할 때 주의해야 하는데 테스트 동안 통증을 일으킬 수 있기 때문이다. 이것은 특히 아킬레스건 위를 세게 잡을 때 생길 수 있다.

근막통증후군

스트레칭 테스트: 환자는 궁둥이를 치료대 가장자리로 두고 등을 대고 눕는다. 치료받지 않는 다리는 가슴으로 굽혀져서 골반과 허리척추를 고정시키는 것을 돕기 위해서 거기서 환자가 잡고 있는다. 테스트 다리는 모아서 안쪽으로 돌린 다음 테이블면 밑으로 그것이 자연스럽게 갈 때까지 뻗어라.

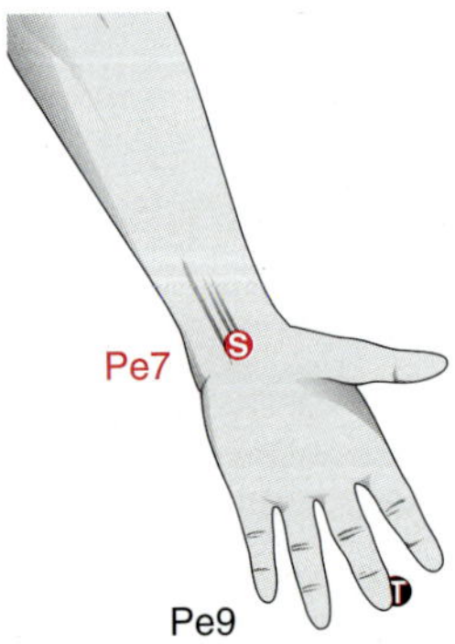

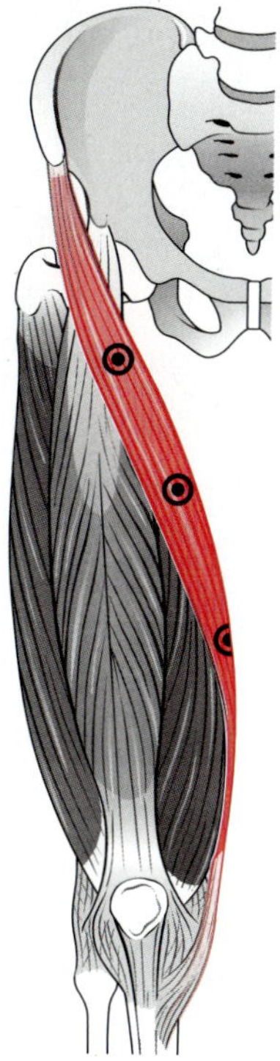

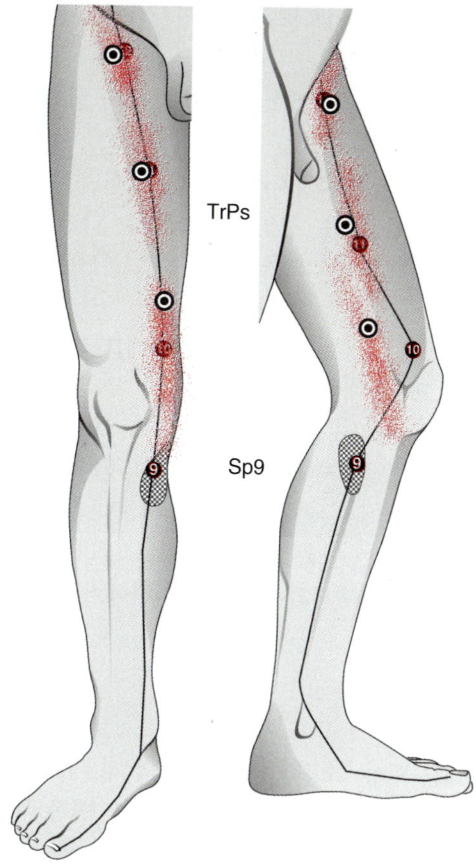

연관있는 원점: Sp9

운동 기능 신경지배: 넙다리신경, L2, L3
내장체성 분절(TS선): T9
갈비뼈 펌프: 갈비사이 공간, 갈비가로돌기 관절 9
장기: 부신
영양: 부신 추출물, 티로신, 비타민 B3, B5, B6, B12, 엽산, 비타민 C, 망간, 인삼
경락: 심포
SRS: L3

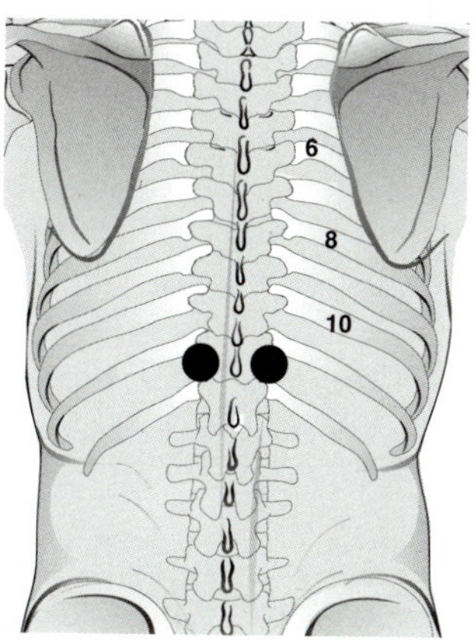

뒤쪽 NL

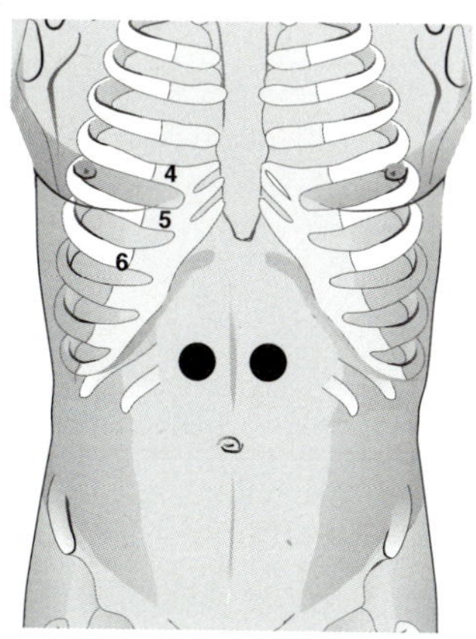

앞쪽 NL

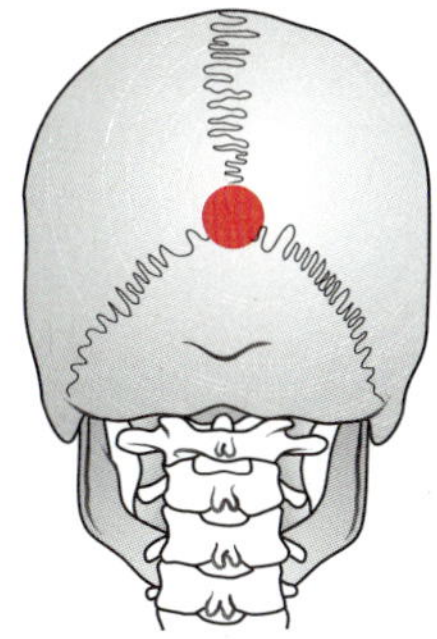

NV

스트레칭은 엎드려서도 할 수 있지만, 하기가 너무 힘들다.

PIR: 스트레칭 자세에서 지속된 들숨과 함께, 환자에게 다리를 굽히고, 벌리고 가쪽으로 돌려서 근육을 천천히 수축시키라고 시킨다. 환자가 점차적으로 숨을 내쉬는 동안, 테스트자는 다리를 원래 스트레칭 자세로 되돌려서 근육을 부드럽게 늘린다.

압박의 원인: 일부 경우에서, 가쪽 넙다리피부신경이 샅고랑인대 바로 밑의 점에서 복부를 빠져나온 후 넙다리빗근을 관통한다. 그것의 통로가 샅고랑인대 밑이거나 아니면 넙다리빗근을 관통하는 어느 점에서, 가쪽 넙다리피부 넙다리감각이상증(마비 또는 아픈 넙다리)이라고 알려진 고전적인 불평으로 귀결되는 몇몇 포착장애가 생길 수 있다.

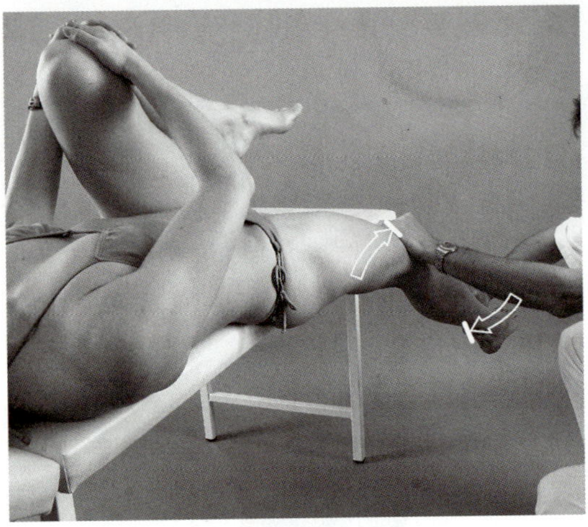

넙다리빗근의 PIR: 수축 단계

자주 발견되는 연관 장애

부신 기능이상, 소진 증후군(극도의 피로), SI 관절 병소를 만드는 엉덩뼈의 뒤쪽 변위, 안쪽 무릎 고정의 부족 및 안쪽 무릎 통증.

압박 허약: L3/L4 척추사이구멍에서 온 L3 뿌리 증후군, 샅고랑 인대/엉덩허리근 증후군.

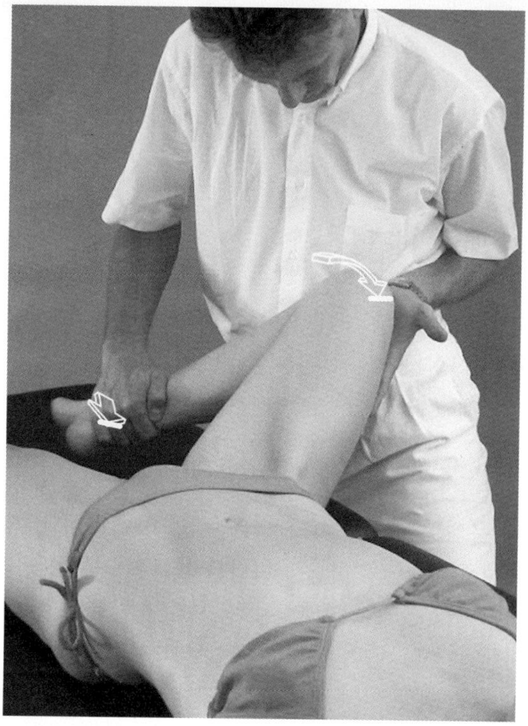

넙다리빗근 테스트

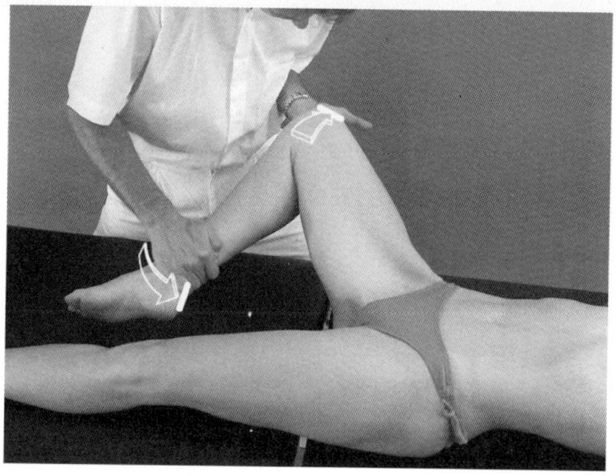

다리 및 팔을 고정시킨, 테스트자 몸 토크를 사용한 넙다리빗근 테스트,

앞톱니근(전거근)(M. serratus anterior)

해부

기시: 상부 아홉 개 갈비뼈의 가쪽과 위쪽 면에서.
종지: 어깨뼈 안쪽 가장자리와 가까운 앞면.

동작

위팔뼈를 올려서 몸통에서 대략 90° 되는 점으로 굽히고 벌리는 동안 어깨뼈를 고정시킨다.

위팔뼈가 90°를 지나서 움직이면, 앞톱니근은 어깨를 벌리고 돌려서 아래각이 가쪽으로 움직이고 관절와공간은 위쪽으로 돌아간다. 어깨뼈가 고정되어 있을 때, 몸통이 앞에서 뒤로 움직인다. 앞에서 뒤로 가는 스트레스가 팔로 와서 어깨를 통해서 밖으로 가해질 때, 근육은 어깨뼈를 고정시킨다. 이것의 고전적인 예들은 푸시-업을 실행할 때나 차량 전면 충돌에서 운전대를 잡고 있는 동안 외상성 상해가 가해질 때이다.

허약의 징후: 후방 압력이 뻗은 팔과 어깨에 가해지면, 고전적인 '날개모양 어깨뼈(winging of the scapula)'를 만드는데, 거기서 어깨뼈는 흉곽에서 들어 올려진 것처럼 보인다. 심한 허약을 보이는 경우에서, 팔을 정상적으로 굽히고 벌리는 동안에도 '날개모양'이 보여진다. 어깨뼈의 부자연스러운 '날개모양' 움직임은 위팔뼈를 약 40° 벌릴 때 생길 수 있으며 팔을 올리고 내릴 때 특히 두드러진다.

테스트

자세: 팔꿈치를 펴고 팔을 약 100~160° 점으로 올려서 위팔뼈를 굽힌다. 정중선에서 약 30~45° 되게 팔을 벌린다. 손의 엄지는 위를 보아야 한다.

테스트 접촉: 한 손은 먼쪽 앞팔에 두고 다른 손의 엄지 웹과 엄지를 어깨뼈 아래각의 가쪽 가장자리에 댄다.

환자: 뻗은 팔을 위쪽으로 민다.

테스트자: 먼쪽 앞팔의 움직임에 저항하며 동시에 어깨뼈 아래각을 안쪽으로 민다. 위팔뼈가 내려가고 거의 동시에 어깨뼈 아래각이 안쪽으로 움직일 때 허약하다는 결론을 내린다. 이것은 이전의 문헌에서 (Walther 2000, Leaf 1996, Kendall 1983) 기술된 그것과 비교해서 약간 진전을 이룬 것이다. 고전적으로, 앞팔과 어깨뼈가 함께 병합된 움직임에서가 아니라, 어깨뼈 아래각의 안쪽 변위로서만 근육이 허약하다는 결론을 짓는다.

저항을 줄 때 아래각은 움직이지 않으나 팔이 내려간다면, 어깨 고정 부족을 나타낸다. 가장 흔한 원인은 전방 어깨세모근의 허약이다.

테스트 오류, 예방책: 어깨뼈 아래각의 움직임이 관찰되지 않으면서 팔이 내려간다면, 톱니근의 허약과 전방 어깨세모근의 허약 사이의 구별이 만들어질 수 없다. 앞쪽 어깨세모근을 분리해서 그것을 먼저 테스트하는 것이 의사결정 과정을 도울 것이다. 어깨세모근의 테스트가 강하다면, 톱니근은 어깨뼈 움직임의 부족에도 불구하고 약하다고 볼 수 있다. 접촉을 보다 몸쪽 자세로 (팔꿈치 약간 위 조차도) 움직여서 지렛대를 짧게 만드는 것이 유리할 수 있다. 까다로운 경우에서, 다른 모든 어깨 근육을 우선 찾아서 치료하고 나서 앞톱니근으로 되돌아 가는 것이 현명할 것이다.

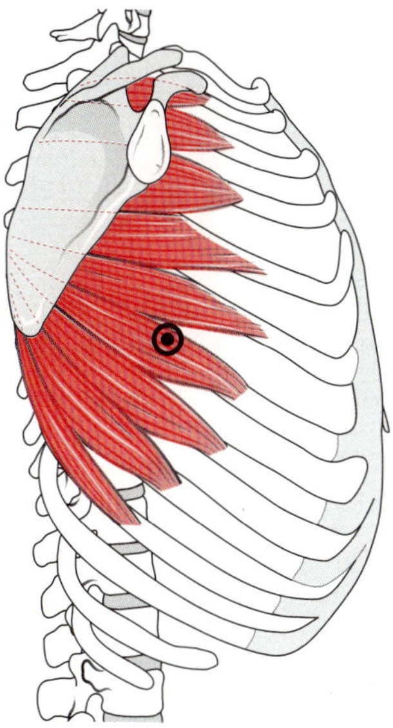

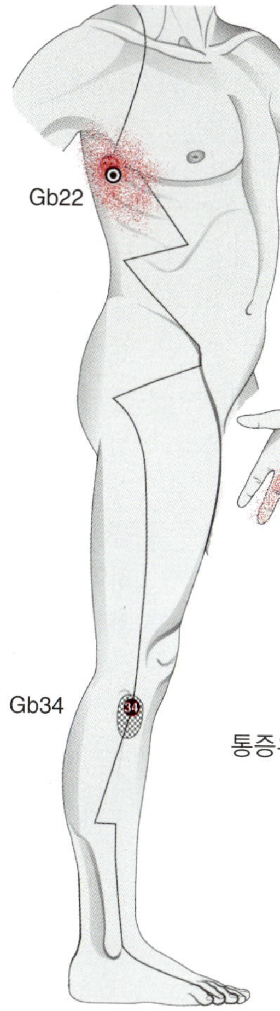

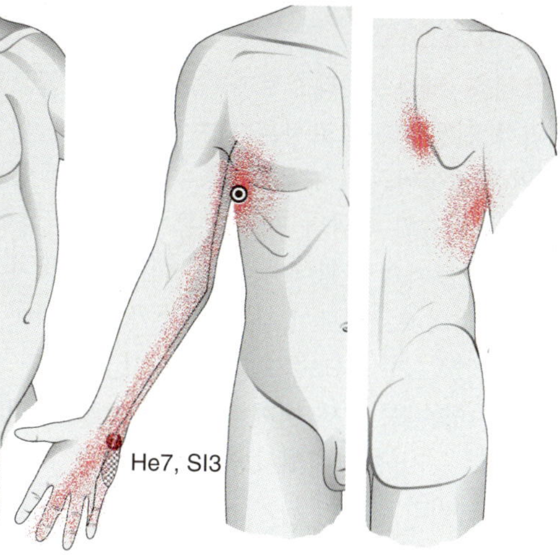

통증유발점, 연관통 및 연관있는 원점

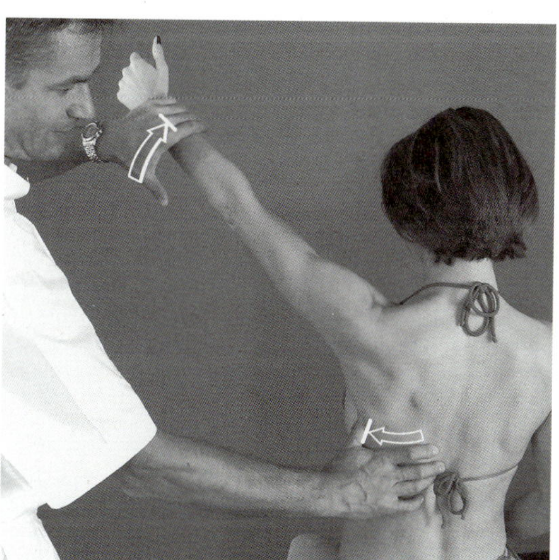

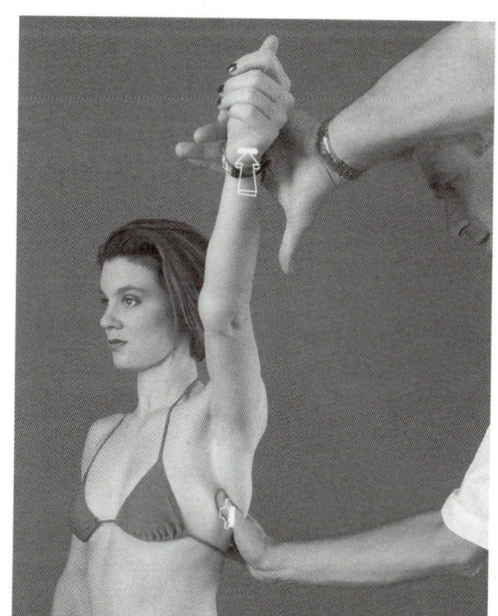

근막통증후군

스트레칭 테스트: 테스트가 엎드리거나 옆으로 누워서 진행된다면 고정은 필요하지 않다. (환자의 왼쪽 앞톱니근의 경우) 오른 손으로 어깨 앞을 잡는다. 환자의 이완된 팔은 몸통 위에 두거나 아니면 테스트자의 앞팔에 놓는다. 테스트자의 자유 손은 환자의 몸 뒤로 보내져서 손가락을 말아서 어깨뼈 안쪽 가장자리를 밑을 잡는다. 합해진 동작으로, 양손을 써서 어깨뼈를 뒤쪽으로 그리고 안쪽으로 동시에 안내해서 아래각의 안쪽 회전을 천천히 늘린다.

PIR: 스트레칭 자세에서, 환자에게 어깨를 앞쪽으로 밀고 팔을 올리라고 시킨다. 들숨을 유지한 채로 이것을 7~10초의 간격을 두고 여러 번 시행한다. 이완 단계에서 환자가 천천히 숨을 내 쉬는 동안 테스트자는 어깨와 어깨뼈를 부드럽게 스트레칭 자세로 되돌리고 그 다음 약간 더 간다.

자주 발견되는 연관 장애

그것은 어깨밑근 외에, 어깨 문제를 다룰 때 평가되어야 할 첫 번째 근육 중의 하나다. 기시-종지 및 통증유발점에서 근육근막 병소까지 망라하는 문제의 한 조합을 흔히 본다.

압박 허약: C5/C6 추간공에서 온 C6 뿌리 증후군. 긴등신경이 중간목갈비근 부위를 통해서 지나가기 때문에 조여질 수 있으며, 그래서 앞톱니근을 약하게 만들 수 있다.

등어깨신경 또한 중간목갈비근을 통해서 지나가므로 거기서 조여질 수 있다. 두 포착장애가 있을 때, 마름근, 어깨올림근 및 앞톱니근의 병합된 허약 패턴이 팔을 벌리는 동안 어깨뼈의 두드러진 불안정성을 만들 수 있다.

운동 기능 신경지배: 긴등신경, C5~C7, C(8)
내장체성 분절 (TS선): T3
갈비뼈 펌프: 갈비사이 공간, 갈비가로돌기 관절 3, 10
장기: 폐
영양: 비타민 C, E, 베타 카로틴, Se, N-아세틸시스테인
경락: 폐경
SRS: 중간등척추: 6, 7번째 갈비뼈

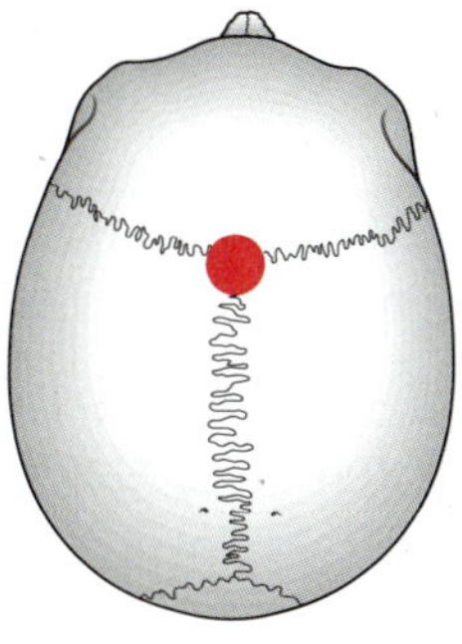
NV

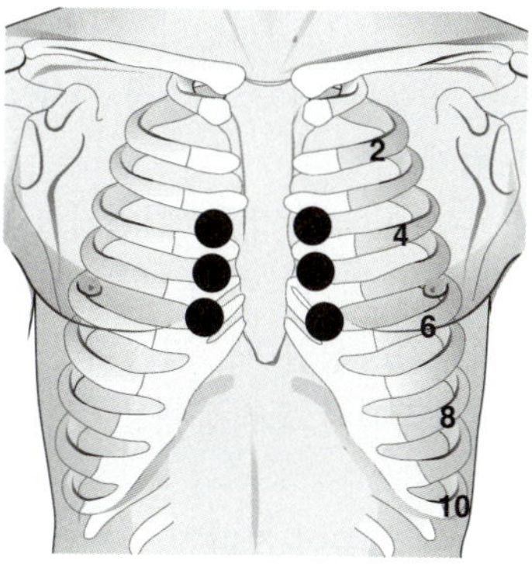

앞쪽 NL

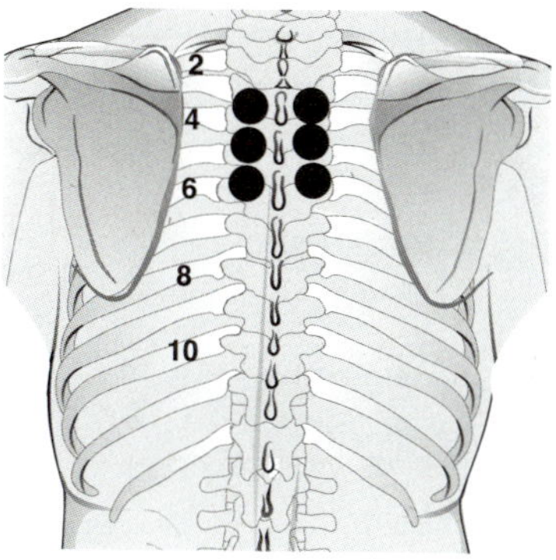

뒤쪽 NL

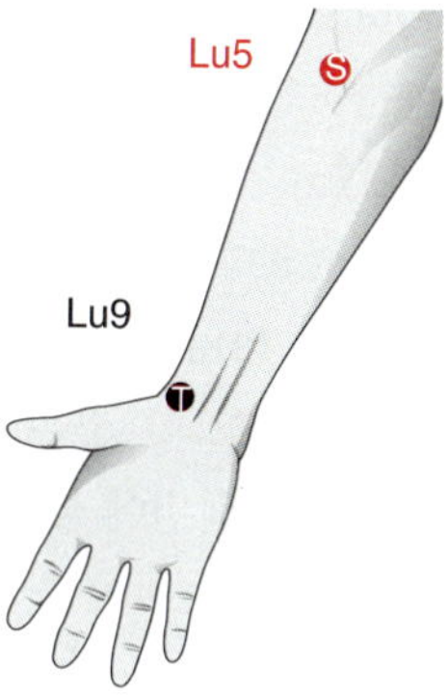

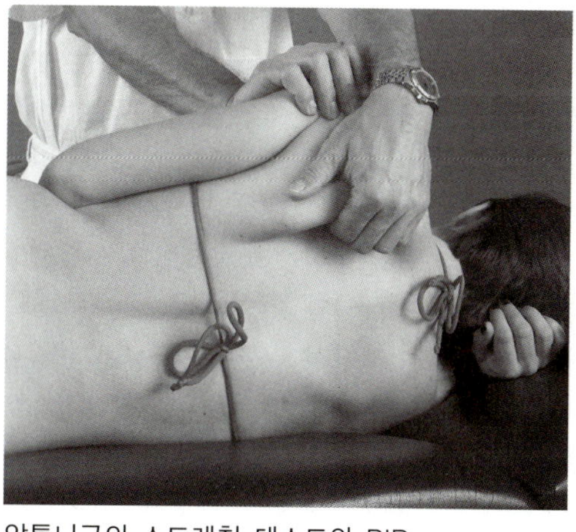
앞톱니근의 스트레칭 테스트와 PIR

가자미근 (M. soleus)

해부

기시: 종아리뼈 머리의 등쪽 면, 종아리뼈의 몸쪽 1/3, 가자미근선, 정강뼈 안쪽 가장자리의 중간 1/3 및 종아리뼈 머리와 정강뼈 사이의 건성 아치.
종지: 장딴지근과 함께 발꿈치뼈 결절.

동작

목말-다리 (발목) 관절에서 발의 발바닥굴곡.
허약의 징후: 몸이 앞으로 기울어진 자세 및 발가락으로 서려고 할 때 불능 또는 불안정.

테스트

자세: 환자는 엎드려 누워서, 무릎을 90°로 굴곡하고 발은 발바닥굴곡 한다.
테스트 접촉: 양 손을 사용하는데, 한 손은 먼쪽 앞발의 발바닥면에 놓고 다른 손은 아킬레스건 종지와 가까운 뒤쪽-위쪽 부분을 잡는다.
테스트자: 앞발을 발등 쪽으로 펴게 밑으로 (테이블 면을 향해서) 미는 동안 동시에 뒤꿈치를 위쪽으로 당겨라. 주목: 이것은 짧은 지렛대, 근육의 힘 및 협력작용으로 이해서 매우 힘든 움직임이다. 가자미근과 장딴지근은 매우 강한 근육이다. 굽혀진 무릎 자세로 인한 단점에도 불구하고, 테스트 동안, 그들은 여전히 함께 일을 한다.

발을 발등 쪽으로 늘리도록 밀기 위해서 양 손을 앞발에 대서 사용하는 것이 테스트자에게 보다 이점일 수 있다. 임상적으로, 오직 근육의 심한 허약만이 이 테스트로 밝혀질 수 있다.
테스트 오류, 예방책: 앞발을 너무 열중해서 짜서는 절대로 안 되는데 이것이 발허리손가락 관절의 부정저인 감각 유발 및 거짓 허약 반응을 만들 수 있기 때문이다. 마찬가지로 발꿈치를 잡고 밑으로 당기는 손에 의해서 통증이 유발돼서는 절대 안 된다.

근막통증후군

스트레칭 테스트: 환자는 엎드려 누워서 무릎을 완전히 굽힌다. 무릎을 굴곡시키면 장딴지근이 이완되게 만들고 가자미근의 증가된 스트레칭을 허락한다. 테스트자는 몇 가지 움직임으로, 앞발을 발등쪽으로 펴게 민다. 움직임의 방향은 근육 테스트 동안 만들어진 것과 동일하다. 스트레칭 테스트 동안, 움직임에 대한 환자의 저항은 없다.
PIR: 스트레칭 자세에서, 환자는 발을 발바닥 쪽으로 굽혀서 근육을 천천히 수축시킨다. 이완 단계 동안, 테스트자는 발을 다시 스트레칭 자세로 옮겨서 근육을 부드럽게 늘린다.
압박의 원인: 후방 근육이(뒤정강근, 긴엄지굽힘근, 짧은엄지굽힘근 및 다른 것) 방해 받을 수 있는데, 가자미근이 과다긴장성일 때, 가자미근 건성 아치의 위쪽 가장자리에서 포착장애를 일으킨다.

뒤쪽 무릎의 Baker의 낭종이 장딴지근 머리 바로 밑에 있는 한 점에서 정강신경 압박을 만든다.

자주 발견되는 연관 장애

이 근육에서 허약 보다는 일차적 과다긴장 및 수축이 자주 흔하다. 이것은 특히 하이힐을 오랫동안 신고 있는 여성에게서 볼 수 있다. 근육의 만성적 과다긴장 및 수축은 앞정강근 및 때때로, 긴발가락폄근의 방해를 이끌 수 있다. 아래 다리 전방 구획 안에 있는 근육의 만성적인 허약은 하퇴삼두의 단축을 자가 영속 시킬 수 있다.

가자미근의 과다긴장성은 근육 경련 및 거짓 절뚝거림 같은 증상을 이끌 수 있는데, 일반적으로 오금근 및 가자미근 사이 어느 곳에 있는 신경 압박에 기인한다. 특히 점핑 또는 러닝 같은 활동 후에 발바닥 마비가 흔하기는 하지만, 연관된 근육 허약은 분명하지 않다.

운동 기능 신경지배: 정강신경, L5, S1, S2
갈비뼈 펌프: 갈비사이 공간, 갈비가로돌기 관절 6, 7
장기: 부신
경락: 심포
SRS: S1, S3, T12

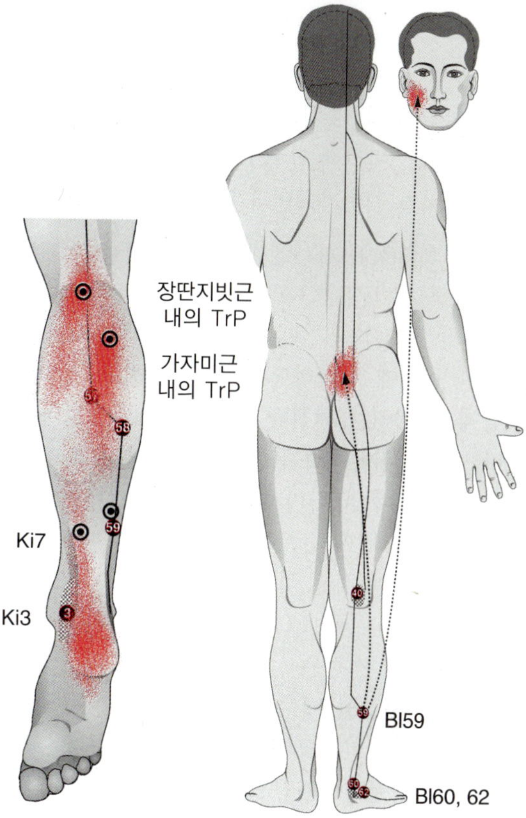

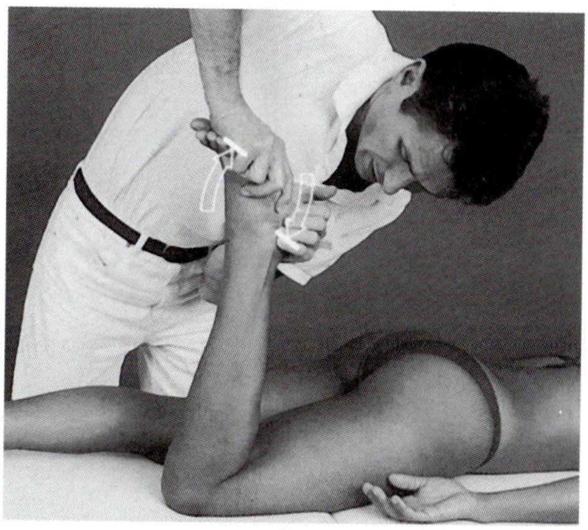

가자미근 테스트

가자미근 및 장딴지빗근의 통증유발점과
연관있는 원점

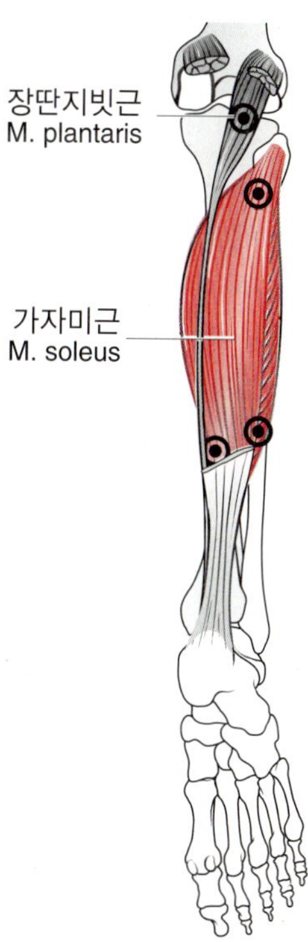

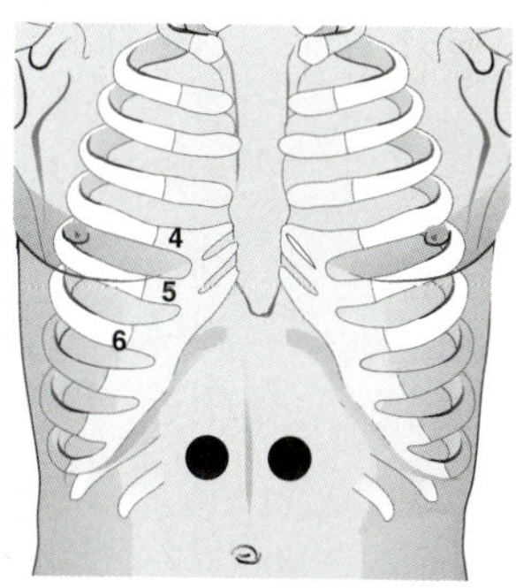

앞쪽 NL

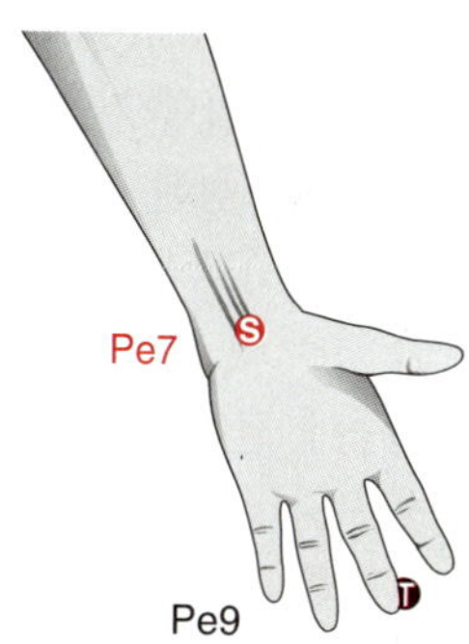

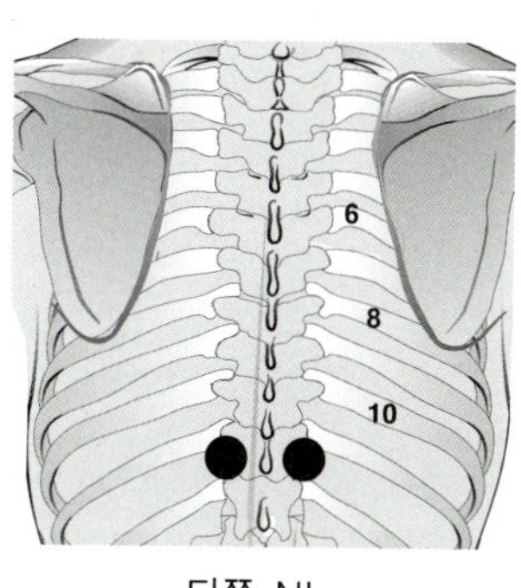

뒤쪽 NL

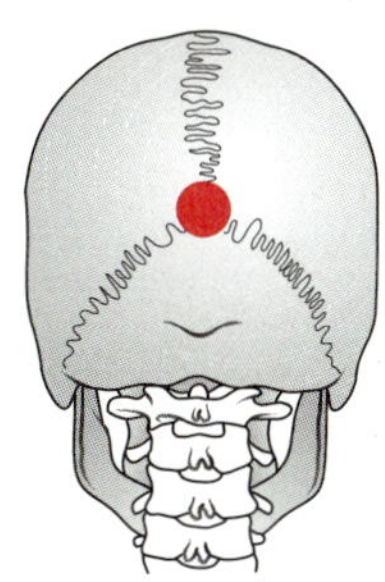

NV

목빗근(흉쇄유돌근)(M. sternocleidomastoideus; SCM)

해부

기시: 복장 머리: 복장뼈 마루의 위쪽, 앞면.
빗장 머리: 빗장뼈 안쪽 1/3의 위쪽, 앞면.

종지: 꼭지돌기의 가쪽면과 뒤통수뼈 위쪽 목덜미선의 가쪽 반.

동작

양쪽이 동시에 수축하면 경추를 굽히고, 굽힘의 끝점에서, 머리는 펴진다. 경추는 두 단계로 굽혀진다. 첫 단계는 주로 뒤통수뼈와 고리뼈 사이이다. 두 번째는 경추의 나머지를 관여하게 한다. 경추가 굽힘의 두 번째 단계 안으로 움직일 때, C2와 C7 사이에서 측정된 각도는 45° 다. 이 각도에서 뒤통수-고리뼈 관절(C0/C1)의 증가된 뒤쪽 회전이 생긴다. 이 기전은 심각한 과다굽힘 외상이 경추 속으로 유입될 때 부정적인 기계적 손상에서 목 속질을 보호한다고 생각된다. 과다굽힘-폄 (경추염좌) 외상은 이 기전으로 보호되지 않는 심한 결과를 만들기 때문에, 이 기전으로는 설명이 안 된다. SCM은 목덜미 인대가 이 관절의 과도한 뒤쪽 회전을 제한하는 것을 도울 가능성이 크다.

한쪽 수축은 머리(얼굴)를 반대쪽으로 돌린다. 근육은 경추의 가쪽 기울이기를 돕는다. 두개골에 있는 종지가 고정된 점이라면, 근육은 힘을 준 들숨 동안 상부 흉곽을 들어 올리는 것을 돕는다.

주목: 경추 및 머리 굽힘은 모든 목 근육의 협력작용 활동에 달려있다(깊은 목 굽힘근, 목갈비근 및 목빗근).

허약의 징후: 약한 쪽으로 머리가 돌아감.

테스트

자세: 등을 대고 누운 환자는 팔을 약 90° 로 벌리고 앞팔을 팔꿈치에서 굽혀서 뒤쪽으로 돌린다. 팔 자세는 가슴 및 복부 근육의 어떤 동원을 줄인다고 여겨진다. 머리를 테이블에서 가능한 많이 들어 올려서 경추를 굽게 한다. 그 다음 머리를 완전히 돌려서 코가 테스트받는 근육의 반대쪽으로 가게 한다.

SCM은 선 자세로 자주 테스트되는데, 왜냐하면 근육은 자세의 변화 및 말초에서 오는 다른 구심 자극에 매우 민감하기 때문이다. 그것은 자세의 변화에서 기인한 기능적 평가 또는 수용체 변화에서 사용되는 가장 중요한 근육 중 하나다.

이 테스트를 올바르게 수행하기 위해서 목-등 연결부는 굳건히 고정돼야 한다. 몸의 뒤쪽 변위는 반사성 허약을 만들 것인데 왜냐하면 몸이 뒤쪽으로 넘어지고 있다고 두뇌가 생각하기 때문이다.

테스트 접촉: 마루뼈 앞-가쪽면, 비교적 넓은 부위에. 일부에서, 근육은 갑자기 약해져서 머리가 테이블로 부딪힐 수 있다. 그러므로, 자유 손은 머리에 대지 않고, 머리 밑에 두어서 갑작스럽게 떨어질 경우에 대비해야 한다.

환자: 테스트하는 손에 맞서서 머리를 가능한 세게 위쪽(누운 자세에서) 또는 앞쪽 아래쪽으로(서거나 앉은 테스트 자세에서) 민다. 테스트 동안 완전한 회전을 확실히 유지하는 것이 중요하다. 약할 때, 머리를 중립 자세로 돌리려고 하는 것은 자연스러운 경향이며, 다른 목 굽힘근을 테스트하게 한다.

테스트자: 위쪽 밑 뒤쪽 방향으로 저항해서 머리가 펴지게 한다. 벡터 방향은 굽히는 동안 머리에 의해서 만들어지는 아크의 직각을 엄격히 따라야 한다.

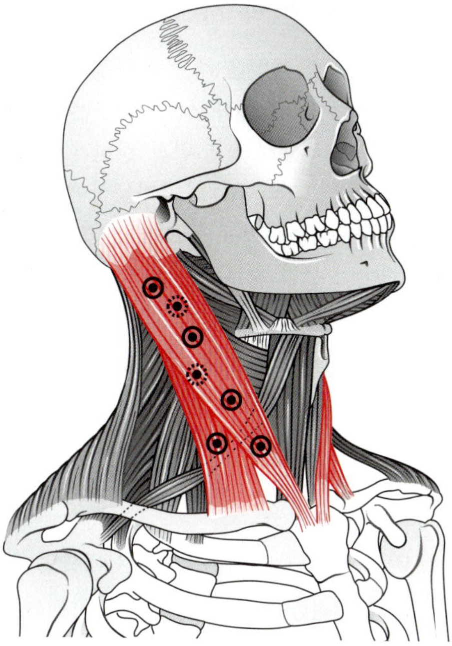

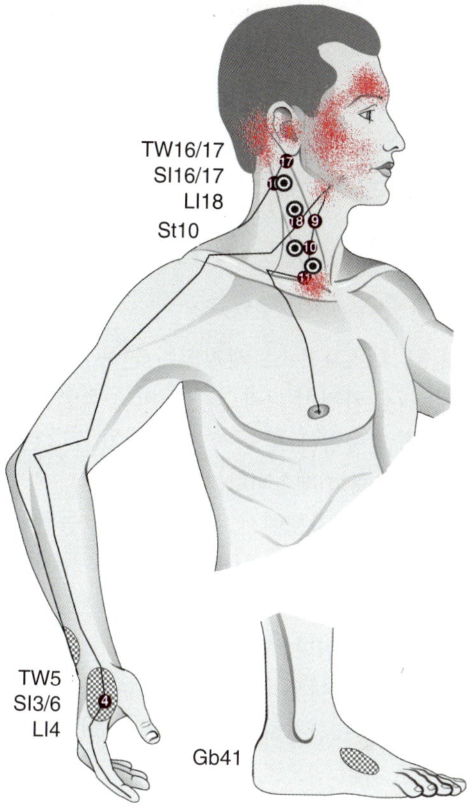

운동 기능 신경지배: 더부신경 (XI), C2, C3
장기: 위턱뼈, 이마뼈 동(sinuses)
영양: 비타민 B3, B6, 요오드
경락: 위경
SRS: T5~T8

통증유발점 및 연관있는 원점

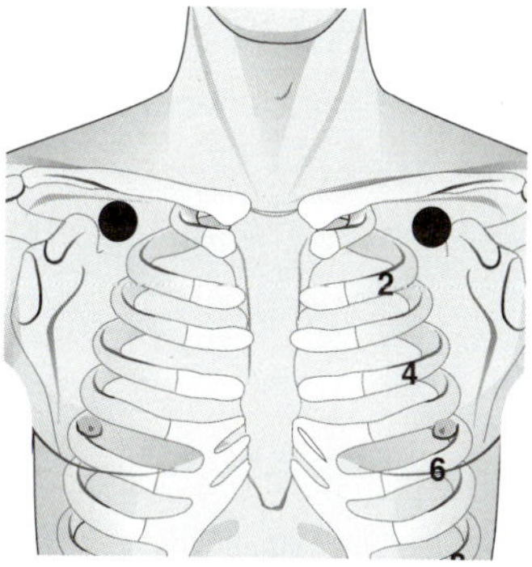

앞쪽 NL

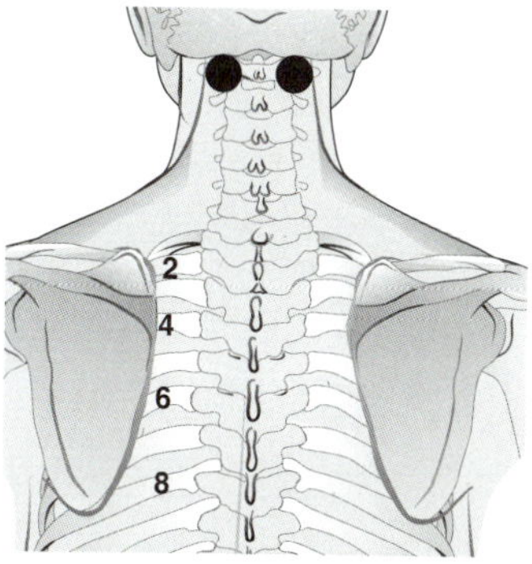

뒤쪽 NL

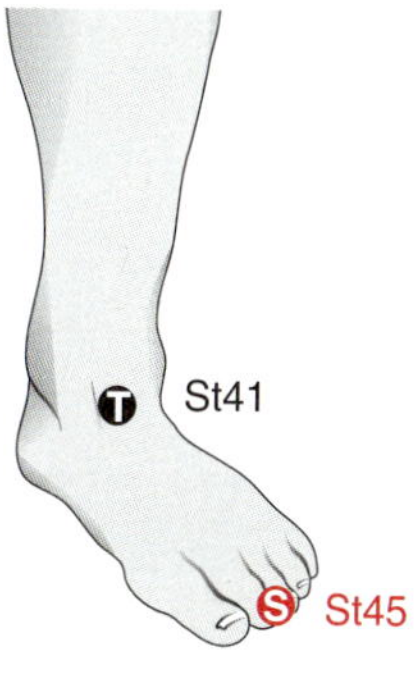

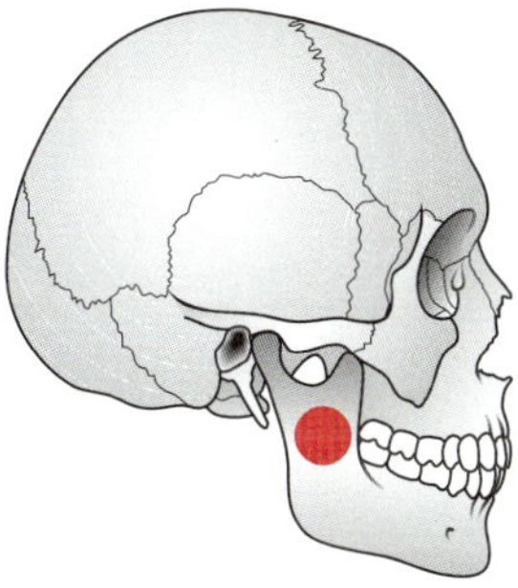

NV

테스트 오류, 예방책: 테스트 벡터는 정확해야 하는데, 그렇지 못하면 거짓 허약 소견 또는 허약한데도 강하다고 나타날 것이다. 목갈비근 및 다른 깊은 목 굽힘근의 동원은 양성 소견을 무효화 시킬 것이다. 테스트 동안 머리를 되돌리는 것은 막아져야 한다.

근막통증후군

스트레칭 테스트: 스트레칭되는 근육 쪽으로 머리를 돌려서 완전히 펴라. 흔히, 이 움직임은 경추 내의 관절 기능장애 및 근육 자체 내의 지나친 장력으로 인해서 제한된다.

PIR: 스트레칭 자세에서, 환자가 10초 동안 들숨을 참고 있는 동안 머리를 점차적으로 들어 올리고 동시에 근육을 수축하는 방향을 쳐다 보기 위해서 눈을 돌린다.

수축의 끝 점에서, 환자는 시선을 다른 쪽으로 다시 돌리면서 천천히 숨을 내쉬고, 머리를 테이블 면으로 다시 밑으로 내린다.

자주 발견되는 연관 장애

근육은 TMJ에 강한 영향을 주므로 구강하악 복합체를 포함하는 어떤 장애에서 테스트돼야 한다. SCM이 경추 및 두개하악 부위과 강하게 연관되어 있기 때문에, 그것은 두개하악기능장애(CMD) 평가를 위한 이상적인 지표근육이다. CMD는 복잡한 독립체이며 상부 경추의 장애와 항상 연결되어 있다. 이것은 특히 경추염좌 형태의 부상에 뒤따라서 볼 수 있는데, 경추염좌는 목 및 저작근육 안의 통증유발점과 증가된 근육 장력을 만든다.

근육은 어떤 두통 또는 머리/목 부위의 근막 통증에 있어서 하나의 원인 요소로서 테스트되고 치료해야 한다.

압박 허약: 두개 천장 및 머리뼈 기저에서의 구조적 제한은 고리-뒤통수 관절 병소를 포함해서, 경정맥공에서 나오는 신경에 영향을 줄 수 있다. 혀인두신경, 미주신경 및 부신경이 악영향을 받을 수 있다.

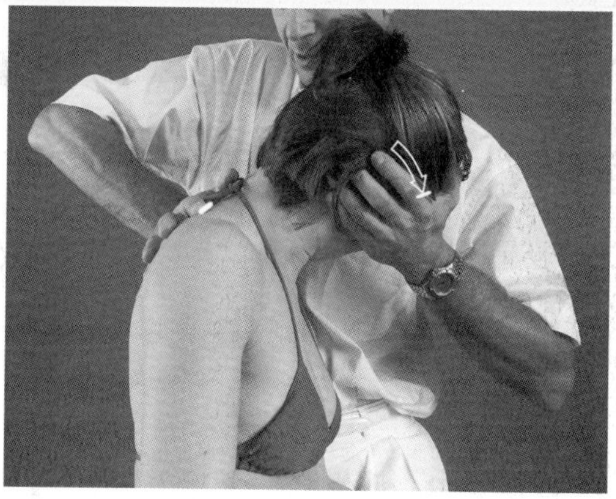

앉아서 목빗근(SCM) 테스트

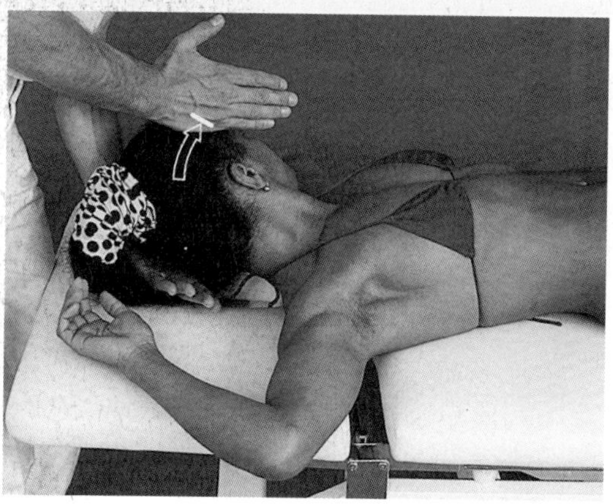

등 대고 누워서 목빗근 테스트

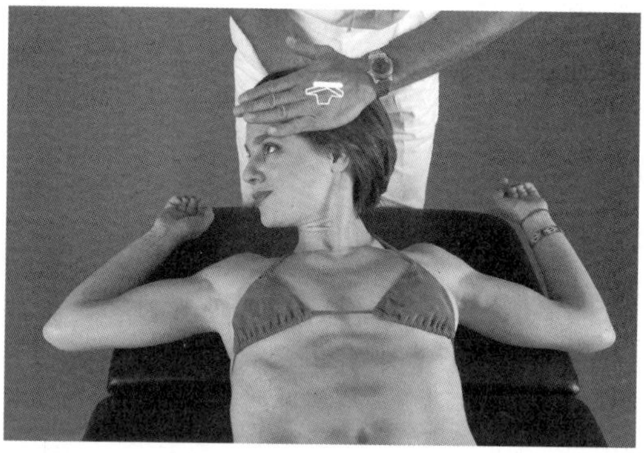

등 대고 누워서 목빗근 테스트

빗장밑근(쇄골하근)(M. subclavius)

해부

기시: 첫 번째 갈비뼈의 윗면에 그리고 안쪽으로 연골 연결부까지.

종지: 빗장뼈의 중앙까지 가는 밑면에.

동작

주로 빗장뼈를 앞으로 그리고 아래로 약간 회전하는 양상으로 당긴다. 또한 그것은 어깨를 굽히고 내리는데 있어서 최소한으로 보조한다. 근육의 정상 기능은 팔을 90° 이상 들어 올릴 때, 빗장뼈가 조화로운 회전 움직임을 하는데 중요하다.

테스트

기술된 모든 테스트는 간접적인데 왜냐하면 근육은 특별히 분리될 수 없고, 거의 모든 어깨 근육의 정상적 기능에 의존하기 때문이다. 빗장밑근을 평가하기 전에 그것들을 테스트하는 것이 중요하다.

자세: 팔을 팔꿈치에서 펴고, 가쪽으로 돌리고, 벌리고 180°까지 올린다. 팔은 이제 머리 옆에 있으며, 몸과 거의 수직이고 손바닥은 안쪽을 보고 있다.

테스트 접촉: 먼쪽 앞팔의 손바닥쪽 면에.

고정: 반대 어깨의 위쪽에.

환자: 뻗은 팔은 안쪽으로 당기는데, 머리 및 반대쪽을 향한다.

테스트자: 팔을 머리에서 멀리 가쪽으로 당긴다. 팔이 시작 자세로 벌려지고 올릴 때 그리는 동작 아크를 따라서 저항이 만들어져야 한다.

고정손은 빗장뼈 위에 놓아서 테스트 동안 그것을 촉진할 수도 있다. 테스트 동안 빗장뼈의 증가된 움직임이 보인다면, 근육 허약을 나타낸다.

테스트는 동일한 방식으로 양측에서 행해질 수 있다. 이 경우, 양팔은 올려지고 가쪽으로 돌려진다. 테스트자는 팔을 정중선에서 동시에 벌리려고 한다. 고정은 자연적으로 생기므로 필요치 않다.

고전적인 AK 간접 테스트는 또 다른 가능성을 제공한다. 빗장뼈 바로 밑에 있는, 근육에 손가락으로 TL을 한다. 환자는 TL 접촉을 유지하고 있고 SIM이 허약을 만드는지 테스트 된다. 테스트는 팔을 중립 및 올려진 자세로 시행되어야 한다.

테스트 오류, 예방책: 극단적으로 올려진 자세에서 테스트를 할 때 환자가 팔꿈치를 구부리게 해서는 절대 안 된다. 저항 벡터는 엄격히 유지돼야 한다.

근막통증후군

스트레칭 테스트: 빗장밑근에 대한 스트레칭 테스트에서 의미 있는 정보를 얻을 수 없다. 몇몇 스트레칭은 뜻하지 않게 큰가슴근 빗장부의 스트레칭과 섞이게 된다.

PIR: 여기서는 의미가 없어서 생략한다. 근막 문지르기, 통증유발점 주사 또는 드라이 니들링 같은 깊은 마사지의 사용을 통해서만 치료를 할 수 있다.

압박의 원인: 빗장밑근은 갈비빗장 증후군에 관련된다. 근육의 과다긴장성은 갈비빗장 통로의 부가적인 폐쇄를 만들 수 있어서 위팔얼기의 신경을 압박을 만든다.

자주 발견되는 연관 장애

근육은 몇몇 어깨 통증에서 고려되어야만 한다.

압박 허약: C5 뿌리 병소. 목갈비근 증후군.

운동 기능 신경지배: 빗장밑신경, C4, C5, C6
영양: 마그네슘

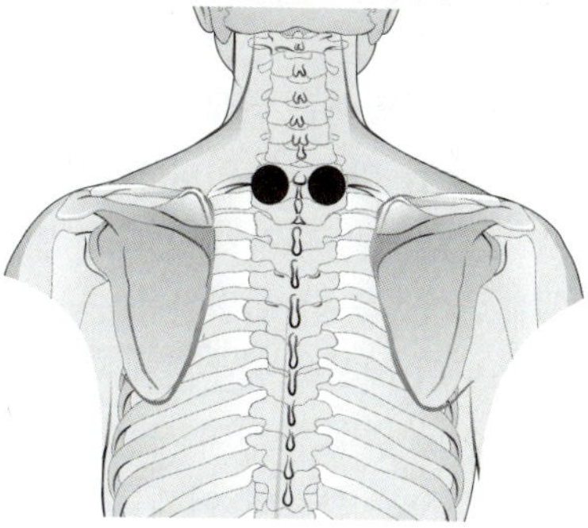

뒤쪽 NL

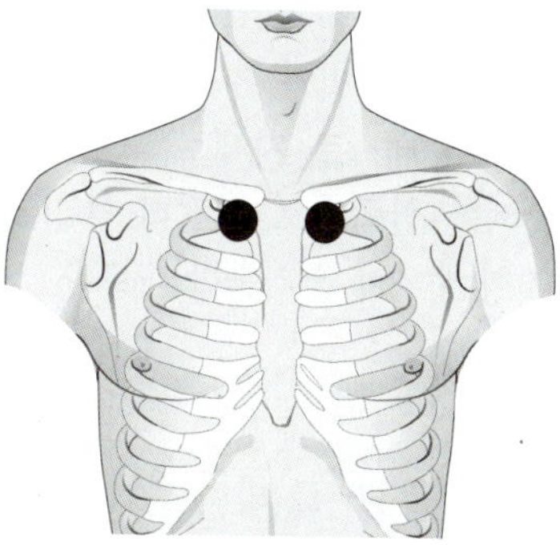

앞쪽 NL

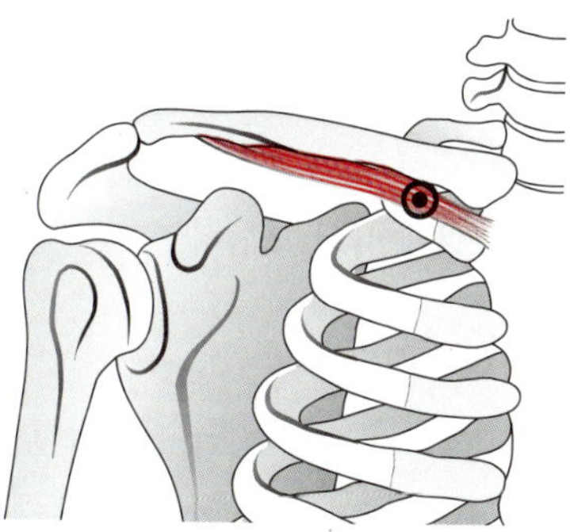

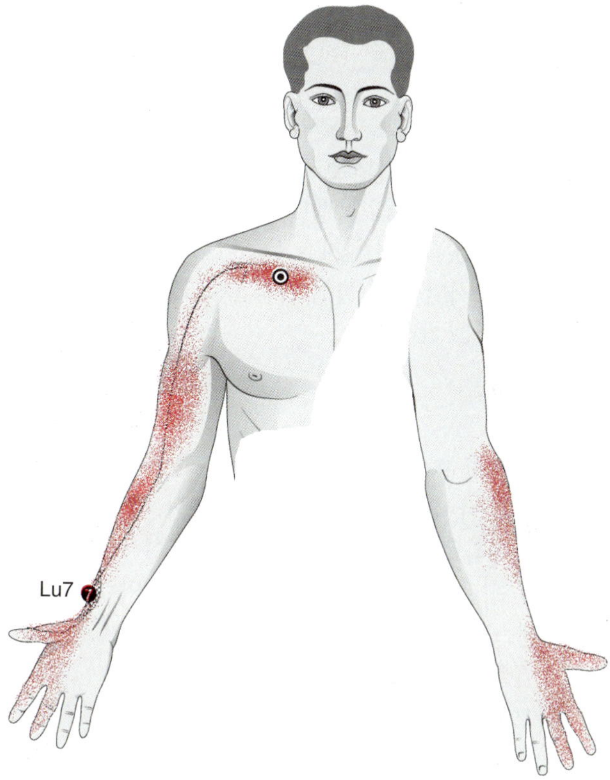

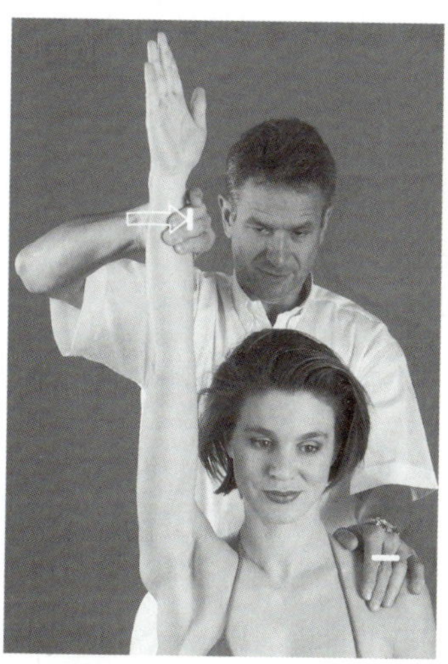

빗장밑근: Beardall 테스트

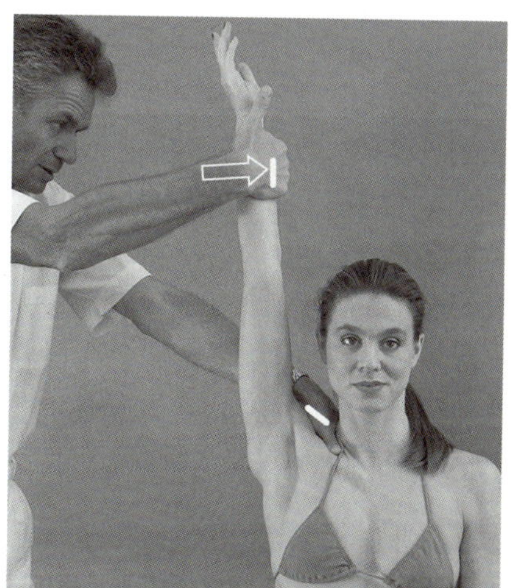

테스트 동안 빗장 움직임을 촉진하는 것이
유용할 수 있다.

어깨밑근(견갑하근)(M. subscapularis)

해부

기시: 거의 전체 어깨밑 오목 또는 어깨뼈의 앞면(밑면).

경유: 넓은 기시부터 그것은 앞쪽 가쪽으로 모아지고 어깨뼈의 안쪽 가장자리 근처에서 앞톱니근은 그것을 넘어서 지나가면서 앞쪽에서 덮는다.

종지: 위팔뼈의 소결절 및 어깨관절낭의 아랫부분.

동작

위팔뼈의 안쪽 회전 및 모음. 회선건개 근육의 하나로서, 그것은 벌림 동안 관절와 공간 안에서 위팔뼈 머리를 앞쪽에서 일차적으로 안정시킨다.

허약의 징후: 서있을 때 팔이 가쪽으로 돌아가서 손바닥이 앞쪽을 가리킨다.

테스트

자세: 팔꿈치를 90° 굽히고 위팔뼈는 보통 90°가 되게 벌리고 나서 안쪽으로 완전히 돌린다. 위팔뼈를 90° 이하로 벌리는 것은 보다 위쪽 섬유를 분리하기 쉽고, 90°로 완전히 벌리면 보다 아래 섬유가 테스트된다.

테스트 접촉: 먼쪽 앞팔의 손바닥면에. 테스트 손은 콩모양뼈 부위에 있는 침술 진정혈(He7)을 닿으면 안 된다.

고정: 팔꿈치의 노쪽에.

환자: 팔꿈치를 벌린 채로, 손을 아래쪽으로 밀어서 팔을 가급적 멀리 안쪽으로 돌아가게 한다. 다른 근육 테스트에서처럼, 실제 테스트를 하기 전에 '연습' 또는 '리허설'을 하게 하는 것이 좋다.

테스트자: 환자 팔의 아래쪽 동작을 막아서 위팔뼈를 가쪽으로 돌아가게 시도한다.

테스트 오류, 예방책: 위팔뼈를 너무 적게 안쪽으로 돌리면 거짓 테스트를 만들 수 있다. 팔꿈치에서의 불충분한 고정, 그것은 환자가 어깨를 벌리게 및/또는 올리게 한다. 둘 다 협력작용 근육 동원으로 인해서 테스트의 해석을 잘못하게 만든다. 까다로운 경우에서 어떤 변형 고정이 사용될 수도 있는데, 거기서 고정 손은 환자의 어깨를 잡아서 앞팔이 다리를 만들어서 환자의 팔과 팔꿈치가 쉴 수 있게 한다. 아이디어는 등을 대고 누워서 넓다리네갈래근을 테스트하는 방법과 유사하다. 환자의 팔과 팔꿈치는 이제 테스트 자세로 고정되어 있다. 환자는 위팔뼈를 안쪽으로 완전히 돌리고 테스트자에 의한 저항은 위에서 기술한 대로다.

근막통증후군

스트레칭 테스트: 위팔을 90°로 벌린 다음, 그것이 자연스럽게 갈 수 있을 때까지 가쪽으로 돌려라.

PIR: 스트레칭 자세에서, 환자는 팔이 안쪽으로 가게 천천히 돌린다. 이완 단계는 근육을 늘리는데 거기서 테스트자는 팔을 가쪽으로 돌려서 그것을 시작 자세로 부드럽게 다시 보낸다.

자주 발견되는 연관 장애

어깨밑근은 어깨의 기능성 장애에 관여된 가장 흔히 발견되는 근육 중의 하나다. 그것은 앞톱니근의 관여 빈도와 비슷하다. 어깨밑근의 과다긴장성 수축은 길항작용을 하는 가쪽 회전근 특히, 가시아래근의 허약과 함께 종종 볼 수 있다.

어깨밑근은 유착성 낭염(동결견)의 어떠한 경우에서도 항상 관여된다고 간주된다.

압박 허약: C6 뿌리 병소, 목갈비근 증후군.

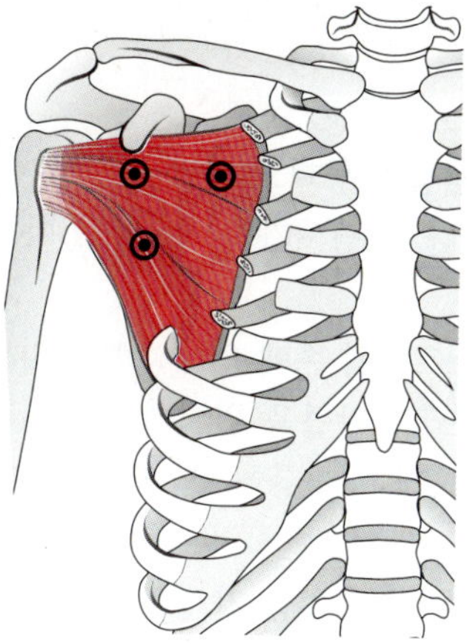

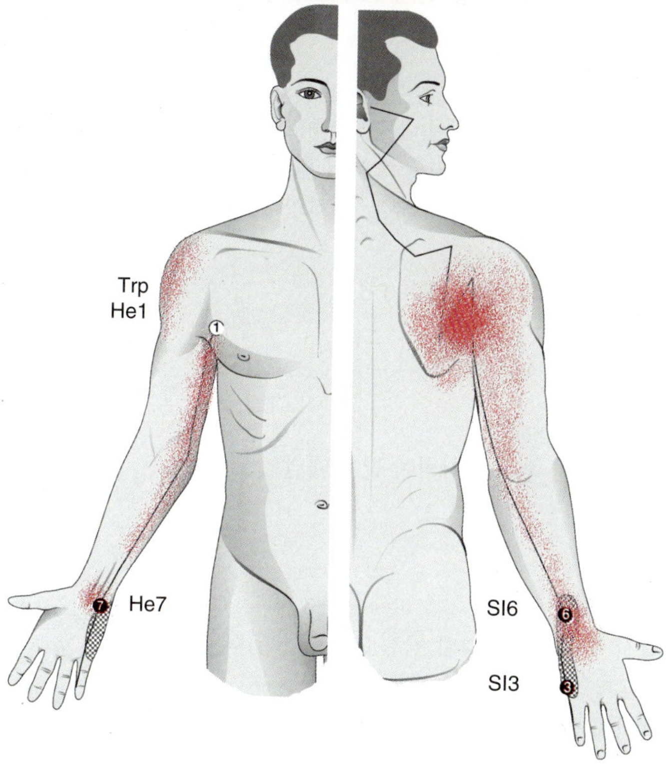

운동 기능 신경지배: 어깨밑신경, C5, C6 (C7)
내장체성 분절 (TS선): T2
갈비뼈 펌프: 갈비사이 공간, 갈비가로돌기 관절 1, 2, 6, 10
장기: 심장
영양: 비타민 E, B2, B3, 마그네슘, 카르티닌
경락: 심경

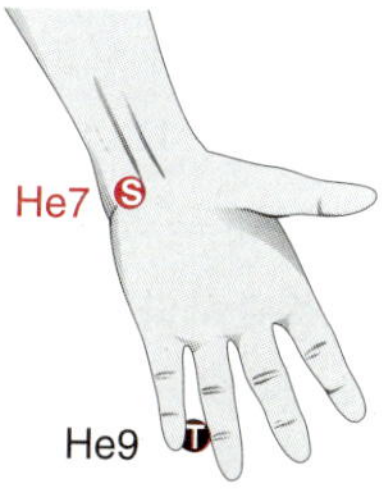

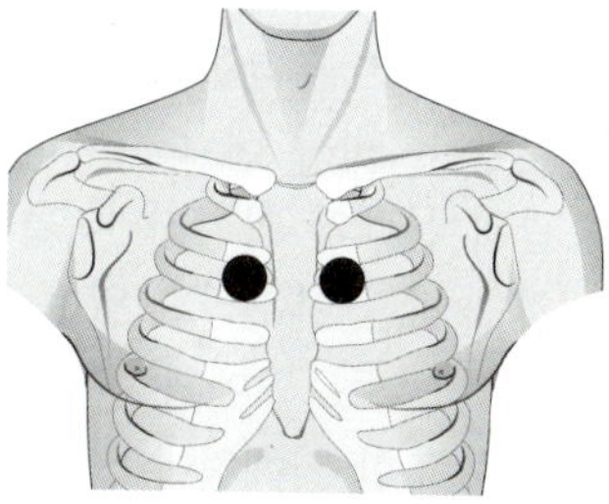

앞쪽 NL

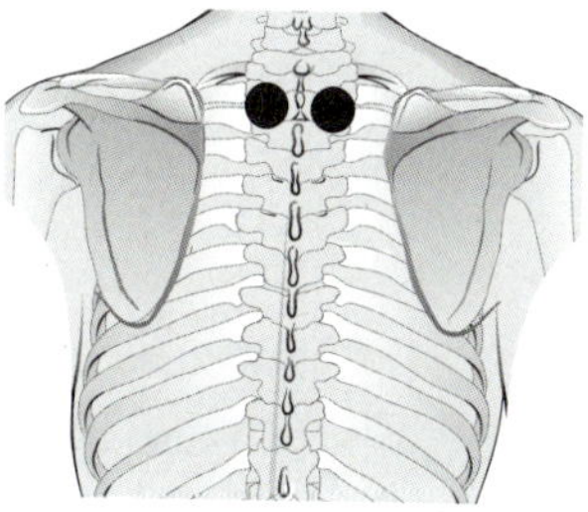

뒤쪽 NL

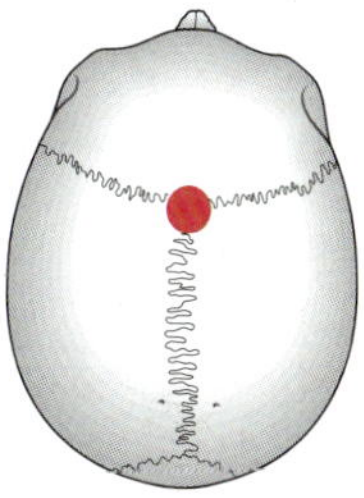

NV

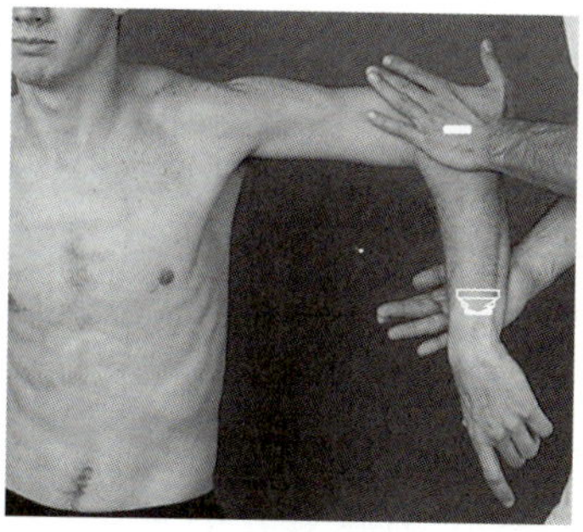

빗장밑근 테스트. 팔꿈치 벌림을 45~60° 로 줄이는 것은 보다 위쪽 섬유를 테스트할 것이다.

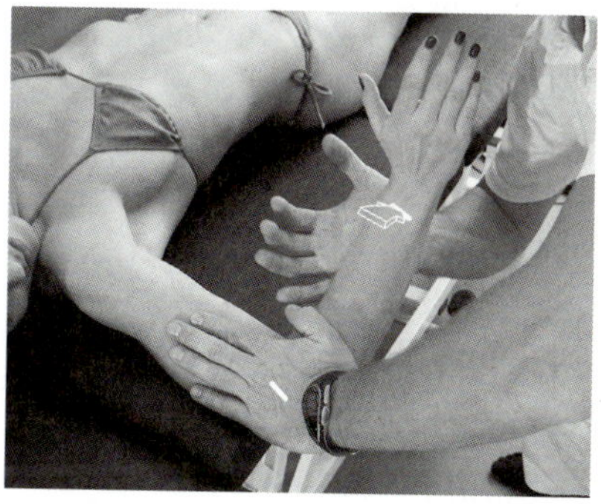

등 대고 누운 자세에서 빗장밑근 테스트. 진정혈 He7(신문)를 닿지 말아라.

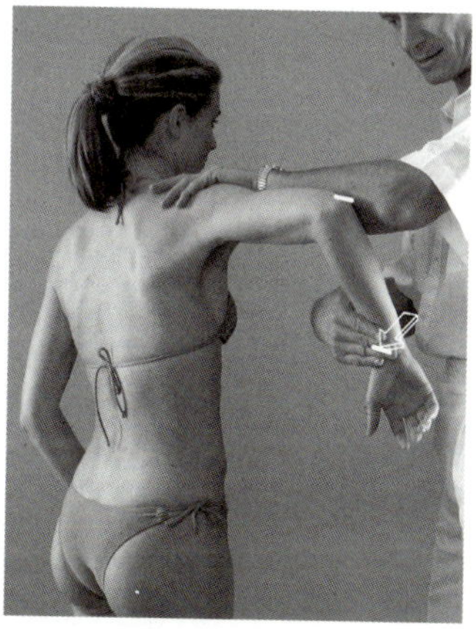

빗장밑근을 위한 변형 테스트 자세

손뒤침근(회외근)(M. supinator)

해부

기시: 위팔뼈 가쪽 위관절융기, 자뼈 등쪽 면, 팔꿈치 관절의 가쪽 곁인대 및 노뼈의 환상인대에.

경유: 나선형으로 노뼈 주위로 그것의 종지까지, 몸쪽에서 먼쪽으로 간다.

종지: 노뼈 손바닥면의 몸쪽 1/3.

동작

앞팔을 뒤침 시킨다.

허약의 징후: 손이 엎침되어 팔에 매달려 있다.

테스트

자세: 앞팔을 뒤침시키고 어깨와 팔꿈치를 완전히 굽혀서 두갈래근의 강한 뒤침 영향을 줄인다.

고정: 저항을 더 확실히 하기 위한 두 손 접촉을 사용하지 않을 경우, 팔꿈치에서.

테스트 접촉: 한 손 또는 손가락을 깍지 낀 두 손으로 먼쪽 앞팔 주위에.

환자: 앞팔을 뒤침 시켜 유지한다.

테스트자: 손목을 엎침 시켜서 저항한다.

변형 테스트

자세: 앞팔을 완전히 뒤침시키고, 팔꿈치는 완전히 펴고, 팔은 몸 뒤로 약 45° 뻗는다. 손은 등 뒤에서 손바닥이 바닥을 보고 있을 것이다. 팔꿈치와 팔을 펴서 두면, 두갈래근이 앞팔을 뒤침 시키는 능력은 거의 완전히 제거된다. 이 자세에서, 두갈래근의 작용은 위팔뼈를 어깨에서 굽히는 데에만 한정될 것이다.

고정: 필요 시 팔꿈치에.

테스트 접촉: 먼쪽 앞팔 주위로 넓게.

환자: 팔을 뒤침시켜 유지하려고 한다.

테스트자: 손목을 엎침 시키려고 해서 저항한다.

테스트 오류: 손목에서 통증이 없어야 하며 위팔뼈의 어떤 회전, 벌림 또는 모음은 막아져야 한다.

근막통증후군

스트레칭 테스트: 팔꿈치를 펴고 앞팔은 갈 수 있는 데까지 엎침시킨다. 위팔뼈가 안쪽으로 돌아가서는 안 된다.

PIR: 팔꿈치는 테스트자의 손에 의해서 받혀져서 펴져 있는다. 다음으로, 앞팔을 완전히 엎침시킨다. 테스트자의 부드러운 저항에 맞서서 환자는 앞팔을 뒤침시키기 위해서 천천히 수축을 한다. 이완 단계에서, 팔을 스트레칭 자세로 되돌려서 근육의 점차적인 늘림을 만든다.

압박의 원인: 과다긴장성이 있을 때, '뒤침근 증후군' 이 생겨서, 뒤침근이 노신경의 깊은 가지에 영향을 줄 수 있다. 이것은 포착장애의 먼쪽에 있는 신경지배를 받는 근육의 허약을 초래한다: 손가락폄근, 자쪽손목폄근, 긴엄지벌림근, 긴/짧은 엄지폄근 및 검지폄근.

자주 발견되는 연관 장애

'테니스 엘보' 가 근육의 오랜 허약의 결과일 수 있는데, 몸쪽 노뼈자뼈 관절에서 고정의 부족으로 인한다. 비록 테니스 엘보가 테니스 단독으로 연관된 문제가 아니지만, 플레이를 하는 동안 팔꿈치를 약간 구부리고 있는 것이 중요하다. 특히 백핸드 스트로크에서 그렇다. 손목에서 손의 자쪽 모음 또한 피해져야 한다. 두 상황 모두 스트로크 끝에서 앞팔에 지나친 스트레스를 준다. 그 결과, 뒤침근은 결과적으로 약해진다. '위관절융기밴드(clasp)' 는, 뒤침근, 위팔노근 및 노쪽손목폄근의 복부 부위 내의 쿠션과 함께, 플레이를 할 때 착용될 수 있다. 앞팔 주위를 감싸서, 쿠션은 근육에 압력을 주며 위관절융기 부위에 부하를 줄인다. 최상의 결과를 위해서, 밴드를 정확하게 위치시키는 것이 중요하며, 그렇지만 그것은 치료가 아니라 하나의 버팀목이라는 것을 잊지 말아라.

압박 허약: C6 뿌리 병소, 가슴 입구 및 노신경고랑 증후군.

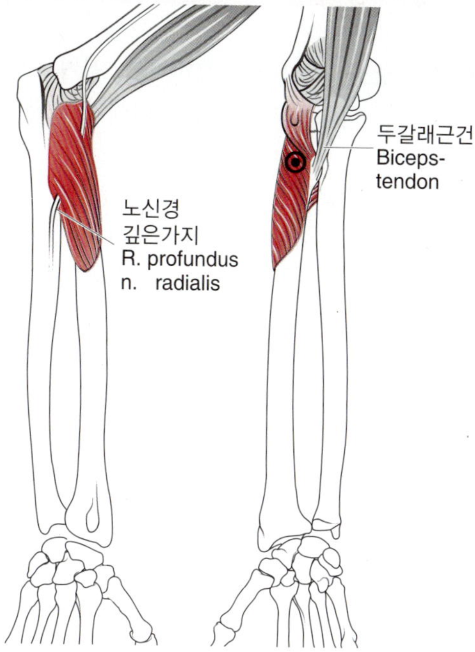

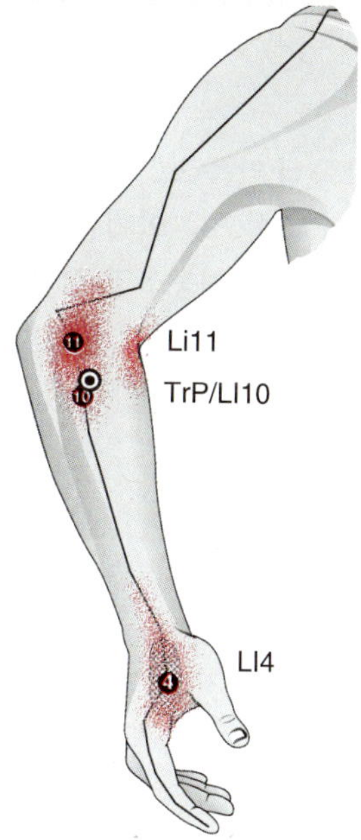

통증유발점 및 연관있는 원점

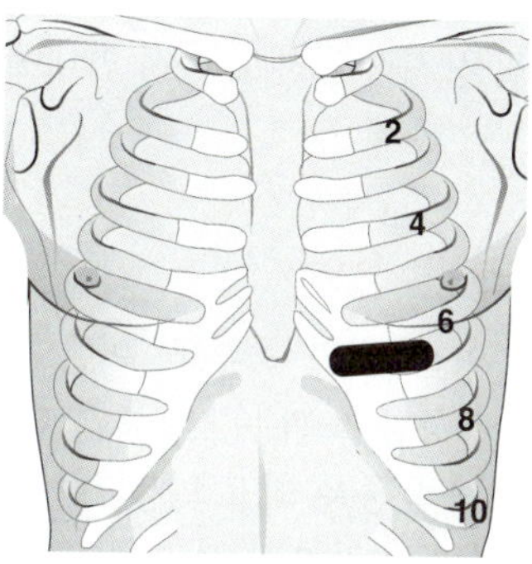

앞쪽 NL

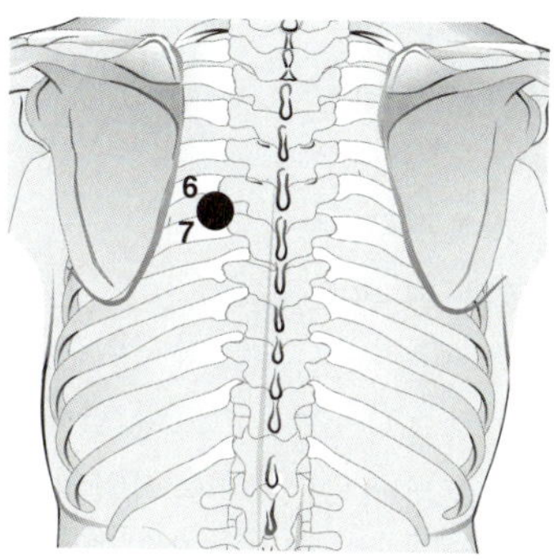

뒤쪽 NL

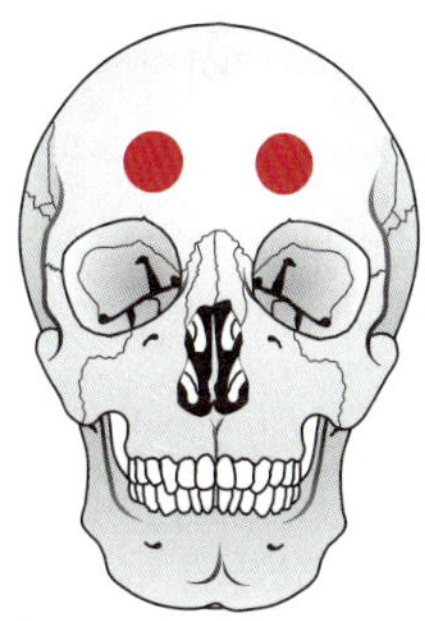
NV

운동 기능 신경지배: 노신경, C5, C6, (C7)
경락: **위경**
장기: 위
영양: Ca, Mg, Fe, 인산염, 비타민 B5, PUFA

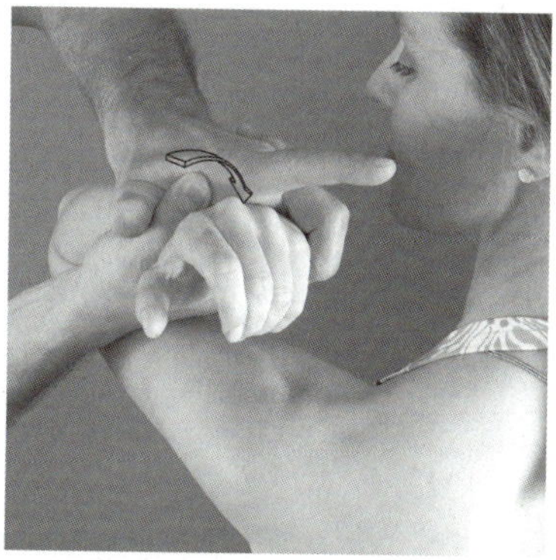
뒤침근 테스트

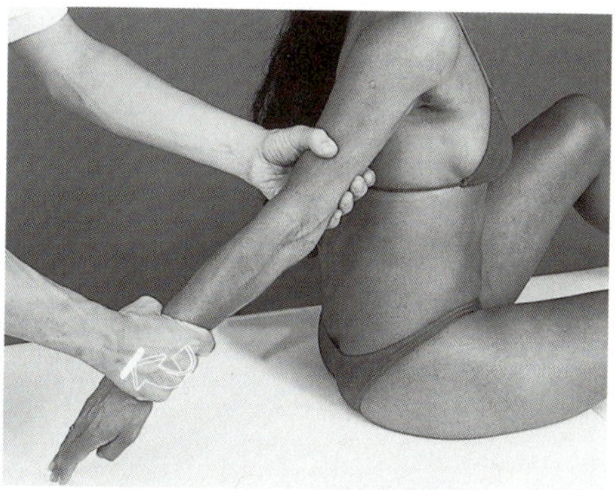
뒤침근 테스트

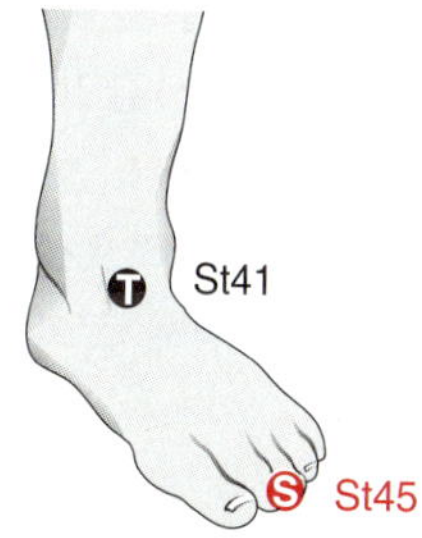

가시위근(극상근)(M. supraspinatus)

해부

기시: 가시위근 오목의 안쪽 2/3.

경유: 기시에서부터 가쪽으로 어깨봉우리 밑을 지나서 위팔뼈의 머리로. 어깨봉우리 뼈와 어깨봉우리밑 윤활주머니는 건을 제자리에 유지한다.

종지: 주결절 및 관절주머니의 윗부분.

동작

위팔뼈의 벌림. 근육은 약 20~30° 벌릴 때까지 주동근이다. 팔이 쉬고 있을 때, 근육은 일정한 근긴장(tone)을 보이는데, 그것은 얕은 관절와 공간내에 위팔뼈 머리를 제자리에 두는 것을 돕는 것이라고 생각된다. 그것의 건은 위쪽 관절주머니를 차지하지만, 그러나 주머니 밖에 남아 있다.

허약의 징후: 보다 심한 허약에서, 팔의 초기 벌림은 어깨세모근이 떠맡아서 팔을 옮길 수 있는 점까지만 이뤄질 수 있다. 여러 고전적인 방법이 사용된다. 첫째는 팔이 어깨에서 보다 수직으로 매달리도록 허약한 쪽을 향해서 몸을 가쪽으로 구부려서 만들어진다. 둘째는 힙 또는 맞은 편 손으로 팔을 가쪽으로 휙 터는 것에서 볼 수 있다. 보통은, 그것은 오직 극단적인 허약의 경우로서 이것이 필요하게 된다. 기능성 허약은 더 흔하며 위태로운 관절 안정으로 인하여 점차적인 통증의 시작을 만들 것이다. 넘어지지 않으려고 하는 것 같은, 힘이 가는 상황에서 팔을 사용할 필요가 생긴다면, 허약 때문에 개인은 더 큰 외상을 입기가 쉽게 된다.

테스트

자세: 팔을 팔꿈치에서 펴서 약 15~25° 벌린다. 팔은 회전시킴이 없이 중립 자세로 두어야 한다.

테스트 접촉: 먼쪽 앞팔에.

고정: 일반적으로 필요하지 않지만, 근육 수축을 느끼기 위해서 자유 손을 어깨봉우리빗장 관절과 어깨뼈 위로 놓을 수 있다. 필요하다면, 서거나 앉아서 테스트를 시행할 때, 반대쪽 어깨가 고정될 수 있다.

환자: 뻗은 팔을 몸에서 멀리 가쪽으로 민다.

테스트자: 팔이 모아지게 밀어서 저항하는데, 방향은 넙다리뼈의 큰돌기 근처를 향한다.

테스트 오류, 예방책: 환자가 팔꿈치를 구부리거나 상체를 테스트 쪽으로 기울이게 해서는 절대 안 된다. 이것은 벌림 각도를 바꿔서 환자가 어깨세모근을 동원하게 만들 것이다.

근막통증후군

스트레칭 테스트: 환자는 팔을 안쪽으로 돌려 모은 다음 반대편 어깨판으로 뻗는다.

PIR: 스트레칭 자세에서, 환자는 천천히 팔을 당겨서 벌린다. 이 다음으로 이완 단계가 따르는데 거기서 테스트자는 팔을 시작 자세로 다시 안내해서 근육을 늘린다.

자주 발견되는 연관 장애

가시위근 건증 또는 '아픈 아크' 증후군. 아픈 아크란 팔이 벌려질 때 통증을 느끼는 것을 말한다. 움직임의 중간-단계에서 통증은 최고조가 되며 그것은 일반적으로 가시위근 건염과 관련이 있다. 아픈 아크의 다른 원인도 있다. 가시위근은 회선건개를 이루는 다른 근육의 불균형과 자주 연결된다.

압박 허약: C5 뿌리의 병소는 가시위근 및 다른 어깨 벌림근 모두의 허약을 만든다. 가시위근신경은 포착될 수 있는데 이유는 그것이 밑으로는 어깨위 패임 그리고 위로는 가로어깨 인대가 만든 구멍을 지나가서 어깨위신경 증후군을 만들기 때문이다. 앞톱니근과 마름근 사이의 부조화는 포착 장애의 가장 흔한 원인이며 일반적으로 가시아래근에 먼저 영향을 준다.

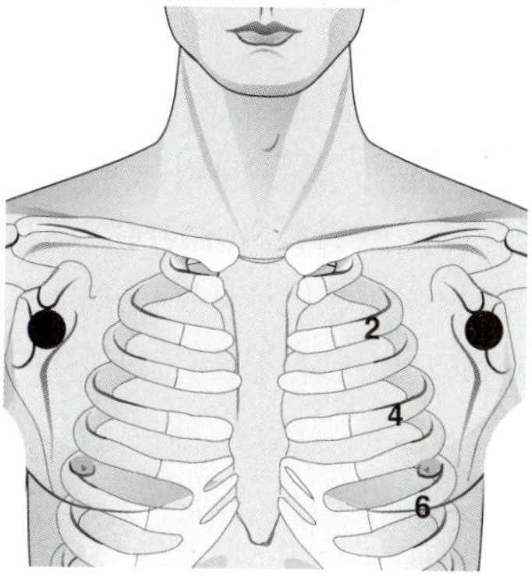

앞쪽 NL

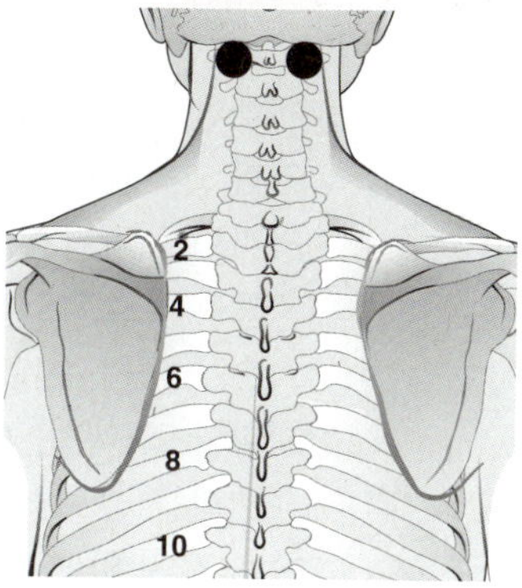

뒤쪽 NL

운동 기능 신경지배: 어깨밑신경, C4, C5, C6
갈비뼈 펌프: 갈비사이 공간, 갈비가로돌기 관절 1, 11
장기: 뇌, 뇌하수체, 식도
영양: PUFA, 항산화제, 콜린
경락: 임맥 (conception vessel)

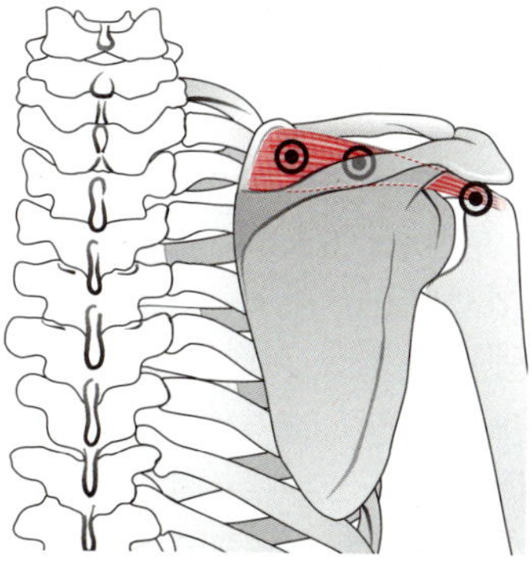

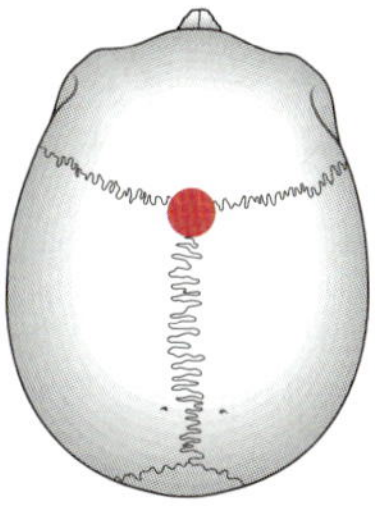
NV

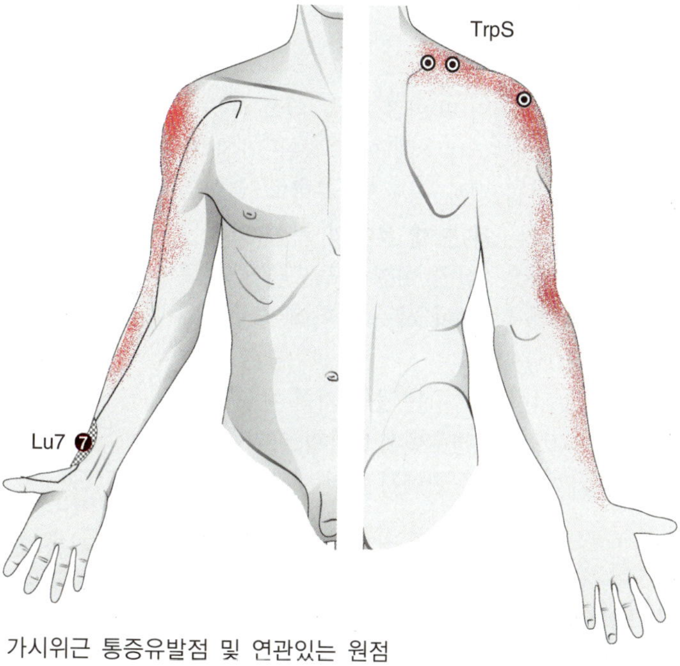

가시위근 통증유발점 및 연관있는 원점

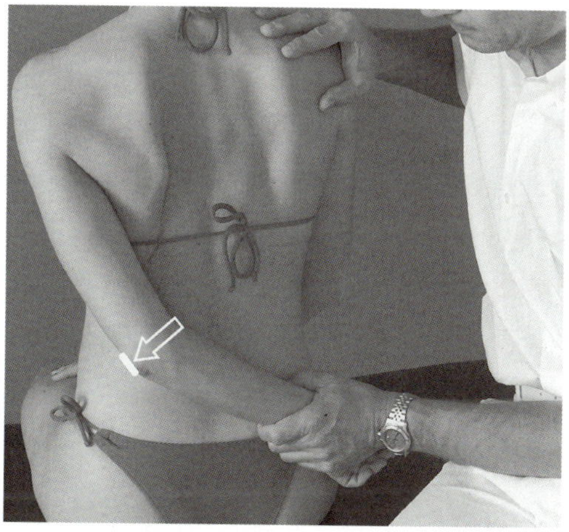
PIR: 수축 단계

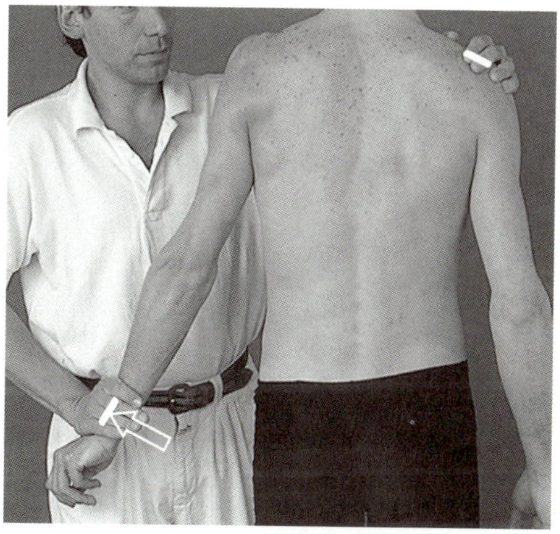
가시위근 테스트

넙다리근막긴장근(대퇴근막장근) (M. tensor fasciae latae)

해부

기시: 위앞엉덩뼈 가시의 가쪽면 및 엉덩뼈 능선의 앞부분에서.

경유: 아래쪽에서 근막장근의 엉덩정강근막띠 속으로 합쳐지는데, 넙다리의 몸쪽에서 중간 1/3이다.

종지: 앞쪽 섬유는 슬개골 가쪽 지지띠 및 슬개골 인대 속으로 종지한다. 뒤쪽 섬유는 엉덩정강근막띠를 거쳐 정강뼈 가쪽 결절에 종지한다.

동작

넙다리뼈의 굽힘, 벌림 및 안쪽 회전. 뒤쪽 섬유는 무릎을 펴서 유지하는데 약간의 영향을 가진다. 근육은 큰볼기근과 함께 엉덩정강근막띠 속으로 종지하며, 큰볼기근과 함께 무릎의 가쪽 안정을 돕는다. 두 근육은 '힙의 어깨세모근'을 구성해서, 어깨의 어깨세모근이 하듯이 힙에 작용한다 (Kapandji 2001).

허약의 징후: 무릎을 굽히는 동안 가쪽 무릎 안정의 부족 그리고 몇몇 경우에서 O자형 다리. 근육의 기시와 가까운, 앞쪽 힙에서 쑤시는 감각.

테스트

자세: 등을 대고 누워서 테스트를 한다. 다리는 안쪽으로 완전히 돌려지고 무릎은 편다. 그것은 힙에서 벌려지고 굽혀지는데 두 방향 모두 30°로 만든다.

테스트 접촉: 다리 먼쪽 부분의 가쪽면에, 가쪽 복숭아뼈와 가깝다.

고정: 반대쪽 다리의 먼쪽 및 가쪽면 또는 가쪽 복숭아뼈에.

환자: 뻗은 다리를 바깥쪽으로 그리고 사선으로 벌리는 방향인 약간 위쪽으로 민다.

테스트자: 다리를 반대 발을 향해서 옮기는 방향인 사선 동작으로 저항한다.

테스트 오류, 예방책: 환자는 다리의 사선 방향(밖과 위) 움직임을 정확히 따라야 한다. 다음에 오는 것은 모두 허락되지 않는다: 다리를 똑바로 올림, 선형 벌림 또는 외회전, 또는 몇몇 무릎 굽힘. 허리근 테스트에서처럼, 뻗은 다리는 근육의 피로를 막기 위해서 처음에 받혀져야 한다. 테스트자가 정확한 방향 움직임을 보자마자, 테스트 손을 펴서 손바닥으로만 편평한 접촉을 만들어야 한다. 그래서, 테스트자는 저항 방향 내의 미묘한 변화를 쉽게 느낄 수 있어서 환자에게 너무 큰 힘을 쓰지 않게 된다. 테스트자는 반대 발을 향한 저항 벡터를 방심하지 말고 따라야 한다. 몇몇 변위는 테스트를 효과 없이 만들 것이다.

근막통증후군

스트레칭 테스트: 환자는 등이 테이블 가장자리에 가깝게 옆으로 눕는다. 밑에 있는 다리는 테이블에 붙인 채로 구부려서 몸통 회전을 막는다. 골반의 종단면은 약간 앞쪽으로 돌려서 테이블 면과 약 45° 만든다. 뒤에 선 테스트자는 절차 동안 골반의 안정을 돕기 위해서 환자의 뒤쪽 몸통 또는 골반을 잡는다. 위에 있는 다리를 테이블 가장자리를 너머 뒤쪽 아래쪽으로 보내서 다리를 펴고, 모으고 가쪽 회전으로 가게 안내한다.

PIR: 스트레칭 자세에서, 지속된 들숨과 함께, 편 다리를 천천히 벌리고, 굽히고, 안쪽으로 돌려서 그것이 위에서 기술한 원래 테스트 자세와 비슷하게 가게 한다. 지속된 날숨 동안, 뻗은 다리를 스트레칭 자세로 다시 보낸다. 늘어남은 오로지 다리의 무게 만으로 만들어진다.

자주 발견되는 연관 장애

가쪽 넙다리 통증, 가쪽 무릎 통증 및 골반 병소. 철-결핍 빈혈은 근육의 양측성 기능 허약과 연관되어 왔으나, 이것은 확증되지 않았다.

압박 허약: L4 및 L5 뿌리 병소, 궁둥구멍근 증후군(위볼기신경이 위궁둥구멍 구멍을 통해서 지나가므로 그것의 압박)

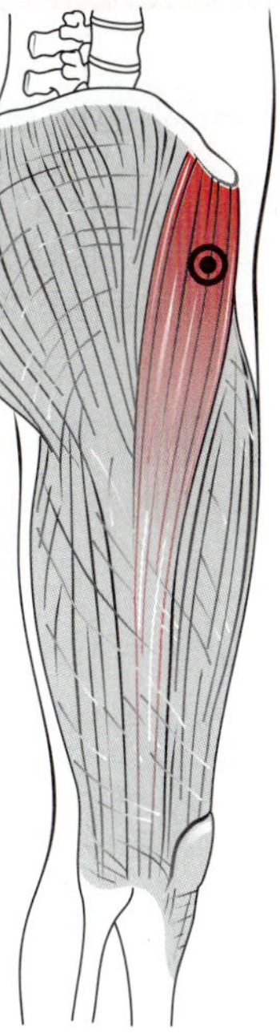

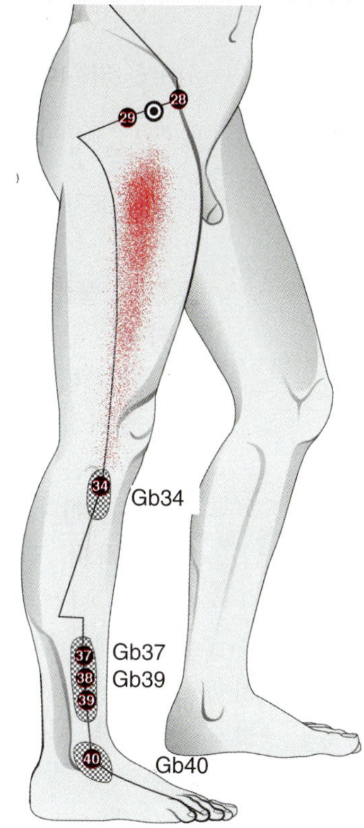

통증유발점 및 연관있는 원점

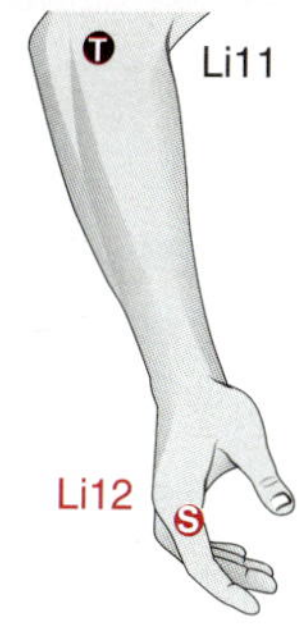

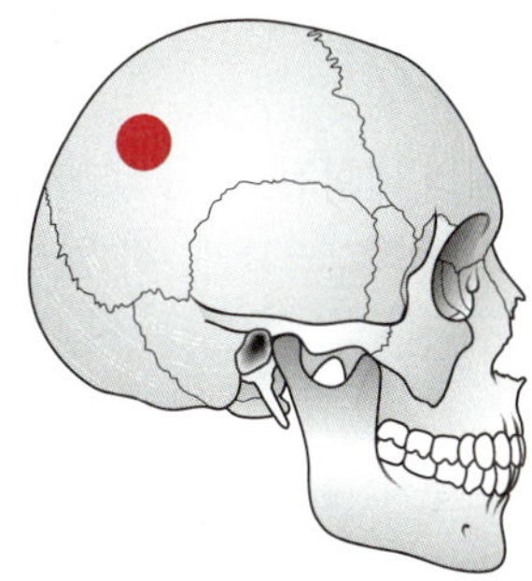

NV

운동 기능 신경지배: 위볼기신경, L4, L5, S1
경락: 대장경
장기: 대장
영양: 철분 (양측성 기능 허약 경우), 창자 공생자(락토바실러스, E-coli) l-글루타민,
SRS: L3
갈비뼈 펌프: 갈비사이 공간, 갈비가로돌기 관절 3, 10

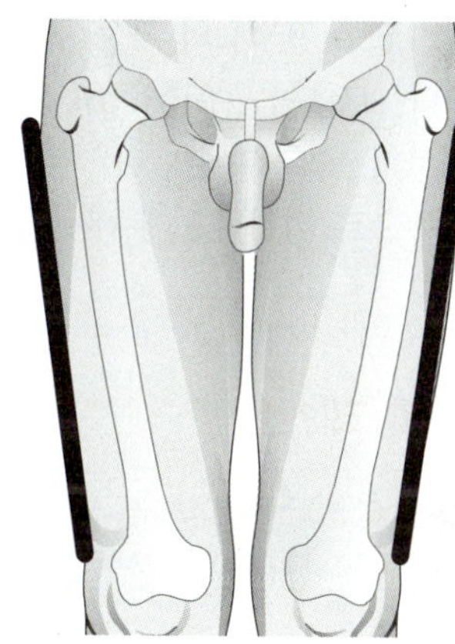

앞쪽 NL

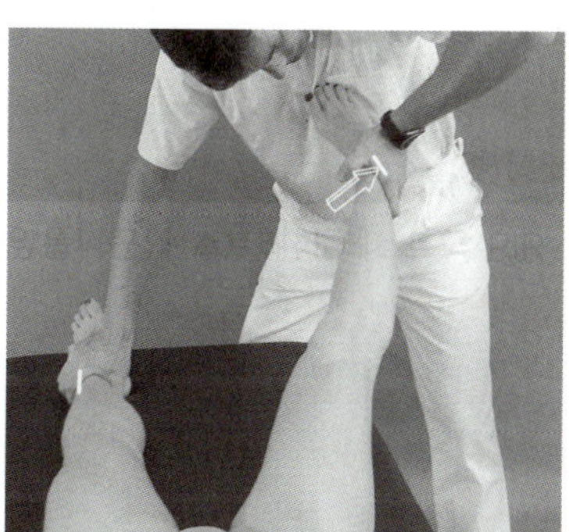

근막장근 테스트

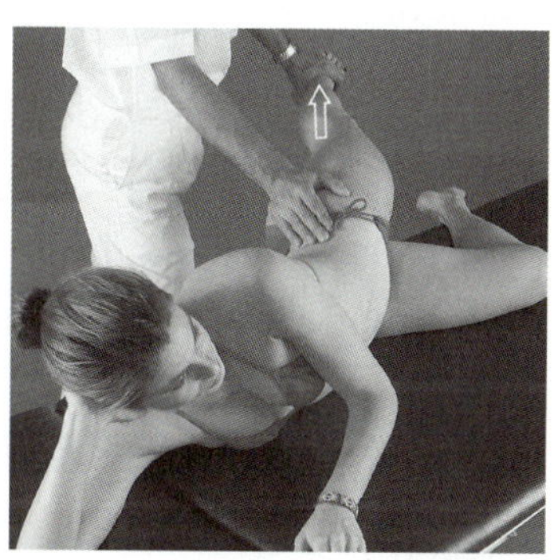

근막장근의 PIR: 수축 단계

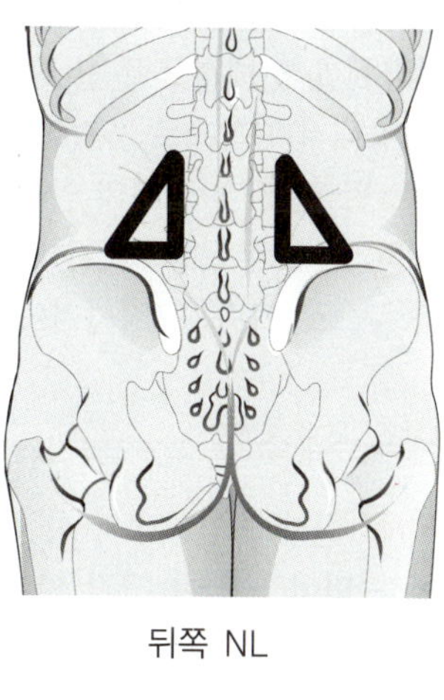

뒤쪽 NL

큰원근(대원근)(M. teres major)

해부

기시: 어깨뼈 아래각 부위의 등쪽 면 그리고 어깨뼈 가쪽 가장자리의 꼬리쪽 1/3에.

경유: 가쪽 위쪽으로 위팔뼈 앞면에.

종지: 넓은등근 섬유와 섞여서, 위팔뼈 작은 결절(두갈래근 고랑의 안쪽 입술)에.

동작

위팔뼈의 내회전, 모음 및 폄.

허약의 징후: 드물게, 서 있을 때 팔의 증가된 가쪽 회전.

테스트

자세: 환자 자세와 무관하게, 팔꿈치를 90° 굽히고 위팔뼈를 완전히 내회전 시킨다. 손목을 강화시키고 어떤 TL의 가능성을 줄이기 위해 주먹을 쥔다. 그 다음 주먹을 SI 관절에 가까운, 엉덩뼈 능선의 뒷 부분에 댄다. 이 자세는 팔꿈치가 몸통 뒤쪽으로 튀어나오게 해서 위팔뼈를 최대 폄으로 둔다.

한쪽 테스트

모든 큰원근 테스트는 평가하기가 극도로 까다로운데 넓은등근의 강한 협력적 활동 때문이라는 것을 알아라.

자세: 앉아서 하거나, 필요한 경우, 서서 실행한다. 넓은등근을 테스트에서 배제시키기 위해서, 팔꿈치를 신체적으로 할 수 있는 만큼 등쪽 척추를 향해서 뒤쪽으로 옮겨야 한다.

테스트 접촉: 팔꿈치의 안쪽면에.

고정: 환자의 몸통 및 어깨를 테스트자의 자유 손과 몸으로(가슴) 고정시켜야 한다.

양쪽 테스트

자세: 환자가 엎드려서 하는 것이 제일 좋은데 테이블 면이 굳건한 고정을 제공하기 때문이다. 저항은 양팔꿈치에서 동시에 만들어지며 이 행위는 엎드린 자세에서의 체중과 함께 테스트 동안 고정시키는 효과를 가진다. 일부 테스트자들은 테스트 팔을 교차시켜서 안쪽-바깥쪽 저항 벡터를 증진시킨다.

환자: 팔꿈치를 함께 등을 가능한 세게 민다. 시작 자세는 팔꿈치를 가능한 정중선을 향해서 많이 두고 시작해야 한다. 매우 강하거나 단축된 가슴근육을 가진 환자는 팔꿈치를 가깝게 붙이는데 힘이 들고 넓은등근은 테스트 동안 활동성으로 남아 있을 것이다.

테스트자: 먼저 팔꿈치를 떼려고 시도하면서 저항하며 그 다음, 가쪽 움직임이 생기면, 팔꿈치가 정중선에서 벌어지는 동안 그것에 의해서 그려지는 동작 아크를 따른다.

테스트 오류, 예방책: 위팔뼈의 너무 작은 폄과 모음 및 팔꿈치에서 접촉 통증. 테스트자는 환자가 만드는 넓은등근 동원 패턴을 주의 깊게 관찰해야 한다. 팔꿈치가 정중선에서 벌어지는 약간의 정도는 넓은등근을 테스트 속으로 강하게 갖고 올 것이다(넓은등근을 뽐내는 바디빌더 자세를 생각해라). 느린 저항 또는 계속된 저항의 부족 또한 넓은등근이 동원되게 허락할 것이다.

근막통증후군

스트레칭 테스트: 팔을 머리 뒤로 보내서 벌어지고 가쪽 회전이 되게 한다.

PIR: 스트레칭 자세에서, 지속된 들숨과 함께, 환자는 팔꿈치와 팔을 서서히 내려 보내서 모음되게 만든다. 이완 단계에서, 환자가 숨을 천천히 내쉬는 동안, 테스트자는 팔을 스트레칭 자세로 되돌려서 근육을 부드럽게 늘린다.

자주 발견되는 연관 장애

양측성 기능성 허약은 등 척추의 미세-가동제한 가능성을 나타낸다.

압박 허약: C6 뿌리 병소, 목갈비근 증후군.

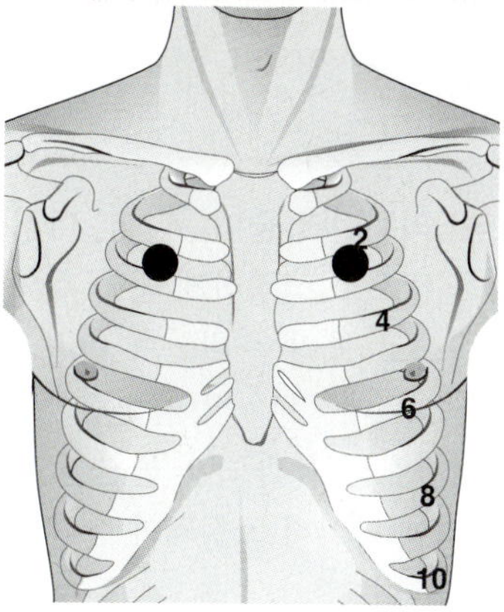

앞쪽 NL

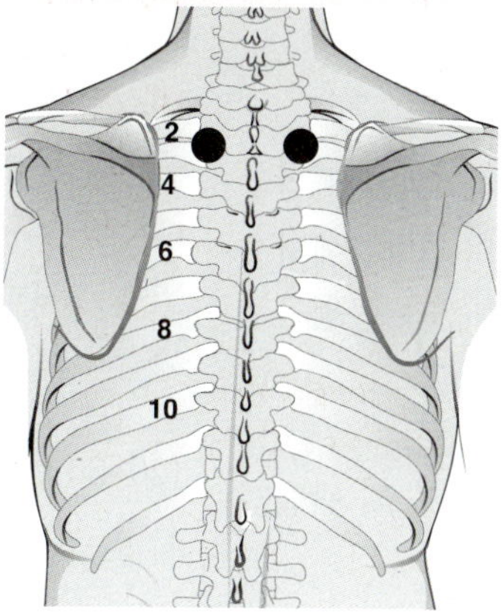

뒤쪽 NL

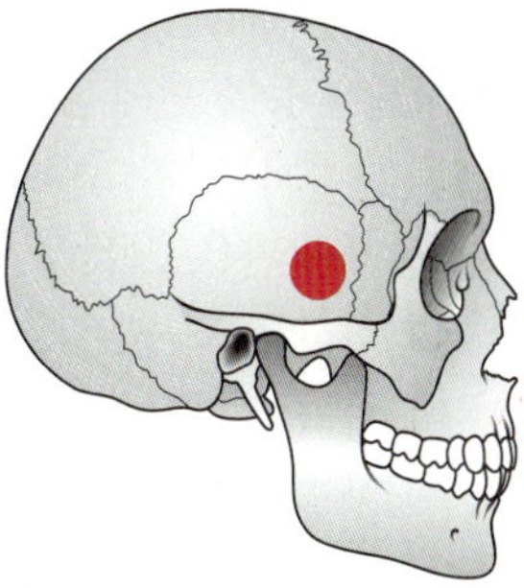

NV

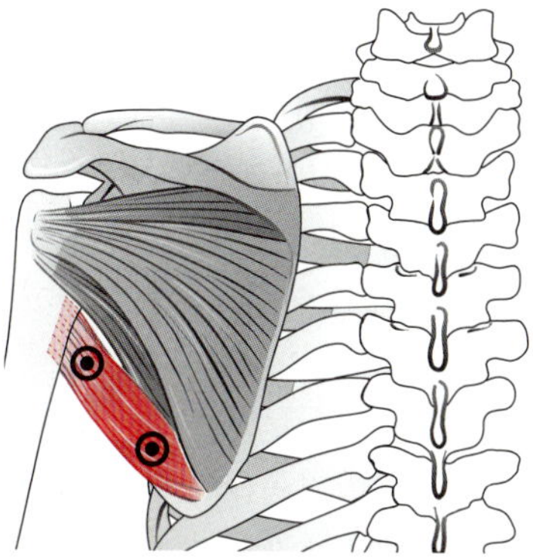

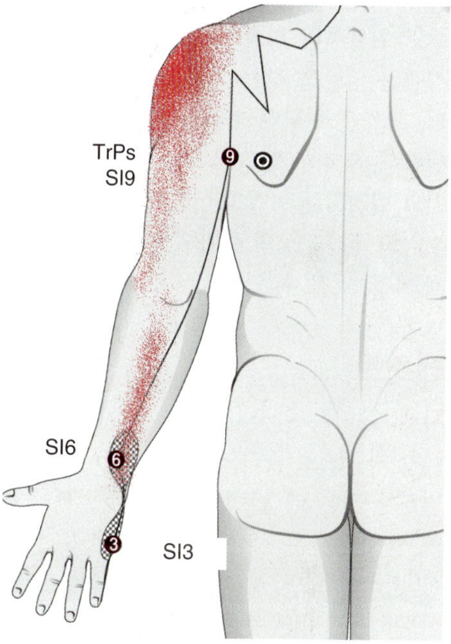

통증유발점 및 연관있는 원점

운동 기능 신경지배: 가슴등신경, C5, C6, C7
장기: 척주
영양: 산-베이스 밸런스를 조절하는 물질 (Leaf, 1996), 아연
경락: 독맥(governing vessel, Du Mai)
갈비뼈 펌프: 갈비사이 공간, 갈비가로돌기 관절 9

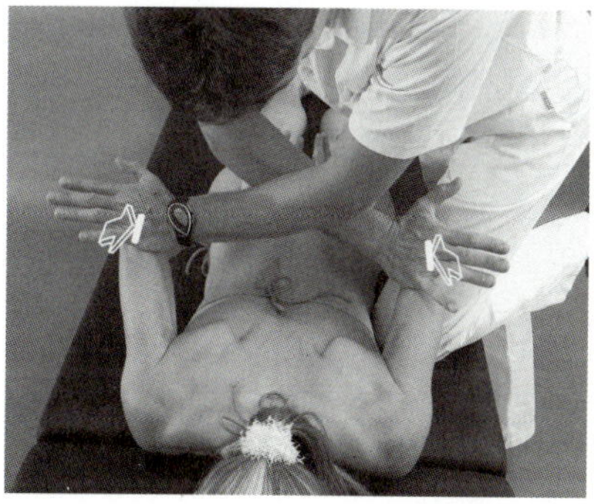

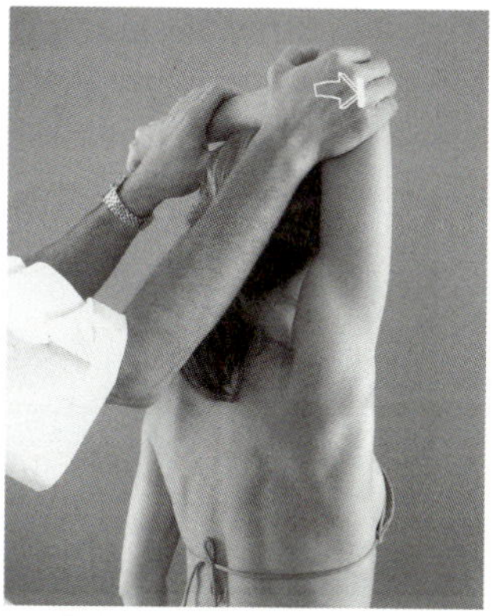

큰원근의 PIR

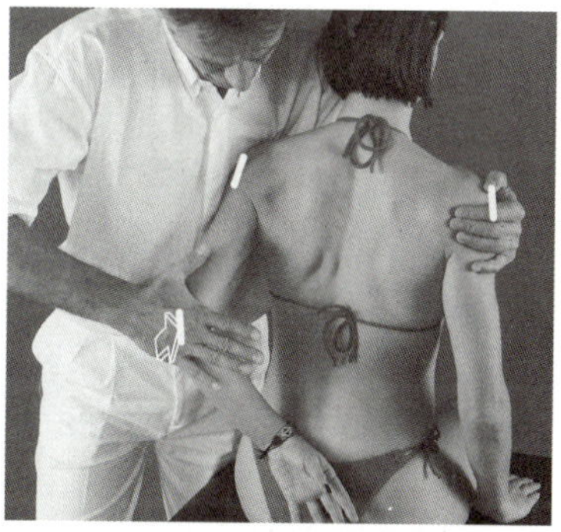

큰원근 테스트 – 양쪽 및 한쪽

작은원근(소원근)(M. teres minor)

해부

기시: 어깨뼈 등쪽 면에, 그것의 가쪽 가장자리 중간 1/3을 따라서. 또한 그것은 두 개의 건막판에서 나오는데 건막판은 그것을 가시아래근과 큰원근에서 분리한다.

경유: 비스듬한 방향으로 가쪽, 위쪽으로.

종지: 위팔뼈 큰결절의 가장 아래쪽 오목 및 관절낭 약간 아래에.

동작

주로 위팔뼈의 외회전, 모음 및 폄에 약하지만 부가적인 영향을 갖는다. 다른 회선건개 그룹과 함께, 그것은 위팔뼈 머리를 관절와 공간 속에 안정시킨다. 이러한 안정시키는 활동은 위팔뼈가 굽혀지고 벌려지는 동안 다이내믹하게 계속된다.

허약의 징후: 팔의 증가된 안쪽 회전으로 서 있을 때 가장 잘 볼 수 있다.

테스트

자세: 환자는 팔꿈치를 90° 굽힌다. 이어서 위팔뼈를 가쪽으로 돌리고 나서 약 20° 벌린다. 20°를 벌리는 것은 테스트를 위해서 위팔뼈를 근육섬유와 선을 이루는 최선의 각도로 갖고 간다. 20° 이상 벌리게 되면, 가시아래근이 테스트로 들어 오기 쉽다. 앞팔은 중립 자세로 두어서 엄지가 위로 가게 한다.

테스트 접촉: 먼쪽 앞팔의 등쪽 면에. 앞팔의 자세로 인하여, 접촉은 자연적으로 몸 정중선의 가쪽에 있을 것이다.

고정: 자유 손은 안쪽에서 팔꿈치를 고정하는데, 진정혈인 TH10(천정)을 피해라. 점은 팔꿈치머리 돌기 위로 엄지 하나 폭 정도에 있는 오목에서 발견된다.

환자: 손목을 밖으로 밀어서 위팔뼈를 가쪽으로 돌린다.

테스트자: 팔을 안쪽으로 돌리기 위해 손목을 정중선을 향해서 밀어서 저항한다.

테스트 오류, 예방책: 외회전이 줄어든다면, 다른 어깨 고정근이 어깨를 밑으로 고정하게 만들 것이다. 환자가 팔을 가쪽으로 돌리는 대신 벌리려고 하거나, 테스트를 시작할 때 너무 많이 벌린다면(20~30° 이상), 가시아래근의 과도한 동원을 만든다. 팔꿈치는 제자리에 확실히 고정돼야 한다.

근막통증후군

스트레칭 테스트: 팔을 팔꿈치에서 굽힌다(각도는 중요하지 않다). 이 다음 위팔뼈를 벌려서 내회전을 만드는데, 팔꿈치가 몸통에서 적어도 90°가 올려지게 한다. 큰원근, 가시아래근 및 넓은등근 또한 어느 정도 스트레칭 된다. 근육 사이의 구분은 근육 위로 촉진을 하거나 아니면 '손을 어깨판으로(hand to shoulder blade)' 테스트를 시행해서 만들어진다. 환자가 등 뒤로 손을 뻗어서 반대 어깨뼈에 대기가 힘들다면, 가쪽 회전근의(작은원근 및 가시아래근) 단축이 존재한다. 보통, 이런 경우에서, 환자는 힙 또는 SI 관절보다 멀리 손을 놓을 수가 없다.

PIR: 스트레칭 자세에서, 지속된 들숨과 함께, 환자는 위팔뼈를 모으고 가쪽 회전시키기 위해서 팔꿈치를 밑으로 그리고 손목을 위로 움직인다. 날숨 동안 테스트자는 팔을 스트레칭 자세로 되돌려서 근육을 부드럽게 늘린다.

자주 발견되는 연관 장애

갑상선 장애 및 어깨 문제.

압박 허약: C5 또는 C6 뿌리 병소, 목갈비근 증후군, 갈비빗장 증후군, 작은가슴근 증후군.

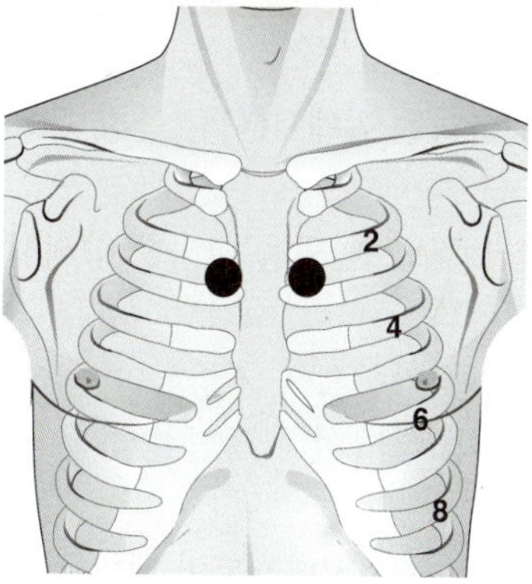

앞쪽 NL

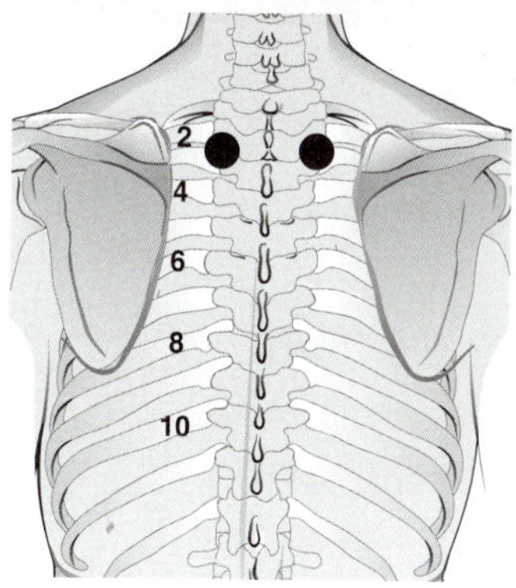

뒤쪽 NL

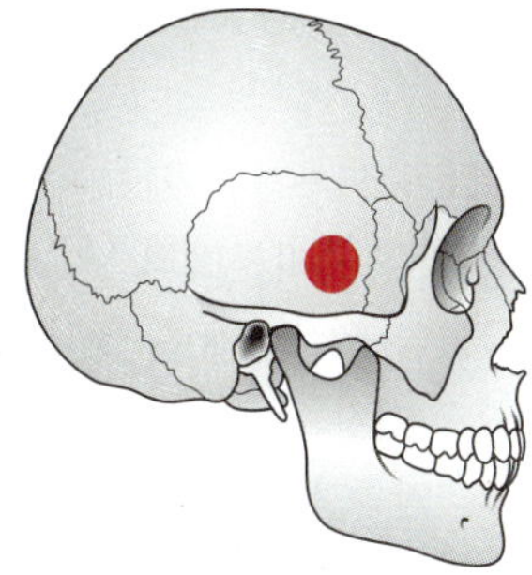

NV

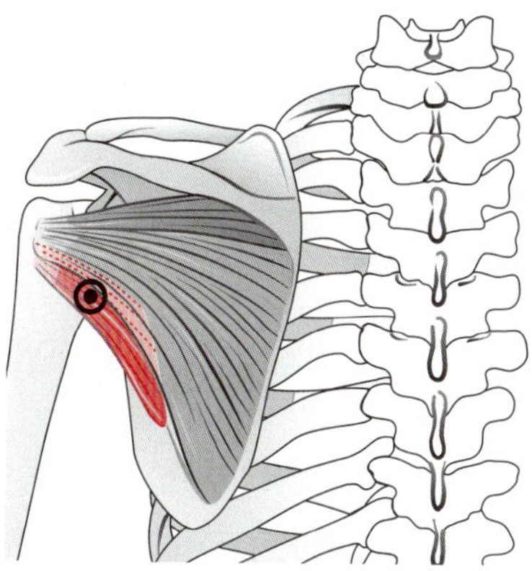

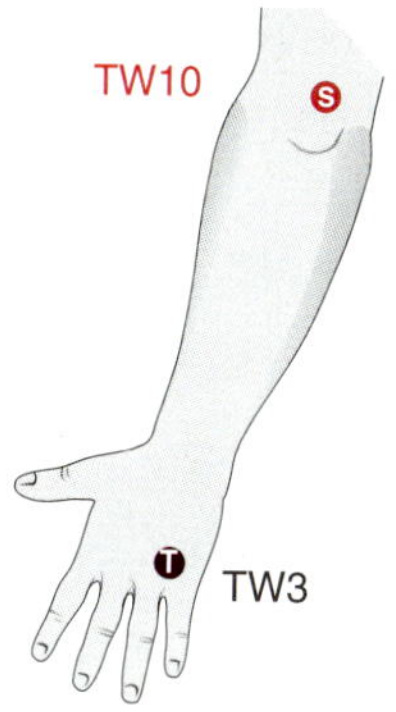

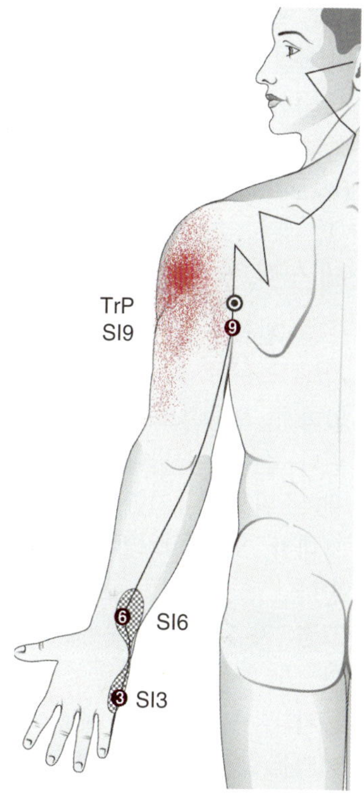

통증유발점 및 연관있는 원점

운동 기능 신경지배: 겨드랑신경, (C5, C6)
장기: 갑상선
영양: J. 셀레늄, Zn, Mg, 비타민 A, B-복합체, 티로신
경락: 삼초
갈비뼈 펌프: 갈비사이 공간, 갈비가로돌기 관절 3

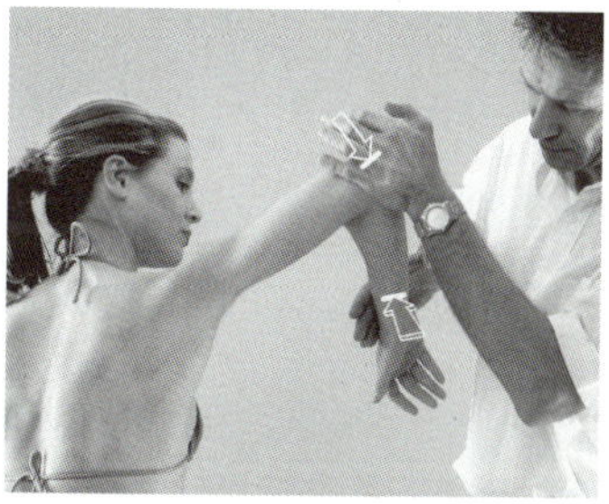

소원근의 PIR: 수축 단계

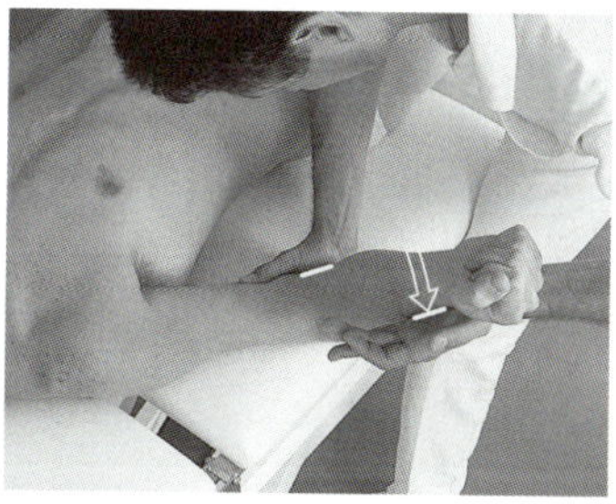

소원근 PIR

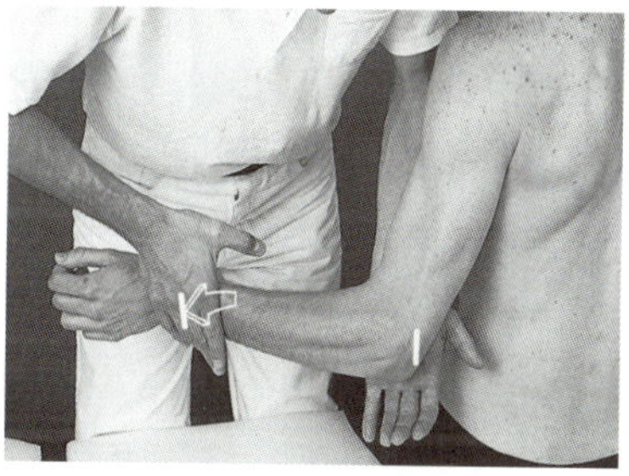

앞정강근(전경골근)(M. tibialis anterior)

해부

기시: 가쪽 관절융기 그리고 정강뼈 가쪽면, 뼈사이막 및 종아리근막의 위 2/3.

경유: 위에서 아래로 달리며, 그것은 전방 (비골) 구획의 가장 안쪽 및 앞쪽 근육이다.

종지: 안쪽 쐐기모양뼈의 안쪽 및 발바닥면 그리고 1번째 발허리뼈의 기저에.

동작

주로 목말다리 관절에서 발을 강하게 뒤굽힘 시키며 목말밑 및 발목뼈 관절에서 발을 안쪽번짐 시킨다.

허약의 징후: 평발 및, 심한 경우에서, 발처짐 (foot drop).

테스트

주목: 왼쪽을 위한 손 자세는 서로 바뀐다.

자세(오른쪽): 테스트자는 환자의 발 쪽에 서거나 앉아서, 오른손으로 오른 발을 잡고 뒤침 되게 돌린다. 손바닥을 발바닥에 그리고 손가락은 발등에 댄다. 뒤침을 유지한 채로, 발을 완전한 폄이 되게 보내며, 또한 엄지발가락이 굽혀 있도록 노력을 한다.

고정: 자유 손은 밑에서부터 뒤꿈치를 세게 잡는다.

환자: 발을 뒤침 시킨 채로, 앞발을 가급적 강하게 머리를 향해서 위로 당겨라.

테스트자: 발을 강하게 밑으로 당겨서 발바닥굽힘 되게 저항한다.

변형 테스트

테스트 접촉(오른쪽): 발을 위에서부터 잡아서 이제 엄지가 발등에, 손가락이 발바닥에 있게 접촉을 바꾼다. 테스트자의 팔꿈치는 위쪽으로 움직여져서, 자동적으로 발을 뒤침시키고 올바른 저항 벡터를 따르도록 팔을 정렬시킨다. 뒤굽힘은 자세를 완성한다.

고정: 자유 손은 뒤꿈치를 밑에서부터, 특히 가쪽을 세게 고정한다.

환자: 뒤침을 유지한 채로, 앞발을 머리를 향해서 뒤굽힘 방향으로 당긴다.

테스트자: 발바닥굽힘 방향으로 저항하며, 발이 내려가기 시작함에 따라, 발이 가쪽번짐 하는 동작 아크를 따른다.

테스트 오류, 예방책: 자세와 테스트의 벡터는 엄격히 정확하게 지켜져야 한다. 테스트하고 고정하는 손은 통증을 일으키는 접촉을 해서는 안 된다. 이것은 엄지건막류가 있을 때 특히 중요한데, 테스트자가 테스트 동안 엄지발가락을 굴곡시켜 잡고 있는 능력을 제한한다.

근막통증후군

스트레칭 테스트: 발을 발바닥 굴곡 및 가쪽번짐 (엎침)으로 둔다.

PIR: 스트레칭 자세에서 시작하는데, 환자는 테스트자의 저항에 맞서 발을 뒤굽힘 및 안쪽번짐 (뒤침)되게 당긴다. 이완 단계에서 테스트자는 발을 다시 스트레칭 자세로 가게 한다.

자주 발견되는 연관 장애

과다긴장성 앞정강근은 허리근의 반사 제한 및 넙다리네갈래근의 넓은근부의 반사적 제한을 만든다. 짧아진 발걸음 따위의 보상성 걸음걸이 장애가 나타날 것이다. 장딴지근 및 가자미근 (하퇴삼두)의 과다긴장성 및 수축은 앞정강근의 반사 제한을 만들 수 있다. 역으로, 약한 앞정강근은 하퇴삼두의 반사 수축 및 과다긴장성을 만들 수 있다.

압박 허약: 궁둥구멍근 및 종아리 굴 증후군. Patten 1998 및 Walther 2000에 따르면, 그것은 L4 뿌리 (L3/4 디스크)를 위한 지표 근육이다; 다른 것은 L5뿌리를 포함한다.

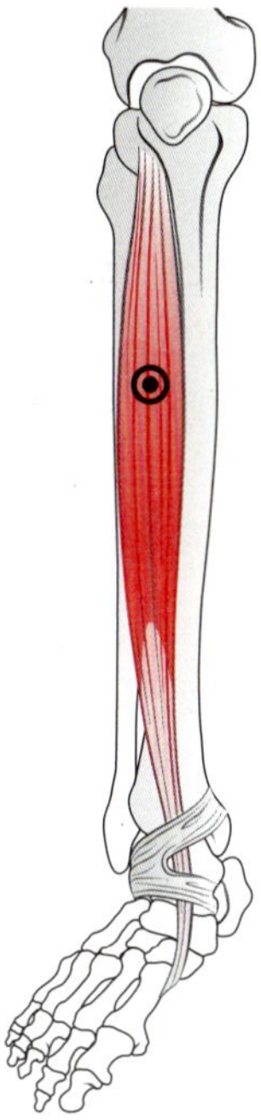

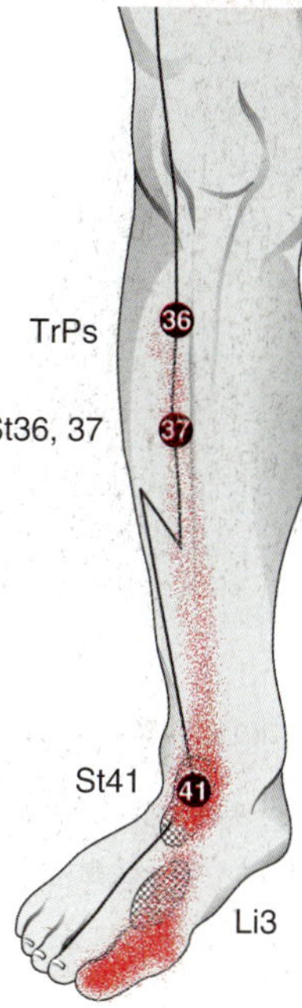

통증유발점 및 연관있는 원점

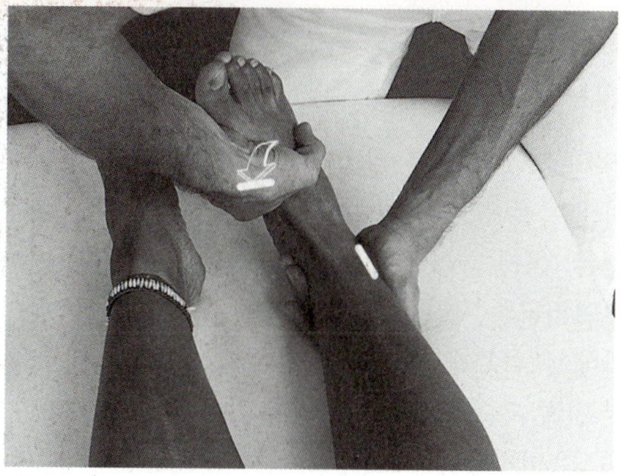

수정 테스트 자세

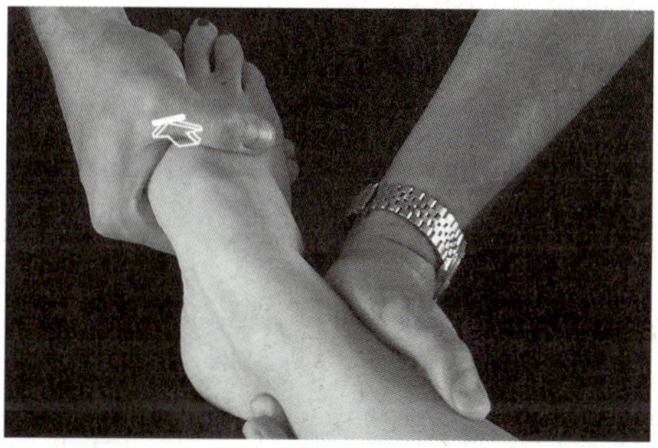

앞정강근 PIR

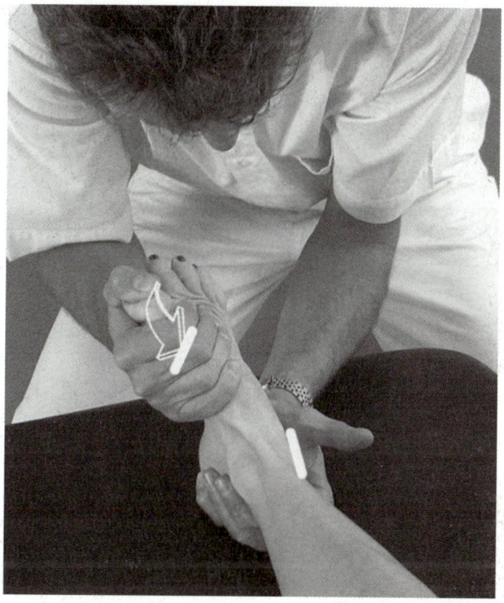

앞정강근 테스트: 엄지폄근의 동원을 피하기 위해서 엄지는 굽힘으로 유지된다.

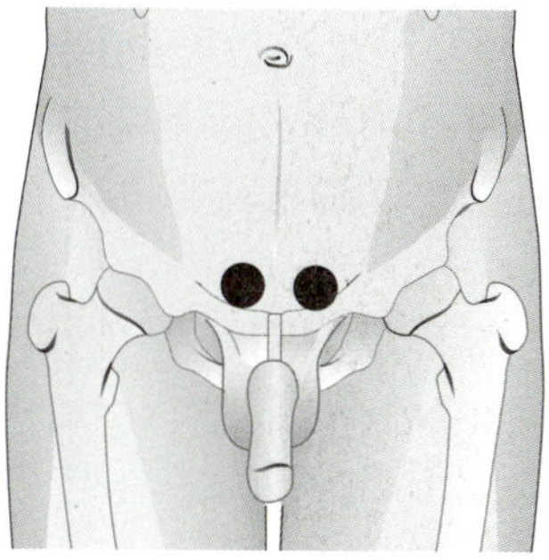

앞쪽 NL

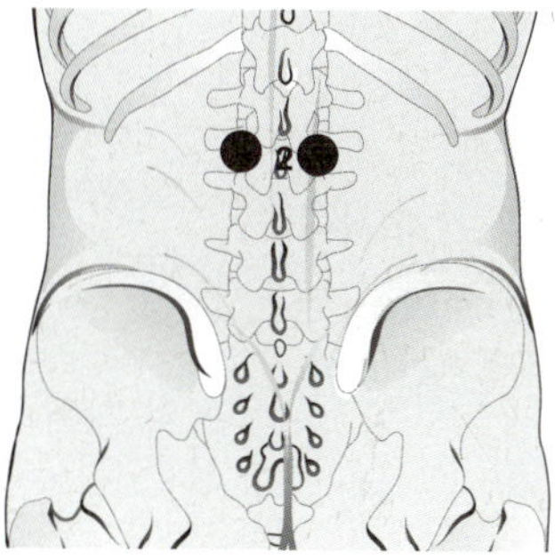

뒤쪽 NL

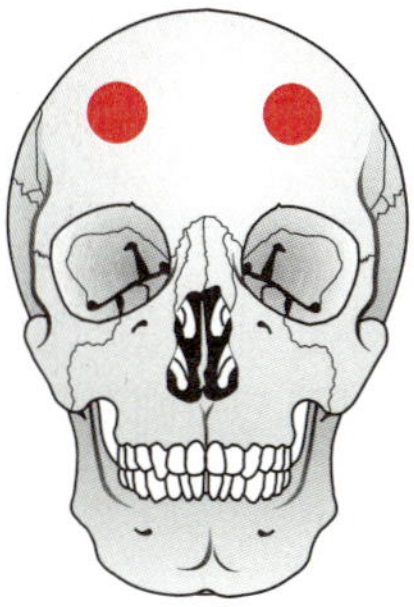

NV

운동 기능 신경지배: 깊은 종아리신경, L4, L5, S1
장기: 방광
영양: 비타민 A, B-복합체, 칼륨
경락: 방광경
SRS: L4
갈비뼈 펌프: 갈비사이 공간, 갈비가로돌기 관절 6, 8

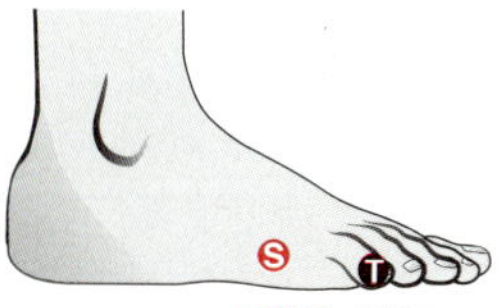

뒤정강근(후경골근)(M. tibialis posterior)

해부

기시: 정강뼈 등쪽 면의 가쪽 부분, 종아리뼈 안쪽 면의 몸쪽 2/3 및 뼈사이막.

경유: 아래 다리 등쪽 근육 그룹의 깊은 층 안에서 긴엄지굽힘근 및 긴발가락굽힘근과 동일한 평면 안에서 위쪽에서 아래쪽으로. 세 근육의 건 모두는 안쪽 복숭아뼈 뒤를 지나고 발목 굴을 통과한다.

종지: 발바닥에 스프레이 하는 모양으로, 발배뼈 결절, 안쪽 쐐기뼈, 입방뼈 및 2~4번째 발허리뼈의 기저 부위를 덮는다. 또한 발꿈치뼈의 재돌기로 건의 반복적인 스트레칭이 있다.

동작

발의 안쪽번짐 및 발바닥 굽힘 그리고 발의 안쪽 아치에 역동적인 지지를 제공한다.

허약의 징후: 뒤정강근건 기능장애 및 어른에서 후천적 평발이 흔하다. 발가락으로 걷기가 힘든 것 및 체중이 발에 실릴 때 발목 굴에서 압박으로 인한 짧은엄지굽힘근의 허약 같은 다른 허약의 결과도 나타날 수 있다.

테스트

자세: 환자는 등을 대고 눕고, 테스트자는 테스트 테이블의 끝에 선다.

테스트 접촉(오른 뒤정강근): 이 테스트를 위한 여러 가능한 접촉이 있으며 테스트자는 어떤 것이 제일 좋은 지를 정해야 한다. 테스트자는 오른 손 엄지는 발등에 그리고 손가락은 발바닥에 있게 해서, 먼쪽 발의 안쪽면을 잡아라. 엄지와 검지 사이의 웹은 이제 엄지발가락 몸쪽 관절과 가까운 먼쪽, 안쪽 앞발에 대고 있다. 접촉이 만족스럽다면, 발은 발바닥 굽힘 및 약간 안쪽번짐으로 가게 밑으로 옮겨진다. 발바닥 굽힘 및 안쪽번짐의 크기는 환자마다 상당히 다를 것이다. 테스트 자세에 발을 두고, 테스트 손의 팔꿈치를 밑으로 내려서 앞팔이 발바닥 굽힘된 발과 같은 레벨에 있게 해야 한다.

고정: 왼손을 발꿈치 밑으로 해서 가쪽 복숭아뼈를 덮는다.

환자: 발을 발바닥 굽힘되고 안쪽으로 모아지게 밑으로 민다.

테스트자: 테스트 시작 시 안쪽에서 가쪽으로 버텨라. 앞발이 움직이기 시작할 때, 테스트자는 뒤굽힘과 바깥번짐하는 동작의 아크를 따라 저항을 계속한다. 이 자세를 이루기 위해서 테스트자 저항은 앞발로 만들어진 벡터를 엄격히 고수해야 한다.

왼쪽 뒤정강근에서는 손 자세가 바뀐다.

테스트 동안 앞정강근이 동원되는지를 주의 깊게 관찰하는 것이 매우 중요하다. 근육의 수축은 전방 긴장근 지지띠로부터 건을 들어 올리기 때문에 테스트 동안 동원의 징후를 쉽게 볼 수 있다.

변형 테스트(오른 뒤정강근)

테스트 접촉: 테이블 끝에 서서, 테스트자는 오른 발 가쪽에서 자리를 잡는다. 오른손바닥을 발바닥에 댄다. 이 때 손가락을 엄지의 안쪽 등쪽 위로 만다. 그 다음 발은 발바닥 굽힘과 안쪽번짐을 만드는데, 정강뼈가 돌아가게 해서는 안 된다. 테스트자의 팔꿈치는 테이블 면과 평행되게 내려져야 한다.

고정: 컵 모양의 왼손으로 뒤꿈치를 잡는데 손바닥 기저로 발꿈치뼈를 가쪽에서 고정한다.

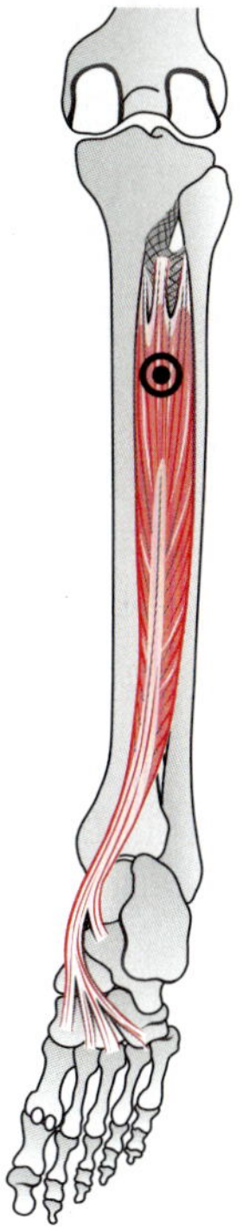

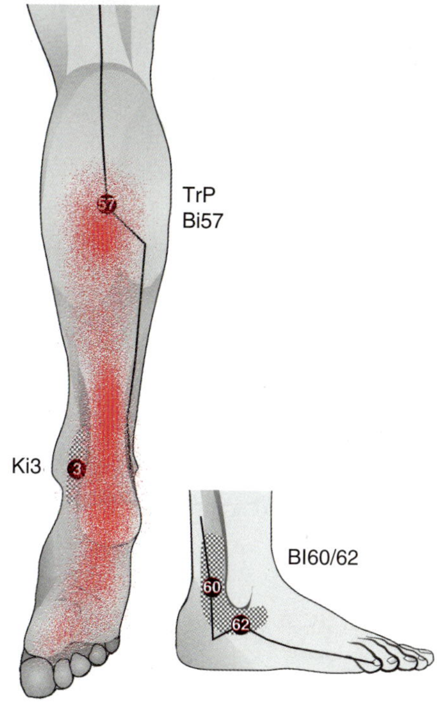

통증유발점 및 연관있는 원점

운동 기능 신경지배: 정강신경, L4, L5, S1
장기: 부신
영양: 티로신, 및 카테콜라민 합성물의 다른 공동 인자; 비타민 B3, B6, B12 및 엽산; 비타민 B5, C, 망간, 인삼
경락: 심포
SRS: L1, L5, S1
갈비뼈 펌프: 갈비사이 공간, 갈비가로돌기 관절 3, 8

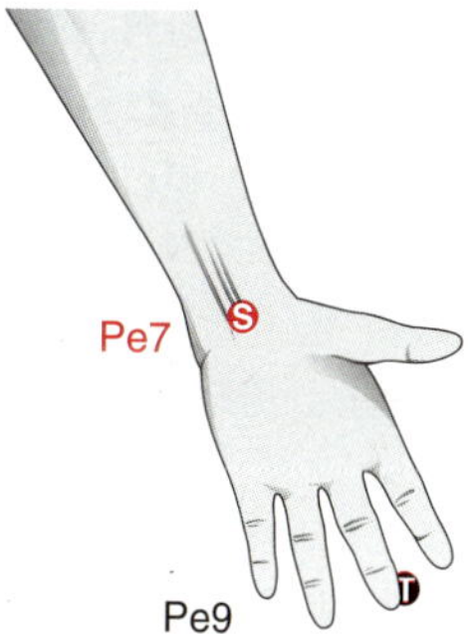

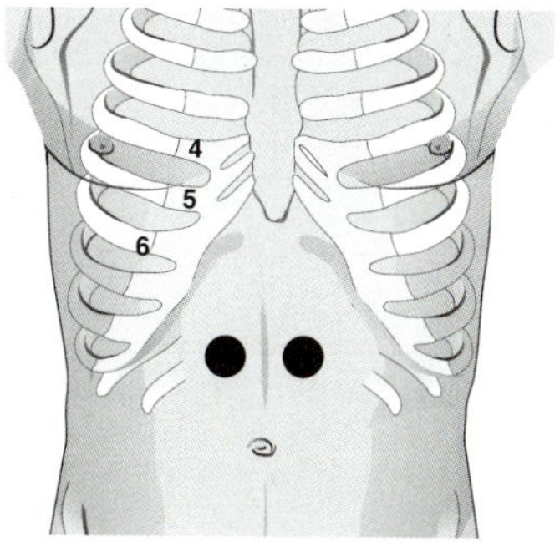

앞쪽 NL

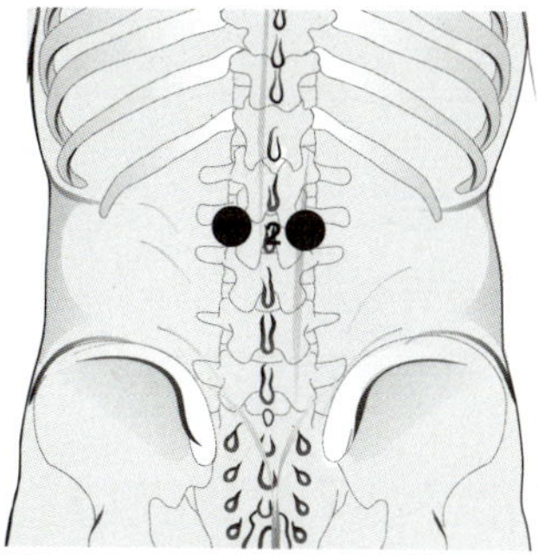

뒤쪽 NL

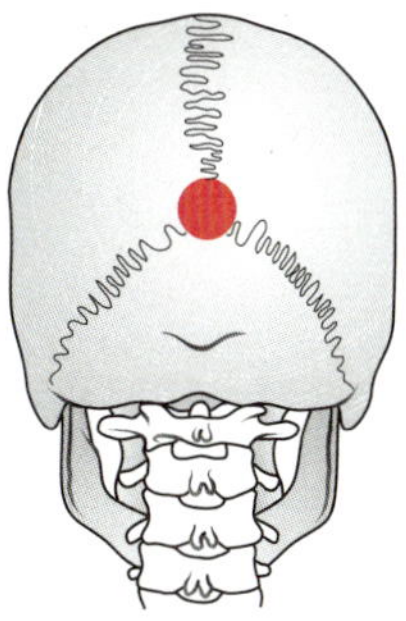

NV

환자: 발바닥 굽힘을 엄격히 유지하면서, 발을 안쪽으로 민다. 위에서 기술한 것처럼, 모든 저항 벡터를 정확히 따라야 한다.

왼발에서 손의 위치는 바뀐다.

테스트 오류, 예방책: 그것은 분리하기가 특히 까다로운 근육이다. 지렛대는 매우 짧기 때문에 다리 및 발의 자세를 약간만 바꿔도 앞정강근이 테스트에 개입될 것이다. 너무 적은 발바닥 굽힘은 앞정강근을 상당히 개입시키므로 어떻게 해서든지 피해야 한다. 테스트 손과 고정 손은 아픈 접촉을 하면 안 된다. 테스트 동안 정강뼈의 어떤 안쪽 회전을 피해라. 안쪽 회전은 허약의 표시며 테스트 벡터를 바뀌게 만들어서 앞정강근이 관여되게 만든다.

근막통증후군

스트레칭 테스트: 발을 엎치고(가쪽번짐) 뒤굽힘(편다)시켜라.

PIR: 스트레칭 자세에서 시작하며 환자는 테스트자의 부드러운 저항에 맞서서 발을 안쪽번짐 및 발바닥굽힘으로 천천히 가게 한다. 이완 단계에서, 테스트자는 발을 스트레칭 자세로 점차적으로 되돌려서 근육을 늘린다.

자주 발견되는 연관 장애

무너진 아치, 걸음걸이의 밀어 올리는 단계에서 발바닥 및 발목굴 통증. 발의 과도한 엎침이 생길 수 있고 그것은 만성부신저하증(hypoadrenia)과 관련된 허약이다. 자궁내 스트레스 증후군을 겪어 온 어린아이에서, 양측성 허약이 다수의 이차적 발 장애와 함께 자주 발견된다. 유아는 아직 걷지 못하므로, 문제는 일반적으로 즉각 명확하지는 않으며 걷기 시작할 때만 나타나기 시작한다.

만성 뒤정강근 허약과 연관된 촉진 통증 패턴은 Leaf(1996)에 의하여 보고되었다. 그는 뒤정강근 허약 그리고 가쪽 뒤꿈치뼈, 안쪽 무릎, 큰돌기 및 다음 근육의 동측 촉진 통증 사이에 높은 연관성을 발견했다(근육; 허리 척추 폄근, 마름근, 전방 목갈비근 및 날개근).

압박 허약: 엉덩허리 인대 증후군, 궁둥구멍근 증후군 및 오금근 증후군과 함께 정강신경의 압박. Patten(1998)에 의하면, L5/S1 디스크에서 기인한 S1 뿌리 병소는 뒤정강근 및 장딴지근 모두의 허약을 일으킬 것이다.

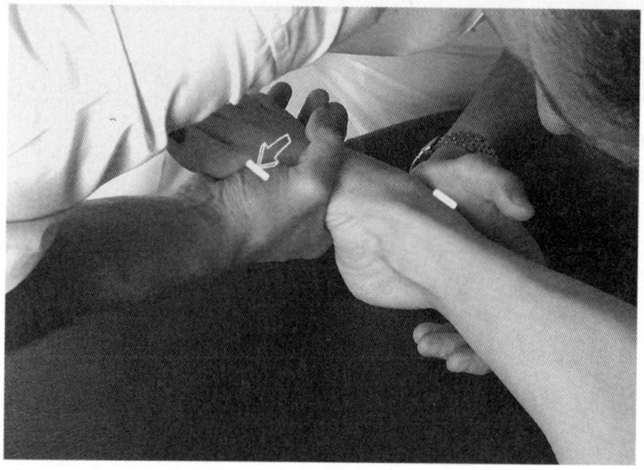

뒤정강근 테스트

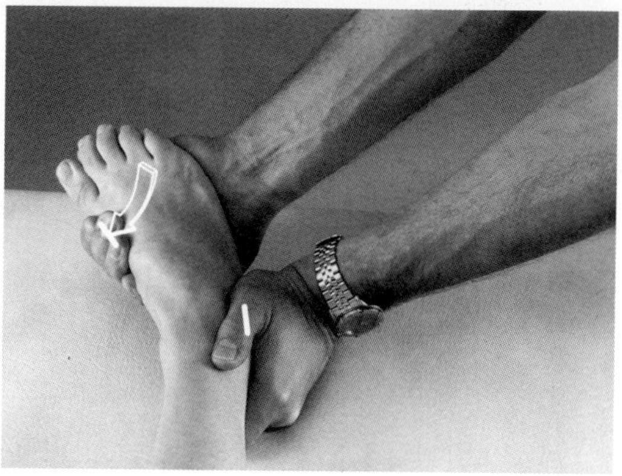

변형 테스트 자세

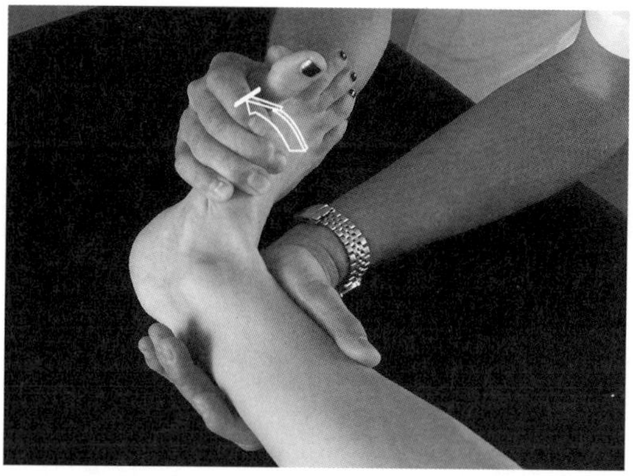

뒤정강근 PIR

하부 등세모근(승모근 하부, 상승부)
[M. trapezius, (pars inferior, pars ascendens)]

해부

기시: T6~T12사이의 가시돌기에.

경유: 등 근육에서 가장 얕게 있으며, 섬유는 가쪽 및 위쪽으로 달리고, 부채 모양으로 모아진다.

종지: 어깨뼈가시의 안쪽 1/3.

동작

어깨뼈를 뒤당기고 내리지만 어깨뼈의 회전도 만드는데, 그래서 관절와 공간(glenoid cavity)은 위쪽으로(머리 쪽으로)돌아간다. 안쪽 가장자리는 아래쪽으로 그리고 척주를 향해서 끌어당겨질 것이다. 다른 근육과 함께, 그것은 척추를 똑바로 세우고 펼쳐진 자세로 유지하는 것을 돕는다.

허약의 징후: 서있을 때, 앞쪽으로 더 많이 굽힌 타입 자세와 더불어서, 어깨뼈는 정상보다 더 높게 보일 것이다. 고전적인 '휜 등'과 함께 등 척추의 증가된 후만(kyphosis)은 근육의 만성, 양측 허약을 가진 환자에게서 눈에 띈다.

테스트

자세: 고전적인 테스트는 환자를 엎드려 눕게 하고 테스트 받는 쪽은 테이블 가장자리 에서 가깝게 만든다. 팔은 팔꿈치에서 뻗어서, 약 130° 벌리고 가쪽으로 돌려서 엄지가 뒤쪽을 보게 한다. 엄지는 테스트자가 볼 때 바닥에서 먼 위쪽을 가리킬 것이다. 상부 등세모근의 어떤 협력작용을 주지 않기 위해서 머리는 테스트 받는 쪽으로 돌린다.

테스트 접촉: 기다란 지렛대 및 근육의 비교적인 허약 때문에 보다 민감성을 주기 위해서 가볍게 댄다. 테스트자 민감성을 늘리기 위해서 손가락 2~3개 정도를 사용해라.

고정: 어떠한 인체 회전이 생기는 것을 제한하기 위해서 뒤쪽 등을 고정한다.

환자: 뻗은 팔을 뒤쪽 위쪽(등쪽)으로 누른다. 대부분의 환자에게 동작은 매우 까다롭고 힘을 내는 양은 크지 않다.

테스트자: 팔을 앞쪽 방향에서 가볍게 아래쪽으로 밀어서 저항한다.

이것은 간접적인 근육 테스트라는 것을 잊지 말아라. 근육은 위팔뼈에 종지하지 않기 때문에, 테스트 동안 팔이 내려가는 것은 근육 허약의 결정적인 표시가 아니다. 어깨뼈의 아래 각이 움직이지 않게 하는 환자의 능력은 허약을 결정하는데 매우 중요한 요소다. 팔이 바닥을 향해서 앞쪽으로 움직이더라도, 어깨뼈의 아래각의 움직임을 볼 수 없다면, 등세모근이 정상적으로 기능한다는 표시일 가능성이 매우 높다. 개연성 있는 원인은 어깨 뒤를 고정하는 근육, 특히 후방 어깨세모근의 허약이다.

또한 테스트는 등을 대고 누워서도 할 수 있는데 거기서 환자에 대한 고정은 일반적으로 더 좋으나 어깨뼈 아래각의 촉진을 하기가 더 힘들게 된다. 알아야 할 것은 Kendall과 Walther 둘 다 등을 대고 누운 테스트는 거짓 소견을 만들 수도 있다는 것을 보고한 것이다. 등을 대고 누운 자세에서, 체중에 의해서 어깨뼈가 테이블 면에 고정된다.

환자가 앉거나 서서 테스트를 받을 수 있다. 이 경우에서, 테스트 받는 앞쪽 어깨의 고정이 필요하다.

테스트 오류, 예방책: 테스트는 매우 조심스럽게 실행돼야 하는데, 이유는 보통 환자에서 근육의 힘에 비해서 지렛대가 매우 길기 때문이다. 허약을 알았을 때, 어깨세모근의 후방부 및 하방 등세모근 둘 다를 평가하는 것이 최선이다. 오직 후방 어깨세모근이 강하다고 테스트 될 때만이 하방 등세모근을 위한 특정 감별 진단이 만들어질 수 있다.

근막통증후군

스트레칭 테스트: 특정 스트레칭 테스트는 불가능 하다. 앉은 환자의 몸통과 어깨를 앞쪽으로 숙이게 해서 근육은 통증유발점 및 연관통증 유발을 위해서 촉진될 수 있다.

자주 발견되는 연관 장애

재발성 갈비뼈 병소가 흔하며 양측성 허약에 있어서, 등허리 척추의 미세-가동제한이 주기적으로 발견된다. 허약이 만성일 때 증가된 등 후만이 종종 생긴다.

압박 허약: 3, 4번째 경추에 대한 기계적인 병소뿐만 아니라 목정맥구멍을 통해서 나오는 부(acces-sory)신경에 부정적인 영향을 주는 머리 기저 주위의 어떤 기능장애. 부신경의 손상은 우선적으로 상부 등세모근에 영향을 줄 것이다.

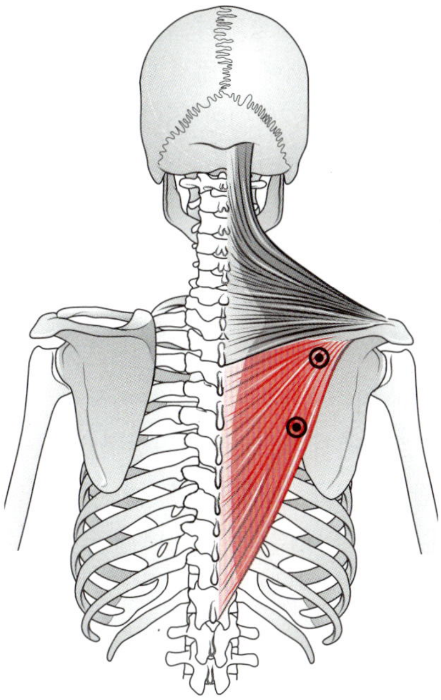

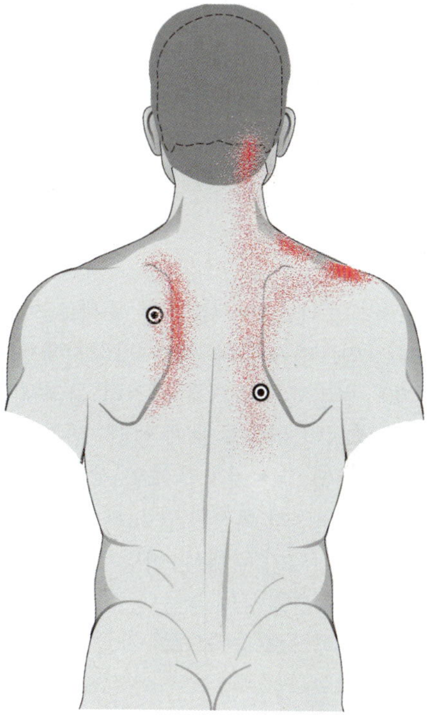

통증유발점 및 연관통 패턴.
주목: 왼쪽 근육 그림에 있는 상부 통증유발점은 이 그림 위쪽에, 아래쪽 것은 오른쪽에 표시된다.

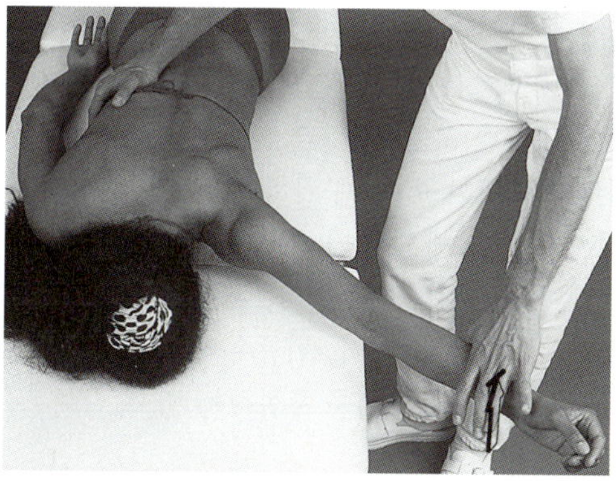

상승 섬유의 테스트. 고정 손은 테스트되는 쪽의 어깨뼈에 놓아도 된다. 주목: 이것은 고정을 덜 확실하게 만든다.

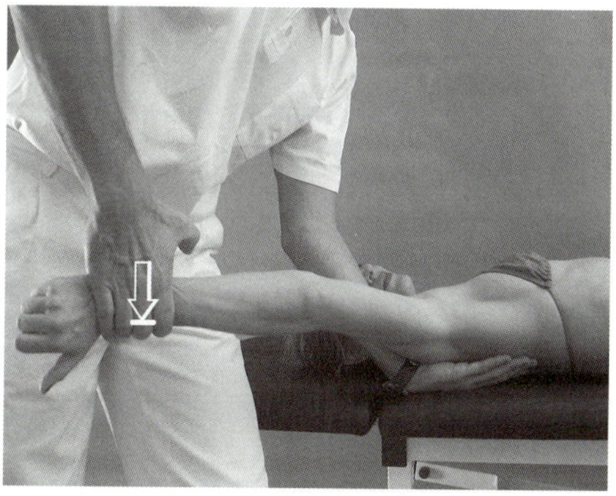

어깨뼈를 동시에 촉진하는 상승 섬유에 대한 등을 대고 누운 테스트.

중간 등세모근 (승모근 중간부, 수평부) [M. trapezius, (pars medialis, pars horizontalis)]

해부

기시: T1에서 T5사이의 가시돌기에.
경유: 근육 섬유는 가쪽 및 수평으로 달린다.
종지: 어깨뼈가시 및 후방 어깨봉우리.

동작

어깨뼈를 뒤당기고 그것을 올리는 것을 부분적으로 보조한다. 어깨뼈가 고정되어 있을 때, 그것은 어깨뼈를 뒤로 당기는 것을 돕는다.

허약의 징후: 어깨뼈의 내밀기 및 휜 등.

테스트

자세: 고전적인 테스트에서, 하부 등세모근에서처럼, 환자는 엎드려 눕는다. 팔은 팔꿈치에서 뻗어서, 약 90° 벌리고 가쪽으로 완전히 돌려서 엄지가 바닥에서 멀리 뒤쪽을 보게 한다. 이것은 테스트자에게 위쪽에 있는 것처럼 보일 것이다.

테스트 접촉: 완전히 회전된 팔 노뼈의 먼쪽 면.

고정: 몸 회전을 막기 위해서, 하방부의 테스트에서처럼, 자유 손을 등에 놓는다.

환자: 팔을 뒤쪽으로(등쪽으로) 가급적 세게 뻗는다.

테스트자: 팔을 뻗지 못하게 아래 방향 (앞쪽)으로 저항한다.

하방부에서와 같이, 등세모근은 위팔뼈에 붙지 않는다. 그러므로, 허약을 결정하기 위해서, 테스트 동안 어깨뼈 움직임을 눈으로 관찰해야 한다. 어깨뼈 안쪽 가장자리의 고정은 테스트를 위해서 매우 중요하다. 팔과 어깨뼈의 안쪽 가장자리가 함께 움직일 때, 중간 등세모근이 약할 가능성이 있다. 그러나, 안쪽 가장자리가 제자리에 있지만, 테스트 팔이 앞쪽으로 움직일 때, 어깨의 후방 고정근, 주로 후방 어깨세모근의 약함을 의미한다.

테스트는 등을 대고 누운 자세에서도 할 수 있는데 거기서 환자의 고정은 좋지만, 어깨뼈에 대한 촉진은 더 힘들거나 거의 불가능하다. 이 자세에서 테이블 면에 대한 체중은 어깨뼈 움직임을 막기가 쉬워서 거짓인 음성 소견을 만들 수 있다.

환자가 앉거나 선 자세일 때, 테스트 받는 쪽 어깨의 앞쪽 면에 대한 고정이 필요하다.

테스트 오류, 예방책: 하방부에서처럼, 테스트는 매우 조심스럽게 실행돼야 하는데, 이유는 보통 환자에서 근육의 힘에 비해서 테스트 지렛대가 매우 길기 때문이다. 명백한 허약이 있을 때, 다른 어깨 관절 폄근과 하방 등세모근도 평가하는 것이 최선이다.

근막통증후군

스트레칭 테스트: 통증유발점은 스트레칭의 결과라기 보다 지속된 근육 피로로 인해서 자주 발달하므로 스트레칭 테스트는 임상적으로 중요하지 않다. 반사적으로 등세모근을 방해하는 수축된 가슴근이 통증유발점의 발달을 하게 하는 것을 흔히 본다. 만성적 상황에서 과다후만이 발달할 수 있다.

자주 발견되는 연관 장애

구조적으로, 재발성 갈비뼈 기능장애가 생기고, 드문 경우에서, 중간등의 미세-가동제한과 연관될 수도 있다.

Leaf(1996)는 하나의 상황을 기술하는데 거기서 과다긴장성 발바닥 근육이 있을 때, 중간 등세모근의 보상성 허약이 몸통 폄근의 일반적인 제한 패턴을 자주 나타낸다. 중간 등세모근은 환자를 앉히고 테스트 하고 난 다음 서서 테스트를 한다. 등세모근이 앉아 있을 때 강하다고 테스트 되지만 설 때 약하다고 테스트 된다면, 등 근육의 넓게 퍼진 제한이 있다고 가정된다.

압박 허약: 머리뼈 기저, 뒤통수뼈 과두, 고리뼈, C3 뿌리 및 목정맥구멍을 포함하는 병소.

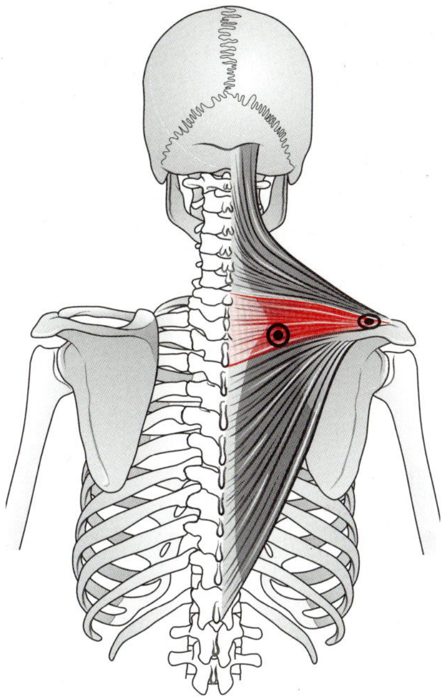

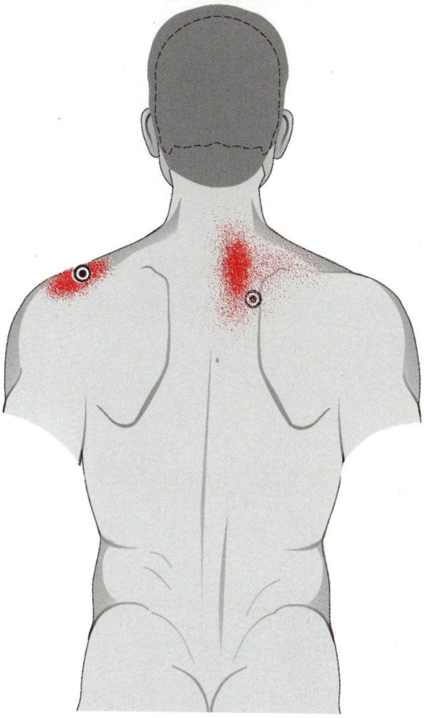

통증유발점 및 연관통 패턴.
주목: 왼쪽 근육 그림에 있는 가쪽 통증유발점은 이 그림 왼쪽에, 안쪽 것은 오른쪽에 표시된다.

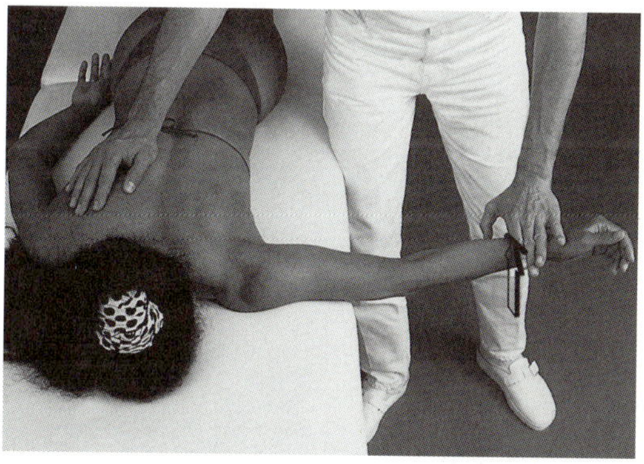

수평 섬유의 테스트. 고정시키는 손은 움직임을 더 잘 기록하기 위해 테스트 쪽의 어깨뼈에 놓아도 되는데, 그러나 회전적 고정은 덜 확실하다.

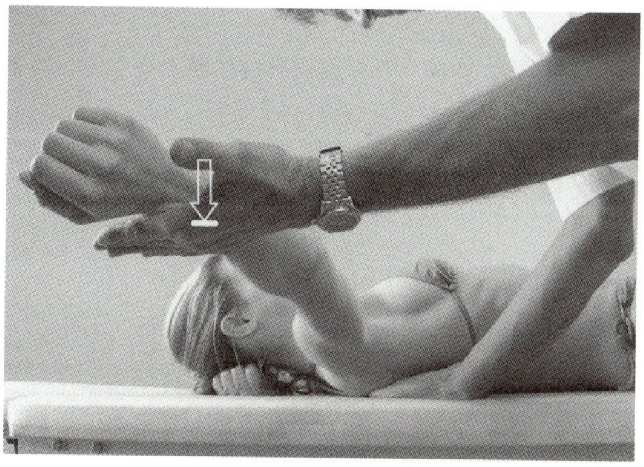

Beardall에 따른 중간 등세모근 테스트.

하부 등세모근(승모근 하부, 내측부)
[M. trapezius, (pars inferior, pars medialis)]

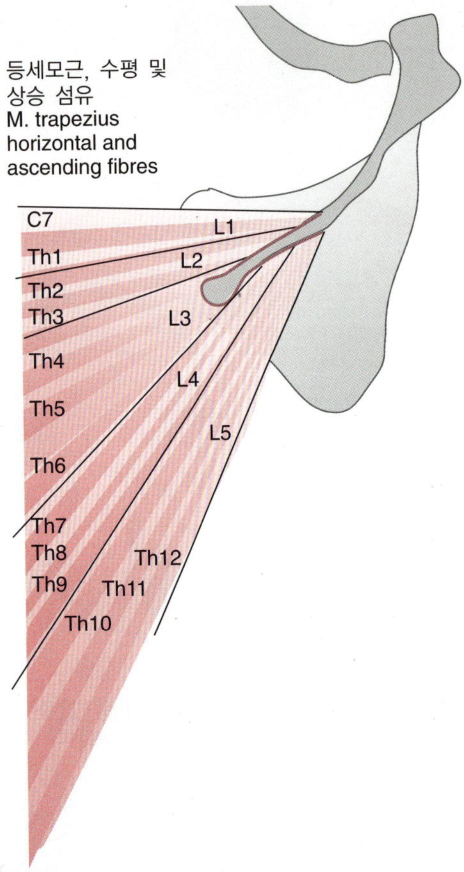

등세모근의 수평 및 상승 섬유의 척추생성 반사 부위

운동 기능 신경지배: 척추부신경, 경추신경 2, 3, 4의 앞쪽 가지
내장체성 분절 (TS선): T7
장기: 비장
영양: 비타민 C, 칼슘
경락: 비장
갈비뼈 펌프: 갈비사이 공간, 갈비가로돌기 관절 7, 11

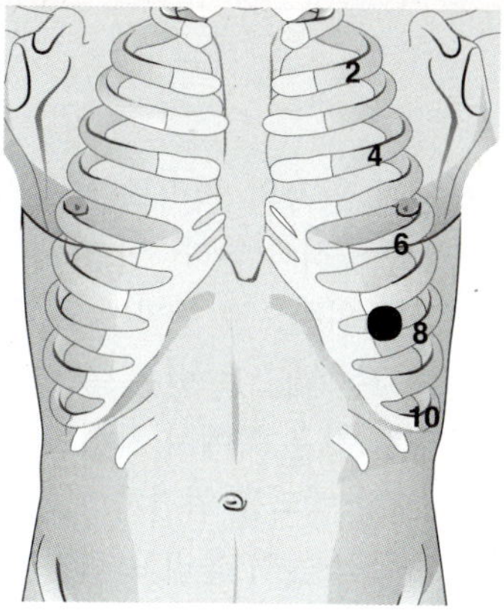

앞쪽 NL

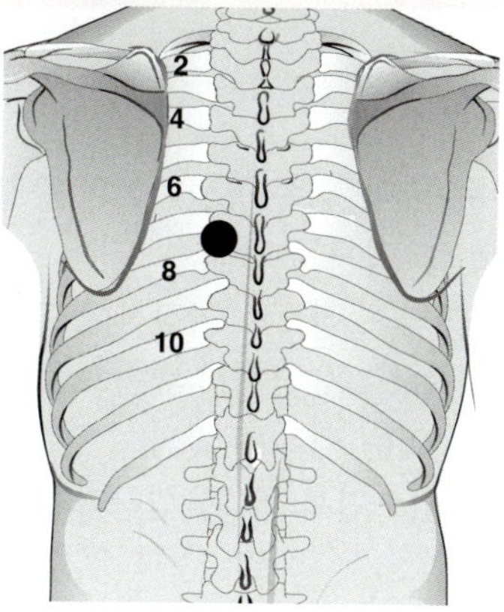

뒤쪽 NL

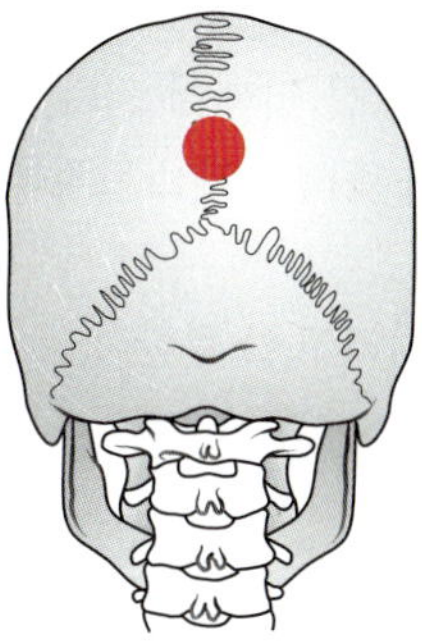
NV

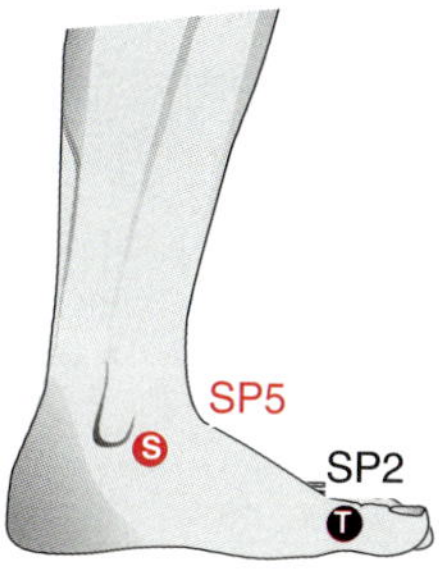

상부 등세모근 (승모근 상부, 하강부)
[M. trapezius, (pars superior, pars descendens)]

해부

기시: 바깥 뒤통수뼈 융기, 위쪽 목덜미선의 중간 1/3, 목덜미 인대 및 C7 가시돌기에.

경유: 위쪽 섬유는 거의 수직으로 하강하며 그리고 나서 빗장뼈의 가쪽 1/4을 향해서 앞쪽으로 나아간다. 더 아래쪽에 있는 섬유는 거의 수평으로 달린다. 그것은 얕게 있으면서 어깨올림근과 마름근을 덮는다.

종지: 빗장뼈 가쪽 1/3과 어깨뼈의 어깨봉우리 돌기, 이외에 어깨뼈 가시의 가쪽, 위쪽 가장자리.

동작

그것은 어깨를 올리고 어깨뼈를 돌려서 관절와 공간이 위쪽으로 움직인다. 어깨뼈가 고정되어 있을 때, 머리 및 경추 모두의 가쪽 굽힘과 폄이 생긴다. 또한 맞은 편으로 머리가 회전하게 돕는다.

허약의 징후: 서있을 때, 비정상적으로 낮은 어깨 그리고 양측 허약에서 머리 자세가 어깨 사이의 정중선 앞쪽에 있다.

테스트

자세: 테스트자의 몸통이 환자의 머리보다 훨씬 높은 높이로 가게 환자를 앉혀야 한다. 이 자세는 테스트 동안 쉽게 머리를 위쪽으로 당기게 해 준다. 이상적으로, 테스트자는 테스트 받는 쪽 맞은 편에 선다. 그림에서처럼, 같은 쪽에서 자세를 잡을 수 있는데, 그러나 저항 벡터를 엄격히 지켜야 한다. 환자는 어깨를 가급적 높이 올리고 귀가 올려진 어깨에 가깝게 가도록 머리를 기울인다. 어깨에 대한 귀 자세는 자동적으로 머리를 약간 돌아가게 해서 코가 테스트 받는 맞은 편으로 약 15° 를 가리킨다. 이것을 볼 수 없다면, 머리를 더 돌려야 한다.

테스트 접촉: 손을 펴서, 테스트 받는 쪽의 귀 바로 위, 마루뼈 상에 넓게 댄다.

고정: 다른 자유 손은 올려진 어깨에 댄다. 머리와 어깨가 올바르게 자세가 되면, 테스트자의 손은 거의 서로 닿을 것이다.

환자: 시작 자세를 유지하려고 노력한다.

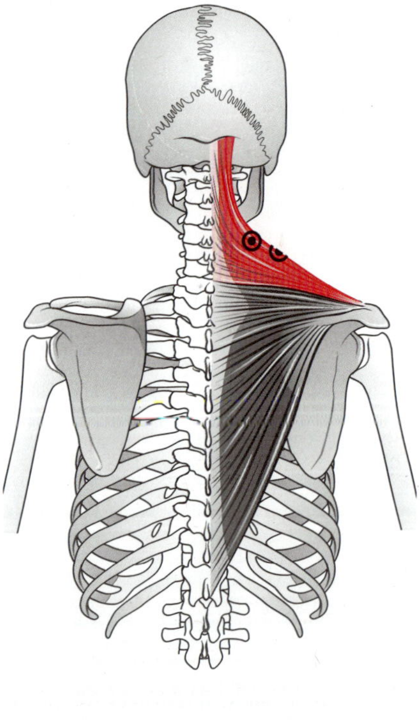

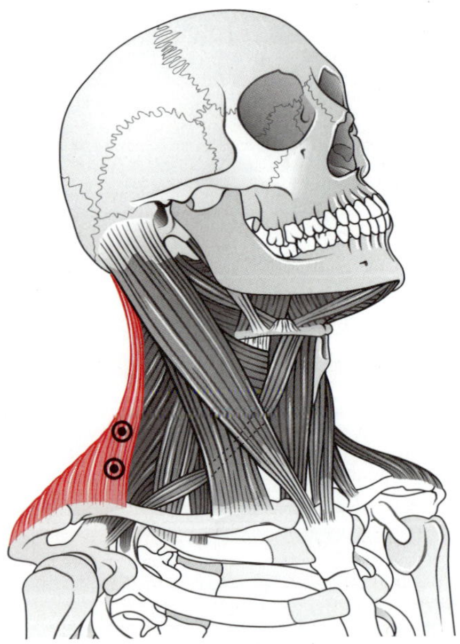

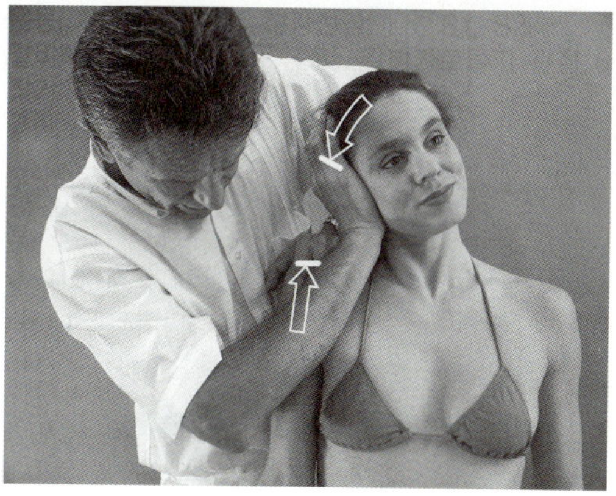

상부 등세모근 테스트

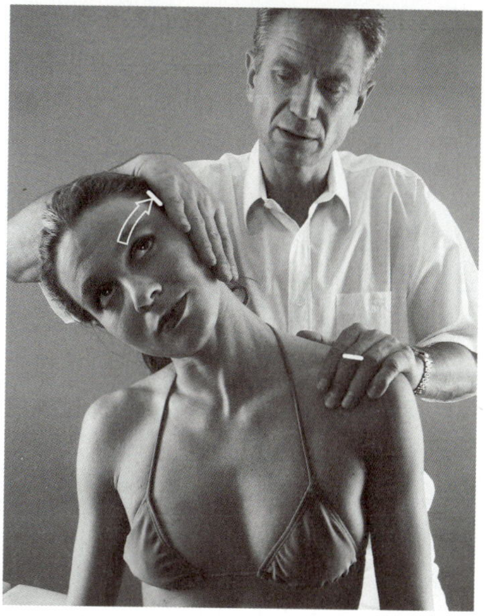

지속된 들숨 및 부드러운 수축을 함께한
상부 등세모근의 PIR

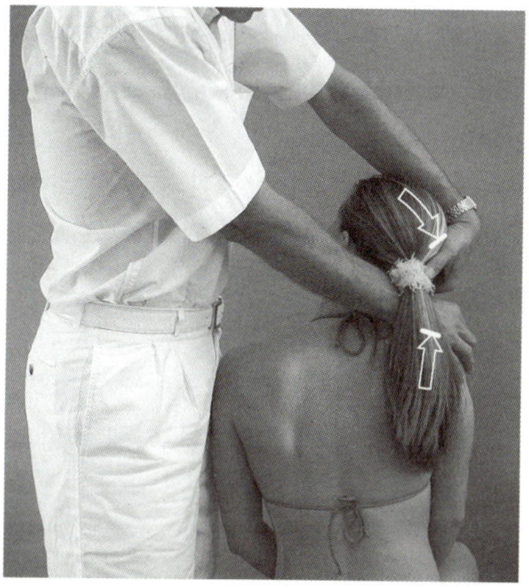

변형 테스트 자세

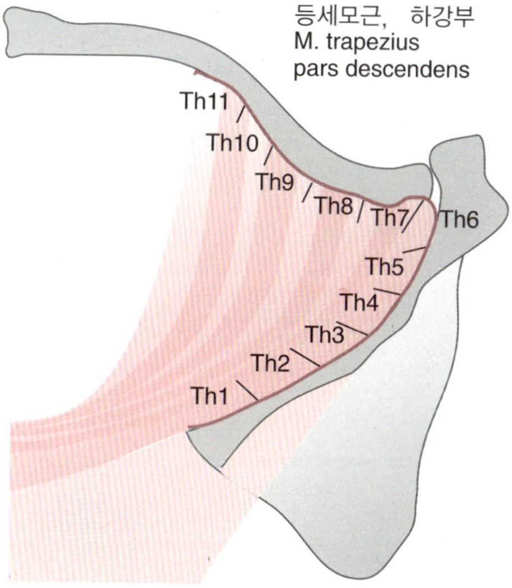

상부 등세모근의 척추생성 반사

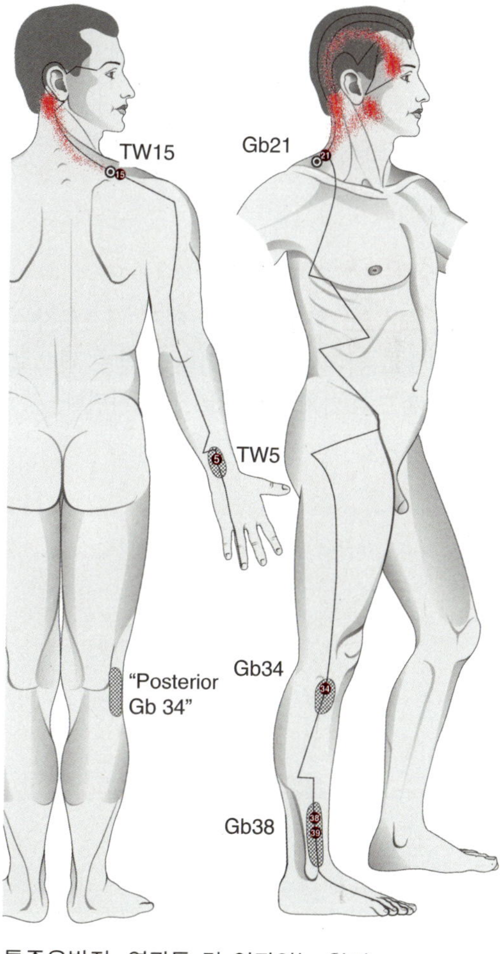

통증유발점, 연관통 및 연관있는 원점

테스트자: 테스트자는 머리를 위쪽으로 당기는 것이 가능하게 자리를 잡아야 한다. 그 후, 머리에 대한 주된 저항을 만드는데 귀가 어깨에서 떨어뜨리게 하기 위함이다. 짧은 지렛대로 인해서, 테스트 벡터를 엄격히 지키는 것이 중요하다.

변형으로, 약간 더 까다로운 절차로, 테스트자는 테스트 근육과 같은 쪽에 설 수 있다. 여기서 환자의 자세는 테스트자보다 약간 더 높아야 한다. 손은 위의 자세처럼, 환자의 머리와 어깨 사이에 놓인다. 테스트 벡터가 동일하지만, 최적 저항의 방향을 유지하기 위해서, 테스트자의 자세는 유리한 고지를 지키고 있다. 이 경우에서, 테스트자의 테스트 손은 환자의 머리 높이 밑에 있어야 하는데 저항 압력이 위쪽(머리쪽) 방향에서 만들어질 수 있기 때문이다. 어깨 위의 손은 아래쪽으로 민다기보다는 이제 당길 것이다.

테스트 오류, 예방책: 너무 적은 어깨 올림 및 귀가 어깨 정중선 앞쪽에 위치하게 하는 머리 회전의 부족. 최적 자세보다 덜 잡는다면, 테스트자는 쉽게 불리해 진다. 정확한 저항 벡터가 유지되기 힘들고 환자는 다른 협력근을 작용하게 할 수 있다.

근막통증후군

스트레칭 테스트: 환자를 앉게 해서 테스트자는 어깨를 밑으로 잡는다. 다음 머리를 맞은 편으로 그 다음 앞쪽으로 가게 가쪽으로 굽힘 시킨다. 등을 대고 누워서 스트레칭을 시행할 수 있다. 테스트자는 도수로 어깨를 내리고, 머리를 맞은 편으로 가게 가쪽으로 기울이고 나서 스트레칭 쪽으로 약간 돌린다.

PIR: 스트레칭 자세에서 지속된 들숨과 함께, 환자는 머리를 중립인, 똑바로 선 자세로 가게 점차적으로 뒤로 보낸다. 이완 단계가 뒤따르는데 환자가 숨을 내쉬는 동안 테스트자는 머리를 부드럽게 시작 자세로 되돌리는데 그 다음 스트레칭 효과를 약간 더 늘리기 위해서 조금 더 지나가게 한다.

자주 발견되는 연관 장애

어깨올림근과 함께 상부 등세모근은 인체의 다른 어떤 근육보다 통증유발점을 더 많이 갖고 있다. 그 둘을 비교할 때, 의문 없이, 상부 등세모근이 아주 많은 통증유발점을 위한 도피처다. 따라서, 그것은 본질적인 '정신신체적 스트레스 근육'으로 알려진다.

Leaf(1996)에 의하면, 발바닥 근육의 과다긴장성은 등세모근의 모든 세 부위를 포함해서, 모든 척추 폄근의 억제를 만든다. 이러한 억제 관계에 대한 설명 및 테스트는 중간 등세모근 장에서 볼 수 있다.

압박 허약: 3, 4번째 경추와 두개 기저의 기계적 병소. 관자뼈-뒤통수뼈 봉합을 제한 또는 뒤통수고리뼈 관절은 목정맥구멍에 부정적인 영향을 주고 척수 부신경을 위태롭게 만든다.

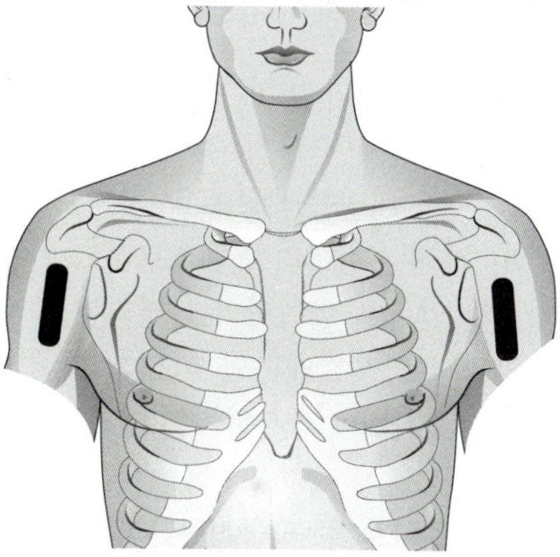

앞쪽 NL

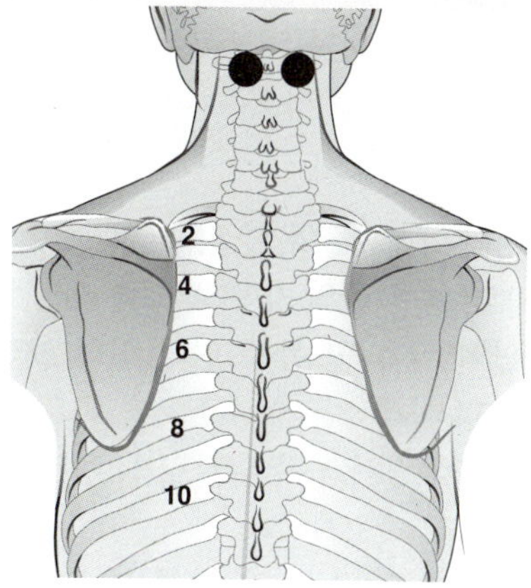

뒤쪽 NL

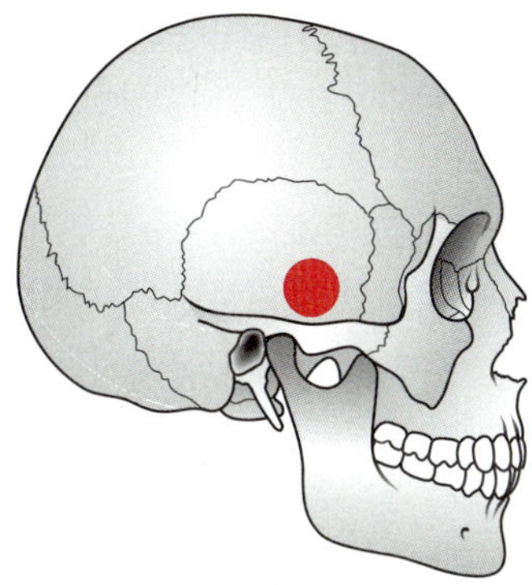

NV

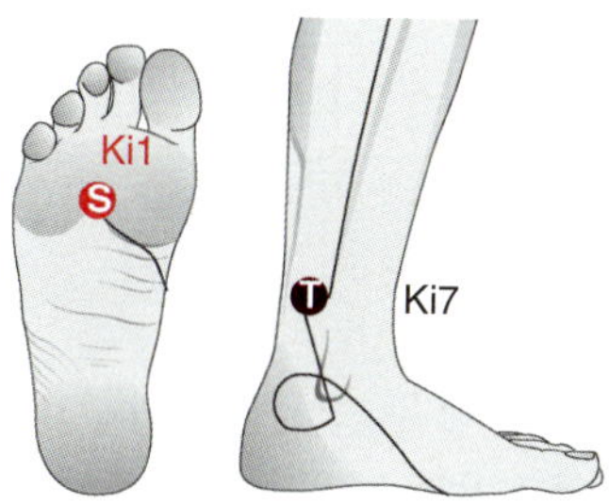

운동 기능 신경지배: 척추 부신경 (XI), 경추 신경 2, 3, 4의 앞쪽 가지
장기: 눈, 귀
영양: 비타민 A, B2, B3, B-복합체, 바이오플라보노이드, 불포화지방산, 칼슘
경락: 신장

위팔세갈래근(상완삼두박근)/팔꿈치근(주근)
(M. triceps brachii/M. anconeus)

해부

기시: 위팔세갈래근:

긴머리: 어깨뼈의 아래관절와 결절.

가쪽머리: 위팔뼈 몸쪽 반의 가쪽 및 뒤쪽 면.

안쪽머리: 위팔뼈 안쪽 및 등쪽 면의 먼쪽 2/3에 있는 노신경 고랑 아래.

팔꿈치근: 기시는 위팔뼈 가쪽 위관절융기의 등쪽 면에.

경유: 위팔세갈래근의 섬유는 주로 위에서 아래로 달리지만, 그것들이 먼쪽으로 가면서 보다 사선으로 뻗는다.

종지: 위팔세갈래근: 팔꿈치머리의 뒷면 및 아래팔 근막.

팔꿈치근: 팔꿈치머리의 가쪽면 및 자뼈 등쪽 면의 몸쪽 1/4.

동작

두 근육 전부 팔꿈치관절을 편다. 세갈래근의 긴머리는 위팔뼈의 모음과 폄을 보조한다.

팔꿈치근의 기능은 인간에서 더 이상 중요하다고 생각되지 않지만, 그것은 위팔세갈래근 가쪽머리의 폄 기능 동작을 닮는다.

팔꿈치근의 부가기능은 팔꿈치를 완전히 펴는 동안 관절낭을 꽉 당기는 것을 돕는데, 그것이 팔꿈치머리에 의해서 끼워지는 것을 막기 위함이다.

허약의 징후: 팔꿈치에서 팔의 굽힘.

테스트

팔꿈치에서의 기능

자세: 팔꿈치는 약 80°로 굽혀지고 앞팔은 엎침 및 뒤침에 관해서 중립으로 놓인다. 엄지는 위를 보게 되어 노뼈가 자뼈 위에 있다. 이것은 세 개의 모든 머리를 위한 포괄적인 테스트다. Beardall (1982)에 따르면, 세 개의 머리는 앞팔의 회전을 바꿈으로써 서로 서로가 구분될 수 있다. 앞팔의 완전한 뒤침은 가쪽 머리를 테스트할 것이고, 중립인 '엄지 위' 자세는 긴머리를 테스트하고 안쪽머리를 엎침시킨 앞팔은 안쪽머리를 분리할 것이다. 이러한 앞팔 위팔세갈래근의 미묘한 차이가 다양한 머리를 분리하기에 충분한지는 여전히 논의되고 있다.

다시 Beardall에 따르면, 팔꿈치근은 앞팔을 뒤침 시키고 팔꿈치에서 오직 10°의 굽힘을 만들어 테스트 될 수 있다. 그럼에도 불구하고, 어떤 테스트가 팔꿈치근에 매우 특정한지는 확실치 않다.

테스트 접촉: 먼쪽 앞팔에. 부위는 사용된 회전의 정도에 관련이 있을 것이다. 고정 손은 팔꿈치앞주름 위 앞쪽으로 놓는다.

환자: 가급적 세게 팔꿈치를 편다.

테스트자: 팔꿈치를 굽히려고 노력하면서 저항한다. 허약이 나타나면, 저항은 앞팔이 굽혀지는 동작의 아크를 따라야 한다.

어깨에서의 기능(긴 머리)

자세: 팔꿈치를 약 90° 굽히고 위팔뼈는 어깨에서 펴서 시작한다. 팔꿈치의 굽힘은 팔꿈치 관절 위의 근육을 늘리고 어깨관절 위의 근육을 수축시킨다. 근육은 두 관절에 작용하기 때문에, 자세는 뒤쪽 어깨로 최대 수축력을 향하게 만든다. 기시와 종지를 더 잘 배열시키기 위해서 팔꿈치는 몸통에서 약간 벌려져야 한다.

테스트 접촉: 위팔뼈의 먼쪽, 뒤쪽 면으로 팔꿈치에 가깝다.

고정: 테스트 쪽의 앞쪽 어깨에.

환자: 테스트자의 저항에 맞서서 팔꿈치를 가급적 세게 뒤로 당긴다.

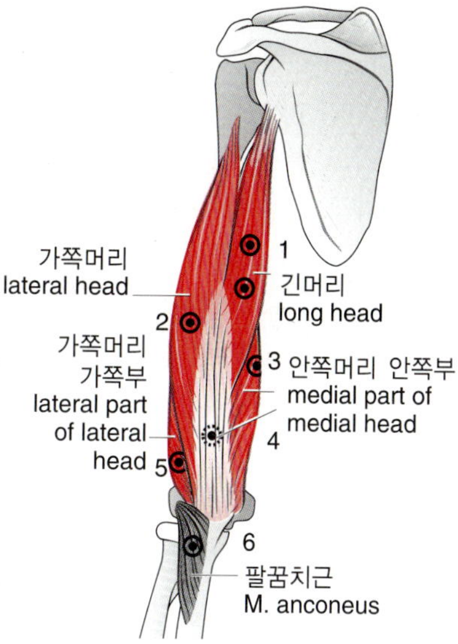

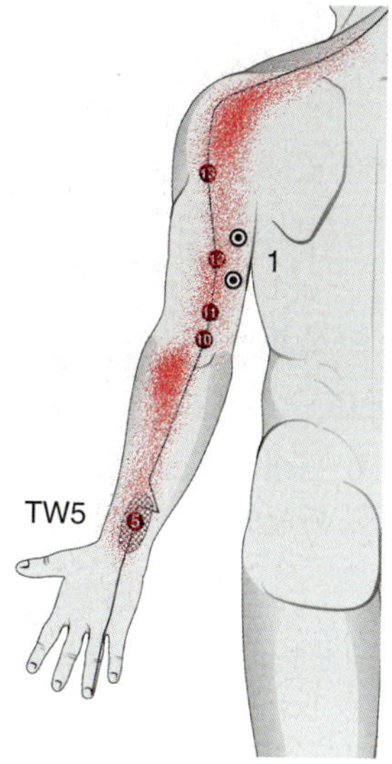

긴머리 통증유발점

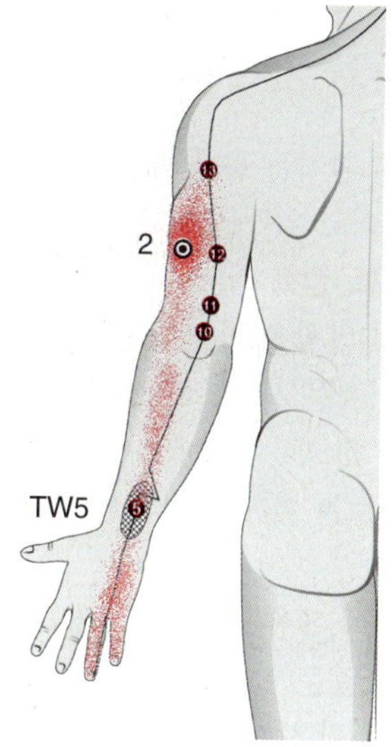

가쪽머리 통증유발점

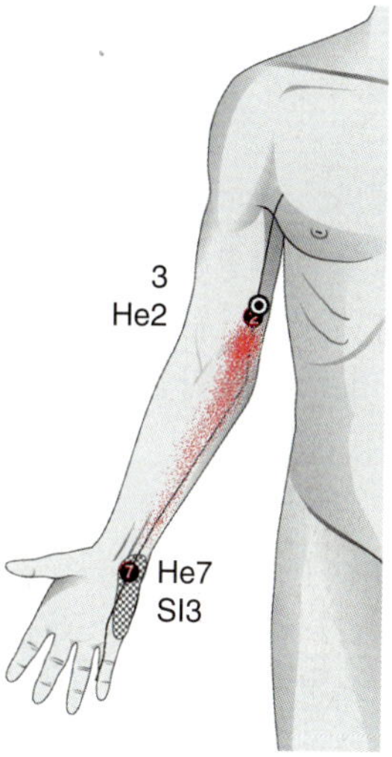

안쪽 머리 안쪽 가장자리의
통증유발점

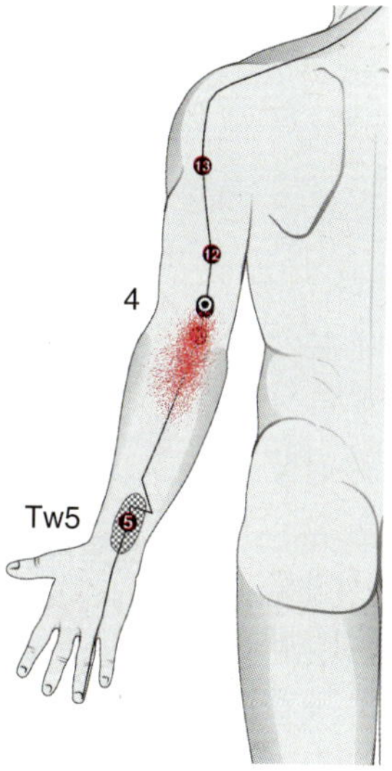

안쪽머리 깊숙이 있는
통증유발점

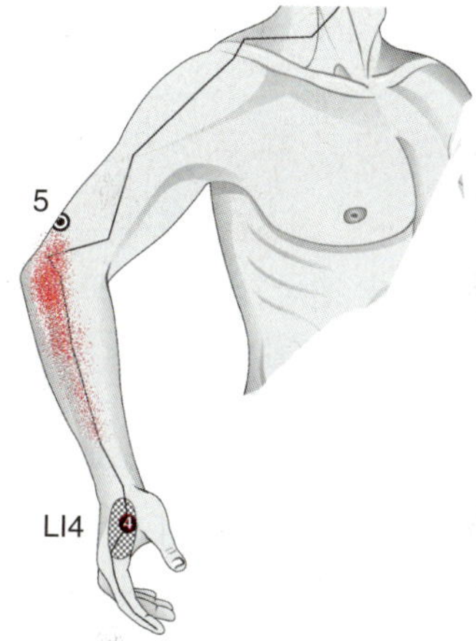

안쪽머리 가쪽 가장자리의
통증유발점

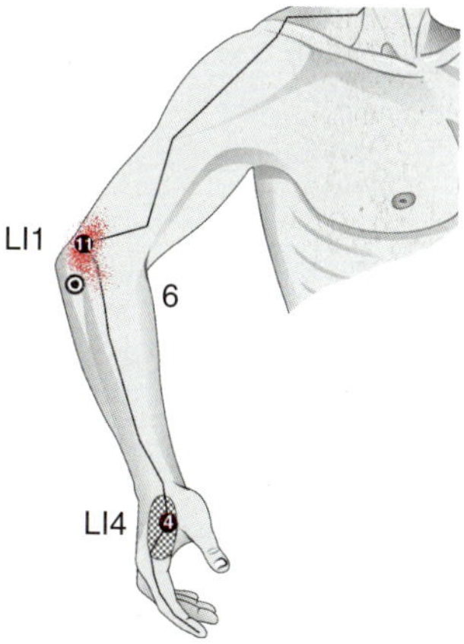

팔꿈치근 통증유발점

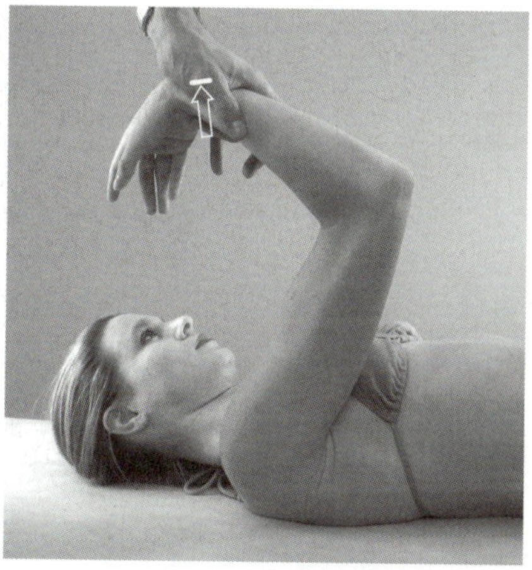
위팔세갈래근의 변형 테스트

모든 머리를 위한 팔꿈치에서의 전반적 수정 테스트

자세: 환자는 등을 대고 눕고, 팔꿈치는 90° 로 구부리고 위팔은 어깨에서 약 30~40° 로 굽힌다.

테스트 접촉: 환자의 먼쪽 앞팔에.

환자: 앞팔을 폄되게 민다. 등을 대고 누운 환자에게 이것은 사선으로 위쪽일 것이다(Portelli, 말로 들은 정보). 관절에 대한 고정을 유지하기 위해서 테스트는 어깨 굽힘근에 의한 좋은 고정에 달려있다.

테스트 오류, 예방책: 극도로 힘이 센 개인을 다루지 않는 한, 팔꿈치는 90° 이상 굽혀져서는 안 된다. 팔은 테스트 동안 최적으로 고정되어 있어야 하는데, 지시된 곳에서, 어깨는 안정된 자세로 유지되어야 한다.

근막통증후군

스트레칭 테스트: 환자는 앉거나 등을 대고 누울 수 있다. 팔꿈치와 어깨 모두 최대로 굽혀진다.

팔꿈치를 굽혀서 팔을 올리기가 힘들거나 불가능한 것은 반면에 환자는 앞팔을 귀로 가게 들어 올릴 수 없다, 세갈래근의 긴머리 안에 단축, 긴장 또는 통증유발점등의 한 표시다.

PIR: 스트레칭 자세 및 지속된 들숨에서 시작해서, 테스트자가 부드러운 저항을 가하는 동안, 환자에게 팔꿈치와 어깨를 동시에 천천히 펴서 세갈래근을 천천히 수축하라고 시킨다. 이것은 팔꿈치를 밑으로 그리고 손을 위로 움직여서 행해진다.

환자가 숨을 내쉬는 동안, 테스트자는 팔을 스트레칭 자세로 되돌리고 난 다음 근육의 늘림을 더 증가시키기 위해서 약간 더 간다.

압박의 원인: 가쪽머리의 통증유발점은 노뼈 고랑 부위 안의 노신경 자극 또는 얕은 가지에 의해서 기인된 손등의 감각장애를 포함할 수 있다(감각장애; 통증과 반드시 연관되지 않은 기분 나쁘거나 비정상적인 닿는 감각). 앞팔 폄근의 깊은 그룹은 허약 및 기능장애를 보일 수 있다.

자주 발견되는 연관 장애

팔꿈치근 부위의 통증유발점은 테니스엘보(가쪽위관절융기염)의 통증을 닮을 수 있다. 테니스엘보는 세갈래근 가쪽 머리의 먼쪽 섬유 및 세갈래근건의 연결 부위에 있는 통증유발점에 대한 드라이 니들로서 종종 치료될 수 있다. 이 부위는 팔꿈치근과 가깝다.

안쪽머리의 보다 안에 있는 섬유는 통증유발점을 만들고 골프 엘보(안쪽 위관절융기염)를 닮을 수 있다. 일반적으로 오로지 연합된 치료의 사용만이 두 상태를 경감시키는 것을 가능하게 한다. 통증유발점에 대한 침(needling) 및 위관절융기 부위 안의 골막 자극을 위한 국소적 치료가 일반적으로 요구된다.

압박 허약: 세갈래근은 C7 뿌리(디스크 C6/7)의 병소로 약화된다. 또한 목갈비근, 갈비빗장근 및 작은가슴근 증후군이 세갈래근에 영향을 줄 수 있다.

운동 기능 신경지배: 노신경, C6, C7, C8, T1
갈비뼈 펌프: 갈비사이 공간, 갈비가로돌기 관절 2, 10
장기: 췌장
영양: 비타민 A, B3, Zn, Se, Cr, Mg, 효소, 불포화지방산
경락: 비경

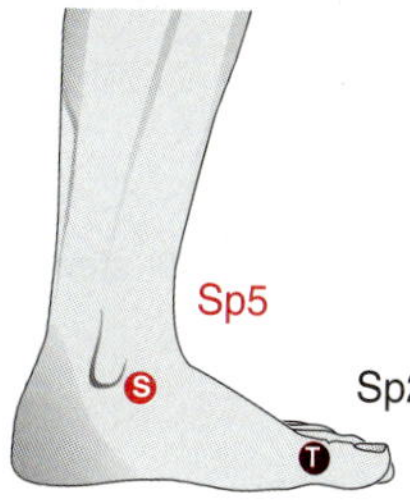

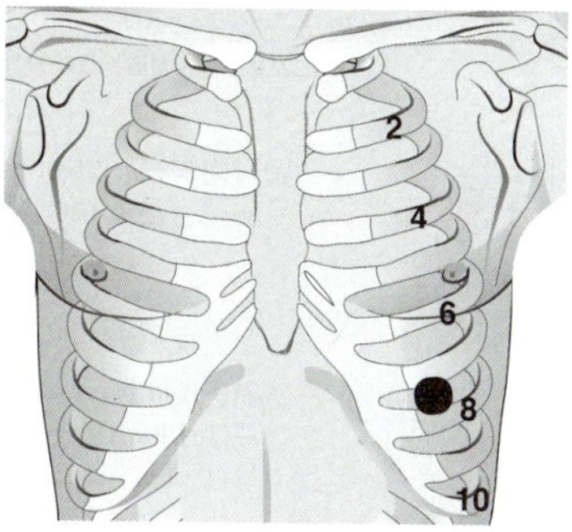

앞쪽 NL

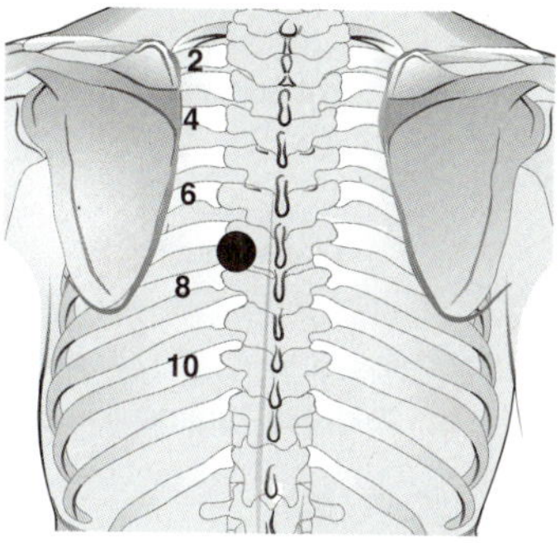

뒤쪽 NL

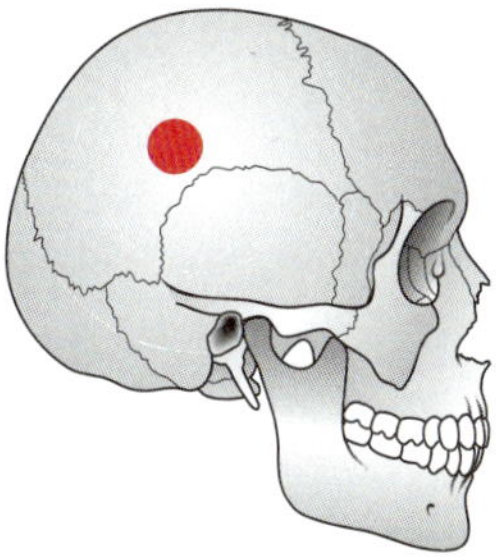
NV

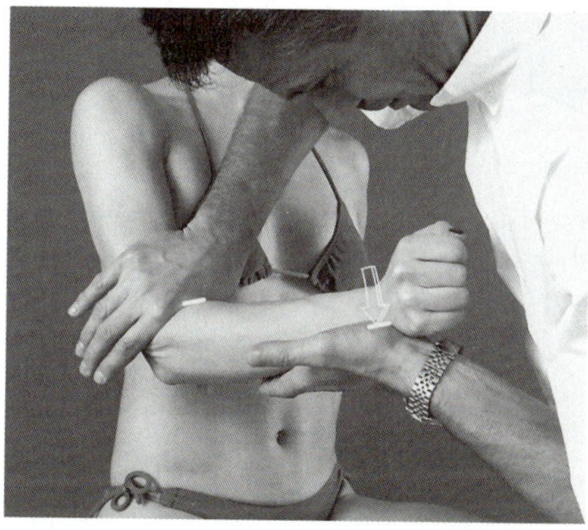
긴머리 테스트

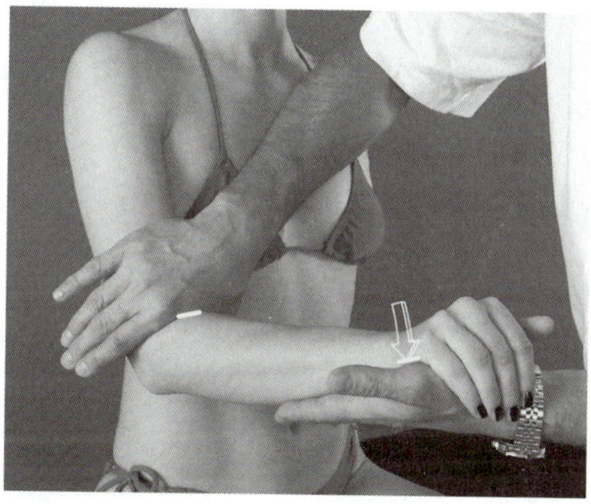
안쪽 머리 테스트

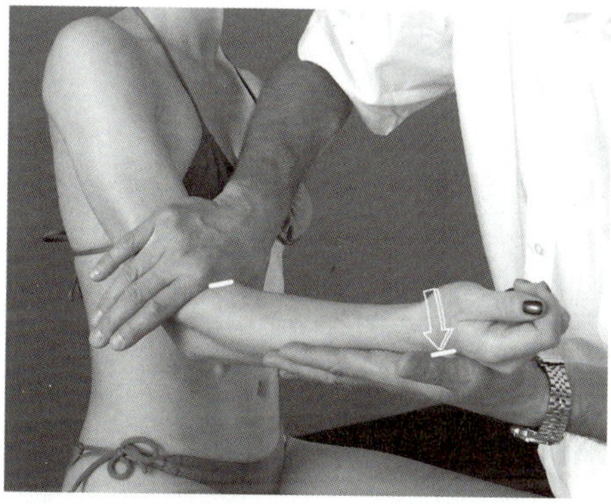
가쪽머리 테스트

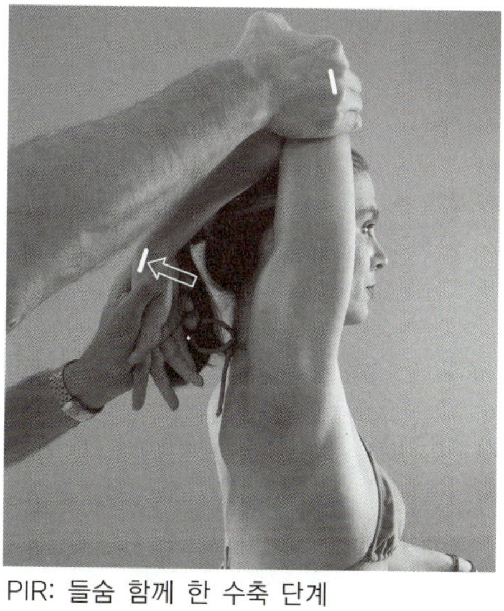
PIR: 들숨 함께 한 수축 단계

머리 근육의 신경혈관 반사점
(Neurovascular reflex points of the muscles on the skull)

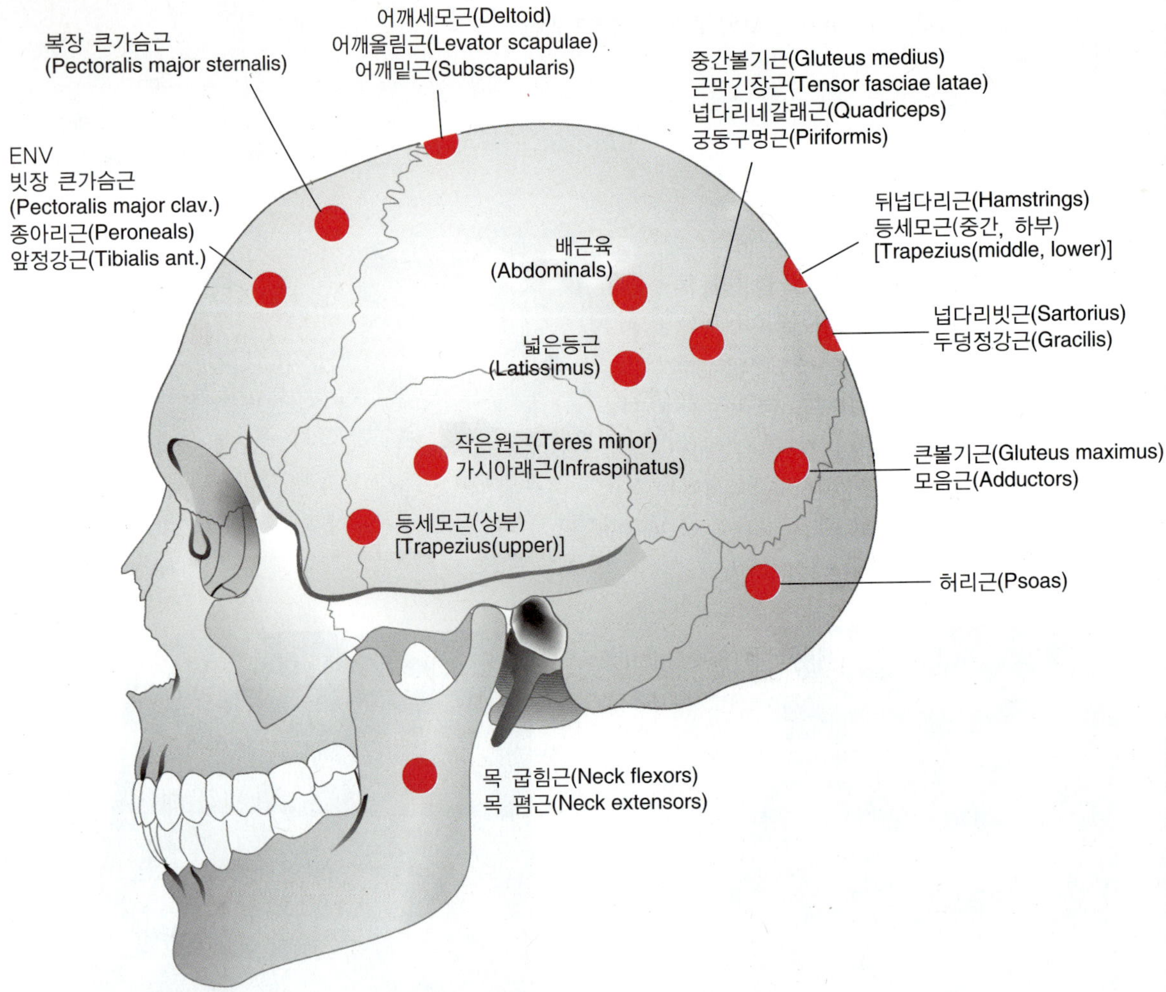

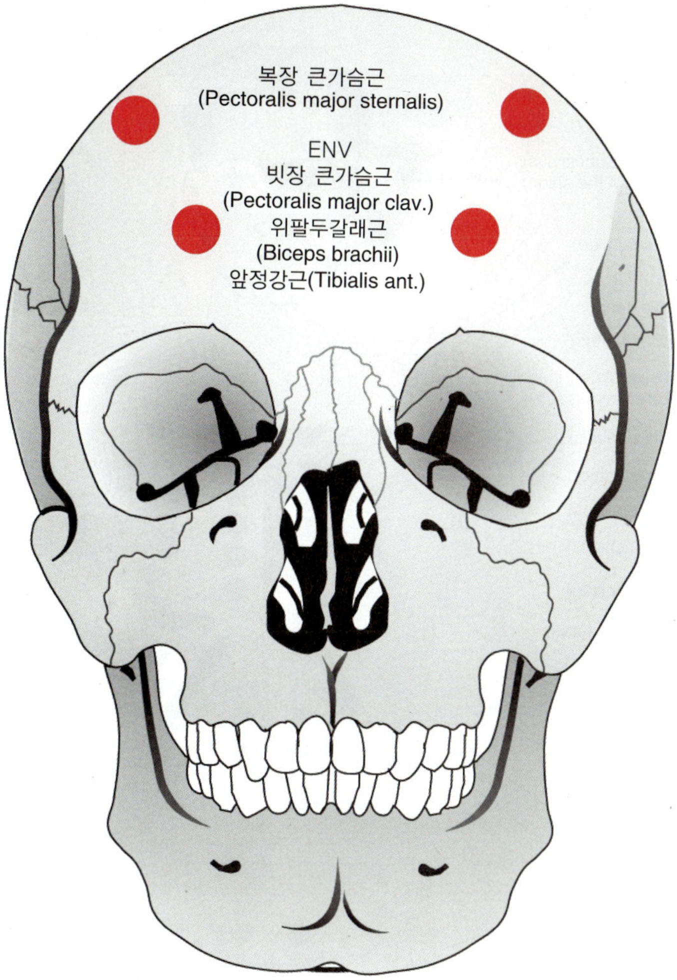
복장 큰가슴근
(Pectoralis major sternalis)
ENV
빗장 큰가슴근
(Pectoralis major clav.)
위팔두갈래근
(Biceps brachii)
앞정강근(Tibialis ant.)

신경림프 반사부위(전면)
(Anterior neurolymphatic reflex zones of the muscles)

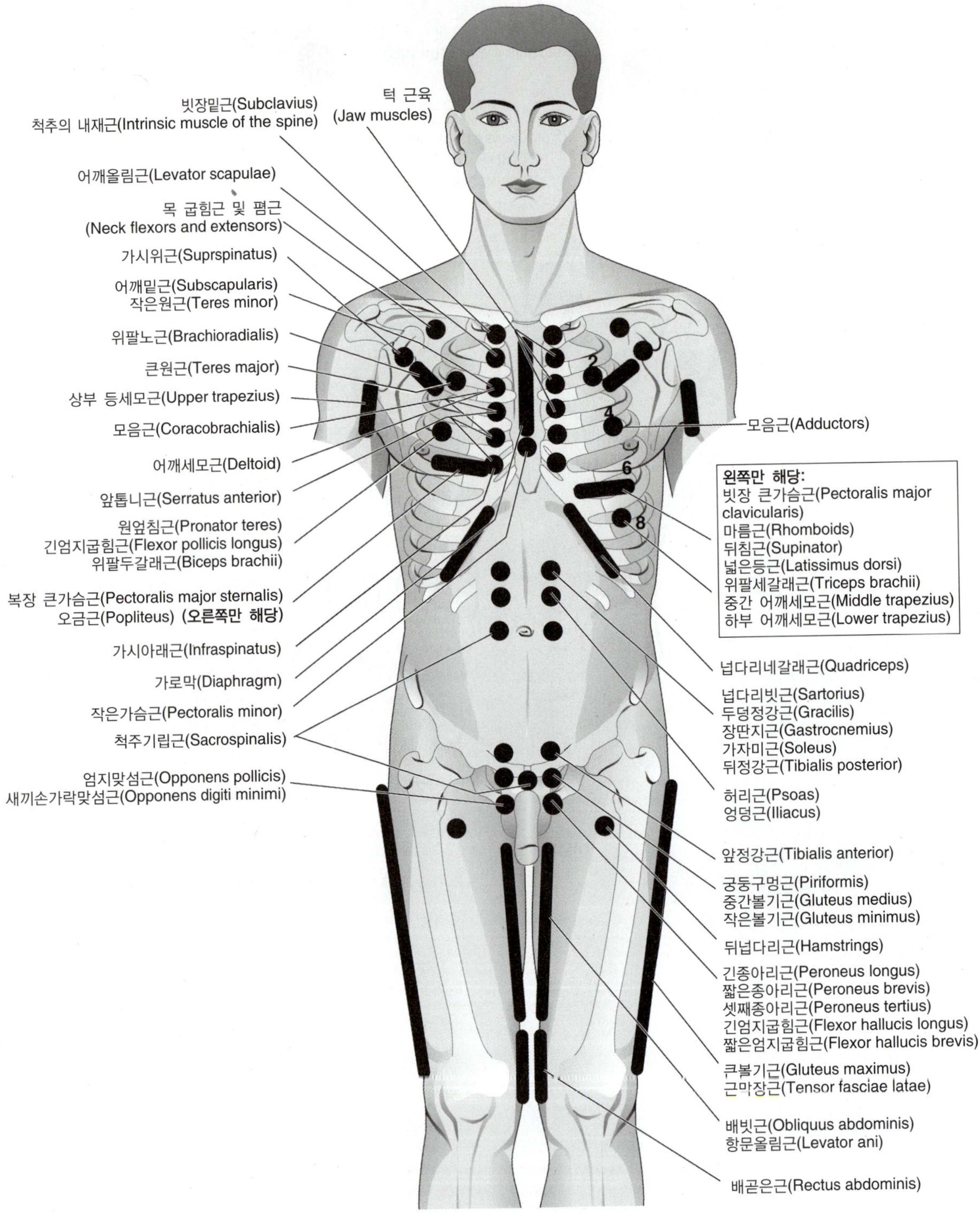

신경림프 반사부위(후면)
(Posterior neurolymphatic reflex zones of the muscles)

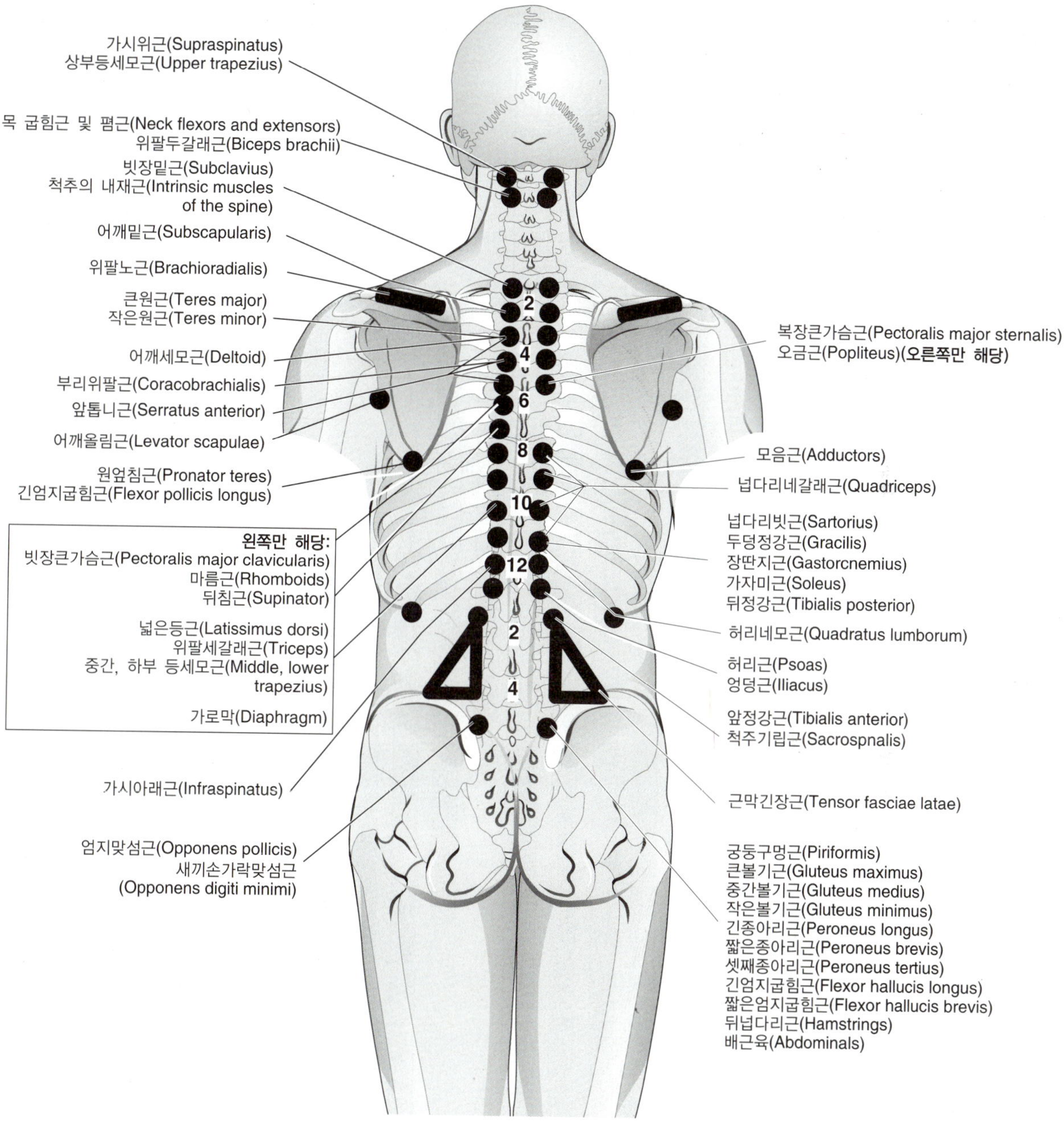

위팔얼기신경 및 신경병목
(Nerves of the brachial plexus and nerve bottlenecks)

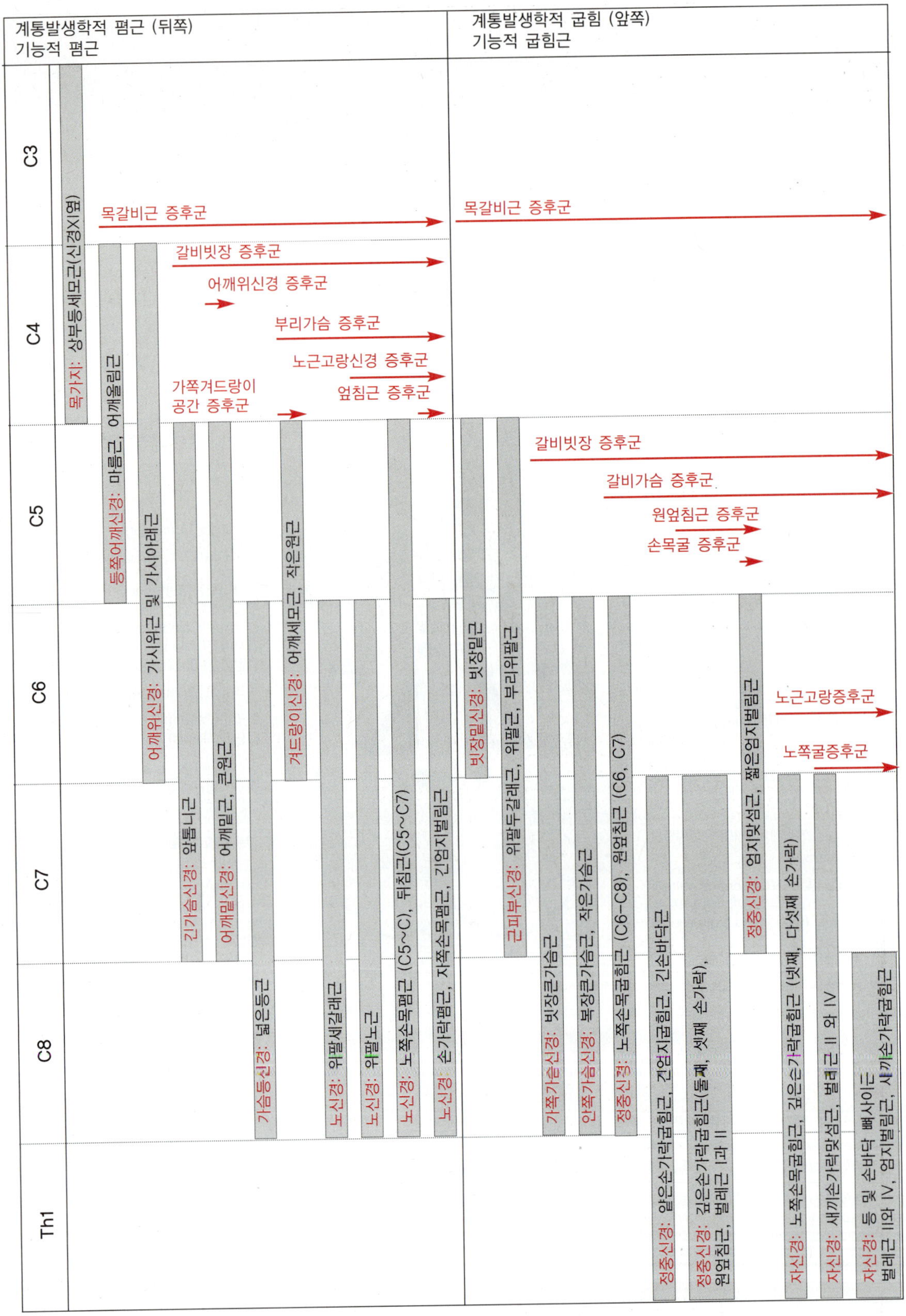

허리엉치얼기 및 신경 병목
(Nerves of the lumbosacral plexus and nerve bottlenecks)

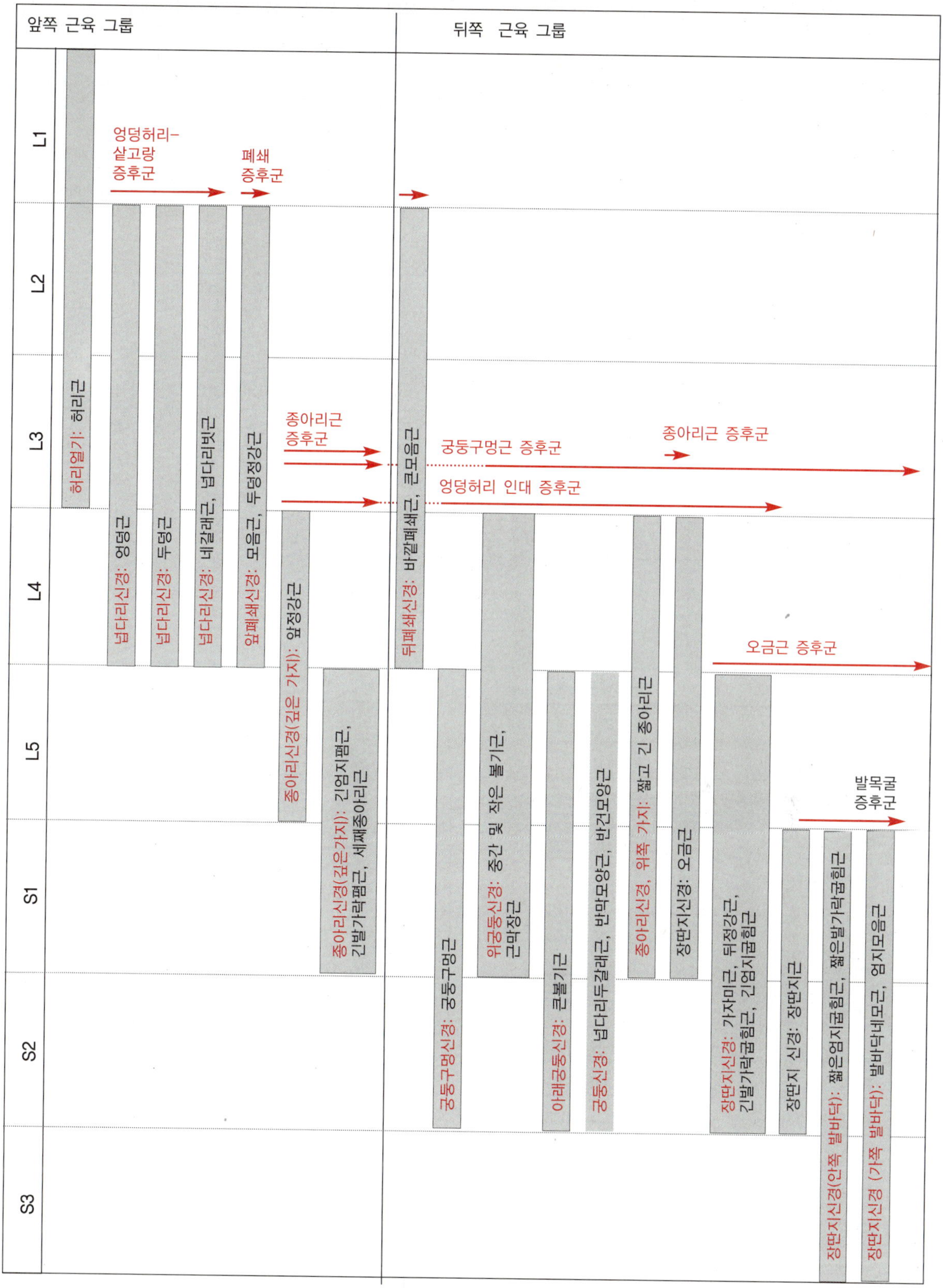

근육-장기(경락)-영양과의 관계
[Muscles-organ(meridian)-relation to nutrients]

근육	장기 (경락)	몸의 분자 성분을 영양으로 조절하는 물질
배근육	소장 (소장경; SI)	비타민E, 효소, 베타인-염산, l-글루타민
모음근	생식선 (심포; Pe)	비타민 A, B3, C, E, 불포화지방산, Mg, Se, Zn
위팔두갈래근	위 (위경; St)	인산염
부리위팔근	폐 (폐경; Lu)	비타민 C와 E, 베타카로틴, 셀레늄, N-아세틸시스테인
어깨세모근	폐 (폐경; Lu)	비타민 C와 E, 베타카로틴, 셀레늄, N-아세틸시스테인
가로막	임맥 (conceptional vessel; CV)	
손목의 폄근, 굽힘근	위 (위경; St)	인산염, Fe, 비타민 B5, 불포화지방산,
엄지발가락 굽힘근 (긴/짧은)	발목 굴	Ca, Mg, Fe, 인산염, 비타민 B5, 불포화지방산
장딴지근	부신 (심포경; Pe)	비타민 B3, B5, B6, B9, B12, C, 티로신, 부신 추출물
큰볼기근	생식선 (심포경; Pe)	비타민 A, B3, C, E, PUFA, Se, Zn, Mg
중간/작은 볼기근	생식선 (심포경; Pe)	비타민 A, B3, C, E, PUFA, Se, Zn, Mg
두덩정강근	부신 (심포경; Pe)	비타민 B3, B5, B6, B9, B12, C, 티로신, 부신 추출물
뒤넙다리근	직장 (대장경; LI)	비타민 E, Ca, Mg, l-글루타민
돌막창자 밸브(ICV)		Ca, Mg, 엽록소
가시아래근	갑상선 (삼초; TW)	Se, Zn, Cu, 항산화제, 약초
넓은등근	췌장 (비경; Sp)	비타민 A, B3, Zn, Se, Cr, Mg, PUFA, 췌장 효소
어깨올림근	부갑상선 (폐경; Lu)	Ca, Mg, 비타민 D
목 폄근	부비강 (위경; St)	비타민 B3, B6, 요오드
목 굽힘근	부비강 (위경; St)	비타민 B3, B6, 요오드
새끼손가락/엄지 맞섬근	손목 굴 (위경; St)	비타민 B5, B6, Fe, 인산염, PUFA
빗장큰가슴근	위 (위경; Lu)	베타인-염산, 완충물질, 비타민 B1, B12, 아연
복장큰가슴근	간 (간경; Li)	비타민 A, 비타민 B복합체, l-글루타민, NAC, 지느러미엉겅퀴
작은가슴근		항산화제, 낮은 용량의 비타민A
종아리근	방광 (방광경; Bl)	비타민A, B1, B 복합체, 칼륨
궁둥구멍근	생식선 (심포경; Pe)	비타민 A, B3, C, E, PUFA, Se, Zn, Mg
오금근	쓸개 (담; Gb)	비타민 A, 베타카로틴
원엎침근	위 (위경; St)	Ca, Mg, Fe, 인산염, 비타민 B5, PUFA
허리근, 엉덩허리근	신장 (신경; Ki)	비타민 A, E
허리네모근	충양돌기 (대장경; LI)	비타민 A, E
넙다리네갈래근	작은창자 (소장경; SI)	Ca, 비타민 D, B복합체, 코엔자임Q10
마름근	간 (간경; Li)	비타민 A, C, 항산화제
척추세움근	방광 (방광경; Bl)	비타민 A, E, C, Ca

근육	장기 (경락)	몸의 분자 성분을 영양으로 조절하는 물질
넙다리빗근	부신 (심포경; Pe)	비타민 B3,B5, B6, B9, B12, 티로신, 부신 추출물
앞톱니근	폐 (폐경; Lu)	비타민 C, E, 베타-카로틴, Se, N-아세칠시스테인
가자미근	부신 (심포경; Pe)	
목빗근	부비강 (위경; St)	비타민 B3, B6, 요오드
빗장밑근		Mg
어깨밑근	심장 (심경; He)	비타민 B2, B3, E, Mg, l-카르티닌
뒤침근	위 (위경; Lu)	Ca, Mg, Fe, 인산염, 비타민 B5, PUFA
가시위근	뇌 (임맥; CV)	PUFA, 포스파티딜콜린, 항산화제
근막장근	큰창자 (대장경; Li)	l-글루타민, Fe
큰원근	척추 (독맥; GV)	
작은원근	갑상선 (삼초경; TW)	요오드, Se, Zn, Mn, 비타민 A, B복합체, 티로신
앞정강근	방광 (방광경; Bl)	비타민 A, B1, B-복합체, 칼륨
뒤정강근	부신 (심포경; Pe)	비타민 B3, B5, B6, B9, B12, 티로신, 부신 추출물
상부 등세모근	눈, 귀 (신경; Ki)	비타민 A, B2, B3, B-복합체, 바이오플라보노이드, PUFA, Ca
하부/중간 등세모근	비장 (비경; Sp)	비타민 C, Ca
위팔세갈래근	췌장 (비경; Sp)	비타민 A, B3, Zn, Se, Cr, Mg, 효소, PUFA

참고문헌(References and further reading)

Angermaier, U.S., 2006. Studie zur Sedationsfahigkeit von Mangneten. Applied Kinesiology 1 (1).

Beardall, A.G., 1980. Clinical Kinesiology, Vol. I: Muscles of the Low Back and Abdomen. Human Biodynamics, Portland, OR.

Beardall, A.G., 1981. Clinical Kinesiology, Vol. II: Muscles of the Pelvis and Thigh. Human Biodynamics, Portland, OR.

Beardall, A.G., 1983. Clinical Kinesiology, Vol. IV: Muscles of the Upper Extremities, Forearm and Hand. Human Biodynamics, Portland, OR.

Beardall, A.G., 1985. Clinical Kinesiology, Vol. V: Muscles of the Lower Extremities, Calf and Foot. Human Biodynamics, Portland, OR.

Bergsmann, O., Bergsmann, R., 1997. Projektionssyndrome. Facultas, Vienna.

Carpenter, S., Hoffman, J., Mendel, R., 1977. An investigation into the effects of organ irritation on muscle strength and spinal mobility. Bull Eur Chiropr Union 25 (2), 42-60.

Chaitow, L., 1988. Soft-Tissue Manipulation. Thorsons, Wellingborough.

Chapman, F., 1936. An Endocrine Interpretation of Chapman's Reflexes. Owens.

Dvorak, J., Dvorak, V., 1991. Manuelle Medizin, Diagnostik. Thieme, Stuttgart.

Frick, H., Leonhardt, H., Stark, D., 1992a. Allgemeine Anatomie, Spezielle Anatomie 1. Thieme, Stuttgart.

Frick, H., Leonhardt, H., Stark, D., 1992b. Spezielle Anatomie 2. Thieme, Stuttgart.

Garten, H., 2012. Applied Kinesiology: Muskelfunktion, Dysfunktion, Therapie, second ed. Urban und Fischer, Munchen.

Garten, H., Weiss, G., 2007. Systemische Storungen, Problemfalle losen mit Applied Kinesiology. Urban und Fischer, Munchen.

Gerz, W., 2000. Applied Kinesiology in der Naturheikundlichen Praxis. AKSE-Verlag, Worthsee.

Goodheart, G.J., 1964. Applied Kinesiology. 20567 Mack Ave., Grosspoint, MI, 48236-1655. USA, privately published.

Goodheart, G.J., 1965. Applied Kinesiology 1965. Workshop Procedure Manual, second ed. 20567 Mack Ave., Grosspoint, MI, 48236-1655. USA, privately published.

Goodheart, G.J., 1966. Chinese lessons for choropractic. Chiro Econ 8 (5).

Goodheart, G.J., 1970. Applied Kinesiology. 1970 Workshop Procedure Manual, seventh ed. 20567 Mack Ave., Grosspoint, MI, 48236-1655. USA, privately published.

Goodheart, G.J., 1971. Applied Kinesiology. 1971 Workshop Procedure Manual, eighth ed. 20567 Mack Ave., Grosspoint, MI, 48236-1655. USA, privately published.

Goodheart, G.J., 1976. Applied Kinesiology. 1976 Workshop Procedure Manual, twelfth ed. 20567 Mack Ave., Grosspoint, MI, 48236-1655. USA, privately published.

Goodheart, G.J., 1979. Applied Kinesiology. 1979. Workshop Procedure Manual, fifteenth ed. 20567 Mack Ave., Grosspoint, MI, 48236-1655. USA, privately published.

Hack, G.D., Koritzer, R.T., Robinson, W.L., et al., 1995. Anatomic Relation between the rectus capitis posterior minor muscle and the dura mater. Spine 20 (23), 2484-2486.

Janda, V., 1994. Manuelle Muskelfunktionsdiagnostik. Ullstein-Mosby, Berlin.

Jones, L.H., 1981. Strain and Counterstrain. American Academy of Osteopathy, Newark.

Kendall, H.O., Kendall, F.P., 1952. Functional Muscle Testing. Physical Medicine and General Practice, Chapt. XII. Paul B. Hoeber, New York.

Kendall, F., Kendall, E., 1983. Muscle-Testing and Function. Williams & Wilkins, Baltimore.

Leaf, D., 1979. A Validation Study on the Effects of Music on the Muscle Strength of the Body. Proceedings of Summer Meeting, Detroit, International College of Applied Kinesiology.

Leaf, D., 1996. Applied Kinesiology Flowchart Manual. MoJo-Enterprise, Samoset, MA.

Lewit, K., 1992. Manuelle Medizin. Johann

Ambrosius Barth, Leipzig.
Lines, D.H., McMillan, A.J., Spehr, G.J., 1990. Effects of soft tissue technique and Chapman Neurolymphatic reflex stimulation on respiratory function. Journal of the Australian Chiropractors' Association 20, 17-22.
Lovett, R.W., Martin, E.G., 1916. Certain aspects of infantile paralysis with a description of a method of muscle testing. JAMA 66 (10).
Mense, S., 2003. The pathogenesis of muscle pain. Curr Pain Headache Rep 7 (6), 419-425.
Mense, S., 2004. Neurobiological basis for the use of botulinum toxin in pain therapy. J Neurol 251 (Suppl. 1), I1-7.
Mitchell, F.L.J., 1995. The Muscle Energy Manual. MET Press, East Lansing, Michigan.
Palastanga, N., Field, D., Soames, R., 1989. Anatomy and Human Movement: Structure and Function. Butterworth-Heinemann, Oxford.
Patten, J., 1998. Neurologische Differentialdiagnose. Springer, Berlin.
Rauch, E, 1994. Lehrbuch der Diagnostik und Therapie nach F.X. Mayr. Haug, Heidelberg.
Schiebler, T.H., Schmidt, W., Zilles, K., 1999. Anatomie, Zytologie, Histologie, Entwicklungsgeschichte, Makroskopische und Mikroskopische Anatomie des Menschen. Springer, Berlin.
Schmitt, W.H., Yanuck, S.F., 1999. Expanding the neurological examination using functional neurological assessment part II. Int Neurosci 97, 77-108.
Schupp, W., 1993. Funktionslehre in der Kieferorthopadie. Fachdienst der Kieferorthopaden, Bergisch Gladbach.
Siebert, G.K., 1995. Atlas der Zahnarztlichen Funktionsdiagnostik. Hanser, Munchen.
Sutter, M., 1975. Wesen, Klinik und Bedeutung Spondylogener Reflexsyndrome. Schweiz Rdsch Med Prax 64 (42), 1351-1357.
Travell, J.G., Simons D.G., 1983. Myofascial Pain and Dysfunction. Williams & Wilkins, Baltimore.
Travell, J.G., Simons D.G., 1992. Myofascial Pain and Dysfunction. Williams & Wilkins, Baltimore.
Walther, D.S., 1981. Applied Kinesiology, Vol.I. Systems D.C., Pueblo, CO.
Walther, D.S., 1983. Applied Kinesiology, Vol.II. Systems D.C., Pueblo, CO.
Walther, D.S., 2000. Applied Kinesiology, Synopsis. Systems D.C., Pueblo, CO.
Winkel, D., Vleeming, A., Fisher, S. (Eds.), 1985. Nichtoperative Orthopadie der Weichteile des Bewengunsapparates, Teil 2. Gustav Fischer, Stuttgart.

찾아보기(Index of Muscles by Region)

ㅈ

ㅊ

ㅋ

ㅍ

ㅎ